F. Kaestner, J. Warzok, Ch. Zechmann

Crashkurs Innere Medizin

W0052599

Franziska Kaestner
Justine Warzok
Christian Zechmann

# Crashkurs
# Innere Medizin

Repetitorium zum Gegenstandskatalog 3
mit Einarbeitung der wichtigsten Prüfungsfakten

1. Auflage

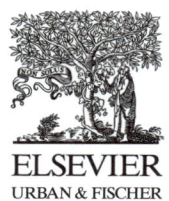

**ELSEVIER**
URBAN & FISCHER

**Zuschriften und Kritik an:**

Elsevier GmbH, Urban & Fischer Verlag, z.Hd. Kathrin Feyl, Karlstraße 45, 80333 München

**Wichtiger Hinweis für den Benutzer**

Die Erkenntnisse in der Medizin unterliegen laufendem Wandel durch Forschung und klinische Erfahrungen. Herausgeber und Autoren dieses Werkes haben große Sorgfalt darauf verwendet, dass die in diesem Werk gemachten therapeutischen Angaben (insbesondere hinsichtlich Indikation, Dosierung und unerwünschten Wirkungen) dem derzeitigen Wissensstand entsprechen. Das entbindet den Nutzer dieses Werkes aber nicht von der Verpflichtung, anhand der Beipackzettel zu verschreibender Präparate zu überprüfen, ob die dort gemachten Angaben von denen in diesem Buch abweichen, und seine Verordnung in eigener Verantwortung zu treffen.

Wie allgemein üblich wurden Warenzeichen bzw. Namen (z.B. bei Pharmapräparaten) nicht besonders gekennzeichnet.

Der Verlag hat sich bemüht, sämtliche Rechteinhaber von Abbildungen zu ermitteln. Sollte dem Verlag gegenüber **dennoch der Nachweis der Rechtsinhaberschaft geführt werden, wird das branchenübliche Honorar gezahlt.**

**Bibliografische Information Der Deutschen Bibliothek**

Die Deutsche Bibliothek verzeichnet diese Publikation in der Deutschen Nationalbibliografie; detaillierte bibliografische Daten sind im Internet über http://dnb.ddb.de abrufbar.

Um den Textfluss nicht zu stören, wurde bei Patienten und Berufsbezeichnungen die grammatikalisch maskuline Form gewählt. Selbstverständlich sind in diesen Fällen immer Frauen und Männer gemeint.

Planung: Dr. Dorothea Hennessen
Lektorat: Andrea Wintermayr, Kathrin Feyl
Redaktion: Kathrin Feyl
Herstellung: Peter Sutterlitte
Satz: Mitterweger & Partner GmbH, Plankstadt
Druck und Bindung: LegoPrint S.p.A., Lavis
Umschlaggestaltung: SpieszDesign, Neu-Ulm
Umschlaggestaltung: prepress ulm GmbH, Ulm


ISBN 3-437-43510-8

Aktuelle Informationen finden Sie im Internet unter www.elsevier-deutschland.de

# Vorwort

Diejenigen Berge, über die man im Leben am schwersten hinwegkommt, häufen sich immer aus Sandkörnern auf.     *Christian Friedrich Hebbel*

Das Fachgebiet der Inneren Medizin gehört zu dem weitläufigsten, das die Medizin zu bieten hat. Dies schlägt sich auch in der Fülle der verschiedenen Spezialisierungsrichtungen nieder. Sich einerseits auf das Wesentliche zu beschränken und andererseits die bei Prüfungen „punktebringenden" Einzelheiten nicht aus dem Blick zu verlieren, ist eine Gratwanderung, der wir uns gestellt haben. Das gewählte Format soll dazu dienen, die komplette Innere Medizin wohlstrukturiert und in angemessener Zeit in ihrer Gesamtheit zu erfassen. Dadurch eignet es sich nicht nur zum schnellen Wiederholen, sondern sicherlich auch zum Vorbereiten und Nachschlagen. Das eine oder andere mag je nach Vorliebe dem einen oder anderen zu knapp oder gar zu ausführlich geraten sein, daher ist uns jedwede Kritik und Anregung herzlich willkommen. Wir sind jedenfalls überzeugt, dass der „Crashkurs Innere Medizin" viele Freunde findet.

Letztlich kann nur der Leser entscheiden, ob wir den Berg in seine Sandkörner aufgeteilt haben und mit der jetzigen Form richtig liegen.

*Die Verfasser*                                                                                                  März 2004

# Benutzerhinweise

Die Crashkurs-Reihe ermöglicht eine knappe, prägnante Wiederholung des gesamten Prüfungswissens des Faches in verständlicher und strukturierter Form. Durch die strenge Gliederung wird das Wissen aktiviert und systematisiert. Der Stoff kann in kurzer Zeit aufgearbeitet werden und so sind Prüfungsangst und Zeitdruck kein Thema mehr.

- In blau hinterlegten **Kästen** zu Beginn jedes Abschnittes finden sich sog. **keywords**. Sie geben einerseits den Überblick über den im folgenden Abschnitt behandelten Stoff, können aber auch zur eigenen Lernkontrolle genutzt werden: Weiß man zu einem Begriff gar nichts zu sagen, empfiehlt es sich, den entsprechenden Abschnitt noch einmal durchzulesen.
- Die Begriffe der **Randspalte** dienen der Strukturierung und Orientierung innerhalb der Kapitel. Der Lernstoff soll damit in Portionen geteilt werden, die unter einem bestimmten Stichpunkt gespeichert werden können. Zudem soll die gezielte Suche nach bestimmten Begriffen eines Kapitels erleichtert werden. Die Randspalte lässt Raum für eigene Notizen.
- Ausrufezeichen (**!**) markieren Merksätze, Besonderheiten, Fallstricke des IMPP oder geben Hinweise für mündliche Prüfungen.
- Das Krankenbett (▣) ist das Symbol für klinische Hinweise.

# Abkürzungsverzeichnis

| | |
|---|---|
| A | Ausscheider |
| ACBV | arteriokoronarer Venen-Bypass |
| ACR | American College of Rheumatology |
| ACTH | adrenokortikotropes Hormon |
| ADH | antidiuretisches Hormon |
| AGS | Adrenogenitales Syndrom |
| AIDS | acquired immunodeficiency syndrome |
| AK | Antikörper |
| ALS | amyotrophische Lateralsklerose |
| AML | akute myeloische Leukämie |
| ANA | antinukleäre Antikörper |
| ANCA | antineutrophile zytoplasmatische Antikörper |
| ANV | akutes Nierenversagen |
| AP | alkalische Phosphatase |
| APC | aktiviertes Protein C |
| APUD | amin precursor uptake and decarboxylation |
| ARDS | acute respiratory distress syndrome |
| ASD | Vorhofseptumdefekt |
| ASL | Antistreptolysintiter |
| ASS | Azetylsalizylsäure |
| AT III | Antithrombin III |
| ATP | Adenosintriphosphat |
| ATPase | Adenosintriphosphatase |
| AV | atrioventrikular |
| AVK | arterielle Verschlusskrankheit |
| AZ | Allgemeinzustand |
| BAL | bronchioalveoläre Lavage |
| BE | base excess = Basenüberschuss |
| BGA | Blutgasanalyse |
| BSG | Blutkörperchensenkungsgeschwindigkeit |
| BWS | Brustwirbelsäule |
| BZ | Blutzucker |
| Ca. | Karzinom |
| Ca-Antagonisten | Kalziumantagonisten |
| CDLE | kutan disseminierter Lupus erythematodes |
| CK | Kreatinphosphokinase |
| CLL | chronisch-lymphatische Leukämie |
| CML | chronisch-myeloische Leukämie |
| CMV | Zytomegalie-Virus |
| CNV | chronisches Nierenversagen |
| COLD | chronic obstructive lung disease |
| COPD | chronic obstructive pulmonary disease |
| CPAP | continuous positive airway pressure |
| CRH | corticotropin releasing hormone |
| CRP | C-reaktives Protein |
| CT | Computertomographie |
| CVI | chronische venöse Insuffizienz |
| DD | Differentialdiagnose |
| DIC | disseminierte intravasale Gerinnung |
| Diff.-BB | Differentialblutbild |
| DIP | distales Interphalangealgelenk |
| DJT | 3,5-Dijodtyrosin |
| DSA | digitale Subtraktionsangiographie |
| E | Erkrankung |
| EBV | Eppstein-Barr-Virus |
| Echo | Echokardiographie |
| EEG | Elektroenzephalogramm |
| EHEC | enterohämorrhagische Escherichia coli |
| EIA | Enzym-Immunoassay |
| ELISA | enzyme-linked immuno sorbent assay |
| Ery | Erythrozyten |
| ES | Extrasystole |
| ESWL | extrakorporale Stoßwellenlithotripsie |
| EZR | Extrazellularraum |
| $FEV_1$ | forciertes exspiratorisches Volumen in der 1. Sekunde |
| FSH | Follikel-stimulierendes Hormon |
| FSME | Frühsommer-Meningoenzephalitis |
| $fT_3$ | freies Trijodthyronin |
| $fT_4$ | freies Thyroxin |
| FTA-Abs | Fluoreszenz-Treponemen-Antikörper-Absorptionstest |
| GFR | glomeruläre Filtrationsrate |
| GIT | Gastrointestinal-Trakt |
| GN | Glomerulonephritis |
| GOT | Glutamat-Oxalazetat-Transaminase |
| GHRH | growth hormone releasing hormone |
| $\gamma$-GT | $\gamma$-Glutamyl-Transferase |
| Hb | Hämoglobin |

| | | | |
|---|---|---|---|
| HBDH | Hydroxybutyrat-Dehydrogenase | MEN | multiple endokrine Neoplasie |
| HF | Herzfrequenz | MJT | 3-Monojodtyrosin |
| HHL | Hypophysenhinterlappen | MRT | Magnetresonanztomographie |
| HiB | Haemophilus influenzae B | MSH | Melanozyten-stimulierendes |
| Hkt | Hämatokrit | | Hormon |
| HLA | human lymphocyte antigen | MTP | Metatarsophalangealgelenk |
| HMV | Herzminutenvolumen | | (Zehengrundgelenk) |
| HP | Helicobacter pylori | mV | Millivolt |
| HPT | Hyperparathyreoidismus | NN | Nebenniere |
| HSV | Herpes-simplex-Virus | NNH | Nasennebenhöhlen |
| HT | Herzton | NNR | Nebennierenrinde |
| HUS | Hämolytisch-urämisches | NOMI | nichtokklusive mesenteriale |
| | Syndrom | | Ischämie |
| HVL | Hypophysenvorderlappen | NSAR | nichtsteroidale Antirheumatika |
| HWI | Harnwegsinfektion | NYHA | New York Heart Association |
| HWS | Halswirbelsäule | OP | Operation |
| HZV | Herzzeitvolumen | p.a. | posterior-anterior |
| i.a. | intraarteriell | pAVK | periphere arterielle |
| i.c. | intrakutan | | Verschlusskrankheit |
| ICR | Interkostalraum | $pCO_2$ | Kohlendioxidpartialdruck |
| I.E. | internationale Einheit(en) | PCR | Polymerase-Kettenreaktion |
| i.m. | intramuskulär | PET | Positronenemissionstomographie |
| i.S. | im Serum | PEEP | positive endexpiratory pressure |
| ISG | Iliosakralgelenk | pHPT | primärer Hyperparathyreoidis- |
| i.v. | intravenös | | mus |
| IZR | Intrazellularraum | PIP | proximales Interphalangealgelenk |
| JÜR | Jahresüberlebensrate | p.m. | Punctum maximum |
| KG | Körpergewicht | $pO_2$ | Sauerstoffpartialdruck |
| KHK | koronare Herzkrankheit | PRL | Prolaktinom |
| KI | Kontraindikation | PTA | perkutane transluminale |
| KM | Kontrastmittel | | Angioplastie |
| Krea | Kreatinin | PTCA | perkutane transluminale |
| LDH | Laktatdehydrogenase | | koronare Angioplastie |
| LE | Lupus erythematodes | PTH | Parathormon |
| Leuko | Leukozyten | PTT | partielle Thromboplastinzeit |
| LH | Luteinisierendes Hormon | RA | rheumatoide Arthritis |
| LHRH | Luteinisierendes-Hormon- | RAAS | Renin-Angiotensin-Aldosteron- |
| | Releasing-Hormon | | System |
| LK | Lymphknoten | RES | retikuloendotheliales System |
| LQTS | Long-QT-Syndrom | resp. | respiratorisch |
| Lsg. | Lösung | rez. | rezidivierend |
| L-$T_4$ | L-Thyroxin | RF | Rheumafaktoren |
| LWK | Lendenwirbelkörper | RG | Rasselgeräusche |
| LWS | Lendenwirbelsäule | RNS | Ribonukleinsäure |
| MALT | mucosa associated lymphoid | Rö | Röntgen |
| | tissue | RPGN | rapid progressive |
| MCHC | mittlere korpuskuläre | | Glomerulonephritis |
| | Hämoglobinkonzentration | RR | Blutdruck |
| MCP | Metakarpophalangealgelenk | rt-PA | recombinant tissue plasminogen |
| | (Fingergrundgelenk) | | activator |
| MCV | mittleres korpuskuläres | s.c. | subkutan |
| | Volumen | SD | Schilddrüse |

| | | | |
|---|---|---|---|
| **sHPT** | sekundärer Hyperparathyreoidismus | **TPHA** | Treponema-pallidum-Hämagglutinationstest |
| **SHT** | Schädel-Hirn-Trauma | **TPI** | Treponema-pallidum-Immobilisationstest |
| **SIADH** | Syndrom der inadäquaten ADH-Sekretion | **TRAK** | TSH-Rezeptorautoantikörper |
| **SLE** | systemischer Lupus erythematodes | **TRH** | thyreotropin releasing hormone |
| **Sono** | Sonographie | **TSH** | Thyroidea-stimulierendes Hormon |
| **STH** | somatotropes Hormon (Wachstumshormon) | **TVT** | tiefe Venenthrombose |
| **SVES** | supraventrikuläre Extrasystolen | **U** | Unit(s) |
| $T_3$ | Trijodthyronin | **UÖS** | unterer Ösophagussphinkter |
| $T_4$ | Thyroxin | **VC** | Vitalkapazität |
| **Tabl.** | Tablette(n) | **VDRL** | veneral disease research laboratory test |
| **TBG** | thyroxinbindendes Globulin | **VES** | ventrikuläre Extrasystolen |
| **TBPA** | thyroxinbindendes Präalbumin | **VSD** | Ventrikelseptumdefekt |
| **Tc** | Technetium | **VZV** | Varicella-Zoster-Virus |
| **TEE** | transösophageale Echokardiographie | **z.A.** | zum Ausschluss |
| **Thrombo** | Thrombozyten | **ZVK** | Zentralvenenkatheter |

# Inhaltsverzeichnis

# 11 Infektionskrankheiten . . . . . . . . 353

# 1 Hämatologie

Labor

- **Hämatokrit**
  - Anteil der zellulären Bestandteile am gesamten Blutvolumen
  - Normwert: bei Männern 47–53 %, bei Frauen 40–48 %
- **Anämie**
  - Hämoglobin (Hb) bei Männern unter 13,5 g/dl, bei Frauen unter 12,0 g/dl
  - Hämatokrit (Hkt) bei Männern unter 40 %, bei Frauen unter 37 %
  - Erys bei Männern unter 4,3 Mio./µl, bei Frauen unter 3,9 Mio./µl
- **Coombs-Test:** Nachweis von IgG-Antikörpern, die entweder
  - an Erys haften (direkter Coombs-Test) oder
  - im Serum vorhanden sind (indirekter Coombs-Test)
- **PTT:** partielle Thromboplastinzeit, Funktion des endogenen Blutgerinnungssystems
- **Quick:** spiegelt die Gerinnungsaktivität der Faktoren II, VII und X wider, Nachweis eines Prothrombinkomplexmangels
- **INR:** International normalized ratio, wurde zur internationalen Vergleichbarkeit der oralen Antikoagulanzientherapie eingeführt

Physiologie

- **Eisen**
  - Eisen liegt in der Nahrung als $Fe^{2+}$ und $Fe^{3+}$ vor. 3-wertiges Eisen wird zur Resorption in 2-wertiges überführt.
  - Täglicher Eisenbedarf: ca. 10–30 g
  - 10 % werden im Duodenum und oberen Dünndarm resorbiert.
- **Ferritin**
  - Serumprotein, das den Zustand der Eisenspeicher im Knochenmark anzeigt
  - Der Eiweißanteil wird als Apoferritin bezeichnet.
- **Transferrin**
  - Im Blut wird Eisen als $Fe^{3+}$ an Transferrin gebunden.
  - 1 Molekül Transferrin bindet 2 Eisenatome.
  - Normalwert: 2–4 g/l
- **Eisenbindungskapazität (EBK)**
  - **totale** EBK: Gesamtmenge des Eisens, die vom Transferrin aufgenommen werden kann
  - **freie** EBK: Menge an ungesättigtem Transferrin

# 1.1 Erkrankungen der roten Blutzellen

## 1.1.1 Blutungsanämie

> **Definition**
> **Ätiologie:** Thrombozytenaggregationshemmer · akute Blutungen · chron. Blutungen
> **Pathogenese:** Verdünnungseffekt
> **Klinik:** Kreislaufschwäche · Tachykardie · RR-Abfall · Schwäche · Kopfschmerzen · Belastungsdyspnoe
> **Diagnostik:** Hb, Erys und Hkt ↓ · Retikulozytenanstieg · normozytäre/mikrozytäre Anämie · Leuko- und Thrombozytose · Gastroskopie · Koloskopie
> **Therapie:** Schockbekämpfung · Beseitigung der Blutungsquelle

**Definition**

Eine Blutungsanämie entsteht, wenn ein Blutverlust nicht mehr durch eine gesteigerte Erythropoese ausgeglichen werden kann.

**Epidemiologie**

häufiges Krankheitsbild, da akute und chron. Blutungen bei vielen Erkrankungen vorkommen

**Ätiologie**

begünstigende Faktoren für eine Blutung:
- **Thrombozytenaggregationshemmer**, Vitamin-K-Antagonisten
- chron. Alkoholgenuss

**Einteilung**

- **akute Blutungen** aus Duodenal- und Magenulzera, Ösophagusvarizen, Aneurysmen
- **chron. Blutungen** bei GI-Tumoren, Gastritis/Ösophagitis, Hiatushernien, Hämorrhoiden, Menstruation, Dialyse

**Pathogenese**

Das verlorene Blutvolumen wird durch Plasma aus dem Extravasalraum ersetzt ⇒ Hkt fällt durch den **Verdünnungseffekt** ab. Es fehlt an Sauerstoffträgern.

**Klinik**
**Symptome**

- akute Blutung:
  - **Kreislaufschwäche** bis hin zum Kollaps und Schock
  - Tachykardie, Tachypnoe
  - RR-Abfall
- chron. Blutung:
  - **Schwäche**, Leistungsknick, Konzentrationsschwäche
  - **Kopfschmerzen**, thorakale Schmerzen
  - Belastungsdyspnoe

**Komplikationen**

Schock

**Diagnostik**

- **Labor: Hb, Erys** und **Hkt ↓, Retikulozytenanstieg**, bei chron. Blutungen **normozytäre** oder **mikrozytäre Anämie**, Serumeisen ↓, bei akuten Blutungen **Leuko-** und **Thrombozytose**

> Hb-, Ery- und Hkt-Abfall zeigen sich bei schweren akuten Blutverlusten erst nach einer **mehrstündigen Latenz**.

- **Endoskopie:** Gastroskopie, Koloskopie

| Differentialdiagnose | • Eisenmangelanämie<br>• Tumoranämie<br>• andere Schockursachen |

**Therapie**

| konservativ | evtl. **Schockbekämpfung** (Volumenersatz, medikamentöse Kreislaufstützung, Überwachung der Nierenfunktion) |

| endoskopisch/<br>operativ | Beseitigung der Blutungsquelle |

| Prognose | • Entscheidend ist die Dauer des Schocks bei der akuten Blutung.<br>• Die Prognose der chron. Blutungsanämie hängt von der Ursache ab. |

## 1.1.2 Eisenmangelanämie

**Definition**
**Ätiologie:** mangelhafte Zufuhr · mangelhafte Resorption · gesteigerter Bedarf · Eisenverluste
**Pathogenese:** verminderte Hb-Synthese
**Einteilung:** prälatenter/latenter/manifester Eisenmangel
**Klinik:** Blässe · Konzentrationsschwäche · Leistungsknick · Mundwinkelrhagaden · Plummer-Vinson-Syndrom
**Diagnostik:** Labor · Suche nach der Blutungsquelle
**Therapie:** Therapie der Grunderkrankung · Eisensubstitution

**Definition**

Die Eisenmangelanämie ist die häufigste Anämieform und wird durch chron. Mangel an 2- und 3-wertigem Eisen hervorgerufen.
! Normalerweise beträgt der **Eisenbestand** bei gesunden Erwachsenen in Abhängigkeit vom Körpergewicht etwa **3–5 g**.

| 70 % | Hämoglobin |
| 10 % | Ferritin |
| 10 % | Hämosiderin |
| 5 % | Myoglobin |
| < 1 % | Transferrin |
| < 1 % | an Enzyme gebunden |

**Tab. 1.1:** Verteilung des Körpereisens beim Gesunden

| Epidemiologie | überwiegend **Frauen** (wegen Menstruation, Schwangerschaft, Laktation) |

**Ätiologie**

• **mangelhafte Zufuhr:** Vegetarier, Kleinkinder
• **mangelhafte Resorption:** Z.n. Magenresektion
• **gesteigerter Bedarf:** Wachstum, Schwangere
• **Eisenverluste:** chron. Blutungen

| | |
|---|---|
| **Pathogenese** | Durch einen Eisenmangel kommt es zur **verminderten Hb-Synthese**, da in jedem Häm-Molekül ein zentrales $Fe^{2+}$ sitzt $\Rightarrow$ Hb-Gehalt der Erys ↓ |
| **Einteilung** | • **prälatenter** Eisenmangel: Speichereisenmangel<br>• **latenter** Eisenmangel: eisendefizitäre Erythropoese<br>• **manifester** Eisenmangel: Eisenmangelanämie |
| **Klinik** | • **Blässe**, **Mundwinkelrhagaden**, brüchige Nägel<br>• **Konzentrationsschwäche**, **Leistungsknick**, Kopfschmerzen<br>• **Plummer-Vinson-Syndrom:** späteres Eisenmangelstadium mit Schleimhautatrophie und Glossitis |
| **Diagnostik** | • **Labor:** mikrozytäre, hypochrome Anämie, Retikulozyten ↓, Serumeisen und -ferritin ↓, EBK ↑<br>• Suche nach der **Blutungsquelle** |
| Differentialdiagnose | Infekt- und Tumoranämien, Thalassämie |
| **Therapie** | • **Therapie der Grunderkrankung**<br>• orale oder ggf. intravenöse **Eisensubstitution**<br>! Eine **Eisengabe** ist bei Hämochromatose, chron. Hämolyse, Thalassämie, Infekt- und Tumoranämie sowie bei Eisenverwertungsstörungen **kontraindiziert.** |

## 1.1.3 Hämolytische Anämien

### Korpuskuläre Anämieformen

| Einteilung | Ätiologie | Labor | Therapie | Besonderheiten |
|---|---|---|---|---|
| **angeborene Membrandefekte**<br>• Sphärozytose<br>• Elliptozytose | Störung der Ionenpermeabilität der Ery-Membran | normochrome Anämie | evtl. Splenektomie | kugelige Erys |
| **angeborene Enzymdefekte**<br>• Glukose-6-Phosphat-dehydrogenase-Mangel (Favismus)<br>• Pyruvatkinasemangel | G-6-PDH-Mangel bzw. Glykolysedefekt | negativer Coombs-Test | • keine spezifische Behandlung<br>• evtl. Splenektomie | • Heinz-Innen-körperchen<br>• Akanthozyten |
| **angeborene Hämoglobinopathien**<br>• Thalassämien<br>• anomale Hämoglobine | Austausch einzelner Aminosäuren im Hb | • Mikroskop<br>• Hb-Elektropho-rese | evtl. Trans-plantation von Knochenmark bzw. Stammzellen | • Targetzellen<br>• Sichelzellen |
| **erworbene Membrandefekte**<br>paroxysmale nächtliche Hämoglobinurie (Marchiafava-Anämie) | • klonale Erkrankung der myeloischen Stammzelle<br>• verstärkte Aktivierung von Thrombos | • Hämoglobinurie<br>• Hämosiderinämie<br>• Zuckerwasser-test<br>• Säurehämolyse-test<br>• Nachweis des PIG-A-Gens | • Transfusion plasmafreier Erykonzentrate<br>• Substitution von Eisen- und Folsäure<br>• Kumarine<br>• Kortikoide | häufigste Todes-ursache sind Thrombosen |

**Tab. 1.2:** Übersicht korpuskuläre Anämieformen

## Extrakorpuskuläre Anämieformen

| Einteilung | Ätiologie | Labor | Therapie | Besonderheiten |
|---|---|---|---|---|
| **immunhämolytisch** Transfusionszwischenfälle | • Fehltransfusion im ABO-System<br>• irreguläre antierythrozytäre Antikörper | roter Urin durch freies Hb | Abbruch der Transfusion | |
| **autoimmunhämolytisch**<br>• Wärmeantikörper<br>• Kälteantikörper | • Wärmeantikörper binden bei Körpertemperatur an Erys, ohne Hämolysen zu verursachen. In der Milz Ery-Zerstörung<br>• Fast alle Menschen haben Kälteantikörper. Bei hohem Titer kann es bei Kälteexposition zur Agglutination kommen. | • direkter Coombs-Test positiv<br>• Nachweis von Kälteagglutininen | symptomatisch | |
| **medikamentös induzierte Immunhämolysen**<br>• Phenacetintyp<br>• Penicillintyp<br>• α-Methyldopatyp | i.v.-Verabreichung von Medikamenten → Reaktion mit Antikörpern → Aktivierung von Komplement | direkter und indirekter Coombs-Test | Absetzen des Medikamentes | |
| **durch Infektionskrankheiten** Malaria | Plasmodien befallen Erys: Lyse nach intraerythrozytärer Entwicklung | mikroskopisch | • Chloroquin<br>• Mefloquin<br>• Halofantrin<br>• evtl. Chinin | intraerythrozytäre Parasiten |
| **durch physikalische und chemische Noxen**<br>• Herzklappenersatz<br>• Schlangengifte | manche Giftstoffe schädigen die Zellmembranen, andere den Stoffwechsel | Hämolyse-Zeichen | Absetzen der Noxe | • Schistozyten<br>• Heinz-Innenkörperchen |
| **bei Stoffwechselstörungen** Zieve-Syndrom | • chron. Alkoholismus<br>• akute Pankreatitis mit sekundärer Hyperlipoproteinämie | Transaminasen und Triglyzeride ↑ | Therapie der Grundkrankheit | Schaumzellen im Sternalpunktat |
| **primäre und sekundäre mikroangiopathische Form**<br>• Gasser-Syndrom<br>• Moschkowitz-Syndrom<br>• metastasierende Karzinome<br>• maligne Hypertonie<br>• Panarteriitis nodosa<br>• M. Wegener | ungeklärt | • schwere Hämolyse mit Nierenversagen<br>• Thrombopenie | • symptomatisch<br>• evtl. Plasmapherese | • Schistozyten<br>• Fragmentozyten<br>• Helmformen |

**Tab. 1.3:** Übersicht extrakorpuskuläre Anämieformen

# 1.2 Erkrankungen der weißen Blutzellen

## 1.2.1 Akute Leukämien

> **Definition**
> **Ätiologie:** ionisierende Strahlung · alkylierende Substanzen · genetische Faktoren · Vorerkrankungen
> **Pathogenese:** erworbene Translokationen von Regulatorgenen · Philadelphia-Chromosom · Auerstäbchen
> **Einteilung:** FAB-Klassifikation · immunologische Klassifikation
> **Klinik:** Allgemeinsymptome · Knochenschmerzen · Meningeosis leucaemica
> **Diagnostik:** Hepato-Splenomegalie · LK-Schwellungen · Hiatus leucaemicus · Anämie/Granulopenie/Thrombopenie · Perjodsäure-Schiff-Reagenz · Knochenmarksausstrich
> **Therapie:** Substitutionstherapie · Behandlung der Infektionen · Hygiene · Chemotherapie · allogene Knochenmarkstransplantation

**Definition**

Eine akute Leukämie ist eine maligne klonale Neoplasie der hämatopoetischen Zellen. Es resultiert eine Ausschwemmung unreifzelliger Blasten ins Blut. Die akute myeloische Leukämie (AML) kann auch ohne Therapie schleichend verlaufen (**Smouldering-Leukämie**).

**Epidemiologie**

- 1% aller neoplastischen Erkrankungen
- Häufigkeit: 2–4/100 000 Einwohner/Jahr
- Verteilung der beiden Typen:
  - Erwachsene: 80% AML, 20% akute lymphatische Leukämie (ALL)
  - Kinder: 10% AML, 90% ALL

**Ätiologie**

- **schädigende Stoffe:**
  - Exposition ionisierender Strahlung
  - Behandlung mit **alkylierenden Substanzen** (besonders Kombination von Chemotherapie und Bestrahlung bei M. Hodgkin und Non-Hodgkin-Lymphomen)
- **genetische Faktoren:**
  - erhöhte Inzidenz bei Trisomie 21, Klinefelter-Syndrom, Fanconi-Anämie
  - Ist ein eineiiger Zwilling erkrankt, besteht für den 2. Zwilling ein um 25% erhöhtes Risiko, ebenfalls zu erkranken.
- **Vorerkrankungen:**
  - myelodysplastisches Syndrom
  - Polycythaemia vera
  - M. Hodgkin (eher AML)
  - multiples Myelom (eher AML)
  - CML
  - virale Infekte

**Pathogenese**

- Akute Leukämien werden meist durch **erworbene Translokationen von Regulatorgenen** verursacht, die für die spezifische Zelldifferenzierung, Übertragung von Wachstumssignalen oder den programmierten Zelltod verantwortlich sind.
- **Philadelphia-Chromosom:** bei 17% der Erwachsenen und 5% der Kinder mit ALL
- **Auerstäbchen** (rote intrazytoplasmatische Einschlusskörperchen): nur bei AML

**Einteilung**

ALL

- **FAB-Klassifikation:** Unterscheidung mittels morphologischer Kriterien in L1–L3
- **immunologische Klassifikation:** T-ALL, B-ALL, cALL, Null-ALL (prä-prä-B-ALL)

AML

- **FAB-Klassifikation:** Unterscheidung mittels morphologischer Kriterien in M0–M7

**Klinik**

Symptome

- **Allgemeinsymptome:** Abgeschlagenheit, Leistungsknick, Fieber, Nachtschweiß
- spezifische Symptome: **Knochenschmerzen, Meningeosis leucaemica** (Nacken-steifigkeit, Kopfschmerzen)
- Symptome aufgrund von Verdrängung der normalen Hämatopoese
  - Granulozytopenie: bakterielle und virale Infekte, Pilzinfektionen, Sepsis, Schleimhautentzündungen
  - Thrombopenie: Petechien, Blutungen
  - Anämie: Blässe, Müdigkeit, thorakale Schmerzen, Dyspnoe

Komplikationen

Blutungen, schwere Infekte, Sepsis, Verbrauchskoagulopathie

**Diagnostik**

- **Palpation:** Hepato-Splenomegalie, LK-Schwellungen
- **Inspektion:** hypertrophische Gingivitis
- **Labor: Hiatus leucaemicus** im Diff.-BB (Beweis für akute Leukämie), Leukozy-tose in nur 50 % der Fälle, **Anämie, Granulozytopenie, Thrombopenie**, LDH und Harnsäure ↑

> Normale Granulo-, Erythro- und Thrombozytenzahlen schließen eine Leukämie zu 95 % aus.

- **Klassifizierung:**
  - keine Reaktion der Lymphoblasten einer ALL mit Myeloperoxidase, positive Reaktion mit **Perjodsäure-Schiff-Reagenz (PAS)**
  - positive Reaktion einer AML mit Myeloperoxidase und unspezifischer Esterase
- **Knochenmarksausstrich:** hyperplastisches Knochenmark, wenige ausgereifte Vorläuferzellen der Granulo-, Erythro- und Thrombopoese
- **Bildgebende Verfahren:** Skelettveränderungen, Mediastinalverbreiterung

Differentialdiagnose

lymphotrope Virusinfekte (z. B. Monunukleose)

**Therapie**

konservativ

- **Frühzeitige Substitutionstherapie:** Ery- und Thrombozytenkonzentrate
- frühzeitige **Behandlung der Infektionen**
- **Hygiene**
- aggressive **Chemotherapie**

minimal-invasiv

**allogene Knochenmarkstransplantation** in der 1. Remission bei Hochrisiko-patienten

Prognose

- **Hochrisikopatienten** weisen folgende Merkmale auf:
  - Leukämietyp prä-prä-B-ALL und B-ALL
  - Leukos bei Diagnosestellung über 30 000/µl
  - Alter des Patienten > 35 Jahre
  - Dauer bis zur ersten Remission > 4 Wochen
  - Dauer der ersten Remission < 18 Monate
  - Nachweis des Philadelphia-Chromosoms
- Niedrigrisikopatienten haben keines dieser Merkmale.
- *ohne Behandlung* → Tod meist innerhalb von 3 Monaten
- *unter Therapie* → Heilungsrate der ALL bei Kindern etwa 70 %, bei Erwachsenen 40 %
- Die *nach Polychemotherapie* der AML erzielten kompletten Remissionsraten liegen bei über 70 %, Langzeitüberlebenszeiten bei bis zu 40 %.

## 1.2.2 Agranulozytose/Granulozytopenie

> **Definition**
> **Ätiologie:** Bildungsstörungen im Knochenmark · gesteigerter Umsatz · Medikamente
> **Pathogenese:** Haptene · Antikörperbildung · Granulozytenoberfläche · antileukozytäre Antikörper
> **Klinik:** asymptomatisch · Schüttelfrost/Fieber · Sepsis
> **Diagnostik:** Medikamentenanamnese · vergrößerte LK am Waldeyer-Rachenring · Granulozyten ↓ · Lymphozytentransformationstest
> **Therapie:** symptomatisch · granulozytenstimulierender Wachstumsfaktor

**Definition**

Eine Erniedrigung der Granulozyten unter 2000/µl nennt man Granulozytopenie. Bei der Agranulozytose dagegen liegen die Granulozyten dauerhaft unter 500/µl.

Epidemiologie

- Granulozytopenien sind häufig.
- Die allergische Agranulozytose nach Medikamenteneinnahme hat je nach Substanz eine Häufigkeit von 1–500:1 Mio.

**Ätiologie**

- Granulozytopenie durch **Bildungsstörungen im Knochenmark:**
  - Chemikalien: Benzol
  - Medikamente: Zytostatika, Sulfonamide, Immunsuppressiva, Goldpräparate
  - Bakterientoxine, Viren
  - ionisierende Strahlen
  - Knochenmarksinfiltration durch Leukämien, maligne Lymphome, Karzinome
  - Vitaminmangel: Vitamin $B_{12}$, Folsäure
  - angeboren: Fanconi-Anämie
- Granulozytopenie durch **gesteigerten Umsatz:**
  - erhöhter Verbrauch durch Infektionen
  - Verteilungsstörung durch Hypersplenismus
  - angeborene Granulozytenantikörper
  - Autoimmunerkrankungen: systemischer Lupus erythematodes, Felty-Syndrom
  - medikamenteninduzierte Immunreaktionen
  - Bluttransfusionen

- Agranulozytose durch **Medikamente:**
  - Analgetika und Antipyretika, besonders Metamizol
  - NSAR, besonders der Thrombozytenaggregationshemmer Ticlopidin
  - Thyreostatika
  - Sulfonamide
  - Antiepileptika, Psychopharmaka

**Pathogenese**

- Medikamente können als **Haptene** wirken. Das Hapten verbindet sich mit dem Plasmaprotein zum Vollantigen und löst bei wiederholter Zufuhr eine **Antikörperbildung** aus. Die Reaktion zwischen Vollantigen und Antikörper findet auf oder in der Nähe der **Granulozytenoberfläche** statt und schädigt diese.
- Medikamente können direkt **antileukozytäre Antikörper** induzieren.

**Klinik**

Symptome

je nach Granulozytenzahl **asymptomatisch** bis hin zu **Schüttelfrost, Fieber,** Gliederschmerzen, Schleimhautnekrosen im Mund- und Rachenbereich (Angina agranulocytotica)

Komplikationen

Superinfektionen, **Sepsis**

**Diagnostik**

- **Medikamentenanamnese**
- **Palpation:** ausgeprägte LK am Waldeyer-Rachenring, Hepato-Splenomegalie
- **Labor:**
  - Thrombos und Erys normal, Granulozyten ↓
  - Bestimmung von antinukleären und antineutrophilen Antikörpern, Rheumafaktoren
  - Vitamin-$B_{12}$- und Folsäurespiegel
  - **Lymphozytentransformationstest** zur Bestimmung der medikamentenallergischen Reaktion
- **Knochenmarksuntersuchung:** je nach Ursache hypo- oder hyperplastisch
- bildgebende Verfahren: **Sono** zur Bestimmung der Milzgröße

Differentialdiagnose

aleukämische Verlaufsform einer akuten Leukämie, Diphtherie

**Therapie**

- Absetzen der auslösenden Substanz
- **symptomatisch:** Antibiose, Antimykotika, Hygiene
- evtl. **granulozytenstimulierender Wachstumsfaktor G-CSF**

Prognose

Der Verlauf der akuten Agranulozytose ist schwerwiegend und nur günstig, wenn die Granulozytopoese wieder in Gang kommt.

# 1.3 Myeloproliferative Syndrome

## 1.3.1 Polycythaemia vera

Synonym: M. Vasquez-Osler

> **Definition**
> **Ätiologie:** chromosomale Anomalien · familiäre Häufung
> **Pathogenese:** Hyperplasie aller Zellreihen · Blutviskosität ↑ · Mikrozirkulation
> **Klinik:** Kopfschmerzen · Schwindel · Nasenbluten · Facies rubra · Pruritus
> **Diagnostik:** Splenomegalie · Hepatomegalie · MCV ↑ · Leukozytose · Thrombozytose · Leuko-Phosphatase ↑ · Vitamin-$B_{12}$-Spiegel ↑
> **Therapie:** symptomatisch · Aderlässe · Interferon α

**Definition**

Die Polycythaemia vera ist eine primäre Polyglobulie. Sie ist eine hämatologische Systemerkrankung, die vom Knochenmark ausgeht. Aus unklarer Ursache vermehren sich Zellen aller Blutzellreihen.

**Epidemiologie**

- Häufigkeit: selten, etwa 1:1 Mio.
- **familiäre Häufung**
- Weiße sind häufiger betroffen als Schwarze, Juden erkranken doppelt so häufig wie Europäer.

**Ätiologie**

unbekannt, chromosomale Anomalien bei ca. 30 % der Patienten

**Pathogenese**

- durch **Hyperplasie aller 3 Zellreihen** ⇒ **Blutviskosität** ↑, Hkt ↑
- Bei einem Hkt > 60 % ist die **Mikrozirkulation** beeinträchtigt.

**Klinik**
Symptome

- **Kopfschmerzen**, **Schwindel**, Ohrensausen, Müdigkeit, **Nasenbluten**, Belastungsdyspnoe, Hypertonie, Gewichtsverlust
- **Facies rubra**, Akrozyanose
- **Pruritus** durch die Freizetzung von Histamin aus Granulozyten und Thrombos
- Fundus polycythaemicus mit gestauten Netzhautvenen

Komplikationen

- thromboembolische Komplikationen
- hämorrhagische Diathese
- Osteomyelofibrose
- akute Leukämie

**Diagnostik**

- **Palpation:** Splenomegalie, Hepatomegalie
- RR ↑
- **Labor: Hkt** ↑, erhöhte Ery-Masse (**MCV** ↑), **Leukozytose**, **Thrombozytose**, Hämaturie, kernhaltige Ery-Vorstufen, Linksverschiebung, **Leuko-Phosphatase** ↑, BSG ↓, **Vitamin-$B_{12}$-Spiegel** ↑ durch vermehrte Freisetzung von Transcobalamin III aus Granulozyten, Hyperurikämie
- minimal-invasiv: Beckenkammbiopsie

Differentialdiagnose

sekundäre Polyglobulie, andere myeloproliferative Syndrome

**Therapie**
konservativ
- **symptomatisch:** Heparin, Allopurinol, Antihistaminika
- **Aderlässe** (kein Einfluss auf die Thrombozytose)
- **Interferon α**
- evtl. Erythrozytopherese
- evtl. myelosuppressive Therapie

operativ
- ggf. Phlebotomien

Prognose
- ohne Therapie → innerhalb von 2 Jahren tödlicher Verlauf
- unter Therapie mit Aderlässen und Myelosuppression → relativ gute Prognose von durchschnittlich 10–15 Jahren
- **!** Myelosuppressiva können eine myeloische Leukämie oder Knochenmarkaplasie hervorrufen.
- Die Überlebenszeit ist oft durch Komplikationen limitiert.

## 1.3.2 Chronisch-myeloische Leukämie (CML)

> **Definition**
> **Ätiologie:** Strahlen-/Benzolexposition · Thrombozythämie · myelodysplastische Syndrome
> **Pathogenese:** Philadelphia-Chromosom
> **Klinik:** symptomlos · Leistungsknick · Mikrozirkulationsstörungen · Krankheitsphasen
> **Diagnostik:** Splenomegalie · Linksverschiebung ohne Hiatus leucaemicus · Leuko-Phosphatase ↓
> **Therapie:** Chemotherapie · Interferon α · allogene/autologe Knochenmarkstransplantation

**Definition**

Bei der CML handelt es sich um eine maligne Entartung der pluripotenten Stammzelle des Knochenmarks. Die massenhaft produzierten Granulozyten sind funktionstüchtig.

**Epidemiologie**
- 20 % aller Leukämien in den westlichen Ländern
- Häufigkeit: 1:100 000
- Geschlechterverhältnis: m > w
- Prädispositionsalter: mittleres Lebensalter, sehr selten bei Kindern

**Ätiologie**
- Ursache meist unbekannt
- größere Erkrankungshäufigkeit bei Personen mit **Strahlen- und Benzolexposition**
- 5 % der Patienten mit **Thrombozythämie** entwickeln eine CML
- **Myelodysplastische Syndrome (Präleukämien)** gehen häufig in eine AML oder CML über.

**Pathogenese**
- 95 % der Patienten besitzen ein verändertes Chomosom 22, das **Philadelphia-Chromosom**. Es handelt sich hierbei um eine **erworbene chromosomale Anomalie.**
- Sie entsteht durch Austausch genetischen Materials zwischen den Chromosomen 9 und 22 in der sog. breakpoint-cluster-region. Dort fusioniert es zu einem aberranten Genprodukt, wodurch eine neue Informationseinheit geschaffen wird.

- Hierdurch wird nach mehreren Zwischenschritten die Proliferation der betroffenen Zellen angeregt.

**Klinik**

Symptome

- **anfangs symptomlos** durch schleichenden Verlauf
- **Leistungsknick**, Blutungsneigung, Knochenschmerzen, Druckgefühl im Oberbauch durch Splenomegalie
- Aufgrund von **Mikrozirkulationsstörungen** durch Leuko-Massen kommt es u. a. zu Nierenversagen, Sehstörungen und Dyspnoe.

Krankheitsphasen

- **chron. stabile Phase:** Dauer 3–5 Jahre, Ausdehnung auf alle inneren Organe, besonders Leber und Milz
- Zunahme der unreifen Granulozytenvorstufen, Anämie und Thrombopenie mit Übergang in die **akzelerierte Phase**
- Übergang in eine **akute Leukämie mit Blastenkrise**

Komplikationen

- thromboembolische Komplikationen
- hämorrhagische Diathese
- terminale Myelofibrose

**Diagnostik**

- **Palpation:** Splenomegalie
- **Labor:** Leuko-Zahlen zwischen 50 000 und > 500 000/µl mit **Linksverschiebung** ohne Hiatus leucaemicus, **Leuko-Phosphatase** ↓ (außer im Blastenschub), Philadelphia-Chromosom, Thrombopenie, normozytäre, normochrome Anämie, LDH und Harnsäure ↑
- minimal-invasiv: Knochenmarksuntersuchung

Differentialdiagnose

- AML
- Osteomyelosklerose
- Polycythaemia vera
- essentielle Thrombozythämie

**Therapie**

konservativ

- **Chemotherapie**
- **Interferon** α
- evtl. Leukozytopherese
- evtl. Milzbestrahlung

minimal-invasiv

- **allogene Knochenmarkstransplantation** (einzige Therapieform mit Chance auf Heilung)
- **autologe Knochenmarkstransplantation**

operativ

evtl. Splenektomie

Prognose

- prognostisch ungünstig: Splenomegalie, hohes Alter, extreme Thrombozytose und > 7 % Basophile
- Zigarettenrauch beschleunigt die Entwicklung einer Blastenkrise
- 40–60 % der allogen transplantierten Patienten überleben länger als 5 Jahre ohne Krankheitszeichen

# 1.4 Maligne Lymphome

## 1.4.1 Morbus Hodgkin

Synonym: Lymphogranulomatose

> **Definition**
> **Einteilung:** histologisch · Ann-Arbor-Klassifikation
> **Klinik:** schmerzlose LK-Schwellung · Hautjucken · Alkoholschmerz ·
> B-Symptomatik · Rückenschmerzen · paraneoplastische Symptome
> **Diagnostik:** Labor · Tumoranämie · Knochenmarkbiopsie · LK-Biopsie ·
> Sternberg-Reed-Zellen · Hodgkin-Zellen
> **Therapie:** Radiotherapie · Polychemotherapie · Vollremission · Zweitneoplasien

**Definition**

Der M. Hodgkin zählt zu den malignen Lymphomen. In der Regel ist initial eine LK-Gruppe, meist in der Kopf-Hals-Region, befallen. Dann folgt eine lymphogene Ausbreitung bis zur Milz. Von dort aus erfolgt eine hämatogene Ausbreitung zur Leber.

**Epidemiologie**

- Häufigkeit: 5:100 000
- Geschlechterverhältnis: m:w = 3:2
- Prädispositionsalter: ein Erkrankungsgipfel um das 25. Lj. und einer um das 70. Lj.

**Ätiologie/ Pathogenese**

unbekannt; Arbeiter in der holzverarbeitenden, chemischen und Gummiindustrie sowie Verwandte von Hodgkin-Patienten haben ein erhöhtes Risiko.

**Einteilung**
histologisch

- 80 %: noduläre Sklerose
- 16 %: gemischtzelliger Typ
- 3 %: lymphozytenreicher Typ
- 1 %: lymphozytenarmer Typ (diffus fibrosierender Typ und retikulärer Typ)

**Ann-Arbor-Klassifikation**

| Stadium I | nur eine LK-Region ist befallen |
|---|---|
| Stadium II | mehrere LK-Regionen auf einer Zwerchfellseite sind befallen |
| Stadium III | paraaortale LK auf beiden Seiten des Zwerchfells sind befallen |
| Stadium IV | extralymphatische Organe sind befallen |
| **A** = ohne, **B** = mit B-Symptomatik | |

**Tab. 1.4:** Ann-Arbor-Klassifikation

! B-Symptomatik = mit Fieber, Gewichtsverlust, Nachtschweiß

**Klinik**
Symptome

- **schmerzlose LK-Schwellung** im Halsbereich
- **Hautjucken** initial bei 10–15 %, später bei 80 % der Patienten
- **Alkoholschmerz** (LK-Schmerzen nach Alkoholgenuss)
- evtl. **B-Symptomatik:** Leistungsknick, Gewichtsverlust, Nachtschweiß, undulierendes Fieber (Pel-Ebstein-Fieber)
- **Rückenschmerzen** und Beinschwäche bei Rückenmarksbefall

- **paraneoplastische Symptome:** progressive multifokale Leukenzephalopathie, zerebelläre Degeneration, Guillain-Barré-Syndrom

**Komplikationen**

Querschnittlähmung bei Rückenmarksbefall

**Diagnostik**

- **Palpation:** tastbare Lymphome, evtl. gestaute Halsvenen durch Behinderung des venösen Rückstroms durch große Lymphome, evtl. Hepatosplenomegalie
- **Labor: Tumoranämie** mit Serumeisen ↓ und Serumferritin ↑, Serumalbumin ↓, BSG ↑, Granulozytose, evtl. erhöhte Leberwerte bei Leberbefall
- **minimal-invasiv:** (bilaterale) Knochenmarkbiopsie, LK-Biopsie
- **Histologie:** Sternberg-Reed-Zellen, Hodgkin-Zellen
- **bildgebende Verfahren: Staging** durch Rö-Thorax (Mediastinalverbreiterung), Sono, CT, evtl. Knochenszintigraphie
- **Chirurgie:** evtl. intraoperatives Staging durch Laparotomie mit Splenektomie und Leberbiopsie

**Differentialdiagnose**

- Non-Hodgkin-Lymphome
- entzündliche Erkrankungen des lymphoretikulären Systems (AIDS, Sarkoidose, Toxoplasmose, infektiöse Mononukleose)

**Therapie**
**konservativ**

- Stadium I und IIA: **Radiotherapie**, bei ausgedehntem Befall vorausgehende **Polychemotherapie**
- Stadium IIIA: Polychemotherapie mit nachfolgender Radiotherapie
- Stadium IIB, IIIB, IVA/B: Polychemotherapie

**minimal-invasiv**

- autologe Knochenmarktransplantation

**Prognose**

- abhängig von Tumorstadium, Subtyp, Lebensalter und bestimmten Laborwerten (Serumalbumin ↓, BSG ↑)
- Die schlechteste Prognose hat der diffus fibrosierende Subtyp des lymphozytenarmen Typs.
- Patienten im Stadium IA und IIA haben nach Radiotherapie eine Heilungschance von 90 %.
- Durch eine Polychemotherapie lässt sich eine **Vollremission in etwa 60–80 % der Fälle** erzielen.
- Die Langzeitprognose wird aufgrund des erhöhten Risikos für **Zweitneoplasien** durch die Toxizität der Radio- und Chemotherapie beeinträchtigt.

## 1.4.2 Non-Hodgkin-Lymphome

**Definition**
**Ätiologie:** Erkrankungsrisiko
**Einteilung:** B- oder T-Lymphozyten · Kiel-Klassifikation · R.E.A.L-Klassifikation · Stadieneinteilung nach Ann-Arbor-Klassifikation
**Klinik:** unspezifische Allgemeinsymptome · B-Symptomatik · LK-Schwellungen · extranodale Manifestationen · MALT-Lymphom
**Diagnostik:** Hepato-Splenomegalie · Labor · Anämie · LDH und Harnsäure ↑ · Granulozyto-/Thrombopenie · LK-Biopsie · Knochenmarkbiopsie
**Therapie:** Radiotherapie · (Poly)chemotherapie · Zweitmalignome

**Definition**

Bei den Non-Hodgkin-Lymphomen handelt es sich um eine heterogene Gruppe klonaler neoplastischer Erkrankungen, die von den B- oder T-Lymphozyten des lymphatischen Systems ausgehen. Histologisch fehlen die Hodgkin- und Stern-berg-Reed-Zellen. 30 % der Non-Hodgkin-Lymphome manifestieren sich leukä-misch.

Epidemiologie

- Häufigkeit: 6–10:100 000
- Geschlechterverhältnis: Männer etwas häufiger betroffen als Frauen

**Ätiologie**

Ein **erhöhtes Erkrankungsrisiko** haben:
- Patienten nach Chemotherapie oder Organtransplantationen
- AIDS-Patienten
- Patienten mit Autoimmunerkrankungen
- Strahlenexposition
- zytogenetische Veränderungen (Translokationen)
- Assoziation mit Viren (Epstein-Barr-Virus)

**Einteilung**

- **Kiel-Klassifikation:** Einteilung nach zytologischen und immunologischen Krite-rien mit Einteilung in Lymphome von niedriger und hoher Malignität
- **R.E.A.L-Klassifikation** (Revised European American Lymphoma): Unterschei-dung zwischen Vorläufer-B- oder T-Zell-Neoplasien und peripheren B- oder T-Zell-Neoplasien
- **Stadieneinteilung nach der Ann-Arbor-Klassifikation**
  - Stadium I: nur eine LK-Region ist befallen
  - Stadium II: mehrere LK-Regionen auf einer Zwerchfellseite sind befallen
  - Stadium III: paraaortale LK auf beiden Seiten des Zwerchfells sind befallen
  - Stadium IV: extralymphatische Organe sind befallen
  - A= ohne, B= mit B-Symptomatik

> Die Ann-Arbor-Klassifikation ist auf lymphozytische Non-Hodgkin-Lymphome wie die CLL nicht anwendbar, da alle Patienten generalisiert erkrankt sind und deshalb immer im Stadium IV wären.

**Klinik**
Symptome

- **unspezifische Allgemeinsymptome:** Müdigkeit, Leistungsknick, Infektanfällig-keit
- **B-Symptomatik**
- **LK-Schwellungen**
- häufiger **extranodale Manifestationen** als beim M. Hodgkin, z. B. Befall von Spei-cheldrüsen und Skelett, LK-Manifestationen am Magen (**MALT-Lymphom**), Darm oder der Haut

Komplikationen

septische Komplikationen, thrombopenische Blutungen

**Diagnostik**

- **Palpation:** Hepato-Splenomegalie
- **Labor:** Anämie, LDH und Harnsäure ↑, in fortgeschrittenen Stadien Granulozyto- und Thrombopenie, zirkulierende Lymphomzellen im Blut bei niedrigmalignen Non-Hodgkin-Lymphomen, Leberwerte ↑ bei Leberbefall
- **minimal-invasiv:** Knochenmarkbiopsie, LK-Biopsie

Differentialdiagnose

- andere Erkrankungen mit LK-Schwellungen (M. Hodgkin, LK-Metastasen, Tuberkulose, AIDS, Sarkoidose, Toxoplasmose, infektiöse Mononukleose)
- primär osteogene Tumoren anderer Art

**Therapie**

- **Radiotherapie** bei niedrigmalignen Non-Hodgkin-Lymphomen in den Stadien I und II mit kurativer Zielsetzung
- Die Stadien III und IV der niedrigmalignen Non-Hodgkin-Lymphome sind durch konventionelle Behandlungsmethoden nicht heilbar. Mit palliativer Zielsetzung kann allerdings eine weniger aggressive **Chemotherapie** die Lebensqualität verbessern.
- **Polychemotherapie** mit oder ohne Radiotherapie bei hochmalignen Non-Hodgkin-Lymphomen (bei jüngeren Patienten evtl. Hochdosis-Chemotherapie mit autologer Blutstammzelltransplantation)

Prognose

- Die meisten Patienten mit niedrigmalignen Non-Hodgkin-Lymphomen sterben an septischen Komplikationen und thrombopenischen Blutungen.
- Niedrigmaligne Non-Hodgkin-Lymphome haben eine langsame Progredienz. Da sich die meisten Patienten im generalisierten Stadium befinden, gibt es keine Heilung. Die Überlebenszeiten liegen bei bis zu 10 Jahren.
- Die Rate der Langzeitremissionen bei therapierten hochmalignen Non-Hodgkin-Lymphomen liegt bei 30–40 %. Unbehandelt tritt der Tod innerhalb weniger Wochen ein.
- erhöhtes Risiko für **Zweitmalignome nach Chemotherapie**

### Chronisch-lymphatische Leukämie (CLL)

> **Definition**
> **Ätiologie:** Erkrankungsrisiko
> **Einteilung:** Rai-Klassifikation · Binet-Klassifikation
> **Klinik:** Zufallsbefund · LK-Schwellung · Pruritus · Richter-Syndrom
> **Diagnostik:** Splenomegalie · Lymphozytose · Hypogammaglobulinämie · Gumprecht-Kernschatten · positiver Coombs-Test · Evans-Syndrom · Knochenmarkbiopsie
> **Therapie:** Chemotherapie · Infektionsprophylaxe · Milzexstirpation

**Definition**

Die CLL ist ein niedrigmalignes Non-Hodgkin-Lymphom, das zum größten Teil vom B-Zell-System ausgeht.

Epidemiologie

- häufigste Leukämie
- Geschlechterverhältnis: m > w
- Prädispositionsalter: meist ältere Patienten

**Ätiologie**

- unbekannt
- einzige Leukämie, bei der kein Zusammenhang mit Strahlen- oder Chemikalienexposition besteht
- Ein **erhöhtes Erkrankungsrisiko** haben
  - Organtransplantierte
  - Patienten mit Wiskott-Aldrich-Syndrom (X-chromosomal rezessive Erkrankung mit Ekzemen, Infektanfälligkeit und Thrombopenie) und
  - Patienten mit Chromosomenaberrationen und -translokationen.

**Einteilung**

- **Rai-Klassifikation**
  - Stadium 0: Lymphozytose
  - Stadium I: Lymphozytose und LK-Schwellung
  - Stadium II: Lymphozytose und Hepato- und/oder Splenomegalie und/oder LK-Schwellung
  - Stadium III: Lymphozytose und Anämie mit oder ohne LK-Schwellung und Hepato- und/oder Splenomegalie
  - Stadium IV: Lymphozytose und Thrombopenie mit oder ohne Anämie und LK-Schwellung und Hepato- und/oder Splenomegalie
- **Binet-Klassifikation**
  - Stadium A: < 3 vergrößerte LK
  - Stadium B: > 3 vergrößerte LK
  - Stadium C: Hb < 10,0 g/dl und/oder Thrombopenie < 100 000/µl, LK-Status irrelevant

**Klinik**

Symptome

- oft symptomlos (Zufallsbefund)
- **LK-Schwellung, Pruritus**

Komplikationen

- Infekte (besonders Herpes-Viren)
- 5–10 % der Patienten entwickeln ein **Richter-Syndrom:** Transformation in ein höher malignes Non-Hodgkin-Lymphom mit schlechterer Prognose

**Diagnostik**

- **Palpation:** Splenomegalie, vergrößerte LK
- **Labor: Lymphozytose**, zirkulierende Lymphomzellen im Blut, **Hypogammaglobulinämie**, Anämie, Thrombopenie, reife und ausdifferenzierte Lymphozyten und **Gumprecht-Kernschatten** im Blutausstrich, bei 20 % der Patienten **positiver Coombs-Test**

> Selten, aber typisch für die CLL ist das **Evans-Syndrom:**
> Kombination aus autoimmunhämolytischer Anämie und autoimmuner Thrombopenie

- **minimal-invasiv:** Knochenmarkbiopsie

Differentialdiagnose

- andere niedrigmaligne Non-Hodgkin-Lymphome
- CML
- reaktive Lymphozytosen

**Therapie**

konservativ

- **Chemotherapie** nur im Stadium III und IV nach Rai und C nach Binet
- Impfungen gegen Pneumokokken und Hämophilus influenzae sowie Immunglobulingabe zur **Infektionsprophylaxe**
- ggf. Milzbestrahlung bei Hypersplenismus

operativ

ggf. **Milzexstirpation** bei Hypersplenismus

Prognose

- mediane Überlebenszeit je nach Stadium 2–13 Jahre
- Die meisten Patienten sterben an Infektionen.

### Plasmozytom
Synonyme: malignes Myelom, M. Kahler

> **Definition**
> **Pathogenese:** monoklonale Immunglobuline · Leichtketten · sekundäres Anti-körpermangelsyndrom · osteoklastenaktivierender Faktor
> **Klinik:** B-Symptomatik · Knochenschmerzen · Nierenkomplikationen · Hyper-viskositätssyndrom · pathologische Frakturen
> **Diagnostik:** Labor · BSG ↑ · Kreatinin ↑ · Bence-Jones-Proteinurie · Serum-eiweißelektrophorese · Serumimmunelektrophorese · Knochenmarkbiopsie · Plasmazellnester · Destruktionen · Schrotschussschädel
> **Therapie:** palliativ · Chemotherapie · Strahlentherapie · Plasmapherese · nicht heilbar

**Definition**

Das Plasmozytom ist ein Non-Hodgkin-Lymphom, das vom **B-Zell-System** aus-geht. Es handelt sich um eine neoplastische Proliferation eines Klons plasmazellulär differenzierter B-Lymphozyten. Diese produzieren unkontrollierte Mengen an **monoklonalen Immunglobulinen** oder nur deren **Leichtketten**.

**Epidemiologie**

- Häufigkeit: 2:100 000
- Prädispositionsalter: Rentenalter
- Schwarze erkranken wesentlich häufiger als Weiße.

**Ätiologie**

unbekannt

**Pathogenese**

- Da jeweils ein bestimmter Immunglobulintyp (ohne Abwehrfunktion!) massen-haft produziert wird, nimmt die Menge an normalem polyklonalem Immun-globulin ab. Hieraus resultiert ein **sekundäres Antikörpermangelsyndrom**.
- Die typischen Osteolysen werden durch eine Überproduktion von **osteoklasten-aktivierendem Faktor**, den die Myelomzellen sezernieren, bedingt. Dadurch ent-steht im Verlauf eine Hyperkalzämie und Hyperkalzurie.

> Es besteht kaum Osteoblastenaktivität, deshalb ist ein Knochenszintigramm dia-gnostisch nicht hilfreich.

| | |
|---|---|
| 60% | IgG-Plasmozytom |
| 20% | IgA-Plasmozytom |
| 15% | Leichtketten-Plasmozytom (Bence-Jones-Plasmozytom) |
| 1% | IgM-Plasmozytom |
| 1% | IgD-Plasmozytom |
| 1% | nichtsekretorisches Plasmozytom |
| 1% | Schwerkettenkrankheit |
| < 1% | IgE-Plasmozytom |

**Tab. 1.5:**  Häufigkeit der einzelnen Plasmozytomtypen

**Klinik**

Symptome
- **B-Symptomatik**
- therapieresistente **Knochenschmerzen**
- Infekt- und Blutungsneigung

Komplikationen
- **Nierenkomplikationen:** Niereninsuffizienz, Nierenamyloidose, Nephrokalzinose, rez. Harnwegsinfekte
- **Hyperviskositätssyndrom** mit Mikrozirkulationsstörungen bei einem Gesamteiweiß über 12 g/dl
- rez. Infekte
- **pathologische Frakturen**
- Blutungen

**Diagnostik**
- **Labor:** Anämie, Granulo- und Thrombopenie, **BSG** ↑, Hyperkalzämie, Hyperkalzurie, **Kreatinin** ↑, typische **Serumeiweißelektrophorese**, **Serumimmunelektrophorese** zur Bestimmung des Immunglobulin-Typs
- *!* Proteinurie mit Leichtketten-Ausscheidung (**Bence-Jones-Proteinurie**) bei 60 % aller IgG- und IgA-Plasmozytome und immer beim Leichtketten-Plasmozytom
- **Knochenmarkbiopsie: Plasmazellnester**
- bildgebende Verfahren: pathologische Frakturen, **Destruktionen** an Wirbelkörpern, Rippen, großen Röhrenknochen und Becken, **Schrotschussschädel**, Osteoporose

Differentialdiagnose
- benigne Paraproteinämie bei Autoimmunerkrankungen
- Rheuma
- Nierenerkrankungen
- traumatische Fraktur
- andere osteolytische Tumoren
- Altersosteoporose

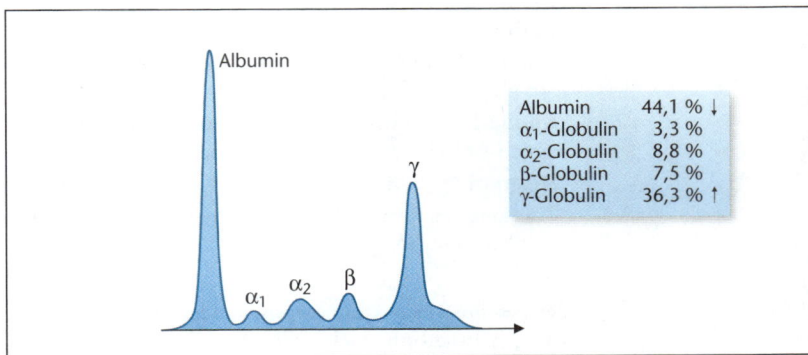

| | | |
|---|---|---|
| Albumin | 44,1 % | ↓ |
| $\alpha_1$-Globulin | 3,3 % | |
| $\alpha_2$-Globulin | 8,8 % | |
| $\beta$-Globulin | 7,5 % | |
| $\gamma$-Globulin | 36,3 % | ↑ |

**Abb. 1.1:** Typische Serumeiweißelektrophorese beim Plasmozytom [4]

**Therapie**

konservativ

- Alle Maßnahmen sind **palliativ**.
- keine Behandlung bei asymptomatischen Frühstadien (außer Leichtkettenproteinurie)
- **Chemotherapie** bei
  - asymptomatischen Patienten mit Leichtkettenproteinurie
  - steigenden Paraproteinkonzentrationen
  - symptomatischen Patienten
  - Patienten im höheren Tumorstadium
- ggf. **Strahlentherapie bei Frakturgefahr und als Schmerztherapie**
- **Plasmapherese** bei Hyperviskositätssyndrom
- physikalische Therapie
- ggf. antibiotische Therapie und Gabe von Immunglobulinen zur Behandlung von Infekten

operativ

stabilisierende Maßnahmen bei Frakturgefahr

Prognose

- Das Plasmozytom ist **nicht heilbar**. Durch die Therapie lässt sich lediglich eine Lebensverlängerung erzielen.
- mittlere Überlebenszeit je nach Tumorstadium 1–5 Jahre
- **!** $\beta_2$-Mikroglobulinvermehrung und Thymidinkinase korrelieren mit der Myelommasse und haben daher prognostische Bedeutung (Aktivität des Plasmozytoms).

# 1.5 Milz

## 1.5.1 Postsplenektomiesepsis

Synomym: OPSI = overwhelming postsplenectomy infection

> **Definition**
> **Ätiologie/Pathogenese:** fehlende Filterfunktion für Bakterien · kapseltragend · Streptococcus pneumoniae
> **Klinik:** Fieber · disseminierte intravasale Gerinnung · Pneumokokkenbakteriämien · Multiorganversagen · Schock · Koma
> **Diagnostik:** Blutkulturen · Nachweis der fehlenden Milz
> **Therapie:** intensivmedizinische Behandlung · Pneumokokken-Impfung · Antibiotikaprophylaxe · Letalität

**Definition**

Bei der Postsplenektomiesepsis handelt es sich um eine häufig tödlich endende schwere **Infektion nach Splenektomie.** Am häufigsten werden Pneumokokken als Erreger gefunden. Auch Patienten mit funktionell ausgeschalteter Milz (z.B. nach rez. Milzinfarkten) sind betroffen.

**Epidemiologie**

Etwa 6 % der splenektomierten Patienten entwickeln eine Sepsis.

| | |
|---|---|
| **Ätiologie/ Pathogenese** | Zugrunde liegt eine **fehlende Filterfunktion** für Bakterien, besonders für **kapsel- tragende** wie<br>• **Streptococcus pneumoniae**<br>• Hämophilus influenzae B<br>• Neisseria meningitidis |
| **Klinik**<br>Symptome | • **Fieber**<br>• **disseminierte intravasale Gerinnung**<br>• schwere **Pneumokokkenbakteriämien**<br>• Meningitiden |
| Komplikationen | • **Multiorganversagen**<br>• **Schock**<br>• **Koma** |
| **Diagnostik** | • **Labor:** Blutkulturen<br>• bildgebende Verfahren: **Nachweis der fehlenden Milz** durch Sono/CT |
| Differentialdiagnose | schwere Infektionen aller Art |
| **Therapie** | • **intensivmedizinische Behandlung**<br>• **prophylaktische Pneumokokken-Impfung**<br>*!* Die polyvalente Pneumokokkenvakzine immunisiert nur gegen 23 der insgesamt 82 Serotypen, sie ist also kein 100%iger Schutz.<br>• **frühzeitige Antibiotikaprophylaxe** |
| Prognose | Die **Letalität** der manifesten Postsplenektomiesepsis liegt bei 50%. |

# 1.6 Amyloidosen

> **Definition**
> **Einteilung/Ätiologie/Pathogenese:** systemische/organbegrenzte Formen · Leichtkettenamyloidose · reaktive Amyloidosen · $\beta_2$-Mikroglobulin-Amyloidose
> **Klinik:** Niere · Herz · Leber/Milz · GIT · Haut · Nervensystem · Fieberschübe
> **Diagnostik:** monoklonale Immunglobuline/Leichtketten in Serum/Urin · Organbiopsie mit Amyloidnachweis · EKG · Echo
> **Therapie:** Behandlung der Grundkrankheit · symptomatisch · Organtransplantation

| | |
|---|---|
| **Definition** | Die Amyloidose ist eine Erkrankung, bei der in zahlreichen oder einzelnen Organen interstitielle Ablagerungen von **Amyloidfibrillen** mit typischer β-Faltblattstruktur gefunden werden. |
| Epidemiologie | Genaue Angaben sind nicht möglich, da die Diagnose meist erst bei der Obduktion gestellt wird. |

## Einteilung/Ätiologie/ Pathogenese

systemische Formen    mit Ablagerung in mehreren Organen

| Einteilung | Amyloidoseform | Pathogenese |
|---|---|---|
| nicht hereditär | **Leichtketten-Amyloidose** | • Überproduktion von Immunglobulin-Leichtketten, die auf eine klonale Vermehrung bestimmter B-Lymphozyten zurückzuführen ist.<br>• Eine Leichtkettenamyloidose kann sekundär als Folge eines Plasmozytoms oder eines M. Waldenström auftreten. |
| | **reaktive Amyloidosen** | • Auftreten nach chron. entzündlichen Prozessen, z. B. rheumatoider Arthritis, M. Crohn, Mukoviszidose, oder bei i.v.-Drogenabhängigen<br>• Vorstufe des abgelagerten Proteins ist Serumamyloid A, das als Akut-Phasen-Protein bei allen entzündlichen Prozessen vermehrt in der Leber gebildet und als komplettes Molekül oder dessen Spaltprodukt abgelagert wird. |
| | **$\beta_2$-Mikroglobulin-Amyloidose** | $\beta_2$-Mikroglobulin wird renal eliminiert. Deshalb findet man diese Form häufig bei chron. Niereninsuffizienz unter langjähriger Hämodialysetherapie. |
| hereditär | • Transthyretin-Amyloidose<br>• Apolipoprotein-Amyloidose<br>• Fibrinogen-Amyloidose<br>• Lysozym-Amyloidose<br>• familiäres Mittelmeerfieber | Die Proteinablagerungen werden durch Serumproteine gebildet, die als Folge einer Genmutation in ihrer Aminosäuresequenz verändert sind. |

**Tab. 1.6:**   Einteilung/Ätiologie/Pathogenese der Amyloidosen mit Ablagerung in mehreren Organen

organbegrenzt (lokale) Formen    in einem Organ oder Gewebe

| Einteilung | Amyloidoseform | Pathogenese |
|---|---|---|
| nicht hereditär | • Alzheimer-Amyloid<br>• Diabetes-Typ-II-Hyalin<br>• Amyloid in Tumoren | In dieser Gruppe ist die Alzheimer-Krankheit am häufigsten. Die im Gehirn nachweisbaren Plaques werden vom Amyloid-$\beta$-Protein gebildet. |
| hereditär | • Amyloid beim medullären Schilddrüsenkarzinom<br>• Amyloid im Herzvorhof im Alter<br>• familiäre Alzheimer-Krankheit | Die abgelagerten Proteine sind abgewandelte Peptidhormone. |

**Tab. 1.7:**   Einteilung/Ätiologie/Pathogenese der Amyloidosen in einem Organ oder Gewebe

## Klinik

Symptome/ Komplikationen

Die bestehenden Symptome sind abhängig vom betroffenen Organ.

• meist zuerst **Niere** betroffen: Proteinurie $\Rightarrow$ nephrotisches Syndrom $\Rightarrow$ Niereninsuffizienz
• bei Leichtkettenamyloidose häufig **Herz** betroffen:
  – Kardiomegalie
  – Kardiomyopathie
  – Rhythmusstörungen
  – Herzinsuffizienz

- bei Ablagerungen in **Leber und Milz:**
  - Hepatosplenomegalie
- bei Ablagerungen im **GIT:**
  - Malabsorption
  - Motilitätsstörungen
  - vergrößerte Zunge
- bei Ablagerungen in der **Haut:**
  - Hämorrhagien
- bei Ablagerungen im **Nervensystem:**
  - Parästhesien und Hypästhesien
  - Impotenz
  - motorische Störungen
- **familiäres Mittelmeerfieber:**
  - Fieberschübe
  - Pleuritis, Peritonitis
  - Gelenkergüsse

**Diagnostik**
- ggf. Familienanamnese
- je nach Organmanifestation
- **Labor:** Untersuchung von Serum/Urin auf monoklonale Immunglobuline und Leichtketten
- **Organbiopsie** mit Nachweis des Amyloids
- Kardiologie: **EKG, Echo**

**Differentialdiagnose**

chron. Infektionen, chron. Entzündungen

**Therapie**
konservativ
- **Behandlung der Grundkrankheit**
- **symptomatisch**

operativ

**Organtransplantation**

Prognose
- Patienten mit Leichtketten-Amyloidose haben mit einer Überlebenszeit von 1–2 Jahren die schlechteste Prognose.
- Die familiäre hereditäre Amyloidose hat eine mittlere Lebenserwartung von 10–15 Jahren.

# 1.7 Hämorrhagische Diathesen

## 1.7.1 Hämophilie A und B

**Definition**
**Ätiologie/Pathogenese:** X-chromosomal rezessiv · Faktor-VIII-Aktivitätsmangel · Faktor-IX-Aktivitätsmangel · verlangsamte Fibrinbildung · Störung der Fibrinquervernetzung · Kollagenbildung
**Klinik:** Hautblutung · Gelenkblutung · Muskelblutung · retroperitoneale/ GI-/intrakranielle Blutung · Blutergelenk

> **Diagnostik:** Labor · Verlängerung der aPTT · Bestimmung der Faktor-VIII- und Faktor-IX-Aktivität · Sono
> **Therapie:** Substitution von Faktor-VIII- bzw. Faktor-IX-Präparaten · Krankengymnastik · Blutstillung

**Definition**

Die Hämophilien sind **X-chromosomal** vererbte Gerinnungsstörungen mit rezessivem Erbgang. Das bedeutet, dass alle Söhne eines Hämophilen gesund und alle Töchter obligate **Konduktorinnen** (Überträgerinnen) sind. Von den Kindern einer Konduktorin sind die Hälfte der Söhne Hämophile und die Hälfte der Töchter Konduktorinnen.

**Epidemiologie**

- 2.-häufigste hereditäre Koagulopathie
- Häufigkeit: 1:10 000 Männer
- hohe Rate an **Neumutationen**

**Ätiologie/Pathogenese**

- Hämophilie A (80 %): **Faktor-VIII-Aktivitätsmangel**
- Hämophilie B (20 %): **Faktor-IX-Aktivitätsmangel**

Durch den Faktorenmangel wird das intrinsische plasmatische Gerinnungssystem weniger aktiviert. Es kommt zu einer **verlangsamten Fibrinbildung** und **Störung der Fibrinquervernetzung**. Da der Faktor VIII außerdem an der **Kollagenbildung** beteiligt ist, kommt es bei Hämophilen auch zu Wundheilungsstörungen.

**Klinik**
**Symptome**

- flächenhafte **Haut**blutungen
- **Gelenk**blutungen
- **Muskel**blutungen
- **retroperitoneale, GI-** und **intrakranielle** Blutungen
- *!* Die primäre Blutstillung und somit die Blutungszeit sind normal, typisch ist jedoch die **Nachblutung** (verlängerte Gerinnungszeit).

**Komplikationen**

Sekundäre Schädigungen von Gelenken (**Blutergelenk**) und Muskulatur nach Einblutung:
- Muskelatrophien
- Kontrakturen
- chron. Gelenkentzündungen
- Knorpelschäden
- Gelenkversteifungen

**Diagnostik**

- positive **Familienanamnese**
- **Labor: Verlängerung der PTT**, normale Thrombo-Funktion und Pro- sowie Thrombinzeit, Bestimmung der **Faktor-VIII-** und **Faktor-IX-Aktivität**, Hämaturie
- bildgebende Verfahren: **Sono** und CT zur Diagnostik der Blutungen

**Differentialdiagnose**

- Blutungen durch Thrombo-Funktionsstörungen oder -mangel (punktförmig)
- Blutungen anderer Genese
- akutes Abdomen und Appendizitis bei retroperitonealen Blutungen
- von-Willebrand-Jürgens-Syndrom

**Therapie**

konservativ

- je nach Schweregrad akute, ständige oder prophylaktische **Substitution von Faktor-VIII- bzw. Faktor-IX-Präparaten**
- **Krankengymnastik**
- **!** Bei Hämophilie absolut **kontraindiziert:**
  i.m.-Spritzen, Thrombozytenaggregationshemmer

endoskopisch

lokale Blutstillung

Prognose

$1/4$ der Patienten verstirbt an intrakraniellen Blutungen.

## 1.7.2 von-Willebrand-Jürgens-Syndrom

**Definition**
**Ätiologie/Pathogenese:** Verminderung/Störung des von-Willebrand-Proteins · Bindung und Stabilisierung von Faktor VIII · Bindung von Plättchen an das Subendothel
**Einteilung:** Typ I-III
**Klinik:** keine oder diskrete Symptome · Schleimhautblutungen · Petechien · Nasenbluten · verstärkte Regelblutung · postoperative und posttraumatische Blutungen
**Diagnostik:** von-Willebrand-Faktor · ELISA · Ristocetin-Cofactor · Plättchenagglutinationstest · Blutungszeit
**Therapie:** lokale Blutstillung · Gabe von Faktor-VIII/vWF-Konzentrat · Desmopressin · Kryopräzipitate

**Definition**

Das von-Willebrand-Jürgens-Syndrom wird durch genetische Veränderungen im von-Willebrand-Faktor-Gen verursacht, die zu einer Verminderung oder qualitativen **Störung** des **von-Willebrand-Proteins** führen. Die Blutungsneigung hängt von der Stärke des Funktionsdefektes ab.

**Epidemiologie**

- Häufigkeit: Prävalenz von 1 % → häufigste angeborene Gerinnungsstörung
- Geschlechterverhältnis: m = w

**Ätiologie/
Pathogenese**

Die Blutungsneigung kommt durch den Ausfall zweier wichtiger **Funktionen des von-Willebrand-Proteins** zustande:
- Bindung und Stabilisierung von Faktor VIII
- Bindung von Plättchen an das Subendothel (Adhäsion)

**Einteilung**

| Typ I 80% | autosomal dominante Vererbung quantitative Verminderung des von-Willebrand-Faktors |
|---|---|
| Typ II 20% | autosomal dominante Vererbung struktureller und funktioneller von-Willebrand-Faktor-Defekt |
| Typ III 3% | autosomal rezessive Vererbung stark verminderter von-Willebrand-Faktor |

**Tab. 1.8:** Einteilung des von-Willebrand-Jürgens-Syndroms

| | |
|---|---|
| **Klinik** | • meist **keine** oder **nur diskrete Symptome**<br>• **kleinere Blutungen** wie Schleimhautblutungen, Petechien, Nasenbluten, verstärkte Regelblutung<br>• **postoperative** und **posttraumatische Blutungen** |
| **Diagnostik** | • positiver **Rumpel-Leede-Test**<br>• **Labor:** Bestimmung des von- **Willebrand-Faktor** mittels ELISA, Bestimmung des **Ristocetin-Cofactors** mittels Plättchenagglutinationstests, Bestimmung der **Blutungszeit** (verlängert), normale Thrombo-Zahl |
| Differentialdiagnose | Hämophilie: nur Männer betroffen |
| **Therapie** | • **lokale Blutstillung**<br>• **Gabe von Faktor-VIII/vWF-Konzentrat** bei schweren Blutungen oder präoperativ<br>• Gabe von **Desmopressin** bei leichteren Blutungen (Freisetzung des von-Willebrand-Faktors aus dem Gefäßendothel)<br>• Gabe von **Kryopräzipitaten** |
| Prognose | normale Lebenserwartung |

## 1.7.3 Verbrauchskoagulopathie

> **Definition**
> **Ätiologie:** Schock · Polytrauma · OP an thrombokinasereichen Organen
> **Pathogenese:** Gewebethromboplastin · disseminierte intravasale Gerinnung · Fibringerinnsel in der Mikrozirkulation · Nekrosen/Organausfälle · sekundäre Hyperfibrinolyse
> **Klinik:** petechiale und flächenhafte Hautblutungen · Oligurie/Anurie/Proteinurie
> **Diagnostik:** Thrombos, Quick/INR, Fibrinogen · D-Dimere
> **Therapie:** Behandlung der Grundkrankheit · niedrig dosiertes Heparin · Substitution von AT III · Frischplasma

| | |
|---|---|
| **Definition** | Die Verbrauchskoagulopathie ist eine erworbene Gerinnungsstörung mit einem erhöhten Umsatz von Gerinnungsfaktoren, Fibrinogen und Thrombos. |
| **Ätiologie** | • **Schock**<br>• **Polytrauma mit Gewebsnekrosen**<br>• **OPs an thrombokinasereichen Organen**<br>*!* **Thrombokinasereich** sind Pulmo, Pankreas, Prostata, Plazenta.<br>• gynäkologische und geburtshilfliche Komplikationen: Eklampsie, Fruchtwasserembolie, vorzeitige Plazentalösung<br>• Bakteriämie/Virämie<br>• intravaskuläre Hämolyse: Massentransfusion in Kombination mit anderen auslösenden Faktoren, Fehltransfusion, hämolytische Krisen<br>• zerfallende Tumoren<br>• akute Leukämien<br>• Verbrennungen<br>• extrakorporaler Kreislauf |

| | |
|---|---|
| **Pathogenese** | • Diese Grundkrankheiten erzeugen überwiegend durch **Freisetzung von Gewebe-thromboplastin** eine **disseminierte intravasale Gerinnung**, d.h. eine Bildung von Thrombin und damit von **Fibringerinnseln in der Mikrozirkulation**. Diese Mikrothrombosen können **Nekrosen und Organausfälle** zur Folge haben.<br>• Durch die Hyperkoagulabilität wird das körpereigene Fibrinolysesystem aktiviert. Es entsteht eine **sekundäre Hyperfibrinolyse**. Aufgrund des Verbrauchs an Gerinnungsfaktoren und Thrombos kommt es zu Blutungen. |
| Phasen | Eine Verbrauchskoagulopathie läuft in 3 Phasen ab:<br>• **Phase I:** pathologische Aktivierung des Gerinnungspotentials<br>• **Phase II:** fassbares Defizit des Gerinnungspotentials<br>• **Phase III:** Defibrinierung |
| **Klinik**<br>Symptome | • **petechiale** und **flächenhafte Hautblutungen**, oft mit zentralen Nekrosen<br>• GI-Blutungen, Hämaturie<br>• Fieber, Hypotension, Azidose, Hypoxie<br>• **Organmanifestationen:**<br>  – Nieren: Oligurie, Anurie, Proteinurie<br>  – Lunge: Tachypnoe, Zyanose<br>  – Leber: Synthesestörungen |
| Komplikationen | • Blutungen<br>• Thrombosen<br>• Lungenembolie<br>• Schocklunge<br>• akutes Nierenversagen<br>• hämorrhagischer Schock |
| **Diagnostik** | • **Labor: Bestimmung von Thrombos, Quick/INR, Fibrinogen**, Antithrombin III, Faktor V, Fibrinogenspaltprodukte, Thrombinzeit, **D-Dimere**, Thrombin-AT-III-Komplex, Fibrinmonomere, Faktor VIII und XIII, Protein C<br>• Im peripheren Blut finden sich Schistozyten, eine Retikulozytose, Polychromasie, unreife große Thrombos, Leukozytose. |
| Differentialdiagnose | • primäre Hyperfibrinolyse<br>• Verlustkoagulopathien (z.B. Hämodilution)<br>• isolierte Thrombopenien<br>• Auswirkungen anderer proteolytischer Enzyme |
| **Therapie** | • **kausale Behandlung der entsprechenden Grundkrankheit**<br>• i.v. Gabe von **niedrig dosiertem Heparin**<br>• **Substitution von AT III**<br>*!* Low-dose-Heparin kann nur in Gegenwart von ausreichenden Mengen an AT III wirken, da AT III als Kofaktor für Heparin nötig ist.<br>• **Frischplasma** (enthält AT III und Protein C) bei einem Quick < 50% |
| Prognose | • entscheidend ist die Grundkrankheit<br>• Unbehandelt liegt die Letalität bei 50%, behandelt bei 10%. |

# Angiologie

**Anatomie**

- **Sperrarterien** können durch Muskelkontraktion die Durchblutung von Kapillargebieten vollständig stoppen.
- Funktionelle **Endarterien** haben keine oder nur ungenügende Kollateralen oder Anastomosen zu den Nachbararterien (z. B. Koronararterien).
- **Arterio-venöse Anastomosen** sind direkte Verbindungen zwischen Arterien und Venen, die z. B. an den Extremitäten der Wärmeregulation dienen.
- **Vasa privata** dienen allein der Organversorgung (z. B. der Lunge).
- **Vasa publica** führen dem Organ Blut zur „Verarbeitung" zu (z. B. $O_2$-Anreicherung in der Lunge).

**Histologie**

|  | Arterien | Venen |
|---|---|---|
| **Intima** | Endothel und elastisches Bindegewebe (BG) | Endothel und bei größeren Venen etwas elastisches BG |
| **Media** | Muskelschicht und z. T. elastische Fasern (v.a. in **Windkesselgefäßen** wie Aorta, A. carotis communis, A. subclavia und A. iliaca communis) | wesentlich dünnere, netzartige Muskelschicht, kollagenes Bindegwebe und elastische Fasern |
| **Adventitia** | kollagenes Bindegewebe | breiter als bei Arterien, aus lockerem kollagenem BG |

**Tab. 2.1:** Histologischer Aufbau von Venen und Arterien

**Physiologie**

- 85 % des Blutes befinden sich im **Niederdrucksystem**. Dieses umfasst Kapillaren, Venolen, Venen, rechtes Herz und in der Diastole auch die linke Kammer und den linken Vorhof.
- **Venenklappen** (= Endothelfalten) hindern das Blut am Zurückfließen in die Peripherie.
- Durch die **„Muskelpumpe"** werden benachbarte Venen komprimiert und das Blut herzwärts befördert.
- **Drosselvenen** können Blut z. B. in den genitalen Schwellkörpern, der Nasenschleimhaut oder endokrinen Drüsen aufstauen.
- Die hämodynamisch bedeutsamen **Vv. perforantes** verbinden die **oberflächlichen mit den tiefen Venen** (z. B. V. saphena magna mit V. tibialis posterior sowie V. saphena acessoria mit V. femoralis). An der unteren Extremität unterscheidet man die:
  - **Dodd-Gruppe** (in Höhe des Adduktorenkanals)
  - **Boyd-Gruppe** (unterhalb des Kniegelenks) und
  - **Cockett-Gruppe** (I = 6–7 cm, II = 13,5 cm und III = 18,5 cm oberhalb der Fußsohle).

**Untersuchungsmethoden**

- **Pulsstatus**
- **Ratschow-Lagerungsprobe:** Fußabrollübungen mit erhobenem Bein führen zu Schmerzen und Ischämie bei pAVK. Die reaktive Hyperämie dauert länger als die üblichen 5–10 Sek.

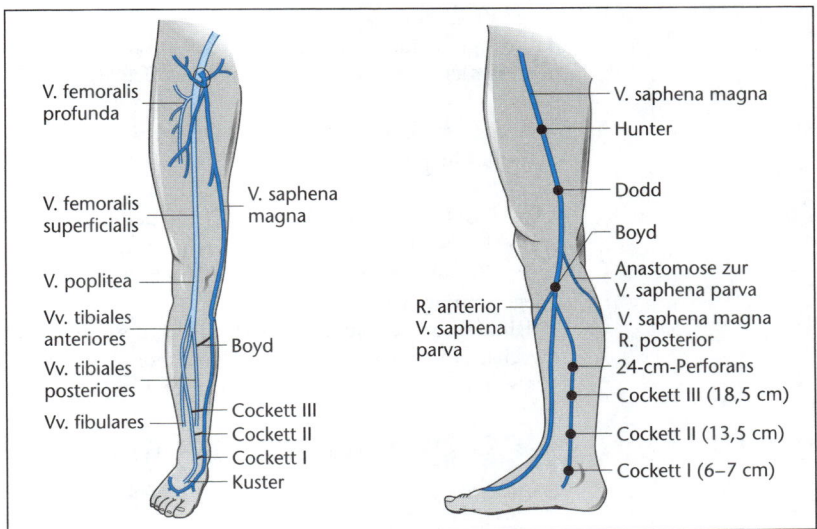

**Abb. 2.1**: Dodd-, Boyd- und Cockett-Gruppe [2]

- **Faustschlussprobe:** Faustschluss unter Kompression im Handgelenk bei erhobener Hand
- **Trendelenburg-Test:** Perforansvenen-Insuffizienz, wenn nach Ausstreichen im Liegen sich die Stammvenen trotz Kompression im Oberschenkel wieder füllen
- **Mahorn-Ochsner-Test:** selektives Abbinden zur Lokalisation insuffizienter Perforansvenen
- **Perthes-Test:** Abbinden unterhalb des Knies und 5 Min. umherlaufen. Bei fehlender Entleerung tiefes Venensystem insuffizient.
- **Linton-Test:** Test auf Durchgängigkeit der tiefen Beinvenen

# 2.1 Arterielle Gefäße

## 2.1.1 Periphere arterielle Verschlusskrankheit (pAVK)

**Definition**
**Ätiologie:** Arteriosklerose · Rauchen · arterielle Hypertonie · Diabetes mellitus · Fettstoffwechselstörungen
**Einteilung:** Beckentyp · Oberschenkeltyp · peripherer Typ · Mischtyp
**Klinik:** Stadien nach Fontaine · Claudicatio intermittens · Gehstrecke · Gangrän
**Diagnostik:** Pulsstatus · bildgebende Verfahren
**Therapie:** Training · Tieflagern · medikamentös · systemische Thrombolyse · Noxen meiden · PTA · i.a. Thrombolyse · Thrombendarteriektomie · Bypass · Sympathektomie · Amputation · Prophylaxe

**Definition**

Die pAVK ist ein **chron. Gefäßverschluss** auf dem Boden einer arteriosklerotischen Makroangiopathie und/oder einer diabetischen Mikroangiopathie, welcher meist mehrere Gefäßetagen und Organsysteme betrifft.

**Epidemiologie**

- Häufigkeit: bis 10 % aller Männer über 50 Jahren, meist Raucher
- Geschlechterverhältnis: m:w = 5:1

**Ätiologie**

- **Arteriosklerose** (90–95 %), rez. Thrombembolien
- seltene Ursachen (< 10 %): Thrombangitis obliterans (= M. Winiwarter-Buerger), fibromuskuläre Dysplasie, Mönckeberg-Mediasklerose, zystische Adventitiadegeneration, Immunarteriopathien
- **Risikofaktoren: Rauchen, arterielle Hypertonie, Diabetes mellitus, Fettstoffwechselstörungen** (Adipositas, Hypercholesterinämie, Hyperurikämie, mangelnde körperliche Bewegung), fortgeschrittenes Alter, männliches Geschlecht

**Einteilung**

| Typ | Lokalisation | Pulse | Symptome |
|---|---|---|---|
| **Beckentyp** (35 %) | • Aorta <br> • Aa. iliacae | fehlen ab Leiste, Stenosegeräusche | • Ischämieschmerz der Gesäß-, Oberschenkel-, Wadenmuskulatur <br> • evt. Potenzstörungen (Leriche-Syndrom) |
| **Oberschenkeltyp** (50 %) | • A. femoralis <br> • A. poplitea | fehlen ab A. poplitea | Ischämieschmerz der Wadenmuskulatur |
| **Peripherer Typ** (15 %) | • Unterschenkel- und Fußarterien <br> • Unterarm- und Digitalarterien | • Beine: bei Verschluss von > einer Arterie keine Pulse <br> • Arme: selten Symptome | • Fußsohlenschmerz, Fuß-Claudicatio <br> • evtl. Raynaud-Phänomen |
| **Mischtyp** (Mehretagentyp) | s. o. | s. o. | s. o. |

**Tab. 2.2:** Einteilung der pAVK nach der Lokalisation

**Klinik**
Symptome

| I | evtl. vollständiger Verschluss mit Beschwerdefreiheit bei fehlenden Fußpulsen, Kollateralisierung reicht aus |
|---|---|
| II | unzureichende Blutversorgung bei Belastung (= **Claudicatio intermittens**) |
| IIa | schmerzfreie **Gehstrecke** in der Ebene > 100 m |
| IIb | schmerzfreie Gehstrecke in der Ebene < 100 m |
| III | ischämischer Ruheschmerz in Horizontallage |
| IVa | trockene Nekrosen (Mumifikation), Ulzera |
| IVb | feuchte Gangrän |

**Tab. 2.3:** Stadieneinteilung der pAVK nach Fontaine-Ratschow

Komplikationen
- Vermeidung von Kälte oder Nässeexposition bei bestehenden Ulzera, da sonst **feuchte Gangrän** möglich
- Vorsicht bei Wunden an der erkrankten Extremität (Fußnägel schneiden!)

> Keine direkte externe Wärmebehandlung, da Steal-Effekt und erhöhter $O_2$-Verbrauch droht!

**Diagnostik**
- Inspektion, Auskultation, **Pulsstatus**, RR
- **Gehtest** mit Metronom oder Laufband
- **bildgebende Verfahren:** cw-Doppler- und Duplex-Sono, Arteriographie mittels digitaler Subtraktionsangiographie (DSA), MR- oder CT-Angiographie

Differentialdiagnose
- Schulter/HWS: Periarthritis humeroscapularis, HWS-Syndrom, Schulter-Arm-Syndrom, Thoracic-outlet- und Thoracic-inlet-Syndrom
- Rumpf: Myositis, Ischialgie oder Lumbago
- untere Extremität: Koxarthrose, Gonarthrose, Entrapment der A. poplitea, Adduktoren-outlet-Syndrom, Polyneuropathie, Phlebothrombose

**Therapie**
konservativ
- Bis zum Stadium IIb (Muskel-)**Training** bis knapp unterhalb der Schmerzgrenze, da durch den erhöhten lokalen Stoffwechsel eine Erweiterung der Kollateralgefäße erfolgt.
- ab Stadium III kein Muskeltraining und keine mechanische Belastung oder direkte externe Erwärmung, lediglich **Tieflagern** der Extremität und **Schutz vor Auskühlung**
- **medikamentöse Therapie:**
  - *vasoaktive Substanzen* (rheologische und metabolische Wirkung): Pentoxifyllin, Naftidrofuryl, Buflomedil, Prostaglandin $E_1$
  - *Vasodilatantien* (Minderung des peripheren Widerstands): Nifedipin, ATP-haltige Präparate, Prostaglandin $E_1$ (intraarteriell)
  - *Rheologika:* Streptokinase, Urokinase, hyper- oder isovolämische Hämodilution mit Dextranen oder Hydroxyäthylstärke
  - *Antikoagulantien* und *Thrombozytenaggregationshemmer*
  - RR-Anhebung
- **systemische Thrombolyse** durch i.v. Applikation von Streptokinase, Urokinase, APSAC (= Anistreplase) oder rt-PA
- **Vermeidung lokaler** mechanischer, toxischer, infektiöser oder thermischer **Noxen** (z. B. warmes und weites Schuhwerk als Prophylaxe einer Unterkühlung der Extremität, Beine nicht überkreuzen, Feuchtigkeit meiden)

minimal-invasiv
- interventionelle Ballondilatation mittels **perkutaner transluminaler Angioplastie (PTA)** ggf. mit Stent-Implantation bei kurzstreckigen Stenosen (< 5–10 cm) oder hohem OP-Risiko
- bei gesicherter Embolie: **i.a. Thrombolyse** mit niedrigen Dosen von Streptokinase, Urokinase oder rt-PA, evtl. kombiniert mit Aspirations-Thrombolektomie
- selten Einsatz von Rotations- oder Laserangioplastie

operativ
- **Thrombendarteriektomie**
- **Bypass** mit autologem Material (V. saphena) oder Kunststoffprothese (Dacron-Interponat), frühestens ab Stadium IIb

- **Sympathektomie** oder Sympathikusblockade z.B. mit Alkohol bei peripheren Verschlüssen und hohem Sympathikotonus (kühle, feuchte, livide Akren)
- **Amputation** bei ausgedehnter Ischämie, Nekrose oder gefäßchirugisch austherapierten Patienten

Prognose

- abhängig von Schweregrad/Stadium und weiteren arteriosklerotischen Erkrankungen
- bei konsequenter Therapie und **Prophylaxe** (Rauchverbot, Diabetes einstellen, RR-Normalisierung, Blutfettsenkung, Gewichtsreduktion, Antikoagulanzien) gut
- Nach PTA 10 % Frührezidive, jedoch sind bei Beckenverschlüssen nach 5 Jahren noch 80–85 %, im femoro-poplitealen Abschnitt noch 55–70 % der ehemaligen Stenosen offen.
- bei i.a. Lyse Prognose abhängig von der Lokalisation: Lyse möglich bzw. Erfolg versprechend am Oberschenkel/Oberarm bis 2 Monate, am Unterschenkel/Unteram bis 1 Monat, am Fuß/Arm bis wenige Tage nach Verschluss

## 2.1.2 AVK der Hirnarterien und Hirninfarkt

**Definition**
**Ätiologie:** Arteriosklerose
**Einteilung:** Karotistyp · Vertebralis-basilaris-Typ · Verschluss der A. cerebri media · Schultergürteltyp
**Klinik:** TIA · PRIND · Aphasie · Gesichtsfeldausfall · Hemiparese · Horner-Syndrom · Reflexabschwächung · Amaurosis fugax
**Diagnostik:** (Fremd-)Anamnese · Klinik · Schädel-CT · MRT
**Therapie:** Intensivmedizin · Hirndrucksenkung · systemische/lokale Thrombolyse · Hämodilution · Thrombemboliprophylaxe · Rehabilitationsmaßnahmen · Rezidivprophylaxe · Karotis-Desobliteration · Dekompressionskraniotomie · Ventrikeldrainage

**Definition**

Es handelt sich um einen Verschluss von extra- oder intrakraniellen Hirnarterien, der zu einer akuten Durchblutungsstörung mit Untergang von Hirngewebe (**ischämischer Hirninfarkt, Apoplex**) führen kann.

Epidemiologie

- Häufigkeit: Neuerkrankungsrate des apoplektischen Insults (Apoplex, Schlaganfall) 150–300/100 000 Einwohner/Jahr, 80 % davon sind ischämische Hirninfarkte
- Apoplex steht an 3. Stelle aller Todesursachen

**Ätiologie**

- **Arteriosklerose,** arterielle Embolie
- seltenere Ursachen: Dissektion, Vaskulitis (junge Patienten), Viskositätserhöhung des Blutes, Thrombozytose (z.B. nach Alkoholexzess)

Pathogenese

- Territorialinfarkt
- Extraterritorialinfarkt (Grenzzone = „Wasserscheiden", Endstrombahn = „letzte Wiese")

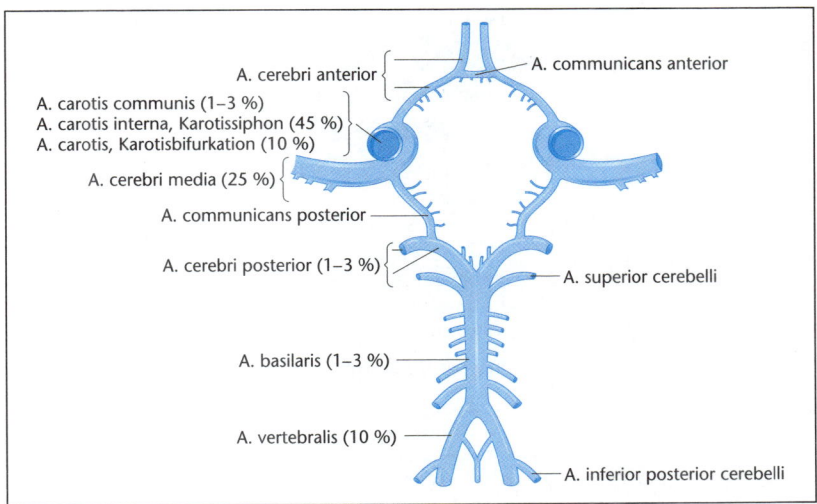

**Abb. 2.2:** Circulus arteriosus Willisii mit Häufigkeit der Stenosen: (A. cerebri posterior, A. carotis communis, A. subclavia und A. basilaris (je 1–3%), A. vertebralis 10%, Karotis-bifurkation 45%, Karotissiphon 10%, A. cerebri media 25%

**Einteilung**

| Typ | Lokalisation | Pulse | Symptome |
|---|---|---|---|
| **Karotistyp** | A. carotis interna<br>A. carotis communis | • evtl. Bulbus-geräusche<br>• Stenose-geräusche am Kieferwinkel | • transitorische oder permanente neurologische Ausfälle<br>• typisch: Amaurosis fugax |
| **Vertebralis-basilaris-Typ** | A. vertebralis<br>A. basilaris | – | • Drehschwindel, Erbrechen<br>• Nystagmus, Sehstörungen<br>• Paresen |
| **Verschluss der A. cerebri media** | A. cerebri media | – | Symptome ähnlich wie A.-carotis-Verschluss |
| **Schultergürteltyp**<br>(Sonderform) | A. subclavia<br>A. vertebralis/ basilaris<br>A. axillaris/ brachialis | • Pulsverlust, -abschwächung<br>• Stenose-geräusche | • evtl. Hirnstamm-symptome<br>• selten Arm-beschwerden, RR-Seitendifferenz, Aortenbogen-Syndrom |

**Tab. 2.4:** Einteilung der cAVK in Abhängigkeit von der Lokalisation

**Klinik**

Symptome

| Stadium | | Symptome |
|---|---|---|
| I | **asymptomatische Stenose** | – |
| II | **reversible Ischämie** | |
| | **TIA** = transitorische ischämische Attacke | innerhalb von 24 h reversible neurologische Ausfälle, in 40 % folgt ein Schlaganfall, meist innerhalb der nächsten 3 Monate |
| | **PRIND** = prolongiertes reversibles (> 24 h) ischämisches neurologisches Defizit | wie TIA oder Schlaganfall, jedoch innerhalb weniger Tage reversibel |
| III | **frischer Schlaganfall** | • **Aphasie, Gesichtsfeldausfall** <br>• brachiofaziale **Hemiparese** <br>• zentrales **Horner-Syndrom** (homolaterale Ischämie) <br>• **Reflexabschwächung** (kontralaterale Ischämie) |
| IV | **abgelaufener Schlaganfall** | |
| | **Karotistyp** (50 %) | • **Amaurosis fugax** <br>• kontralaterale **Hemiparese** <br>• Spastik, Pyramidenbahnzeichen <br>• Kopf- und Blickwendung zur Seite des Infarkts („Patient schaut seinen Infarkt an") |
| | **Vertebralis-basilaris-Typ** (15 %) | • „stotternder" Verlauf mit rez. Drehschwindel, Nystagmus, Erbrechen, Sehstörungen, Paresen <br>• Sonderform **Subclavian-steal-Syndrom:** Bei Verschluss der A. subclavia wird die gleichseitige A. vertebralis angezapft. Symptome: Schwindel und Sehstörungen bei Armarbeit |
| | **Verschluss der A. cerebri media** (25 %) | Symptome ähnlich wie beim Karotistyp, jedoch keine Amaurosis fugax |
| | Verschluss der A. cerebri anterior (selten) | beinbetonte kontralaterale Hemiparese |
| | Verschluss der A. cerebri posterior (selten) | Hemianopsie |
| | Verschluss der A. basilaris | progrediente Bewusstseinsstörung, plötzlicher Drehschwindel, Schluckstörungen, bilaterale Lähmungen |

**Tab. 2.5:** Stadieneinteilung und Klinik der AVK der Hirnarterien

Komplikationen

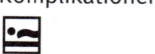

> BZ-Kontrolle, da erhöhte Blutzuckerwerte den intrakraniellen Druck steigern!

• Schluck- und Bewusstseinsstörungen, cave: Aspiration!
• Dekubitus (Prophylaxe erforderlich)

**Diagnostik**
- **(Fremd-)Anamnese**
- neurologische **Klinik** (s.o.)
- bildgebende Verfahren:
  - sofortiges Nativ-**Schädel-CT** zur Unterscheidung zwischen frischer Blutung (= hyperdenses Areal) und Infarkt (= hypodenses Areal)

> Cave: In den ersten 12 h kann das CT noch unauffällig sein, Kontroll-CT anfordern!

  - **MRT:** nach 2–6 h Ischämie nachweisbar
  - ggf. Dopplersono der Halsgefäße, Angiographie (DSA), Liquor-Punktion

**Differentialdiagnose**
- **hypertone Massenblutung** (15 % aller Schlaganfälle)
- **Subarachnoidalblutung** (5 % aller Schlaganfälle)
- Subduralhämatom (langsam zunehmende Bewusstseinstrübung, Kopfschmerz, evtl. Bagatelltrauma)
- Sinusvenenthrombose (eiternde Wunde im Gesicht?)
- Raumforderung (Tumor, Abszess-Ausschluss mittels CT, MRT)
- Migräne oder fokale Epilepsie
- seltene Ursachen wie Schädel-Hirn-Trauma, Meningoenzephalitis, Intoxikationen, hypoglykämischer Schock, Neurosyphillis, Symptome nach epileptischen Anfällen

**Therapie**
konservativ
- **intensivmedizinische Überwachung** der Vitalfunktionen (Atmung, Kreislauf, Elektrolyte, BZ- und RR-Kontrolle, Temperatursenkung)

> Keine Venenpunktion und Dauer-RR-Messung am gelähmten Arm.

- **Hirndrucksenkung:** Oberkörper hochlagern, Osmotherapie z.B. mit Mannitol oder Glycerin, keine Kortikosteroide
- **systemische Thrombolyse** zur Revaskularisation bei akutem Mediainfarkt oder Basilaristhrombose mit rt-PA
- **Hämodilution** nur vorsichtig bei Hkt > 40 %
- frühzeitige **Thrombembolieprophylaxe** senkt die Letalität
- Behandlung der Begleiterkrankungen (Herzinsuffizienz, Rhythmusstörungen)
- frühe **Rehabilitationsmaßnahmen** (Logopädie, Krankengymnastik, Ergotherapie)
- **Rezidivprophylaxe** mittels Antikoagulation (Heparin und überlappend Kumarine)

*!* Reaktive Hypertonie in den ersten 24 h nicht senken, nur bei hypertensivem Notfall (z.B. drohendem Lungenödem) eingreifen!

minimal-invasiv
- radiologische Intervention mit **lokaler Thromobolyse** mittels Urokinase oder Streptokinase (Katheter-Lyse)
- Stent-Implantation bei Dissektion

operativ
- **prophylaktische Karotis-Desobliteration** bei hochgradiger Stenose oder mehreren TIAs

- **Dekompressionskraniotomie** bei großem Mediainfarkt oder Infarkt der hinteren Schädelgrube
- **Ventrikeldrainage** bei Verschlusshydrozephalus (Kleinhirninfarkt)

Prognose
- abhängig vom Ausmaß, Letalitätsrisiko 9 %/Jahr, 1/3 der Patienten erleidet einen Re-Infarkt
- Bei Verschluss der A. basilaris ist die sofortige lokale Lyse meist die einzige Überlebenschance (Letalität wird von 70 % auf 20 % gesenkt). Initiales Koma und Alter > 60 Jahre = schlechtere Prognose

## 2.1.3 AVK viszeraler Gefäße

**Definition**
**Ätiologie:** Arteriosklerose · arterielle Embolie · nicht-okklusive mesenteriale Ischämie · Aortenaneurysma/-dissektion
**Klinik:** Angina abdominalis · Malabsorptionssyndrom · initial heftiger, kolikartiger Schmerz · beschwerdefreies Intervall · paralytischer Ileus · Durchwanderungsperitonitis · Kurzdarm-Syndrom
**Diagnostik:** Anamnese · Stenosegeräusche · bildgebende Verfahren · Labor
**Therapie:** PTA · explorative Laparotomie · Prognose

**Definition**

Bei einer chron. Stenose oder einem akuten Verschluss der A. mesenterica superior kommt es zu einem **Darminfarkt**. Ist die A. mesenterica inferior betroffen, entwickelt sich eine **ischämische Kolitis**.

**Epidemiologie**
- Ein akuter Verschluss durch Embolien betrifft in > 50 % die A. mesenterica superior.
- 20–30 % der akuten Fälle sind durch Hypovolämie, z. B. bei Volumenmangelschock, bedingt.

**Ätiologie**
- chron.: meist **Arteriosklerose** der Mesenterialarterien in Kombination mit einer akuten arteriellen Thrombose (Angina abdominalis)
- akut: meist alleinige **arterielle Embolie** (bei Vorhofflimmern, Endokarditis) oder **nicht-okklusive mesenteriale Ischämie** (NOMI) durch Hypovolämie
- selten **Aortenaneurysma, -dissektion**
- sehr selten Aortitis (z. B. Takayasu-Arteriitis, Panarteriitis nodosa)
- Rarität: Kompression des Truncus coeliacus durch Lig. arcuatum mediale

**Klinik**
Symptome

| I | symptomlos |
|---|---|
| II | intermittierende postprandiale Schmerzen (= **Angina abdominalis**), beginnende Malabsorption |
| III | wechselnder Dauerschmerz, Meteorismus, **Malabsorptionssyndrom** mit ischämischer Kolitis/Enteritis |
| IV | akuter Mesenterialarterienverschluss läuft in 3 Phasen ab: 1. initial heftiger, kolikartiger Schmerz, Übelkeit 2. beschwerdefreies Intervall von mehreren Stunden 3. paralytischer Ileus, Durchwanderungsperitonitis mit akutem Abdomen (diffuser Druckschmerz, Abwehrspannung, Schock, Darmgangrän mit blutigem Stuhl) |

**Tab. 2.6:** Symptomatik der viszeralen AVK in Abhängigkeit vom Stadium

| | |
|---|---|
| Komplikationen | • paralytischer Ileus<br>• Durchwanderungsperitonitis<br>• Darmgangrän<br>• Schock<br>• Bei weniger als 100 cm Dünndarm nach Resektion droht ein **Kurzdarm-Syndrom**. |
| **Diagnostik** | • **Anamnese:** postprandiale Schmerzen, hohes Alter, Herzerkrankungen, Diabetes mellitus, Hypertonie, Hypercholesterinämie, Kreislaufschock, Digitalis oder Ergotamin-Einnahme, postoperativ<br>• Auskultation des Oberbauchs: **Stenosegeräusche?**<br>• **bildgebende Verfahren:** Abdomenübersicht (Spiegel?, stehende Darmschlingen?), CT-Angiographie, DSA, Farbduplex-Sono<br>• **Labor: Leukozytose, LDH ↑, Laktase > 20 µg/ml** (90% Sensitivität und Spezifität) |
| Differentialdiagnose | • **NOMI** mit Ischämie im Versorgungsbereich der Mesenterialarterien (durch Reduktion des HZV)<br>• **Mesenterialvenenthrombose** (Diagnostik + Therapie entspricht dem Vorgehen bei AVK viszeraler Gefäße) |
| **Therapie**<br>konservativ | • symptomatisch bei leichter ischämischer Kolitis<br>• Thrombozytenaggregationshemmer, Revaskularisation (Fibrinolyse, rt-PA) zur Risikominimierung<br>• bei NOMI medikamentöse Dilatation mit Papaverin unter intensivmedizinischer Überwachung (Hypovolämie!) |
| minimal-invasiv | Intervention mittels PTA, ggf. mit Stent-Implantation oder i.a. Lysetherapie |
| operativ | bereits bei klinischem Verdacht **explorative Laparotomie** mit<br>• Thrombendarteriektomie, Embolektomie<br>• Bypass-OP<br>• bei Darmnekrosen ggf. Darmresektion |
| Prognose | • Bei langsamem Verschluss der A. mesenterica superior bilden sich Kollateralen über die A. pancreatico-duodenale vom Trunus coeliacus oder die Riolan-Anastomose zur A. mesenterica inferior aus (in 80% asymptomatisch).<br>• OPs im Stadium II haben eine gute Prognose (5% OP-Letalität)<br>• Im Stadium IV (= akuter Mesenterialinfarkt) beträgt die Letalität abhängig von Alter, Begleiterkrankungen und Dauer bis 90%. |

> Die **Prognose** ist hauptsächlich von der Dauer bis zur Operation abhängig!

## 2.1.4 Raynaud-Syndrom

**Definition**
**Einteilung/Ätiologie:** Kälte · emotionaler Stress · Grunderkrankung · symmetrischer/asymmetrischer Befall · Rattenbissnekrosen
**Klinik:** Trikolore-Phänomen · Zyanose · Weißverfärbung · Hautrötung
**Diagnostik:** Kälteprovokationstest · Labor
**Therapie:** Erwärmung · Therapie der Grundkrankheiten · Prophylaxe · Kälte-, Nässeschutz · Nitropräparate · Ca-Antagonisten · vasoaktive Substanzen

**Definition**

Es handelt sich um **anfallsartige, schmerzhafte Vasospasmen** mit reversibler Ischämie der Finger bzw. Akren von maximal 30 Min. Dauer.

Epidemiologie

- primäres Raynaud-Syndrom:
  - Häufigkeit: bis 5 % der Bevölkerung
  - Geschlechterverhältnis: w:m = 2:1, insbesondere Frauen im 3. und 4. Lebensjahrzehnt (80 %)
- sekundäres Raynaud-Syndrom: meist in höherem Alter im Gefolge einer Grundkrankheit

**Einteilung/Ätiologie**

|  | primäres Raynaud-Syndrom | sekundäres Raynaud-Syndrom |
|---|---|---|
| Ursache | funktionell, primär spastisch | morphologisch bedingt bei **organischen Grunderkrankungen:** z. B. Kompressionssyndrom, AVK, Vibrationskrankheit, neurologische Erkrankung, Kollagenose, Vaskulitis, hämatologische Erkrankung (z. B. Kälteagglutininkrankheit, Kryoglobulinämie), Traumafolge, durch Medikamente, Noxen (z. B. Blei) |
| Auslöser | **Kälteexposition** oder **emotionaler Stress** | |
| Kennzeichen | • **symmetrischer Befall**<br>• keine Nekrosen<br>• Symptome > 2 Jahre ohne Nachweis einer Grunderkrankung | • **asymmetrischer Befall**<br>• **Rattenbissnekrosen =** bläuliche Verfärbung der Finger mit Gangrän in den Spitzen |

**Tab. 2.7:** Charakteristika des primären und sekundären Raynaud-Syndroms

**Klinik**
Symptome

Ablauf in 3 Phasen = **Trikolore-Phänomen**
- initiale (Akro-)**Zyanose** durch Konstriktion im arteriellen Schenkel und Dilatation im venösen Schenkel der Endstrombahn
- Blässe, **Weißverfärbung** einzelner Finger/Zehen (= Digitus mortuus)
- reaktive Vasodilatation mit **Hautrötung** (kann bei fixierten Stenosen fehlen)

Komplikationen

akrale Nekrose bei sekundärer Form

**Diagnostik**

- **Faustschlussprobe:** verzögerte reaktive Hyperämie im Seitenvergleich
- **Allen-Test:** selektive Kompression von A. radialis und A. ulnaris z.A. eines Verschlusses

- **Kälteprovokationstest:** Eiswasser löst Vasospasmus aus
- **Fingerplethysmographie:** spastische Kurven normalisieren sich nach Nitrogabe
- Videokapillarmikroskopie
- Arteriographie
- **Labor:** BSG, CRP, BB + Thrombos, Eiweiß- und Immunelekrophorese, Kryoglobuline, Kälteagglutinine, ANA, anti-DNS-Antikörper bei SLE, anti-SCL70 bei Sklerodermie, anti-U1RNP bei Sharp-Syndrom

! Ein Raynaud-Syndrom kann das erste Anzeichen einer Kollagenose, z.B. einer Sklerodermie oder eines Lupus erythematodes, sein.

**Differentialdiagnose**

- **Embolie** (Ischämie > 30 Min., z.B. als Blue-toe-Syndrom)
- **Akrozyanose** bei kardio-pulmonalen Grunderkrankungen
- Burning-feet-Syndrom bei Polyneuropathie
- beginnende Sklerodermie oder andere Kollagenosen
- Thrombangitis obliterans (keine ischämische Phase und Digitalarterienverschlüsse nachweisbar)
- Ergotismus
- Karpaltunnelsyndrom

**Therapie**

**konservativ**

- **symptomatisch:** rasche direkte und indirekte **Erwärmung** (warmer Raum, Hände in warmes Wasser, warme Getränke)
- **kausal: Therapie der Grundkrankheit** bei sekundärem Raynaud
- **Prophylaxe: Kälte-, Nässeschutz,** Nikotinverbot, Medikamente absetzen, autogenes Training, Bio-Feedback, Stressreduktion
- **medikamentös:** Nitroglyzerinsalbe oder orale **Nitropräparate** (Isosorbiddinitrat), **Ca-Antagonisten** (Nifedipin oral), **vasoaktive Substanzen** (z.B. Buflomedil, Naftidrofuryl, Pentoxifyllin)
- bei trophischen Hautveränderungen mit Ulkus: Prostaglandin $E_1$ i.v.

! Kontraindiziert sind Beta-Blocker, da sie ein Raynaud-Syndrom auslösen oder verschlimmern können!

**operativ**

- thorakale Sympathektomie bei schweren Fällen eines primären Raynaud-Syndroms
- bei Progredienz Grenzzonenamputation notwendig

**Prognose**

75% der Fälle des primären Raynaud-Syndroms sprechen auf eine Nifedipin-Gabe an.

# 2.2 Venöse Gefäße

## 2.2.1 Thrombophlebitis

> **Definition**
> **Ätiologie:** Varizen · infektiös
> **Klinik:** Entzündungszeichen · keine Schwellung · insuffiziente Perforansvenen · bakterielle Superinfektion
> **Diagnostik:** Klinik · TVT ausschließen
> **Therapie:** Bewegung · Ursachen beseitigen · lokale Schmerztherapie · Kompressionsverband und Mobilisation · Stichinzision

**Definition**

Es handelt sich um eine blande **Entzündung oberflächlicher Venen** als Ausdruck eines thrombotischen Verschlusses.

**Einteilung**

- Thrombophlebitis superficialis
- septische Thrombophlebitis durch bakterielle Superinfektion
- Varikophlebitis
- Sonderformen: Thrombophlebitis saltans/migrans, M. Mondor

**Ätiologie**

- in 90 % der Fälle an den Beinen bei **Varizen** der Vv. saphena magna und parva sowie deren Seitenästen durch (Mikro-)Traumen ausgelöst
- an den Armen meist **infektiös** (Venenverweilkanüle, paravenöse Infusion)
- Thrombophlebitis saltans/migrans = rez. Thrombophlebitis wechselnder Lokalisation an den Beinen, v.a. junge Männer, meist allergische Genese (25 %)
- bei sonstigen Gefäßerkrankungen, als Paraneoplasie bei malignen (viszeralen) Tumoren, bei Autoimmunerkrankungen, bei hämatologischen Erkrankungen, im Rahmen von Infektionen
- M. Mondor = idiopathische Phlebitis der V. thoracoepigastrica der lateralen Thoraxwand (gehäuft nach Mammaamputation, bei Malignomen und Autoimmunerkrankungen)

**Klinik**
Symptome

- **Entzündungszeichen:** Rubor, Calor, Dolor, Tumor
- im Ggs. zur tiefen Venenthrombose **keine Schwellung des Beines/Armes**, da 90 % des Blutes durch die tiefen Venen abfließen
- schmerzhaft, strangförmig verdickte Vene, lokale Schwellung

Komplikationen

- in bis zu 20 % tiefe Venenthrombose durch Übergreifen auf tiefes Venensystem über **insuffiziente Perforansvenen** oder V. saphena magna und die Crosse in die V. femoralis superficialis.
- **bakterielle Superinfektion** mit Abszedierung und Sepsisgefahr

**Diagnostik**

- **Klinik**
- **Duplex-Sono: z.A. einer TVT**

Differentialdiagnose

- TVT
- Erysipel, Lymphangitis, Dermatosen, Phlegmone

**Therapie**

konservativ

- **Bewegung**
- ! Bettruhe = Kunstfehler, da sonst apositionelles Thrombuswachstum und TVT möglich!
- **Ursachen beseitigen:** z. B. Venenverweilkanüle entfernen
- Low-dose Heparinisierung bei Thrombophlebitis der V. saphena magna und bettlägrigen Patienten
- **lokale Schmerztherapie:** z. B. diclofenac- oder heparinhaltige Salben (perkutane Resorption gering!), Alkoholumschläge
- Analgetika und Antiphlogistika: z. B. ASS, Ibuprofen
- bei Infektion (Phlegmone) streptokokkenwirksames Antibiotikum (z. B. Penizillin)
- ältere Thrombophlebitis (> 7 Tage): elastischer **Kompressionsverband und Mobilisation**

operativ

frische Thrombophlebitis (insbesondere Varikophlebitis): **Stichinzision**, Ausdrücken des thrombotischen Materials und anschließend Kompression und Mobilisation

Prognose

gut, in der Regel Ausheilung unter Verödung der Venenabschnitte

## 2.2.2 Akute Phlebothrombose und tiefe Venenthrombose (TVT)

> **Definition**
> **Ätiologie:** Virchow-Trias · Gefäßwand · Blutströmungsgeschwindigkeit · Gerinnungsneigung · Immobilisation · postoperativ · economy class syndrome · Hyperkoagulabilität
> **Einteilung:** Abscheidungsthrombus · Gerinnungsthrombus
> **Klinik:** Schwellung · Wadenschmerz · Hohman-Zeichen · Payr-Zeichen · Meyr-Zeichen · Lungenembolie · Thromboserezidiv
> **Diagnostik:** Tachykardie · Farbduplex-Sono · Phlebographie · D-Dimere
> **Therapie:** Kompressionsverband · Bettruhe · Hochlagerung · Antikoagulation · Thrombolyse · Thrombektomie · Kavafilter

**Definition**

Die TVT entsteht durch eine intravitale, intravasale und in den tiefen Beinvenen **lokalisierte Gerinnung.** Es besteht die **Gefahr einer Lungenembolie** sowie des postthrombotischen Syndroms mit CVI.

Epidemiologie

- postoperative Hauptursache für **Morbidität** und **Letalität** im Krankenhaus
- **linkes Bein 5 x häufiger betroffen**, da sich bei 20 % aller Erwachsenen ein Venensporn an der Kreuzungsstelle von Beckenvenen und -arterie findet und die linke Vene von der überkreuzenden Arterie pulsabhängig komprimiert wird
- > 90 % der Embolien stammen aus dem Einstromgebiet der V. cava inferior (30 % Becken, 60 % Oberschenkelvenen)
- bei bis zu 50 % der Patienten mit proximaler TVT kommt es zu **asymptomatischen Lungenembolien**
- bis zu 20 % der Unterschenkelthrombosen breiten sich bis in den Oberschenkel aus
- bis zu 20 % der Oberschenkelthrombosen breiten sich bis ins Becken aus

**Ätiologie**

- **Virchow-Trias:**
  - Schädigung der **Gefäßwand** (mechanisch, thermisch, toxisch, entzündlich, allergisch, hyperergisch)
  - Verlangsamung der **Blutströmungsgeschwindigkeit** (z. B. durch Herzinsuffizienz, Bettlägrigkeit)
  - erhöhte **Gerinnungsneigung** (Thrombophilie)
- **Risikofaktoren:** hohes Alter, OP, Übergewicht, wahrscheinlich auch Wettereinflüsse

| internistische Ursachen | Sepsis, Varizen, Adipositas, Schlaganfall, **Immobilisation**, Gravidität/Wochenbett, Herzinsuffizienz, Herzinfarkt, Kreislaufsschock, Malignome im Abdominalbereich, Therapie mit Östrogenen, entzündliche Darmerkrankungen, Hyperviskositäts-Syndrome, nephrotisches Syndrom, fortgeschrittenes Alter, Polycythaemia vera, Heparin-induzierte Thrombozytopenie, forcierte Diurese mit Exsikkose, Antiphospholipidsyndrom |
|---|---|
| chirurgische Ursachen | **postoperativ** durch Verletzung des Gefäßendothels, Frakturen, Verletzungen der Beine und im Becken |
| mechanische Ursachen | Abknicken der V. poplitea durch langes Sitzen (**„economy class syndrome"**), Venenklappen, Biegungen, Engen, Erweiterungen (Varizen) |
| hereditäre Ursachen (**Hyperkoagulabilität**) | APC-Resistenz (= Faktor-V-Leiden), Prothrombin-Dimorphismus, Antithrombin-Mangel (= AT-III-Mangel), Protein-C- und Protein-S-Mangel, Dysfibrinogenämie, Hyperhomozysteinämie |

**Tab. 2.8:** Ursachen einer TVT

**Einteilung**

- nach der Pathophysiologie:
  - **Abscheidungsthrombus** (= weißer Thrombus, da erythrozytenarm)
  - **Gerinnungsthrombus** (= roter Thrombus ohne feste Haftung, hohe Emboliegefahr!)
  - gemischter Thrombus (= weißer Kopf- und roter Schwanzteil)
- nach der Lokalisation:
  - V. iliaca         10 %
  - **V. femoralis**    50 %
  - V. poplitea        20 %
  - Unterschenkelvenen  20 %

**Klinik**
Symptome

- nur in 50 % Trias aus **Schwellung** (Umfangsdifferenz), **Wadenschmerz**, Zyanose
- Spannungsgefühl, Druckempfindlichkeit, Überwärmung oder subfebrile Temperaturen, livide Hautverfärbung, ↑ Pulsfrequenz
- **Hohman-Zeichen:** Wadenschmerzen bei Dorsalflexion des Fußes
- **Payr-Zeichen:** medialer Fußsohlendruckschmerz
- **Meyr-Zeichen:** manueller Wadenkompressionsschmerz
- Lowenberg-May-Test: im Seitenvergleich vorzeitiger Schmerz bei Wadenkompression mit Blutdruckmanschette
- prätibiale Pratt-Warnvenen = Kollateralvenen an der Schienbeinkante

> Die klinischen Tests zeigen oft falsch positive und falsch negative Ergebnisse. Die Hälfte aller TVT wird im Akutstadium nicht erkannt.

**Komplikationen**

- **Lungenembolie**
- postthrombotisches Syndrom mit CVI bei 80 % aller unbehandelten TVT
- **Thromboserezidiv**
- Phlegmasia coerulea dolens

**Diagnostik**

- Anamnese und Klinik, klinische Zeichen jedoch unsicher!
- Temperatur
- Wadenumfang
- **Tachykardie** als Zeichen der Rechtsherzbelastung bei Lungenembolie
- bildgebende Verfahren: **Farbduplex-Sono**, Angio-CT, **Phlebographie**
- **Labor:** BSG, Leukozytose, **D-Dimere**, ggf. Thrombophiliediagnostik
- ! Ein positiver D-Dimer-Test ist verdächtig auf eine Thrombose, beweist sie aber nicht! Ein negativer Test schließt eine TVT oder Lungenembolie jedoch mit 90 %iger Sicherheit aus.

**Differentialdiagnose**

- **akuter arterieller Verschluss**
- Lymphödem (Zehen auch geschwollen)
- Erysipel/Lymphangitis
- Trauma, Muskelfaserriss (Anamnese, keine Überwärmung)
- (rupturierte) Baker-Zyste (Sono der Kniekehle)
- postthrombotisches Syndrom mit CVI
- Wurzelreizsyndrome und andere neurologisch/orthopädische Erkrankungen, wie Ischias-Syndrom (Anamnese, Lasègue positiv, Neurologie, Schmerzausstrahlung)

**Therapie**
**konservativ**

- **Kompressionsverband** zur Lumeneinengung der Venen (Thrombus wird festgehalten und kann nicht embolisieren)
- Bettruhe bei Oberschenkelthrombosen unter Antikoagulation und Kompressionsverband umstritten, nur bei frei flottierenden Thromben nötig; bei gesicherten Unterschenkelthrombosen keine Bettruhe
- **Bettruhe bei akuter Beckenvenenthrombose** für 7–10 Tage üblich, da nach einer Woche der Thrombus meist organisiert oder lysiert ist und unter Antikoagulation keine neuen auftreten können
- **Hochlagerung** des Beines
- **Antikoagulation:** Beginn mit Heparinen, danach Umstellen auf Kumarine für 6 Monate bei TVT-Rezidiv und/oder Lungenembolie
- **Thrombolyse** mit Streptokinase/Urokinase oder rtPA (= Plasminogenaktivierung)
- **Prophylaxe** durch Kompressionsstrümpfe, Antikoagulanzien, Thrombozytenaggregationshemmer

**operativ/**
**minimal-invasiv**

- **Thrombektomie** bei frischen Verschlüssen in Becken- und Oberschenkelvenen mittels Fogarty-Katheter
- **V.-cava-Sperrmaßnahmen (Kavafilter)** bei KI gegen Antikoagulanzien oder rez. Lungenembolien

Prognose   **Thrombolyse** bis 5 Tage nach Ereignis mit 60–70 % Erfolgsrate, dabei entstehen in bis zu 5 % Lungenembolien (1 % davon letal bei 1–2 % Gesamtletaliät), 5–20 % Reokklusionsrate

## 2.2.3 Phlegmasia coerulea dolens

> **Definition**
> **Grundlagen:** Thrombose einer Extremität · Nekrosen · Gangrän · V. iliaca und V. femoralis
> **Klinik:** schmerzhafte, maximale Schwellung · blaurote Verfärbung · Pulsverlust · kühle Extremität · Volumenmangelschock
> **Diagnostik:** Klinik · Dopplersono
> **Therapie:** Thrombolyse · Volumenersatz · sofortige Thrombektomie · häufig Amputation

**Definition**   Die Phlegmasia coerulea dolens ist eine lebensbedrohliche, perakute **Thrombose** des gesamten venösen und lymphatischen Systems einer **Extremität** mit **Nekrosen** und **Gangrän**.

Epidemiologie   betrifft vorwiegend V. iliaca und V. femoralis

**Ätiologie**
- plötzliche Gerinnung des gesamten venösen Blutes einer Extremität mit konsekutiver arterieller Minderperfusion
- oft nach OP, Infektionen und Lungenerkrankungen

**Klinik**
Symptome
- rasch zunehmende, **schmerzhafte, maximale Schwellung**
- zyanotische, **blaurote Verfärbung**
- **Pulsverlust** (Arterien werden spastisch kontrahiert und sekundär komprimiert)
- **kühle Extremität**

Komplikationen
- **Volumenmangelschock** durch Unterbrechung des venösen Rückstroms
- Gangrän der Extremität

**Diagnostik**
- **Klinik**
- **Dopplersono** (venös kein Flow, arterielle Minderperfusion)

Differentialdiagnose
- **arterielle Embolie** (Extremität blass und nicht geschwollen)

**Therapie**
konservativ
- evtl. **Thrombolyse** als Alternative zur Thrombektomie
- **Volumenersatz**

operativ
- **sofortige Thrombektomie** mit großzügiger Indikation zur Fasziotomie und anschließender Marcumarisierung für 6 Monate
- **häufig Amputation** der Extremität nötig (fast jeder 2. Patient)

Prognose   hohe Mortalität (50 %)

# 2.2.4 Paget-von-Schroetter-Syndrom

> **Definition**
> **Ätiologie:** Belastung der Arme · thoracic outlet syndrome · Venenkatheter · Schrittmacherkabel
> **Klinik:** Schwellung · Schmerz · gestaute Hand- und Armvenen · Umgehungskreislauf
> **Diagnostik:** Klinik · Dopplersono
> **Therapie:** Antikoagulation · Fibrinolyse · Blutungsrisiko

**Definition**

Thrombose der **V. axillaris** oder **V. subclavia**, oft zwischen Schlüsselbein und erster Rippe

**Epidemiologie**

vorwiegend bei jüngeren Patienten

**Ätiologie**

- häufig nach starken (auch sportlichen) **Belastungen der Arme**
- kostoklavikuläres Schultergürtel-Syndrom = **thoracic outlet syndrome**
- selten nach **Venenkatheter** oder Implantation eines **Schrittmacherkabels**

**Klinik**

- bei guter Kollateralisation bis auf **Schwellung** des Armes asymptomatisch
- im akuten Stadium **Schmerz** mit Schwere und Spannungsgefühl
- **gestaute Hand- und Armvenen**
- im chron. Stadium: **Umgehungskreislauf** in der Schulterregion

**Diagnostik**

- **Klinik**
- **Dopplersono**
- Phlebographie

**Differentialdiagnose**

thoracic outlet bzw. thoracic inlet syndrome (z. B. Halsrippe)

**Therapie**
konservativ

- **alleinige Antikoagulation** (Heparin) hat gute Prognose
- **Fibrinolyse** innerhalb von 3–4 Tagen möglich, aber wegen **Blutungsrisiko** nur selten angewandt

minimal-invasiv

bei ausbleibender spontaner Lyse lokale Katheter-Thrombolyse

operativ

bei ausbleibender spontaner Lyse Thrombektomie

**Prognose**

aufgrund guter Kollateralisierung kaum Spätfolgen zu erwarten

## 2.2.5 Chronische venöse Insuffizienz (CVI) oder postthrombotisches Syndrom

> **Definition**
> **Ätiologie:** primärvarikös · Spätfolge einer TVT · zerstörte Venenklappen · mangelhafte Rekanalisation der tiefen Venen
> **Klinik:** Ödeme · Besenreiservarizen · Purpura orthostatica · Ulcus cruris venosum · bakterielle Infektionen
> **Diagnostik:** Anamnese · Umfang im Seitenvergleich · Dopplersono
> **Therapie:** Thromboseprophylaxe · Kompressionstrumpf · Wundpflege · Ligatur insuffizienter Perforansvenen · Protheseninterposition/veno-venöser Bypass · plastische Deckung

**Definition**

Die CVI entsteht aufgrund einer Insuffizienz der tiefen Venen im Oberschenkel, die beim Stehen zu einem **erhöhten Venendruck** führt. Sie äußert sich in **Venen- und Hautveränderungen** überwiegend im Bereich des Unterschenkels und Fußes.

**Epidemiologie**

Bei etwa 3 % der Erwachsenen besteht eine mehr oder minder stark ausgeprägte CVI.

**Ätiologie**

- **primärvarikös:** variköser Symptomenkomplex durch Venenwandschwäche mit Dekompensation der subkutanen Venen
- **postthrombotisch: Spätfolge** einer nicht adäquat behandelten **TVT**, führt zu sekundären Varizen und dann zur Dekompensation der tiefen Venen
  - Etwa 10 Jahre nach Venenschädigung durch TVT versagt die Muskelpumpe wegen der **zerstörten Venenklappen** der Wade und **mangelhafte Rekanalisation der tiefen Venen**.
  - dadurch Umkehr der venösen Strömungsrichtung von innen nach außen ⇒ venöse Abflussbehinderung mit Ödem, Ulkus und sekundären Varizen (ca. 10 % aller Varizen)

**Klinik**
Symptome

| Stadium | Symptome |
|---------|----------|
| I | **Ödeme, Besenreiservarizen,** Coronara phlebectatica paraplantaris (Venenerweiterungen am medialen und lateralen Fußrand), keine trophischen Hautveränderungen |
| II | **Purpura orthostatica** oder Dermite jaune d'ocre (rotbraune Pigmentierung im medialen Knöchelbereich durch Erythrozytenaustritt), Dermatitis statica (Stauungsdermatitis, oft mit Juckreiz), Dermatosklerose, Hämosiderosklerose, Pachydermie |
| III | **Ulcus cruris venosum** (meist medial, keine Schmerzen) |

**Tab. 2.9:** Stadieneinteilung der CVI

**Komplikationen**

- Hautsymptome wie Capillaritis alba (= Arteriolitis oder Kapillaritis), Hyperkeratose, Carcinosis cutis dystrophica
- **bakterielle Infektionen** (Erysipelneigung)
- arthrogenes Stauungssyndrom mit Einschränkung der Sprunggelenksbeweglichkeit
- Kontaktallergien

| | |
|---|---|
| **Diagnostik** | • **TVT-Anamnese**, Symptomatik |
| | • Inspektion, Palpation, **Umfang im Seitenvergleich** abends messen |
| | • **Dopplersono**, Plethysmographie, Lichtreflexrheographie und Venendruck-messung |
| Differentialdiagnose | • Beinödeme anderer Genese |
| | • Ulcus cruris arteriosum bei pAVK |
| **Therapie** | |
| konservativ | • **Thromboseprophylaxe** und Therapie der TVT |
| | • **Kompressionsstrumpf** |
| | • Bewegung, Hochlagerung, kalte Dusche zur Venentonisation |
| | • kein langes Stehen oder Sitzen, keine Wärmeanwendung |
| | • **Wundpflege** des Ulkus, Kompression der angrenzenden Venen |
| operativ | • **Ligatur insuffizienter Perforansvenen**, die als „Nährvenen" ein Ulkus unterhal-ten, evtl. Venenstripping, -verödung nach Duplex / Phlebographie zur Kollatera-lendiagnostik |
| | • bei kurzstreckigen Stenosen im Oberschenkel- und Beckenbereich **Prothesenin-terposition oder veno-venöser Bypass**, ggf. mit passagerer arteriovenöser Fistel zur Blutflusserhöhung |
| | • falls keine Abheilung des Ulkus: **plastische Deckung** |
| Prognose | bei konsequenter Therapie gut zu beeinflussen |

## 2.2.6 Varizen (Varikosis)

---

**Definition**

**Ätiologie:** primäre Varikose · Erweiterung · Bindegewebsschwäche · sekundäre Varikose · Abflussbehinderung · TVT

**Klinik:** Spannungs- und Schweregefühl · Wadenkrämpfe · Knöchelödeme · TVT · CVI

**Diagnostik:** Anamnese · Doppler-Sono · Phlebographie

**Therapie:** Hochlagern · Bewegungsübungen · Kompressionsverbände · medi-kamentös · Sklerotherapie · Stripping · Ligatur · Krossektomie

---

| | |
|---|---|
| **Definition** | Bei der Varikosis bestehen umschrieben oder langstreckig sackförmig oder zylin-drisch **erweiterte epifasciale und subfasciale Venen sowie Perforansvenen**, die zumeist geschlängelt verlaufen (= Krampfadern) oder Knäuel (= Varix) bilden. |
| Epidemiologie | • Häufigkeit: 31 % der < 50-Jährigen und 70 % der > 50-Jährigen |
| | • Geschlechterverhältnis: w:m = 3:1, positive Familienanamnese (bis 50 %) |
| | • Formen: retikuläre Varizen (65 %) > Seitenast-Varizen (45–50 %) > Besenreiser (38 %) > Stammvarizen (19 %) |
| **Ätiologie** | • **primäre Varikose:** Degeneration der Venenwand mit **Erweiterung** oberfläch-licher Venen durch **Bindegewebsschwäche**, Adipositas, langes Stehen, hormo-nelle Einflüsse (Schwangerschaft, Pubertät) |
| | • **sekundäre Varikose:** Folge eines chron. Verschlusses mit **Abflussbehinderung** tiefer Venen (= Kollateralvenen!), verursacht durch **TVT**, AV-Fisteln, Paget-von-Schroetter-Syndrom, Beckenvenensperre, Trauma. |

**Klinik**

Symptome
- **Spannungs- und Schweregefühl**, Stauungsgefühl
- nächtliche **Wadenkrämpfe**, Parästhesien
- abendliche **Knöchelödeme**, Hautinduration, Pigmentierung
- Juckreiz
- Ulcus cruris venosum

Komplikationen
- Varikophlebitis, **TVT**
- **CVI** (postthrombotisches Syndrom)

**Diagnostik**
- **Anamnese** (stehende oder sitzende Tätigkeit?)
- **Perthes-Test:** tiefes Venensystem
- **Trendelenburg-Test:** für Perforansvenen
- **Linton-Test:** Test auf Durchgängigkeit der tiefen Beinvenen
- **Mahorn-Ochsner-Test:** für Perforansvenen
- **Doppler-Sono**
- **Phlebographie**
- Lichtreflexrheographie, Venenverschlussplethysmographie

**Therapie**

konservativ
- allgemeine Maßnahmen wie **Hochlagern**, **Bewegungsübungen**, Hydrotherapie
- **Kompressionsverbände** und -strümpfe zur Entstauung und Prophylaxe des Ulkus
- **medikamentös:** nur unterstützend!, z. B. Roßkastanienextrakt, Kalziumdobesilat, Hydroxyethylrutoside, kurzfristig Diuretika

minimal-invasiv
- **Sklerotherapie** mit Verödung der kleinen Venen bei sekundärer Varikosis

operativ
- *!* KI für eine OP ist der Verschluss des tiefen Venensystems!
- **„Stripping"** mit Babcock-Sonde bei Stammvarikose der V. saphena magna mit Mündungsklappeninsuffizienz
- **Ligatur** der Vv. perforantes bei ausgeprägter Klappeninsuffizienz
- **Krossektomie** mit Unterbinden aller Venenäste am Venenstern (Krosse) in der Leiste bei Rezidiven oder prophylaktisch

Prognose
- Rezidivrate nach Sklerotherapie > 50 % in 5 Jahren
- bei sorgfältiger OP < 5 % Rezidive

# 2.3 Lymphgefäße

Histologie
- Größere Lymphgefäße besitzen eine **Intima** und einige **glatte Muskelzellen**. Ähnlich den parallel verlaufenden Venen haben sie **Taschenklappen**.

Anatomie
- Die **Lymphkapillaren** beginnen blind und sind klappenlos.
- Die Lymphe wird durch die **Muskelpumpe** transportiert.
- Die beiden Trunci lumbales und der Truncus intestinalis vereinigen sich zur Cisterna chyli, die in den **Ductus thoracicus** übergeht. Dieser zieht nach Einmün-

dung des Truncus jugularis sinister zum **Angulus venosus** sinister.
- Der Ductus lymphaticus dexter führt nur die Lymphe aus dem oberen Teil der rechten Körperhälfte in den rechten Venenwinkel.

Physiologie
- Die **Lymphe** ist eine **proteinreiche** Flüssigkeit, die mit Bakterien, Fremdkörpern, Tumorzellen durchsetzt ist und Hormone sowie Enzyme führt.
- In den **Lymphknoten** wird die Blutplasma-ähnliche Lymphe filtriert.

## 2.3.1 Lymphangiitis

> **Definition**
> **Ätiologie:** Streptokokken · Staphylokokken · Filarien
> **Klinik:** roter Streifen · periphere Hautentzündung · geschwollener regionärer Lymphknoten · Sepsis
> **Diagnostik:** klinische Symptome
> **Therapie:** Antibiotika · Ruhigstellung · Herdsanierung

**Definition**

Eine **Lymphgefäßentzündung** entsteht durch lokales Übergreifen einer in der Regel oberflächlichen Gewebsentzündung oder **Erregereinschwemmung** in die Lymphbahn. Es handelt sich um eine häufige Erkrankung.

**Ätiologie**
- meist ausgehend von Entzündungen, die durch **Streptokokken** oder seltener **Staphylokokken** bedingt sind (z. B. infizierte Wunde, Panaritium, Furunkel, Phlegmone, Abszess)
- in den Tropen Parasitose durch **Filarien** (Wucheria bancrofti und Brugia malayi)

**Klinik**
Symptome
- schmerzhafter **roter Streifen** von **peripherer Hautinfektion** zu druckschmerzhaft **geschwollenem regionärem Lymphknoten** (= „Blutvergiftung")
- bei akuter Infektion ggf. Fieber, Schüttelfrost, Müdigkeit, Abgeschlagenheit

Komplikationen
- **Sepsis**
- Lymphknotenabszess (selten)
- Nach dem Abheilen obliteriert das Lymphgefäß, deshalb Lymphödem als Spätkomplikation möglich.

**Diagnostik**

anhand der klinischen Symptome

Differentialdiagnose
- Phlebitis und Periphlebitis (kein Fieber, Erythem folgt Venenverlauf)
- Lymphangitis carcinomatosa

**Therapie**
konservativ
- sofortige Gabe von **Antibiotika:** Penicilline, z. B. Oxacillin
- **Ruhigstellung** der Extremität und desinfizierende Umschläge
- bei Filarien: Diethylcarbamazin

operativ

evtl. OP zur **Herdsanierung** mit Eröffnung des Ausgangsherdes bzw. des abszedierenden Lymphknotens, nachfolgend Ruhigstellung und feuchte Verbände

## 2.3.2 Erysipel

Synonym: Wundrose

> **Definition**
> **Ätiologie:** β-hämolysierende Streptokokken · Eintrittspforten
> **Klinik:** Erythem · Fieber · zentrale Abheilung · Streptokokkensepsis · rheumatisches Fieber · Glomerulonephritis · Endokarditis · Rezidivneigung · Lymphödem
> **Diagnostik:** Eintrittspforte · Labor
> **Therapie:** Antibiose · Ruhigstellung · Kühlung · symptomatisch

**Definition**

Das Erysipel ist eine phlegmonöse Entzündung der Haut und des subkutanen Bindegewebes durch β-**hämolysierende Streptokokken** der Gruppe A.

**Ätiologie**

- **Eintrittspforten** sind Hautrhagaden, Verletzungen, Stauungsdermatose, Mykosen
- Risikofaktor: lokale Durchblutungsstörungen (AVK, CVI)
- ! Das Erysipel ist die häufigste Komplikation bei Patienten mit Lymphödem!

**Klinik**
Symptome

- geröteter (**Erythem**), deutlich überwärmter, ödematöser und scharf umschriebener Hautbezirk mit Beteiligung der lokalen Lymphknoten
- hohes **Fieber** und ausgeprägtes subjektives Krankheitsgefühl
- mit oder ohne Bläschenbildung (Erysipelas vesiculosum et bullosum)
- **zentrale Abheilung** (Abblassen)
- Lokalisation häufig am Unterschenkel, Arm, Gesicht

Komplikationen

- systemische Ausbreitung = **Streptokokkensepsis**
- streptokokkenallergische Nacherkrankungen: **rheumatisches Fieber, Glomerulonephritis, Endokarditis**
- **Rezidivneigung** und Obliteration der Lymphgefäße mit Oedema perstans (Elephantiasis) und Hautverdickung (Pachydermie), Spätfolge: **Lymphödem**
- bei Befall der Lider: Sinusvenenthrombose, Sepsis
- bei Beteiligung Larynx: Glottisödem
- bei Beteiligung des Penis: Penisgangrän
- selten Erysipelas gangränosum, Erysipelas phlegmonosum (Vordringen in Subkutis), Superinfektion mit Candida

**Diagnostik**

- klinische Symptome

> Immer nach der **Eintrittspforte** suchen!

- **Labor:** Leukozytose, BSG ↑, Anti-DNAseB ↑

Differentialdiagnose

- akute Dermatitis (fieberfrei, unscharf begrenzt)
- Erysipeloid oder Schweinerotlauf (fieberfrei, blauroter Farbton)

**Therapie**
konservativ

- hochdosierte **Antibiose** für 10 Tage (Penicillin oder Erythromycin)

- **Ruhigstellung** (ggf. Sprechverbot) und **Kühlung** der Extremität
- **symptomatische Therapie:** Schmerz- und Fieberbekämpfung

**Prognose**

hohe Rate an komplikationslosen Ausheilungen, jedoch oft Neigung zu hartnäckigen Rezidiven

## 2.3.3 Lymphödem

> **Definition**
> **Ätiologie:** Abflussstauung
> **Klinik:** Latenzstadium · Schwellung · Fibrose · Elephantiasis
> **Diagnostik:** Kastenzehen · Stemmer-Zeichen · Tumor
> **Therapie:** Extremität hochlagern · Lymphdrainage · Kompressionsstrümpfe · Bewegungstherapie

**Definition**

Das Lymphödem entsteht aufgrund einer Behinderung des Lymphabflusses z.B. durch **Obstruktion**, **Destruktion** oder **Hypoplasie**. Es handelt sich um eine blasse, teigige, nicht schmerzhafte und teilweise eindrückbare Schwellung meist im Bereich der Extremitäten.

**Epidemiologie**

- primäres Lymphödem: meist einseitig, vorwiegend in der Pubertät bei Frauen zwischen 15. und 20. Lj.
- sekundäres Lymphödem: meist in der 4. Lebensdekade, Geschlechterverhältnis: m = w

**Ätiologie**

- **angeborene** Lymphödeme: Nonne-Milroy = familiär kongenital, Meige = nicht kongenital
- **primäres** Lymphödem (10 %): Aplasie oder Hypoplasie von subkutanen Lymphgefäßen
- **sekundäres** Lymphödem: entsteht durch **Abflussstauung** nach
  - Thrombophlebitis-Lymphangitis
  - Entfernung von regionären Lymphknoten bei Karzinomen (z.B. Lymphödem des Armes bei Mammakarzinom, Leisten-OP)
  - Bestrahlung und Obliteration der Lymphabflusswege
  - Elephantiasis bei Filariose (Tropenkrankheit, Wurmparasiten verstopfen Lymphabfluss), Malaria
  - Traumen

**Klinik**
**Symptome**

| Verlaufsstadium | | klinische Symptomatik |
|---|---|---|
| O | **Latenzstadium** | verminderter Transport ohne Schwellung |
| I | weiche **Schwellung** | reversible Eindrückbarkeit ohne sekundären Gewebsumbau |
| II | beginnende **Fibrose** der Haut | kaum eindrückbare Schwellung, jedoch ausschwemmbares Ödem und teilweise Rückbildung der Fibrose möglich |
| III | lymphostatische **Elephantiasis** | irreversibel stark fibrotisch verdickte, derbe Haut |

**Tab. 2.10:** Verlaufsstadien des Lymphödems

| | |
|---|---|
| Komplikationen | Stewart-Treves-Syndrom: sehr malignes angioplastisches Sarkom auf dem Boden eines chron. Lymphödems (z.B. nach Mastektomie und Bestrahlung) |

**Diagnostik**

! DD zum kardialen Ödem: Zehen mit betroffen (sog. **Kastenzehen**), keine Dellen beim Eindrücken, Seitendifferenz
- tief einschneidende Querfalten an den Zehen
- Papillomatosis cutis (warzig-rauhe Dorsalfläche der Zehen)
- **Stemmer-Zeichen** positiv: Über den Zehen lassen sich keine Hautfalten abheben
- bildgebende Verfahren: indirekte Lymphographie (mit wässrigem Kontrastmittel), Isotopenlymphographie

**Differentialdiagnose**

! Bei jedem neu auftretenden Lymphödem muss an einen **Tumor** gedacht werden!
- kardiales Ödem
- Lymphangiopathia obliterans (Verschluss von Lymphgefäßen unklarer Ätiologie)
- Elephantiasis bei angeborenem Lymphbahndefekt, rez. Erysipelen, Filariose, Z.n. OP
- Bonnevie-Ullrich-Syndrom (= Pterygium-Syndrom): multiple Unterhaut-, Muskel-, Gelenk- und Knochenfehlbildungen im Hals- und Extremitätenbereich

**Therapie**
konservativ

- **Extremität hochlagern**
- Hautpflege
- manuelle **Lymphdrainage**
- evtl. Kompressionsverbände, **Kompressionsstrümpfe** (nach Reduktion des Ödems!)
- entstauende **Bewegungstherapie**
- bei rez. Erysipelen Penicillinprophylaxe, Vermeidung von Hautinfektionen und Pilzbefall

operativ

bei Versagen der konservativen Therapie: Resektionsmethoden zur Verkleinerung des subkutanen Ödemgebietes, ableitende Methoden z.B. in die Muskulatur, autologe Lymphgefäßtransplantation

# 2.3.4 Tumore der Lymphgefäße

> **Definition**
> **Ätiologie/Einteilung:** Lymphangiome · Lymphangioma colli · Lymphangiosis carcinomatosa
> **Klinik:** Supraklavikulargrube · Trachealkompression
> **Diagnostik:** Klinik · Sono
> **Therapie:** OP-Indikation

**Definition**

Primäre zystische Lymphangiome sind Fehlbildungen des Lymphsystems.

**Epidemiologie**

- häufigste Lokalisation der primären Lymphangiome sind Axilla, Mediastinum und Hals (**Lymphangioma colli**)
- In 50 % bereits bei Geburt als uni- oder multizystische Tumore vorhanden, ansonsten manifestieren sie sich im 1. Lj.

| | |
|---|---|
| **Ätiologie/Einteilung** | • **primäre Tumore:** benigne **Lymphangiome**, sehr selten maligne Lymphangiosarkome<br>  – Zystische Lymphangiome entstehen vermutlich aufgrund der nicht stattgehabten Vereinigung des lymphatischen und des venösen Systems.<br>• **sekundäre Tumore: Lymphangiosis carcinomatosa** = kontinuierliche Ausbreitung eines Karzinoms in den Lymphgefäßen |
| **Klinik**<br>Symptome | meist von der **Supraklavikulargrube** oder vom hinteren Halsdreieck ausgehende und teilweise bis in den Mundboden und das Mediastinum reichende kissenartige, weiche, unscharf begrenzte Schwellung der Haut |
| Komplikationen | • selten Entartung der Lymphangiome<br>• Infektion, Blutung<br>• Größenzunahme mit Gefahr der **Trachealkompression** |
| **Diagnostik** | • **Klinik**, Inspektion<br>• ggf. (Doppler-)**Sono** |
| **Therapie**<br>operativ | Diagnosestellung ist **OP-Indikation** wegen möglicher Komplikationen, insbesondere am Hals |
| Prognose | gute Prognose nach Exstirpation |

# 3 Herz

## 3.1 Definitionen und Untersuchungen

**körperliche Untersuchung**

**Palpitationen**     vom Patienten empfundenes Herzklopfen

**Pulsdefizit**     Nicht alle Herzaktionen können als Puls wahrgenommen werden, Diskrepanz zwischen Auskultation und getastetem Puls. Vorkommen z. B. bei Vorhofflimmern oder Extrasystolen.

**Pulsqualität**

| Bezeichnung | Kurz-Definition | Auftreten z. B. bei |
|---|---|---|
| **Pulsus alternans** | von Pulsschlag zu Pulsschlag wechselnde Pulsstärke | schwerer Herzinsuffizienz |
| **Pulsus celer et altus** | schnellender Puls mit hoher Druckamplitude | Aorteninsuffizienz |
| **Pulsus paradoxus** | bei Inspiration absinkende Pulsstärke | Herztamponade, erhöhtem intrathorakalem Druck, z. B. bei Asthma bronchiale |
| **Pulsus parvus et tardus** | träger Puls mit niedriger Druckamplitude | Aortenstenose |

**Tab. 3.1:**    Überblick über die Pulsqualitäten

**Punctum maximum (p.m.)**     Auskultationsort, an dem ein Herzgeräusch am lautesten zu hören ist. Gibt einen Hinweis auf das möglicherweise zugrunde liegende Vitium.

**Herzgeräusche**     Bei den Geräuschen kommt es auf Zeitpunkt, Lautstärke, deren Entwicklung, Frequenz, Atemabhängigkeit und Punctum maximum an. **Systolische Geräusche** entstehen bei Aorten- und Pulmonalstenosen sowie bei Mitral- und Trikuspidalinsuffizienzen. **Diastolische Geräusche** entstehen bei Aorten- und Pulmonalinsuffizienzen sowie bei Mitral- und Trikuspidalstenosen.

- **Austin-Flint-Geräusch:** bei Aortenklappeninsuffizienz durch linksventrikuläre Füllungsbehinderung und relative Mitralstenose als präsystolisches Crescendogeräusch mit p.m. über der Spitze
- **Graham-Steel-Geräusch:** bei relativer Pulmonalstenose infolge pulmonaler Hypertonie, leise, gießend, hochfrequent, frühdiastolisch, p.m. 3. ICR links
- **akzidentelle Geräusche:** bei Gesunden ohne strukturelle oder funktionelle Veränderungen, meist leise, kontinuierliche Geräusche ohne Ausstrahlung, verschwinden häufig durch Lagewechsel, fast nie diastolisch
- **funktionelle Geräusche:** entstehen durch ein erhöhtes Herzzeitvolumen z. B. bei Fieber, schwerer körperlicher Belastung oder Hyperthyreose

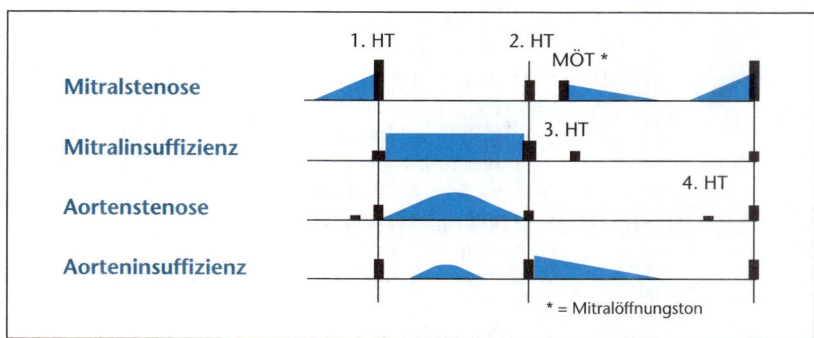

**Abb. 3.1:** Typische Auskultationsbefunde bei Herzklappenfehlern [3]

Herztöne

- **Ejection clicks:** hochfrequente systolische Dehnungstöne mit p.m. 2. ICR rechts/links, z.B. bei poststenotischer Erweiterung der Aorta oder A. pulmonalis durch Turbulenzen
- **Mitralöffnungston (MÖT):** zusätzlicher diastolischer Ton über dem 5. ICR links bei Mitralstenose
- **Spaltung:**
  - **Physiologisch** ist die Spaltung des 2. Herztons (HT) bei der Inspiration, da die Aortenklappe vor der Pulmonalklappe schließt.
  - **Paradox** ist die Spaltung, wenn sie sich bei Exspiration verstärkt und die Pulmonalklappe vor der Aortenklappe schließt, wie bei Linksschenkelblock, Hypertonus oder Aortenisthmusstenose.
  - **Fixiert** gespalten, also unabhängig von der Atmung, ist der Ton beim Vorhofseptumdefekt.

apparative
Untersuchung
EKG

- **Linksherzhypertrophie:** überdrehter Linkstyp, hohes R in I und $V_{5/6}$ und tiefes S in III, aVR und $V_{1-3}$, präterminales T in $V_{5/6}$. Summe von R in $V_5$ und S in $V_1 >$ 3,5 mV (Sokolow-Index)
- **Rechtsherzhypertrophie:** Rechtstyp, R in $V_1 > 0,7$ mV, S in $V_1 < 0,03$ mV, R in $V_{5/6}$ klein, S in $V_{5/6}$ tief, Rechtsschenkelblock, präterminal negatives T in $V_{1/2}$, R in $V_1$ und S in $V_5 > 1,05$ mV
- **Linksschenkelblock (LSB):**
  - **inkomplett,** wenn QRS-Zeit < 0,11 Sek.
  - **komplett** bei QRS-Zeit > 0,11 Sek.; M-förmig deformierter QRS-Komplex in I, II, aVL, $V_{5/6}$, ST-Senkungen mit präterminal-negativem T in I, II, aVL, $V_{5/6}$
- **Linksanteriorer Hemiblock:** überdrehter Linkstyp, S-Zacke in $V_{2-6}$, kleines Q in $V_{2-4}$
- **Rechtsschenkelblock (RSB):**
  - **inkomplett** mit QRS-Zeit < 0,11 Sek. und doppelgipfligem R in $V_1$ und aVR
  - **komplett** mit QRS-Zeit > 0,11 Sek., M-förmig deformiert in $V_1$ und aVR
- **!** **Merke:** Eine **Endstreckenbeurteilung** im EKG bei Blockbildern ist nicht möglich (Cave: Infarktdiagnostik!).
- **Niedervoltage:** Verminderung der elektrischen Potentiale mit kleinen RS-Amplituden, z.B. bei myokardialen Erkrankungen, perikardialen Erkrankungen und bei Herzinsuffizienz. Die R-Zacken in den Extremitäten-Ableitungen gehen nicht über 0,5 mV und in den Brustwandableitungen nicht über 0,7 mV hinaus.

- **Extrasystolen (ES):** unregelmäßig auftretende Herzschläge, die den Herzrhythmus unterbrechen. Sie fallen zu früh ein und führen häufig zu einer kompensatorischen Pause. ES können **supraventrikulär** (SVES) oder **ventrikulär** (VES) auftreten. Bei den **VES** unterscheidet man:
  - **Bigeminus:** abwechselnd normaler Herzschlag und VES
  - **Trigeminus:** abwechselnd 2 normale Schläge und 1 VES
  - **Couplets:** 2 VES hintereinander
  - **Triplets:** 3 VES hintereinander
  - **Salven:** 3–5 VES hintereinander
  - **nichtanhaltende ventrikuläre Tachykardie:** > 5 VES, aber nicht länger als 29 Sek.
  - **anhaltende ventrikuläre Tachykardie:** > 5 VES und über 30 Sek. anhaltend

# 3.2 Angeborene Herzfehler

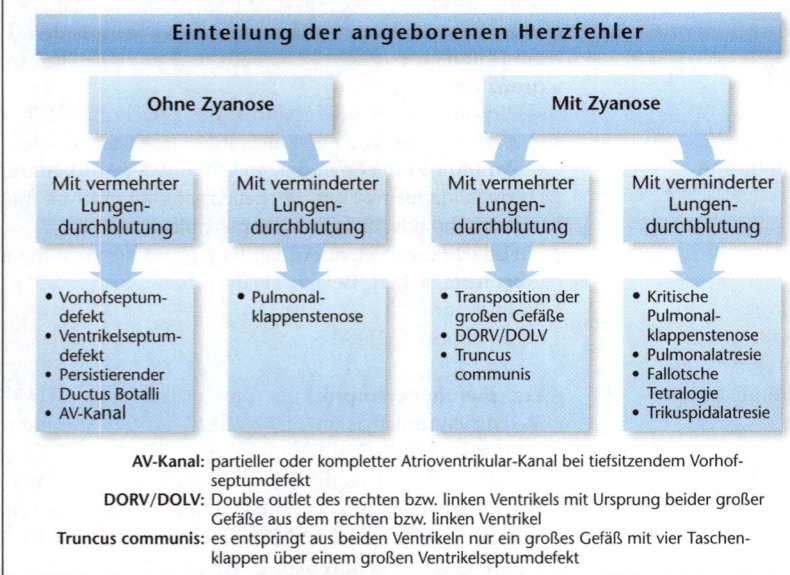

**Abb. 3.2:** Einteilung der angeborenen Herzfehler

## 3.2.1 Vorhofseptumdefekt (ASD)

> **Definition**
> **Einteilung:** ASD I · ASD II · Sinus-venosus-Defekt
> **Pathogenese:** ohne Zyanose · Links-Rechts-Shunt · vermehrte Lungendurchblutung · Volumenbelastung des rechten Herzens · Eisenmenger-Reaktion
> **Klinik:** asymptomatisch · Abgeschlagenheit · Belastungsdyspnoe · Palpitationen
> **Diagnose:** Auskultation · Rö-Thorax · Echo · Herzkatheter
> **Therapie:** Katheterintervention · operativ

**Definition**

Der Vorhofseptumdefekt (ASD) beschreibt eine **Verbindung zwischen rechtem und linkem Vorhof.**

**Epidemiologie**

- Häufigkeit: ca. 10 % aller angeborenen Herzfehler
- Geschlechterverhältnis: **w** > **m** (2:1)

**Einteilung**

- in 75 % **Ostium-secundum-Defekt (ASD II):** liegt im Bereich der Fossa ovalis (u. a. auch persistierendes Foramen ovale)
- **Ostium-primum-Defekt (ASD I):** liegt unterhalb der Fossa ovalis, unmittelbar über der Atrioventrikularebene. Die AV-Klappen sind mit betroffen, häufig besteht eine Verbindung über das Ventrikelseptum (sog. kompletter ASD).
- **Sinus-venosus-Defekt:** liegt oberhalb der Fossa ovalis nahe der Einmündung der V. cava superior, oft mit partieller Lungenvenenfehleinmündung rechts

**Pathogenese**

Druck im linken Vorhof höher als im rechten ⇒ **Links-Rechts-Shunt** ⇒ vermehrte Lungendurchblutung, aber keine Zyanose
Auf Dauer können je nach **Volumenbelastung** des rechten Herzens rechter Vorhof, Trikuspidalklappe, rechter Ventrikel, Pulmonalklappe und Lungenkreislauf überlastet sein und hypertrophieren ⇒ relative Stenose der Klappen. Infolge der Hypertrophie und pulmonalen Hypertension kann eine **Shuntumkehr (Eisenmenger-Reaktion)** stattfinden.

**Klinik**
Symptome

Die Symptome hängen stark vom Ort und der Ausdehnung des Defektes ab. Kleinere Defekte können bis zum 50. Lebensjahr asymptomatisch bleiben. Große Defekte bereiten schon im Säuglingsalter Probleme.
- meist schlanke Personen
- Abgeschlagenheit, **Belastungsdyspnoe**
- **Palpitationen**
- rez. pulmonale Infekte

Komplikationen

- rez. pulmonale Infekte
- Rechtsherzinsuffizienz
- zerebrale Insulte (bei Shuntumkehr)

**Diagnose**

- **Auskultation:**
  - **fixierte Spaltung des 2. HT** durch verspäteten Schluss der Pulmonalklappe bei erhöhtem Durchfluss im 2. ICR links
  - systolisches Intervallgeräusch durch relative Pulmonalstenose im 2. ICR links
  - frühdiastolisches Intervallgeräusch durch relative Trikuspidalstenose
- ! **Merke:** fixierte Spaltung eines Herztons = Spaltung unabhängig von der Atemarbeit
- **Rö-Thorax:** Rechtsherzvergrößerung, prominenter Truncus pulmonalis, verstärkte Lungengefäßzeichnung
- **EKG:** Rechtslagetyp oder Steiltyp (ASD II) oder überdrehter Lagetyp (ASD I), Rechtsschenkelblock, teils Vorhofflimmern
- **Echo** (transösophageal)**: Defektdarstellung mit Bestimmung der Flussrichtung**, Vergrößerung des rechten Vorhofs und Ventrikels, paradoxe Septumbewegung, Pulmonalisfluss
- **Herzkatheter** (nur wenn andere Untersuchungsverfahren zur Größenbestimmung des Defekts nicht ausreichen): zur Berechnung des Shuntvolumens und des Lungengefäßwiderstands

**Therapie**

Indikation

- bei symptomatischem Defekt
- Rechtsherzbelastung
- als Prophylaxe eines zerebralen Insults bzw. vor einer Schwangerschaft

minimal-invasiv

Bei zentral gelegenen Defekten **Verschluss** mit verschiedenen Systemen **im Rahmen einer Herzkatheteruntersuchung** möglich; Komplikationsrate 1,4 %, Mortalität 0 %. Es liegen jedoch noch keine verlässlichen Langzeitwerte vor.

operativ

Bei unkompliziertem ASD II **direkte Naht** oder **Patch** (Kunststoffflicken aus Dacron, Gore-Tex oder Perikard) im 3.–5. Lebensjahr; Letalität < 1 %

Prognose

Häufig kommt es beim persistierenden Foramen ovale in den ersten Lebensjahren zum **Spontanverschluss.** Bei fortbestehendem ASD können in späteren Lebensjahren Komplikationen wie pulmonale Hypertonie, zerebraler Insult oder Rechtsherzinsuffizienz auftreten.

## 3.2.2 Ventrikelseptumdefekt (VSD)

> **Definition**
> **Pathogenese:** ohne Zyanose · vermehrte Lungendurchblutung · Volumenbelastung · Druckbelastung · Shuntumkehr
> **Klinik:** asymptomatisch · eingeschränkte Belastbarkeit · Entwicklungsverzögerung · Dyspnoe
> **Diagnostik:** Auskultation · Rö-Thorax · Echo · Herzkatheter
> **Therapie:** Endokarditisprophylaxe · operativer Verschluss

Definition

Der Ventrikelseptumdefekt ist eine **Öffnung in der Trennwand zwischen den beiden Ventrikeln.**

Epidemiologie

- Häufigkeit: 30 % aller angeborenen Herzfehler enthalten isoliert oder in Kombination mit anderen Vitien einen VSD.
- Geschlechterverhältnis: w = m

**Häufig** sind **andere Anomalien** wie offener Ductus arteriosus, ASD II oder Isthmusstenose **assoziiert.** Teils ist der VSD Bestandteil von komplexen Fehlbildungen bzw. tritt bei Chromosomenanomalien (13, 18 und 21) auf.

Einteilung

nach der Lokalisation
- perimembranöser Defekt im oberen Septum (70 %)
- muskulärer Defekt meist im Bereich der Trabekel (12 %)
- infundibuläre Defekte im Bereich des rechten Ausflusstraktes (8 %)
- Inlet- oder AV-Kanal-Defekte im posterioren Septum (8 %)

Pathogenese

- **Volumenbelastung** des **linken** und **rechten Ventrikels** sowie des **linken Vorhofs,** da ein Teil des Volumens nicht in den Körperkreislauf fließt, sondern durch den Defekt direkt wieder in den Lungenkreislauf ⇒ **vermehrte Lungendurchblutung, keine Zyanose.**
- **Volumenbelastung linker > rechter Ventrikel,** da ein Teil des Volumens durch den Defekt direkt in die Pulmonalarterie fließt und daher den rechten Ventrikel nicht belastet. Die Shuntmenge hängt von der Defektgröße ab.

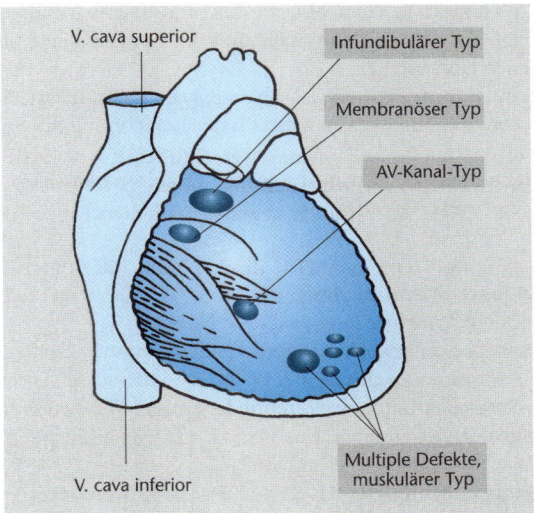

**Abb. 3.3:** Lokalisationen der verschiedenen Ventrikelseptumdefekte [1]

- **Druckbelastung** des **rechten Ventrikels** durch Druckausgleich bei größeren Defekten
- Bei großen Defekten kann es zur **pulmonalen Widerstandserhöhung** bis hin zur **Shuntumkehr** kommen (Eisenmenger-Reaktion).

**Klinik**

Symptome

- Shuntgröße < 30%: **asymptomatisch**
- Shuntgröße 30–50%: Entwicklung normal, aber **eingeschränkte Belastbarkeit**
- Shuntgröße > 50%:
  - **Entwicklung** schon im Säuglingsalter **verzögert**, Trinkschwierigkeiten/Schwitzen
  - **Tachy-/Dyspnoe**
  - Linksherzinsuffizienz
  - nach Shuntumkehr: deutliche Dyspnoe, Zyanose und Rechtsherzinsuffizienz
- rez. pulmonale Infekte

Komplikationen

- rez. pulmonale Infekte
- Endokarditis
- Subpulmonalstenose, Subaortenstenose
- Aorteninsuffizienz
- pulmonale Hypertonie
- plötzlicher Herztod

**Diagnostik**

- **Auskultation:**
  - holosystolisches Geräusch p.m. 3.–4. ICR links (**Pressstrahl**)
  - gespaltener 2. HT
  - bei großem Shuntvolumen 3. HT
  - evtl. frühes Diastolikum an der Herzspitze durch relative Mitralstenose
  - evtl. frühdiastolisches Decrescendogeräusch durch Trikuspidalinsuffizienz (**Graham-Steel-Geräusch**)
- **EKG:** Normalbefund bis Zeichen der Hypertrophie
- **Langzeit-EKG:** komplexe ventrikuläre Arrhythmien

- **Rö-Thorax:** je nach Shuntgröße und Flussrichtung von Normalbefund über Dilatation der A. pulmonalis und der Lungengefäße bis zur Dilatation verschiedener Herzanteile
- **Echo: Shuntnachweis,** Abschätzung des pulmonalarteriellen Druckes und rechtsventrikulären Druckes, Versuch der Berechnung des Shuntvolumens (sehr ungenau!)
- **Herzkatheter: Bestimmung der Druckverhältnisse,** des Shuntvolumens, des Lungengefäßwiderstands

**Therapie**
konservativ

- **Endokarditisprophylaxe**
- Sondenernährung, angereicherte Nahrung
- Diuretika, Digoxin, Captopril

operativ

Bei symptomatischen bzw. hämodynamisch relevanten VSD muss ein **Verschluss** erfolgen, meist vom rechten Vorhof aus transtrikuspidal mittels Patch.

Prognose

**Spontanverschluss:** in 31–67 % d. F., v.a. beim muskulären Typ (je kleiner der Defekt, desto wahrscheinlicher).
**Nach OP:** Frühmortalität ca. 6 %, Rechtsschenkelblock in 80 % d. F., AV-Block in 5–10 % d. F.

## 3.2.3 Persistierender Ductus arteriosus Botalli (PDA)

> **Definition**
> **Ätiologie:** gehäuft bei Frühgeborenen
> **Pathogenese:** ohne Zyanose · vermehrte Lungendurchblutung · Shuntumkehr
> **Klinik:** asymptomatisch · Palpitationen · Zyanose bei Shuntumkehr · bei Frühgeborenen Apnoen und Bradykardien
> **Diagnostik:** Puls · Auskultation · Rö-Thorax · Echo · Herzkatheter
> **Therapie:** Prostaglandinsynthesehemmer · Katheterintervention · OP

**Definition**

Persistierend nennt man den Ductus arteriosus Botalli, wenn die **Verbindung zwischen Aorta und Pulmonalarterie** nach der Geburt länger als 3 Monate offen bleibt.

Epidemiologie

- Häufigkeit: 10 % aller angeborenen Herzfehler, oft mit anderen Vitien kombiniert (siehe Merke)
- Geschlechterverhältnis: **w > m (3:1)**

**Ätiologie**

**ungeklärt,** gehäuftes Auftreten bei **Frühgeborenen** und **Rötelnembryopathie**

**Pathogenese**

- Der Ductus dient **vor der Geburt** der **Umgehung des Lungenkreislaufs (Rechts-Links-Shunt).** Normalerweise kontrahiert er sich innerhalb der ersten 3 Tage nach Geburt durch den $O_2$-Anstieg im Blut und obliteriert im Verlauf.
- Bleibt er **offen,** kommt es zur **Shuntumkehr (Links-Rechts-Shunt).** Das Volumen hängt von der Größe und den Druckverhältnissen der beiden Kreisläufe ab ⇒ **vermehrte Lungendurchblutung, keine Zyanose.**
- Bei großem Ductus und Steigerung des Lungengefäßwiderstands kann es zur **Shuntumkehr** und Druckbelastung des rechten Ventrikels kommen (Eisenmenger-Reaktion).

*!* **Merke:** Bei manchen Herzfehlern ermöglicht ein offener Ductus arteriosus erst das Überleben, z. B. bei hypoplastischem Linksherz oder Pulmonalatresie. Teils muss er medikamentös offen gehalten werden.

**Klinik**

Symptome

Die Symptome hängen von der Größe des Shunts und den Druckverhältnissen ab.
- asymptomatisch
- Belastungsdyspnoe
- **Palpitationen**
- bei Frühgeborenen **Apnoen** und **Bradykardien**
- **Zyanose** bei Rechts-Links-Shunt
- rez. pulmonale Infekte

Komplikationen
- rez. pulmonale Infekte
- Herzinsuffizienz
- Endokarditis, Endarteriitis mit septischen Embolien und Lungenabszess
- bei älteren Patienten Ductusverkalkungen und Aneurysmata

**Diagnostik**
- **Puls: Pulsus celer et altus**
- **RR:** evtl. diastolischer RR ↓
- **Auskultation:**
  - typisches **systolisch-diastolisches Maschinengeräusch** im 2. ICR links
  - paradox gespaltener 2. HT im 2. ICR links
- **EKG:** z. T. Zeichen der Hypertrophie je nach Druck- und Volumenbelastung
- **Rö-Thorax:** bei größerem Shunt Vergrößerung des linken Herzens und prominenter Truncus pulmonalis
- **Echo:** Darstellung des **Ductus**, Flussphänomene
- **Herzkatheter:** Darstellung des **Ductus**, begleitende Anomalien, Intervention

**Therapie**

konservativ

**Prostaglandinsynthesehemmer**, z. B. Indometacin

minimal-invasiv

Einbringen eines Schirms oder einer Spirale mittels **Herzkatheter**

operativ

**Ligatur des Ductus** und Durchtrennung; Letalität im Kindesalter nur 1 %, bei Erwachsenen 12 %

Prognose

Spontanverschlüsse sind möglich. Gute Prognose nach Verschluss → keine Endokarditisprophylaxe notwendig.

# 3.2.4 Fallot-Tetralogie

**Definition:** Pulmonalstenose · VSD · reitende Aorta · Rechtsherzhypertrophie
**Pathogenese:** meist mit Zyanose · verminderte Lungendurchblutung
**Klinik:** zentrale Zyanose · Belastungsdyspnoe · Hockstellung
**Diagnostik:** Auskultation · Rö-Thorax · Echo · Herzkatheter
**Therapie:** palliative OP · Korrektur-OP

**Definition**

Es handelt sich bei der Fallot-Tetralogie um eine **festgelegte Kombination** aus verschiedenen Fehlern am Herzen. Dazu gehören:

- Obstruktion des rechtsventrikulären Ausflusstraktes (**Pulmonalstenose** valvulär oder infundibulär)
- großer **VSD**
- über dem Defekt **reitende Aorta**
- konsekutive **Rechtsherzhypertrophie**

**Epidemiologie**

- Häufigkeit: 14 % aller angeborenen Herzfehler, z. T. mit anderen Fehlbildungen assoziiert
- Geschlechterverhältnis: **m** > w

**Pathogenese**

- Je nach Größe des VSD und Ausmaß der rechtsventrikulären Ausflusstrakt-obstruktion liegt der Druck im rechten Ventrikel:
  - unterhalb des Systemdrucks ⇒ Links-Rechts-Shunt, keine Zyanose = „**pink-Fallot**" ⇒ Druckausgleich
  - oberhalb des systemischen Drucks ⇒ Rechts-Links-Shunt, **Zyanose** = „**blue-Fallot**"
- Die Obstruktion des rechtsventrikulären Ausflusstrakts betrifft das Infundibulum (subvalvulär) und/oder die Pulmonalklappe (valvuläre Stenose) ⇒ **verminderte Lungendurchblutung**. Häufig kommt eine Hypoplasie der Pulmonalarterien dazu.

**Klinik**
**Symptome**

- **Belastungsdyspnoe**
- **zentrale Zyanose**
- Trommelschlegelfinger, Uhrglasnägel
- Trinkschwäche
- **Hockstellung** (dadurch Anstieg des Systemwiderstands und damit bessere Lungendurchblutung), heute nur noch sehr selten zu sehen

**Komplikationen**

- Herzinsuffizienz
- Endokarditis
- hypoxämische Anfälle
- Polyzythämie

**Diagnostik**

- **systolisches Schwirren**
- **Auskultation: singulärer 2. HT** (Aortenklappenschluss), **systolisches Crescendo-Decrescendo-Geräusch** links parasternal
- **EKG:** Rechtslagetyp, Rechtsherzhypertrophie
- **Rö-Thorax:** normal großes Herz, eingezogene Herztaille durch Pulmonalhypo-plasie, Minderperfusion der Lunge, angehobene Herzspitze
- **Echo: VSD-Nachweis**, Bestimmung der Obstruktion, Rechtsherzhypertrophie, Bestimmung der Shuntrichtung, Bestimmung der Größe der Pulmonalarterien
- **Herzkatheter: Darstellung der Fehlbildungen**, der Koronararterien und Kollateralarterien, Quantifizierung der Druck- und Flussverhältnisse

! **Merke:** Je stärker die Obstruktion des rechtsventrikulären Ausflusstraktes, desto leiser ist das zugehörige Herzgeräusch.

**Therapie**
**operativ**

- **palliative OP:** wenn Korrektur z. B. bei multiplen VSD nicht möglich, Anlage eines **Blalock-Taussig-Shunts** (Gore-Tex-Gefäßbrücke zwischen der A. subclavia und rechter oder linker Pulmonalarterie) zur Verbesserung der Lungendurchblu-tung und Anregung des Wachstums der Pulmonalarterien
- **Korrektur-OP:** Beseitigung der Obstruktion, Patchverschluss des VSD

Prognose

Ohne Korrektur sehr schlecht, da die Obstruktion des Ausflusstraktes fortschreitet. Die OP-Letalität liegt bei < 3 %. Die Überlebensrate nach 30 Jahren liegt bei 90 %, nach 40 Jahren bei 75 %.

## 3.2.5 Transposition der großen Gefäße

> **Definition**
> **Pathogenese:** mit Zyanose · vermehrte Lungendurchblutung · Parallelschaltung der Kreisläufe · Überleben durch Kurzschluss zwischen den Kreisläufen
> **Klinik:** Dyspnoe · Zyanose · Zeichen der Herzinsuffizienz
> **Diagnostik:** Auskultation · Rö-Thorax · Echo · Herzkatheter
> **Therapie:** Prostaglandininfusion · Rashkind-Verfahren · OP

**Definition**

Bei einer Transposition der großen Gefäße entspringt die **Aorta aus dem rechten Ventrikel**, die **Pulmonalarterie aus dem linken**.

Epidemiologie

- Häufigkeit: ca. 5 % aller angeborenen Herzfehler
- Geschlechterverhältnis: **m** > w (3:1)

**Pathogenese**

Die **beiden Kreisläufe** sind bei der Transposition der großen Gefäße nicht hintereinander geschaltet, sondern **parallel**. Das sauerstoffarme Blut gelangt zwar in den rechten Ventrikel, strömt aber von dort direkt in die Aorta, ohne mit Sauerstoff gesättigt zu werden (⇒ **Zyanose**), während das sauerstoffreiche Blut über den linken Ventrikel direkt wieder in den Lungenkreislauf gelangt (⇒ **vermehrte Lungendurchblutung**). Ein **Überleben** ist **nur möglich durch** einen **Kurzschluss** zwischen beiden Kreisläufen (ASD, VSD oder offener Ductus).

**Klinik**
Symptome

- **Dyspnoe**
- **Zyanose**
- **Herzinsuffizienzzeichen:** Tachypnoe, Halsvenenstauung, Hepatomegalie, Ödeme

Komplikationen

- Hypoxie
- pulmonale Infekte
- zerebrale Insulte oder Abszesse

**Diagnostik**

- **Auskultation: singulärer lauter 2. HT,** Geräusche eines ASD oder VSD
- **EKG:** Rechtslagetyp, Zeichen der Rechtsherzhypertrophie
- **Rö-Thorax:** je nach begleitenden Herzfehlern Veränderungen der Herzsilhouette, schmales mediastinales Gefäßband
- **Echo: Darstellung der Gefäßabgänge und Verläufe,** Nachweis assoziierter Fehlbildungen
- **Herzkatheter: Darstellung der Fehlbildungen,** der Koronararterien, Berechnung der Shuntgröße und der Druckverhältnisse

**Therapie**
konservativ

**Prostaglandininfusion** zum Offenhalten des Ductus

minimal-invasiv

**Rashkind-Verfahren:** In der ersten Lebenswoche wird ein Ballonkatheter durch einen ASD vom linken in den rechten Vorhof geschoben. Dort wird der Ballon ruckartig aufgeblasen und zurückgezogen, so dass ein größeres Loch zwischen beiden Vorhöfen entsteht und das oxygenierte Blut durch den Defekt in den Körperkreislauf gelangen kann.

| operativ | Am häufigsten wird heute die **arterielle Switch-OP** durchgeführt, bei der die großen Arterien oberhalb der Klappenebene abgesetzt, die Koronararterien in die alte Pulmonalarterie umgesetzt werden und die Arterien dann vertauscht wieder anastomosiert werden. |

| Prognose | Ohne Therapie in 80 % der Fälle letaler Verlauf im ersten Monat. 25-JÜR nach Vorhofumkehr-OP 65 %, häufig bestehen erhebliche Herzrhythmusstörungen. |

## 3.2.6 Aortenisthmusstenose

Synonym: Coarctatio aortae

> **Definition**
> **Einteilung:** präduktal · juxtaduktal · postduktal
> **Ätiologie:** versprengtes Duktusgewebe
> **Pathogenese:** Kollateralarterien
> **Klinik:** Kopfschmerzen · Schwindel · Claudicatio intermittens · Hypertonie · RR-Differenz
> **Diagnostik:** RR · Puls · Rö-Thorax · Echo · Herzkatheter
> **Therapie:** Ballondilatation · End-zu-End-Anastomose · Prothese

**Definition**

Es handelt sich um eine **Stenose im distalen Teil des Aortenbogens**, teils proximal des Ductusabgangs, teils distal.

**Epidemiologie**

- Häufigkeit: ca. 7 % aller angeborenen Herzfehler
- Geschlechterverhältnis: **m** > w (2:1)

**Einteilung**

nach der Lokalisation:
- **präduktale Form (a):** Stenose liegt proximal des Duktus und wird meist schon im **Säuglingsalter** symptomatisch. Die untere Körperhälfte wird durch den Duktus versorgt.
- **juxtaduktale Form (b):** Stenose liegt der Duktuseinmündung direkt gegenüber. Sie wird erst hämodynamisch wirksam, wenn der Duktus sich schließt.

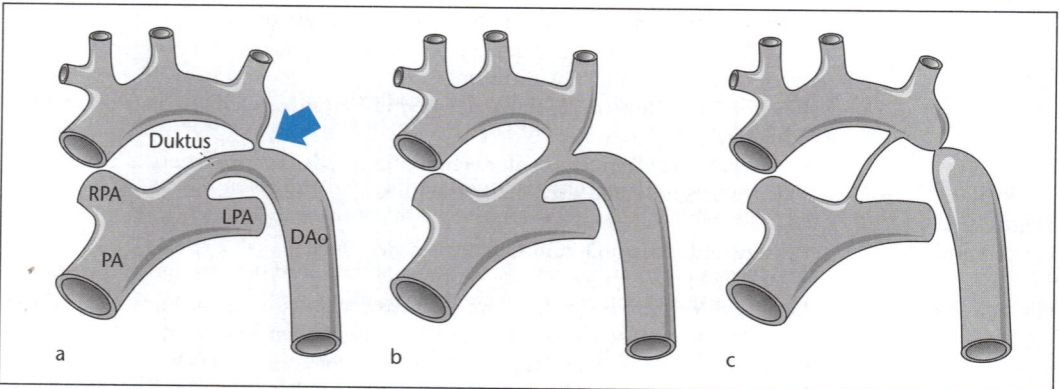

**Abb. 3.4:** Abbildung der verschiedenen Lokalisationen von Isthmusstenosen [6]

- **postduktale Form (c):** Stenose liegt distal der A. subclavia sinistra und gegenüber der Einmündungsstelle des Ductus. Diese Form findet sich meistens im **Erwachsenenalter.** Die untere Körperhälfte wird über aortopulmonale Kollateralen versorgt.

**Ätiologie**

versprengtes Ductusgewebe in der Aorta

**Pathogense**

Es bilden sich **Kollateralen** aus, die jedoch meist nicht ausreichen, so dass es zu einer Hypotonie der unteren Körperhälfte und einer Hypertonie der oberen kommt.

**Klinik**

Symptome

- hoher RR der oberen Körperhälfte: **Kopfschmerzen,** Nasenbluten, **Schwindel**
- niedriger RR der unteren Körperhälfte: kalte Füße, **Claudicatio intermittens,** nicht oder abgeschwächt tastbare Leistenpulse

Komplikationen

- Linksherzversagen
- Endokarditis/Arteriitis
- Aortenruptur, Ruptur von zerebralen Aneurysmata aufgrund der hohen Drücke
- KHK

**Diagnostik**

- **Puls:** abgeschwächter Femoralarterien- und Fußpuls
- **RR:** große Blutdruckamplitude, > 20 mmHg Differenz zwischen RR der oberen und unteren Körperhälfte
- **Auskultation:**
  - gespaltener 2. HT, kontinuierliches Geräusch im Bereich der Kollateralen
  - bei bikuspidaler Aortenklappe: Auswurfklick, intervallsystolisches Spindelgeräusch, diastolisches Decrescendogeräusch
- **EKG:** evtl. Zeichen der Linksherzhypertrophie
- **Rö-Thorax:** normale Herzgröße, erweiterte Aorta ascendens, Doppelkontur der Aorta descendens, Einziehung des Isthmus, Rippenusuren
- **Echo: Lokalisation und Ausmaß der Stenose,** Bestimmung der Ventrikelfunktion, Flussgeschwindigkeitsbestimmung (Ausmaß der Stenose, mittlerer Gradient)
- **Herzkatheter: Darstellung der Stenose,** Bestimmung der Druckgradienten, Beurteilung des Koronarstatus
- **CT/MRT:** Darstellung der Stenose

Differentialdiagnose

arterielle Hypertonie anderer Genese

**Therapie**

Indikation

bei symptomatischen Patienten, Druckgradienten > 20 mmHg, arterieller Hypertonie oder pathologischem RR-Anstieg unter Belastung

minimal-invasiv

interventioneller Katheter: **Ballondilatation** und evtl. Stentimplantation bei Restenose nach OP oder bei Kontraindikationen für eine OP

operativ

verschiedene Verfahren, z.B. Resektion mit **End-zu-End-Anastomose** (bei Kindern) oder Resektion mit **Protheseninterposition**

Prognose

**Unbehandelt:** schlechte Prognose, Lebenserwartung ca. 30 Jahre
**Nach OP:** Prognose abhängig von den Folgekrankheiten. Bei Säuglingen und Kleinkindern bleibt häufig ein behandlungsbedürftiger Hypertonus bestehen.

## 3.2.7 Pulmonalstenose

> **Definition**
> **Einteilung:** verschiedene Lokalisationen
> **Pathogenese:** ohne Zyanose · verminderte Lungendurchblutung · Rechtsherz-hypertrophie
> **Klinik:** Dyspnoe · Leistungsminderung · Synkopen
> **Diagnostik:** Auskultation · Rö-Thorax · Echo · Herzkatheter
> **Therapie:** Ballonvalvuloplastie · Valvulotomie · Klappenersatz

**Definition**

Bei der Pulmonalstenose besteht eine **Obstruktion des rechtsventrikulären Ausflusstraktes**, bedingt durch eine Stenose im Bereich der Pulmonalklappe.

**Epidemiologie**

- Häufigkeit: valvuläre Pulmonalstenose macht 10 %, subvalvuläre Stenose 3 % aller angeborenen Herzfehler aus. Auftreten auch im Rahmen der Fallot-Tetralogie.
- Geschlechterverhältnis: w = m

**Einteilung**

nach der Lokalisation:
- **valvuläre Stenose:** Klappe selbst ist betroffen
- **subvalvuläre Stenose:** Stenose im Bereich des Infundibulums
- **supravalvuläre Stenose:** Stenose im Bereich des Sinus valsalvae
- **periphere Stenose:** Stenose(n) im Bereich der peripheren Lungenarterien

**Pathogenese**

Durch die Stenose kommt es zur **verminderten Lungendurchblutung** und zum **Druckanstieg im rechten Ventrikel** ⇒ **konzentrische Hypertrophie des rechten Herzens.** Im Verlauf kann es zur Rechtsherzdekompensation kommen. Hinter der Stenose fällt der Druck ab ⇒ Turbulenzen, die wiederum poststenotisch eine Dilatation bewirken

**Klinik**
Symptome

- **Belastungsdyspnoe**
- periphere Zyanose in schweren Fällen
- **Leistungsminderung**
- Stenokardien
- **Synkopen**

Komplikationen

Rechtsherzdekompensation, selten Endokarditis

**Diagnostik**

- **Auskultation:**
  - bei valvulärer Stenose: frühsystolischer Ejektionsklick, gespaltener 2. HT
  - bei allen Stenosen im Bereich der Pulmonalklappe: systolisches Austreibungs-geräusch
- **EKG:** evtl. Zeichen der Rechtsherzhypertrophie
- **Rö-Thorax:** poststenotisch erweiterte Pulmonalarterie, Einengung des Retro-sternalraums, Rarefizierung der Gefäßzeichnung
- **Echo: Beurteilung der Pulmonalklappe und deren Funktion,** Beurteilung der Rechtsherzinsuffizienz, Einschätzung der Druckverhältnisse, Messung der Druck-gradienten
- **Herzkatheter:** bei schlechten Schallbedingungen oder geplanter Intervention

**Therapie**

Indikation | symptomatische Patienten und asymptomatische Patienten mit einem Druckgradienten > 50 mmHg

minimal-invasiv | **Ballonvalvuloplastie:** Verfahren der Wahl

operativ | **Valvulotomie** oder **Klappenersatz** bei valvulärer Stenose, Klappendysplasie oder komplexen Herzfehlern

Prognose | Ohne OP: mittlere Lebenserwartung bei 26 Jahren.
Die Ballonvalvuloplastie zeigt hervorragende Langzeitergebnisse.

# 3.3 Erworbene Herzfehler

> **Definition**
> **Ätiologie:** infektiös · entzündlich · degenerativ
> **Pathogenese:** Druckbelastung · Volumenbelastung
> **Klinik:** je nach Herzfehler (siehe Tabelle)
> **Diagnostik:** Klinik · Auskultation · Rö-Thorax · Echo · Herzkatheter
> **Therapie:** medikamentös · Endokarditisprophylaxe · Ballonvalvuloplastik · OP

**Definition**

Erworbene Klappenvitien sind entweder **Stenosen** oder **Insuffizienzen** oder eine **Kombination** aus beidem.

**Ätiologie/ Pathogenese**

Meist ist das **linke Herz** betroffen, da es stärker belastet wird.
Die Klappen des rechten Herzens werden am ehesten durch eine bakterielle Endokarditis z. B. bei i.v.-Drogenabhängigen betroffen oder aber als relative Insuffizienzen bei Überdehnung des Klappenrings infolge pulmonaler Hypertonie oder Rechtsherzdilatation.

- **Stenosen** entstehen durch degenerative Prozesse oder Narben und Adhäsionen nach Entzündungen, die die **Öffnungsfläche** verringern und einen **Druckgradienten** über der Klappe erzeugen. Nach diesen beiden Größen wird eine Stenose in verschiedene Schweregrade eingestuft.
- **Insuffizienzen** (Unfähigkeit einer Klappe, richtig zu schließen) entstehen durch degenerative Veränderungen oder Entzündungen. Der Schweregrad wird entsprechend dem **Reflux** durch die Klappe bestimmt.
- ! **Merke:** Stenosen verursachen eine **Druckbelastung** des Herzens. **Insuffizienzen** bewirken durch das Pendelblut eine **Volumenbelastung** des Herzens.
- **Aortenstenose:** Stenose ⇒ Druckbelastung des linken Ventrikels ⇒ linksventrikuläre Hypertrophie. Herzzeitvolumen wird vorerst aufrechterhalten, Compliance (Dehnbarkeit) des linken Ventrikels nimmt ab. Druck im Lungenkreislauf nimmt zu ⇒ Dyspnoe und Leistungsminderung. Beim Absinken des Herzzeitvolumens kann es zur Synkope kommen. Durch die Linksherzhypertrophie wird die Koronarperfusion beeinträchtigt und es kommt zur Angina pectoris.
- **Aortenklappeninsuffizienz:** Schlussunfähigkeit der Klappe ⇒ Rückstrom in den linken Ventrikel ⇒ Füllungsvolumen erhöht ⇒ Volumenbelastung des linken Ventrikels ⇒ Dilatation. Die Compliance nimmt zu und der Ventrikel hypertrohiert exzentrisch. Bei ausgeprägter Dilatation kann das Schlagvolumen nicht mehr

aufrechterhalten werden, die Complaince nimmt ab (Frank-Starling-Mechanismus) ⇒ Leistungsminderung und Linksherzinsuffizienz mit Dyspnoe.

- **Mitralstenose:** Stenose ⇒ Behinderung der linksventrikulären Füllung und Vergrößerung des linken Vorhofs. Drucksteigerung im linken Vorhof sichert zunächst noch das Herzzeitvolumen, das auf Dauer jedoch sinkt ⇒ Abgeschlagenheit. Der erhöhte Druck wird auf die Pulmonalgefäße übertragen ⇒ Gegenregulation durch Abnahme der Permeabilität der Alveolen, Konstriktion der Gefäße und Senkung des hydrostatischen Druckes. Reicht dies nicht mehr aus, kommt es zur venösen Lungenstauung ⇒ pulmonale Hypertonie ⇒ Rechtsherzinsuffizienz.
- **Mitralinsuffizienz:** Entleerung des linken Ventrikels nicht nur in die Aorta, sondern durch die insuffiziente Klappe auch in Richtung des linken Vorhofs. Da Pulmonalvenen keine Klappen haben, fließt das regurgitierte Blut vom linken Vorhof direkt in den Lungenkreislauf zurück ⇒ Lungenstauung, pulmonale Hypertonie und somit Rechtsherzbelastung wie bei Mitralstenose. Um das Herzzeitvolumen aufrechtzuerhalten, wird das Schlagvolumen erhöht ⇒ Volumenbelastung des linken Ventrikels mit Dilatation und Hypertrophie.

## Klinik und Diagnostik

| Vitium | klinischer Befund | Auskultation | Rö-Thorax | Besonderheiten |
|---|---|---|---|---|
| **Aortenklappen-stenose** | • Schwindel, Synkope, reduzierter AZ, Angina pectoris<br>• hebender Herzspitzenstoß, Pulsus parvus et tardus | • spindelförmiges, raues Systolikum<br>• p.m. über der Herzbasis<br>• Fortleitung in die Karotiden | • Aorta ascendens poststenotisch dilatiert<br>• erst bei Dekompensation Linksherzhypertrophie | |
| **Aortenklappen-insuffizienz** | • lange asymptomatisch<br>• Pulsus celer et altus, nach links gerichteter Herzspitzenstoß | frühdiastolisches Decrescendogeräusch (am besten beim sitzenden, nach vorne geneigten Patienten zu hören) | • Aorta ascendens und Aortenbogen dilatiert und elongiert<br>• Linksverbreiterung des Herzen | |
| **Mitralklappen-stenose** | • Dyspnoe<br>• später Rechtsherzinsuffizienz | • paukender 1. HT<br>• MÖT<br>• diastolisches Decrescendogeräusch<br>• präsystolisches Crescendogeräusch | • unauffällig bis Vergrößerung von linkem Vorhof und Herzohr<br>• verstrichene Herztaille<br>• dilatierte Pulmonalarterien bei pulmonaler Hypertonie, Kerley-B-Linien | • Gefahr der Thrombembolie bei Vorhofflimmern<br>• Gefahr des Lungenödems |
| **Mitralklappen-insuffizienz** | • Zeichen der Linksherzinsuffizienz<br>• Herzspitzenstoß nach links verlagert<br>• apikal Schwirren | holosystolisches, hochfrequentes Geräusch mit Ausstrahlung nach axillär und in den Rücken | meist unauffällig oder Zeichen der Linksherzinsuffizienz mit Kerley-B-Linien | ätiologisch meist Myokardinfarkt oder infektiöse Endokarditis als Ursache |
| **Mitralklappen-prolaps** | • 90% asymptomatisch<br>• Rhythmusstörungen, Synkope, Dyspnoe, Palpitationen | • hochfrequente meso-systolische Klicks<br>• p.m. Herzspitze<br>• Systolikum durch Mitralinsuffizienz | • unauffällig<br>• bei Mitralinsuffizienz Vergrößerung von linkem Vorhof und Kammer | • gehäuft assoziiert mit Skelettfehlbildungen oder Marfan-Syndrom<br>• sonst schlanke junge Mädchen |

**Tab. 3.2:** Klinische Befunde, Auskultationsbefunde und Röntgenbefunde bei verschiedenen Klappenfehlern (MÖT = Mitralöffnungston)

**Therapie**

Die Therapie richtet sich neben der Klinik und den echokardiografischen Befunden nach Druckparametern, die bei der Herzkatheteruntersuchung gemessen werden. Allgemein sind **klappenerhaltende Verfahren** vorzuziehen, da mechanische Klappen thrombogen sind und die lebenslange Einnahme von Antikoagulantien erfordern, während Bioklappen eine eingeschränkte Lebensdauer haben.

**konservativ**

- **Endokarditisprophylaxe:** bei allen Klappenfehlern indiziert
- **Prophylaxe gegen rheumatisches Fieber:** insbesondere bei Mitralklappenfehlern
- **Digitalis:** v.a. bei Mitralklappenfehlern mit Vorhofflimmern (wird kontrovers diskutiert) oder auch bei Herzinsuffizienz
- **Antikoagulantien:** bei Mitralklappenfehlern mit Vorhofflimmern
- **Diuretika:** Bei Aortenstenose nicht oder nur vorsichtig einzusetzen, da der Füllungsdruck des linken Herzens weiter vermindert wird.
- **ACE-Hemmer:** bei Aorten- und Mitralstenose wegen Nachlastsenkung kontraindiziert (Verschlechterung der Koronarperfusion), indiziert hingegen bei Aorteninsuffizienz wegen Verringerung des Regurgitationsvolumens

**minimal-invasiv**

**Ballonvalvuloplastik** bei Aorten- und Mitralstenose zur Sprengung der Stenose möglich:
- bei Mitralstenose gute Resultate
- bei Aortenstenose im Erwachsenenalter nur indiziert bei KI gegen OP, im Kindesalter jedoch Therapie der Wahl

**operativ**

- **Klappenrekonstruktion:** insbesondere bei Kindern – sofern möglich – Therapie der Wahl
- **Klappenersatz:** wenn eine Rekonstruktion nicht mehr in Frage kommt
  - **mechanische Klappe** eher bei jüngeren Patienten
  - **Bioklappe** bei älteren Patienten bzw. Kontraindikation gegen Antikoagulantien
  - **Komplikationen nach OP:** Blutungen, Infektionen, Rhythmusstörungen, Endokarditis, perioperatives Organversagen als Frühkomplikationen; Thrombembolien, Blutungen unter Marcumar, Endokarditis, Herzinsuffizienz, Stenosen oder Insuffizienzen als Spätkomplikationen.

**Prognose**

Insgesamt haben Insuffizienzen durch die Volumenbelastung eine günstigere Prognose als Stenosen mit der daraus resultierenden Druckbelastung. Die Prognose ist in jedem Fall abhängig von der Funktion des linken Ventrikels.
- **Aortenstenose:** Patienten können lange asymptomatisch bleiben, jedoch bei Symptomen sehr schlechte Prognose (1–2 Jahre bei Herzinsuffizienz, 2–3 Jahre nach Synkope), 10-JÜR nach OP 65 %
- **Aorteninsuffizienz:** Patienten können lange asymptomatisch bleiben, bei leicht- bis mittelgradigem Befund liegt die 10-JÜR bei 90 %, bei symptomatischen Patienten aber deutlich darunter; nach OP liegt die 10-JÜR bei 55 %
- **Mitralstenose:** nach Ballonvalvuloplastie geht es 75 % der Patienten besser, Hospitalletalität 1 %, Rezidive 2 %; nach Klappenersatz Hospitalletalität 5 %, 10-JÜR 60 %
- **Mitralinsuffizienz:** bei Mitralklappenersatz Hospitalletalität 5 %

# 3.4 Herzrhythmusstörungen

**Definition**
**Einteilung:** Reizbildungsstörungen · Reizleitungsstörungen
**Ätiologie:** kardial · extrakardial
**Pathogenese:** reduzierte Herzleistung
**Klinik:** Herzrasen · Palpitationen · Schwindel
**Diagnostik:** Puls · Auskultation · EKG · Langzeit-EKG · Ergometrie
**Therapie:** kausal · Antiarrhythmika · Elektrotherapie · Katheterintervention

**Definition**

Herzrhythmusstörungen sind **Störungen der Reizbildung oder -leitung**, die zu einem Abweichen von der regelmäßigen Herzaktion führen.

**Epidemiologie**

Sehr häufig! Allein am plötzlichen Herztod, der Extremform einer Herzrhythmusstörung, sterben pro Jahr in Deutschland 90 000 Menschen.
Herzrhythmusstörungen kommen bei organisch Gesunden, bei kardial wie auch bei extrakardial erkrankten Menschen vor.

**Einteilung**

- Reizbildungsstörungen
- Reizleitungsstörungen
- Präexzitationssyndrom
- Herzstillstand

**Ätiologie**

- **kardiale Ursachen:**
  - KHK, Herzinfarkt
  - Myokarditis, Kardiomyopathie
  - Vitien
  - arterielle oder pulmonale Hypertonie
- **extrakardiale Ursachen:**
  - Elektrolytstörungen
  - Hyperthyreose
  - Hypoxie
  - Medikamente, Suchtstoffe (Drogen, Toxine, Alkohol, Kaffee)
  - hyperreaktiver Karotissinus
  - psychovegetative Faktoren

**Pathogenese**

Einzelne nicht bedarfsgerechte Herzaktionen können folgenlos bleiben. Treten sie aber gehäuft auf, können sie die **Herzleistung vermindern**. Das Herzminutenvolumen kann bis zum Herzkreislaufstillstand absinken.

**Klinik**
Symptome

- **Palpitationen/Herzrasen**
- **Schwindel**
- Synkope
- Verwirrtheit
- Seh- und Sprachstörungen
- Zeichen einer Herzinsuffizienz

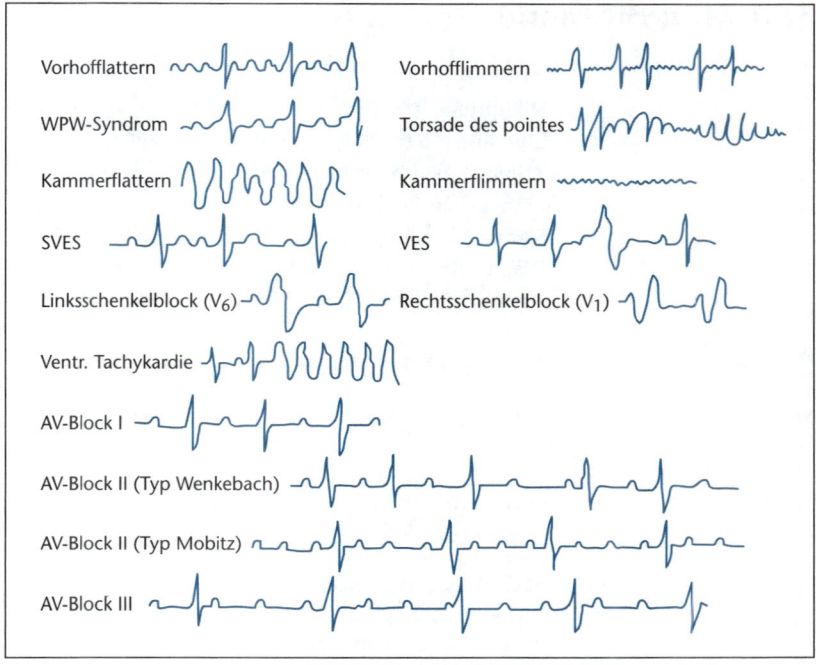

Vorhofflattern

Vorhofflimmern

WPW-Syndrom

Torsade des pointes

Kammerflattern

Kammerflimmern

SVES

VES

Linksschenkelblock (V$_6$)

Rechtsschenkelblock (V$_1$)

Ventr. Tachykardie

AV-Block I

AV-Block II (Typ Wenkebach)

AV-Block II (Typ Mobitz)

AV-Block III

**Abb. 3.5:**   EKG-Befunde verschiedener Herzrhythmusstörungen [5]

| Komplikationen | |
|---|---|
| | • Verletzungen (Synkope) |
| | • Herzinsuffizienz |
| | • Herzstillstand |
| | • arterielle Embolien |
| | • Hirninfarkt |

**Diagnostik**

- **Anamnese:** wiederholtes Ereignis?, kardiale Erkrankungen?
- **Puls** zählen, Pulsdefizit?
- **Auskultation:** Vitien
- **EKG** und Langzeit-EKG
- **Ergometrie:** Zunahme oder Abnahme der Rhythmusstörungen unter Belastung
- **Echo:** Zeichen einer Herzinsuffizienz
- invasive Diagnostik (Herzkatheter, elektrophysiologische Untersuchung)

**Therapie**
konservativ

- **kausale Therapie** sofern möglich (z. B. Kalium ausgleichen, Medikamente absetzen)
- allgemeine Maßnahmen: Sedierung, Vagusreiz
- Antiarrhythmika

minimal-invasiv

- Elektrotherapie
- Katheterintervention

## 3.4.1 Extrasystolen (ES)

> **Definition**
> **Einteilung:** VES · SVES · Einteilung der VES nach Lown
> **Ätiologie:** physiologisch · kardial · extrakardial
> **Pathogenese:** frühzeitige Depolarisation · kompensatorische Pause · R-auf-T-Phänomen
> **Klinik:** asymptomatisch · Herzstolpern · Schwindel
> **Diagnostik:** EKG · Langzeit-EKG · Ergometrie
> **Therapie:** Kalium · Magnesium · β-Blocker · Antiarrhythmika

**Definition**

Extrasystolen sind **außerhalb des Grundrhythmus auftretende Herzschläge.**

**Epidemiologie**

sehr häufig auch bei gesunden Menschen, nur in 30 % werden sie als Herzstolpern bemerkt

**Einteilung**

- **nach dem Ursprungsort:**
  - supraventrikuläre ES (SVES)
  - ventrikuläre ES (VES)
- **nach ihrem Auftreten (bei VES):**
  - Couplets, Triplets, Salven (2, 3 oder mehr als 3 in Folge)
  - Bigemini, Trigemini (abwechselnd 1 ES, 1 normaler QRS-Komplex bzw. 1 ES, 2 normale QRS-Komplexe)
- **nach ihrem Aussehen (bei VES):**
  - monomorph: ES sehen identisch aus
  - polymorph: ES sehen unterschiedlich aus

|  | Grad | Art der VES |
|---|---|---|
| **einfache VES** | 0 | keine VES |
|  | I | monomorphe VES < 30/h |
|  | II | monomorphe VES > 30/h |
| **komplexe VES** | IIIa | polymorphe VES |
|  | IIIb | ventrikulärer Bigeminus |
|  | IVa | Couplets |
|  | IVb | Salven |
|  | V | R-auf-T-Phänomen |

**Tab. 3.3:** Klassifikation der Extrasystolen nach Lown

**! Merke:** Streng genommen gilt die **Lown-Klassifikation** nur für Extrasystolen nach einem Herzinfarkt. Praktisch wird das jedoch anders gehandhabt.

**Ätiologie**

- **physiologisch:** bei Erregung, erhöhtem Vagotonus, vegetativer Labilität
- **kardiale Ursachen:** KHK, Myokarditis, Kardiomyopathie, Vitien
- **extrakardiale Ursachen:** Kaliummangel, Hyperthyreose, Medikamente, Genussmittel

**Pathogenese**

ES treten bei Schädigungen von Herzzellen auf. Es kommt zur **vorzeitigen Depolarisation**, z.B. durch $O_2$-Mangel oder Hypokaliämie.
- Bei **SVES** folgt die normale Kammererregung nach **stark verkürztem PQ-Intervall**. Gefahr besteht nur, wenn eine Reentrytachykardie durch die SVES ausgelöst wird.

- Bei **VES** kommt es nach der ES zur **kompensatorischen Pause**, da die nächste normale Erregung des Sinusknotens in der Kammer auf refraktäres Myokard trifft. Erst die nächste Sinuserregung wird wieder weitergeleitet.

> Folgende Arrhythmien gelten als **Warnung vor lebensgefährlichen ventrikulären Tachykardien:**
> - polytope ES
> - Bigemini
> - Couplets oder Salven
> - R-auf-T-Phänomen

! **Merke:** Ein **R-auf-T-Phänomen** besteht, wenn eine VES in die vulnerable Phase von T fällt und damit ein Kammerflimmern ausgelöst werden kann.

**Klinik**
Symptome

Die meisten Patienten sind **asymptomatisch.** Manche verspüren **Herzstolpern.** Erst bei höhergradigen ES kann es zu kurzzeitigem **Schwindel** oder zu einer Synkope kommen. Ansonsten herrschen die Symptome der Grundkrankheit vor.

Komplikationen

- ventrikuläre Tachykardie
- Vorhofflimmern
- Kammerflimmern
- plötzlicher Herztod

**Diagnostik**

- **Anamnese:** früheres Auftreten?
- **Puls** zählen
- **EKG:**
  - **SVES:** frühzeitige, abnorm geformte oder fehlende P-Welle mit sofort folgendem normal geformten Kammerkomplex
  - **VES:** breite, vorzeitig einfallende QRS-Komplexe ohne vorangehende P-Welle, postextrasystolische kompensatorische Pause
- **Langzeit-EKG:** Lown-Klassifizierung
- **Ergometrie:** zur Prüfung, ob unter Belastung vermehrt ES auftreten
- **Echo:** z.A. kardialer Erkrankungen
- **Labor:** z.A. von Stoffwechselerkrankungen; Elektrolytentgleisungen oder Entzündungen als Ursache

**Therapie**
konservativ

- **SVES:** Meist ist **keine Therapie** erforderlich. Falls doch, sind meist **Kalium** und **Magnesium** ausreichend, in einzelnen Fällen sind β-**Blocker** sinnvoll.
- **VES:**
  - Ursachentherapie soweit möglich
  - Kalium und Magnesium als Basistherapie

! **Merke:** Fast alle **Antiarrhythmika** haben als Nebenwirkung auch eine **proarrhythmische Wirkung!**

> Leider sind diejenigen Patienten, die besonders gefährdet sind, aufgrund ihrer kardiologischen Grundkrankheit einen plötzlichen Herztod zu erleiden, auch besonders gefährdet, proarrhythmischen Nebenwirkungen unter Antiarrhythmika-Therapie zu entwickeln.

| Extrasystolen | organische Herzerkrankung | spezifische Therapie |
|---|---|---|
| asymptomatische VES, nicht-anhaltende Kammertachykardie | nein | keine |
| | ja | Amiodaron bei deutlich eingeschränkter linksventrikulärer Funktion, alternativ Sotalol |
| symptomatische VES, nicht-anhaltende Kammertachykardie | nein | β-Blocker, als Reserve Klasse-I-Anti-arrhythmika |
| | ja | Amiodaron bei deutlich eingeschränkter linksventrikulärer Funktion, alternativ Sotalol |

**Tab. 3.4:**    Spezifische Therapie der VES

# 3.4.2 AV-Knoten-Reentry-Tachykardie

**Definition**
**Ätiologie:** angeboren · im Wachstum
**Pathogenese:** parallele Leitungsbahnen · Leitungsgeschwindigkeit · Refraktärzeit · retrograde Erregung
**Klinik:** Herzrasen
**Diagnostik:** Anamnese · Puls · EKG
**Therapie:** vagale Manöver · Adenosin · Vorhofstimulation · Katheterablation

**Definition**

Es handelt sich dabei um eine **paroxysmale supraventrikuläre Tachykardie,** die durch das Bestehen von getrennten Leitungsbahnen im AV-Knoten zustande kommt, einer sog. **Längsdissoziation** des AV-Knotens.

**Epidemiologie**

Prädispositionsalter: typischerweise zwischen 20. und 30. Lj.

**Ätiologie**

Die Längdissoziation des AV-Knotens ist entweder angeboren oder entwickelt sich während des Wachstumsprozesses.

**Pathogenese**

Die beiden **parallel bestehenden Leitungsbahnen unterscheiden sich in** ihrer **Leitungsgeschwindigkeit** wie auch in ihrer **Refraktärzeit.** Nach SVES erneute Erregung der langsameren Bahn mit der kürzeren Refraktärzeit, schnellere Bahn ist noch nicht leitfähig ⇒ Erregung kann retrograd über die schnelle Bahn wieder zum Vorhof gelangen ⇒ Vorhof- und Kammeraktion treten nahezu gleichzeitig auf. Der Kreislauf schließt sich, wenn die Erregung wieder über die langsame Bahn auf die Kammer fortgeleitet wird.

**Klinik**
**Symptome**

**Herzrasen** mit plötzlichem Anfang und plötzlichem Ende. Typischerweise beginnen und enden die Episoden mit SVES. Synkopen treten eher selten auf.

**Diagnostik**

- **Anamnese**
- **Puls:** im Anfall **HF von 180–200/Min.,** bei Kindern bis 300/Min.
- **EKG: regelmäßige Tachykardie mit schmalen QRS-Komplexen**, meist durch den QRS-Komplex verdecktes P oder am Anfang oder Ende als „Pseudo-Q" oder „Pseudo-S" zu erkennen

**Therapie**

konservativ

Zunächst Therapieversuch durch **vagale Manöver** wie z. B. Karotisdruck, Eiswasser schlucken oder Pressversuch (Valsalva). Gelingt die Unterbrechung der Tachykardie nicht, Gabe von **Adenosin oder Verapamil i.v.** oder **Vorhofstimulation**.

minimal-invasiv

Zur **Rezidivprophylaxe** bei Patienten, die häufige Tachykardien haben und diese nicht durch vagale Manöver beenden können, ist eine **Katheterablation oder -modulation des AV-Knotens** indiziert (Cave: Es besteht ein sehr hohes AV-Block-Risiko dabei!)

## 3.4.3 Reentry-Tachykardie bei akzessorischer Leitungsbahn

Synonym: Präexzitations-Syndrom

> **Definition**
> **Einteilung:** WPW-Syndrom · LGL-Syndrom
> **Pathogenese:** kreisende Erregung · orthodrome Leitung · antidrome Leitung
> **Klinik:** asymptomatisch · lebensbedrohliche Tachyarrhythmien
> **Diagnostik:** Puls · EKG · elektrophysiologische Untersuchung
> **Therapie:** vagale Manöver · medikamentöse Blockade

**Definition**

Es handelt sich um eine **paroxysmale supraventrikuläre Tachykardie,** die durch die Erregung einer **zusätzlichen Leitungsbahn** im Reizleitungssystem und dadurch **kreisende Erregung** zustande kommt.

**Epidemiologie**

- Geschlechterverhältnis: **m** > w
- Prädispositionsalter: meist zwischen 10. und 20. Lj.

Die Tachykardie kann im Rahmen der Ebstein-Anomalie auftreten, liegt meist aber isoliert vor.

*!* Merke: Ebstein-Anomalie: Verlagerung eines oder mehrerer fehlgebildeter Trikuspidalklappensegel in die rechte Herzkammer.

**Einteilung**

- **WPW-Syndrom** (Wolff-Parkinson-White): Die akzessorische Leitung läuft über ein sog. **Kent-Bündel** entweder mit positiver **Delta-Welle** in $V_1$ (Typ A) oder mit negativer (Typ B), je nachdem, ob die Leitungsbahn links oder rechts sitzt. Das Kent-Bündel kann in beide Richtungen leiten. Wenn es nur retrograd leitet, ist die Delta-Welle nicht zu sehen.
- **LGL-Syndrom** (Lown-Ganong-Levine): Die akzessorische Bahn läuft über eine atrio-HIS-Verbindung (**James-Bündel**)

**Ätiologie**

Akzessorische Leitungsbahnen sind **angeborene** Strukturanomalien.

**Pathogenese**

Bei normalem Sinusrhythmus tritt die Erregung über beide Bahnen auf die Kammer über und die Erregung der Kammer läuft normal ab. Bei einer VES kann die zusätzliche Leitungsbahn wegen ihrer kürzeren Refraktärzeit die Erregung zurück auf die Vorhöfe leiten, während der AV-Knoten noch refraktär ist ⇒ Erregung erreicht die Vorhöfe dann retrograd, der AV-Knoten ist wieder leitfähig und so kommt es zur **kreisenden Erregung.**

! **Merke:** Die kreisende Erregung ist **orthodrom,** wenn sie den AV-Knoten in der richtigen Richtung passiert. Bei der **antidromen Leitung** geht die Leitung retrograd über den AV-Knoten und dann über die zusätzliche Bahn vom Vorhof zur Kammer.

**Klinik**

Symptome

90 % der Patienten sind **asymptomatisch.** Bei 10 % kann es zu kreisenden orthodromen oder antidromen Erregungen kommen.

Komplikationen

Nur bei den wenigen Patienten, bei denen die akzessorische Bahn eine extrem kurze Refraktärzeit hat, besteht die Gefahr von **lebensbedrohlichen Tachyarrhythmien** bis hin zum Kammerflimmern.

**Diagnostik**

- **Anamnese:** früheres Auftreten?
- **Puls:** im Anfall **HF 150–200/Min.**
- **EKG: Delta-Wellen** und die typisch **verkürzte PQ-Zeit** auf < 0,12 Sek. sind nur vor und nach der Tachykardie zu sehen. Während der Tachykardie sind bei der orthodromen Form die QRS-Komplexe schmal, bei der antidromen Form breit.
- **elektrophysiologische Untersuchung:** zur genauen Ortung der akzessorischen Leitungsbahn und Ablation

Differentialdiagnose

Tachykardien anderer Genese

**Therapie**

Das Ziel ist es, im Akutfall den AV-Knoten oder die akzessorische Leitungsbahn zu blockieren.

konservativ

- **Blockade des AV-Knotens** durch vagale Manöver oder medikamentös durch Adenosin, Verapamil oder Digitalis.
- **Blockade der akzessorischen Bahn** durch Ajmalin, Flecainid oder Propafenon.
- bei Erfolglosigkeit: externe Elektrokardioversion mit 25–50 J
- ! **Merke:** Nie medikamentös beide Leitungen blockieren!!!

minimal-invasiv

Ablation der akzessonischen Leitungsbahn

## 3.4.4 Vorhofflimmern mit absoluter Arrhythmie

**Definition**
**Ätiologie:** kardial · extrakardial · idiopathisch
**Pathogenese:** Narbengewebe · kreisende Erregung im Vorhof · unregelmäßige Überleitung
**Klinik:** Herzrasen · Synkope · Dyspnoe
**Diagnostik:** Puls · EKG · TEE
**Therapie:** Digitalis · Verapamil · Kardioversion · Thrombembolieprophylaxe

**Definition**

**Vorhofflimmern** ist eine ungeordnete und mechanisch nicht effektive Vorhofaktion mit einer **Vorhoffrequenz von > 350/Min.**

! **Merke: Vorhofflattern** ist eine regelmäßige Vorhofaktion mit einer Vorhoffrequenz von 250–350/Min. und tritt meist als Vorbote von Vorhofflimmern auf.

Epidemiologie

Häufigkeit: steigt mit dem Lebensalter, bei über 60-Jährigen in 2–4 % Vorhofflimmern

**Ätiologie**

- **idiopathisch** in 15 % der Fälle
- **kardial:** Vitien, KHK, Linksherzinsuffizienz, Kardiomyopathien, Myokarditis, Z.n. Herz-OP, Präexzitationssyndrom
- **extrakardial:** arterielle Hypertonie, Lungenembolie, alkoholtoxisch, medikamentös bedingt ($\beta_2$-Sympathomimetika), Hyperthyreose

**Pathogenese**

Durch **Narbengewebe** (ischämisch oder durch OP) oder andere Störung kommt es auf Vorhofebene zu langsamen, **im Vorhof kreisenden Erregungen.** Bei einer Frequenz von > 350/Min. kann sich der Vorhof nicht mehr effektiv kontrahieren ⇒ Herzzeitvolumen sinkt um 20 %. Da der AV-Knoten die ankommenden Erregungen filtert, wird nur ein Teil übergeleitet ⇒ Überleitung nicht regelmäßig und mit wechselnden Schlagvolumina, Frequenz meist 100–150/Min.
Wegen des ungeordneten und langsamen Blutflusses im Vorhof ohne restlose Entleerung können sich **Vorhofthromben** bilden ⇒ Gefahr **arterieller Embolien**

**Klinik**
Symptome

- **Herzrasen/Herzklopfen**
- **Synkope, Dyspnoe,** Schwindel

Komplikationen

- Vorhofthromben, arterielle Embolie
- Linksherzinsuffizienz

**Diagnostik**

- **Anamnese:** ähnliche Symptome schon häufiger?
- **Puls: Pulsdefizit** und unregelmäßiger Puls
- **EKG: Flimmerwellen** zwischen unregelmäßig auftretenden, normal geformten QRS-Komplexen. Kammerfrequenz meist 100–150/Min. (**Tachyarrhythmia absoluta**), aber auch < 60/Min. (Bradyarrhythmia absoluta) möglich
- **Echo:** z.A. von Begleiterkrankungen, Abschätzung der linksventrikulären Funktion
- **transösopahageales Echo (TEE):** z.A. von Vorhofthromben

> Die Thromben sitzen am häufigsten im linken Vorhofohr, das von transthorakal schlecht einsehbar ist, so dass eine TEE indiziert ist.

**Therapie**
konservativ

- kausale Therapie soweit möglich
- **Medikamente:**
  - **Digitalis:** initial 2 x 0,4 mg i.v., über 3 Tage reduzieren auf die Erhaltungsdosis von 1 x 0,2 mg oral
  - **Verapamil:** initial 5–10 mg langsam i.v. oder 2,4 mg/h im Perfusor, später 3 x 80 mg/Tag oral. KI: Reentrytachykardie bei WPW-Syndrom, Kammertachykardie, Hypotonie, manifeste Linksherzinsuffizienz
  - **$\beta_2$-Blocker:** indiziert bei Tachyarrhythmie infolge Hyperthyreose, nicht mit Verapamil kombinieren
- **Rhythmisierung (Kardioversion):**
  - medikamentös: mit Klasse-I-Antiarrhythmika, wenn keine kardiale Vorerkrankung vorliegt; bei kardialen Vorerkrankungen mit Amiodaron
  - EKG: getriggerte Elektrokardioversion mit 100 J unter Kurznarkose
- *!* Merke: **Voraussetzung für eine Kardioversion:**
- keine kausalen Erkrankungen als Ursache
- Sick-sinus-Syndrom ausgeschlossen

- Erkrankungszeit < 12 Monate
- keine höhergradige kardiale Grunderkrankung
- linker Vorhof < 5,5 cm im Durchmesser
- Mitralfehler nur im Stadium I oder II
- **Thrombembolieprophylaxe:**
  - ohne Risikofaktoren: ASS 300 mg/Tag
  - bei Vorliegen von Risikofaktoren: Marcumar nach Quick unter Berücksichtigung der KI

Prognose

Die **Rezidivrate** nach elektrischer Kardioversion liegt nach einer Woche bei 30 %, nach einem Jahr bei 75 %. Die Prognose insgesamt ist von der kardialen und/oder auch extrakardialen **Grundkrankheit** sowie von einer guten **Thrombembolieprophylaxe** abhängig.

## 3.4.5 Ventrikuläre Tachykardien (VT)

**Definition**
**Ätiologie:** kardiale Grundkrankheit
**Pathogenese:** Reentrykreisläufe im Kammermyokard
**Klinik:** Herzrasen · Schwindel
**Diagnostik:** Puls · EKG · Labor
**Therapie:** kausale Therapie · Ajmalin · elektrische Kardioversion

Definition

Als ventrikuläre Tachykardien werden **Salven** von mehr als 5 VES bezeichnet. Wenn sie über 30 Sek. dauern, nennt man sie **anhaltend.** Die Frequenz liegt bei > 100/Min.

Ätiologie

- meist **schwere kardiale Erkrankung**
- Intoxikation mit Digitalis oder Antiarrhythmika

Pathogenese

Meist kommt es durch Zonen langsamer Erregungsleitung am Rande von Infarktnarben zu **Reentrykreisläufen innerhalb des Kammermyokards.** Es besteht die Gefahr, dass VT in Kammerflimmern übergehen.

Klinik
Symptome

Variable Symptomatik bis hin zum Schock oder zur Synkope:
- **Herzrasen, Schwindel,** Bewusstlosigkeit
- Dyspnoe
- Angina pectoris

Komplikationen

Kammerflimmern, plötzlicher Herztod

Diagnostik

- **Puls:** HF > 100/Min.
- **EKG: schenkelblockartig deformierte Kammerkomplexe** mit einer **Frequenz von 100–200/Min.** Die Komplexe können monomorph oder polymorph sein. Eine AV-Dissoziation liegt vor, wenn die Vorhofaktionen langsam und unabhängig von den Kammerkomplexen einfallen.
- **Labor:** z.A. von Herzinfarkt, Elektrolytentgleisungen, **Digitalisintoxikation** oder Entzündungen
- **Echo** und **Linksherzkatheteruntersuchung:** zur Diagnostik der zugrunde liegenden Herzkrankheit

| | |
|---|---|
| Differentialdiagnose | supraventrikuläre Tachykardie: kann auch breite Kammerkomplexe zeigen, wenn gleichzeitig ein Schenkelblock besteht |

> Zur Unterscheidung kann eine **Vagusreizung** versucht werden, die eine supraventrikuläre Tachykardie unterbrechen kann, eine ventrikuläre jedoch nicht.

**Therapie**

| | |
|---|---|
| konservativ | • **kausale Therapie** wenn möglich (Digitalisspiegel?, Kaliumspiegel?) <br> • **Antiarrhythmika:** initial 50 mg **Ajmalin** sehr langsam i.v. unter Monitorkontrolle (wirkt bei supraventrikulären und bei ventrikulären Tachykardien). Als Reservemittel dient Amiodaron. <br> • **elektrische Kardioversion:** bei Versagen der Medikamente oder drohendem kardiogenen Schock initial mit 50 J unter Kurznarkose, danach Amiodaron zur Sicherung des Rhythmus. |
| operativ | **Revaskularisierung** bei KHK |
| Prophylaxe | β-Blocker ohne intrinsische Aktivität (z. B. Mesoprolol oder Bisoprolol) oder bei drohendem Kammerflimmern Implantation eines Kardioverter-Defibrillators |
| Prognose | abhängig von der Grundkrankheit |

## 3.4.6 Kammerflimmern

> **Definition**
> **Ätiologie:** Hypoxie · Elektrolyte · Long-QT-Syndrom
> **Pathogenese:** Mikroreentrykreisläufe · Abfall des Herzminutenvolumens
> **Klinik:** Bewusstlosigkeit · Pulslosigkeit · Atemstillstand · weite Pupillen
> **Diagnostik:** EKG
> **Therapie:** Defibrillation · Reanimation · Elektrolytausgleich · Kardioverter-Defibrillator

**Definition**

Bei **Kammerflattern** liegt die **HF bei 250–320/Min.** Das EKG-Bild zeigt eine Haarnadelkurve. Beim **Kammerflimmern** liegt die **HF > 320/Min.** Das EKG-Bild zeigt hochfrequente arrhythmische Flimmerwellen. Wegen der Uneffektivität der Kammerzuckungen handelt es sich um eine **Form des Kreislaufstillstands**.

**Ätiologie**

Ursachen für Erniedrigungen der Flimmerschwelle:
• **Hypoxie** des Kammermyokards durch KHK, Herzinfarkt, Kardiomyopathie
• **Elektrolytentgleisungen** wie z. B. Hypokaliämie, Hypomagnesiämie, Hyperkalzämie
• Elektrounfall
• Herztraumen
• WPW-Syndrom mit schneller Überleitung
• **Long-QT-Syndrom (LQTS):** angeboren oder durch Medikamente (z. B. Antiarrhythmika, Antidepressiva, Antihistaminika, Antibiotika, Chinin) oder Drogen (Kokain) erworben
! **Merke:** Beim angeborenen LQTS können schon im Kindesalter Synkopen auftreten mit Kammerflattern vom Spitzenumkehrtyp (**Torsade de pointes**).

**Pathogenese**

Durch die oben aufgeführten Ursachen kann es zu **Mikroreentrykreisläufen** im Kammermyokard kommen. Durch die fehlende Koordination kommt es zum dramatischen **Abfall des Herzminutenvolumens** und des RR. Es tritt nach sehr kurzer Zeit **Bewusstlosigkeit** ein.

**Klinik**

Symptome

- **Bewusslosigkeit, Pulslosigkeit, Atemstillstand**
- **weite, lichtstarre Pupillen**
- aschfahle Haut

**Diagnostik**

**EKG**: ungeordete Flimmerwellen mit einer HF > 300/Min.

Differentialdiagnose

Asystolie, VT

**Therapie**

> **Notfalltherapie: Defibrillation, Reanimation**, Adrenalin, evtl. Lidocain, evtl. Amiodaron, evtl. Magnesium, evtl. Ajmalin

konservativ

- Absetzen von Medikamenten, die möglicherweise auslösend sind
- **Elektrolytausgleich**
- **bei Torsade de pointes:** 2 g Magnesiumsulfat i.v. sofort, dann 2–20 mg/Min.

operativ

Revaskularisierung soweit nötig und möglich

Prophylaxe

- **Rezidivprophylaxe** des nicht durch einen Myokardinfarkt bedingten Kammerflimmerns: Implantation eines **Kardioverter-Defibrillators**
- **bei angeborenen LQTS:** β-Blocker ohne intrinsische Aktivität und Magnesium, in kritischen Fällen Implantation eines Kardioverter-Defibrillators

Prognose

- hohe **Rezidivneigung**
- 5-JÜR des angeborenen LQTS → ohne Therapie 50 %

## 3.4.7 Reizleitungsstörungen

> **Definition:** Blockierung der Erregungsleitung
> **Einteilung:** · verzögert · intermittierend · komplett
> **Pathogenese:** Kammerersatzrhythmus · verminderte Herzleistung
> **Klinik:** asymptomatisch · Schwindel · Adams-Stokes-Anfälle
> **Diagnostik:** EKG
> **Therapie:** Auslöser absetzen · Schrittmachertherapie

**Definition**

Bei einer Reizleitungsstörung werden die **Erregungen** im Sinusknoten, im AV-Knoten, im His-Bündel oder in den Tawara-Schenkeln blockiert. Entweder werden sie dadurch nur **verzögert,** nur **teilweise** (intermittierend) oder **gar nicht** (kompletter Block) **weitergeleitet.**

**Einteilung/Ätiologie/Pathogenese**

| | Ätiologie | Pathogenese |
|---|---|---|
| **Sinuatrialer Block (SA-Block)** | Sick-Sinus-Syndrom, Digitalisintoxikation, Überdosierung von Antiarrhythmika | verzögerte, intermittierende oder fehlende Überleitung der Erregung vom Sinusknoten zum Vorhofmyokard ⇒ Kammerersatzrhythmus |
| **AV-Block** | erhöhter Vagotonus, KHK, Herzinfarkt, Myokarditis, Kardiomyopathien, angeborene Vitien, medikamentös, Intoxikation, Hyperkaliämie, Degeneration oder Kalzinose des Reizleitungssystems | verzögerte, intermittierende oder fehlende Überleitung der Erregung vom Vorhof auf die Kammer ⇒ bei fehlender Überleitung absinkende HF auf den Kammerersatzrhythmus ⇒ Herzleistung bedrohlich vermindert |
| **Schenkelblock** | KHK, Herzinfarkt, Myokarditis, Kardiomyopathien, Rechtsherzbelastung | • unifaszikuläre, bifaszikuläre oder trifaszikuläre verzögerte, intermittierende oder komplette Blockierung innerhalb der Kammererregung <br> • nur bei trifaszikulärer kompletter Blockierung Bild wie bei AV-Block III. Grades mit entsprechenden Folgen |

**Tab. 3.5:** Ätiologie und Pathogenese der verschiedenen Reizleitungsstörungen

**Klinik**

**Symptome**

- je nach Schweregrad evtl. **asymptomatisch**
- bei **höhergradigen Blockierungen** mit ausgeprägter Bradykardie oder Asystolie:
  - **Schwindel**
  - **Synkopen (Adams-Stokes-Anfälle)** oder länger andauernde **Bewusstlosigkeit**

Die Synkopen sind bedingt durch die Pause, die zwischen Eintreten des Blocks und Beginn des Kammerersatzrhythmus entsteht. Die Bradykardie kann eine Herzinsuffizienz verursachen.

**Komplikationen**

*!* **Merke:** Jeder Adams-Stokes-Anfall kann tödlich enden. Jede Reizleitungsblockierung kann zu einer Herzinsuffizienz führen.

**Diagnostik**

- **EKG:**

| SA-Block | |
|---|---|
| I° | im EKG nicht erkennbar |
| II° | **Typ Wenckebach:** gleich bleibende PQ-Zeiten, immer kürzer werdende PP-Zeiten, bis eine Pause eintritt, die kürzer ist als das Doppelte des vorangegangenen PP-Intervalls<br>**Typ Mobitz:** mit Pausen, die doppelt oder mehr als doppelt so lange wie ein PP-Intervall sind |
| III° | totale Leitungsunterbrechung zum Vorhof, nicht von einem Sinusarrest zu unterscheiden |

| AV-Block | |
|---|---|
| I° | verlängerte PQ-Zeit > 0,20 Sek. |
| II° | **Typ Wenckebach:** PQ-Zeit wird bei gleich bleibendem PP-Intervall immer, länger bis eine Herzaktion ausfällt.<br>**Typ Mobitz:** Fällt regelmäßig nach einem P ein QRS-Komplex plötzlich aus, spricht man vom 2:1- oder 3:1-Block |
| III° | keine sinnvolle Koordination zwischen Vorhof- und Kammererregung |

| Schenkelblock | |
|---|---|
| **Rechtsschenkelblock** | QRS-Zeit > 0,12 Sek., m-förmiger QRS-Komplex in $V_{1-3}$ |
| **Linksschenkelblock** | QRS-Zeit > 0,12 Sek., QRS-Komplex in $V_{5/6}$ wie ein abgebrochener Zuckerhut |
| **inkomplette Blöcke** | QRS-Zeit 0,11–0,12 Sek. |
| **linksanteriorer Hemiblock** | überdrehter Linkstyp, ein R in I, ein S in II und III und ein tiefes S in $V_{5/6}$ |

**Tab. 3.6:** EKG bei SA-Block, AV-Block und Schenkelblock

- **Langzeit-EKG**
- **His-Bündel-EKG:** intrakardial abgeleitetes EKG, das eine Unterteilung in Blockierungen vor bzw. nach dem His-Bündel erlaubt, Unterscheidung ist v.a. wichtig für die Prognose.
- **Echo:** zur begleitenden Diagnostik und Beurteilung der Herzfunktion

**Differentialdiagnose**

tachykarde Herzrhythmusstörungen, andere Ursachen einer Synkope

**Therapie**
kausal

- **Absetzen** verursachender Substanzen (z.B. Digitalis, Antiarrhythmika)
- Behandlung einer Grundkrankheit

symptomatisch

- **SA-Block:** bei Schwindel und Synkopen Schrittmachertherapie
- **AV-Block I° und II° Typ Wenckebach:** bei starker Bradykardie Versuch mit Atropin oder Orciprenalin
- **AV-Block II° Typ Mobitz:** keine Gabe von Atropin, da hierdurch ein totaler AV-Block ausgelöst werden kann, evtl. Schrittmachertherapie bei Symptomatik
- **AV-Block III°:** bei Adams-Stokes-Anfall Reanimation, Schrittmachertherapie
- **Schenkelblöcke:** nur bei Symptomatik Schrittmacherindikation überprüfen

## 3.4.8 Sick-Sinus-Syndrom

Synonym: Sinusknotensyndrom

> **Definition**
> **Einteilung:** Sinusbradykardie · SA-Block · Tachykardie-Bradykardie-Syndrom
> **Ätiologie:** Medikamente · kardiale Erkrankungen
> **Pathogenese:** zerebrale Minderperfusion
> **Klinik:** Schwindel · Adams-Stokes-Anfälle
> **Diagnostik:** Medikamentenanamnese · EKG · Langzeit-EKG
> **Therapie:** kausal · Atropin · Herzschrittmacher

**Definition**

Erregungsbildungsstörungen, die ihre organische Ursache im Sinusknoten haben. Wenn zusätzlich die Funktion des AV-Knotens gestört ist, spricht man von einer Zweiknotenerkrankung.

**Einteilung**

- **anhaltende Sinusbradykardie** mit Beschwerden
- **intermittierender Sinusarrest** oder SA-Block
- **Tachykardie-Bradykardie-Syndrom**

**Ätiologie**

- idiopathisch
- Digitalisüberdosierung, Antiarrhythmika
- Schlafapnoe-Syndrom
- KHK, Kardiomyopathien, Myokarditis

**Pathogenese**

Durch die fehlende Erregung bei Funktionsstörung der Schrittmacherzellen im Sinusknoten kommt es zu einer **akuten Förderinsuffizienz** und damit zur **zerebralen Minderperfusion.**

**Klinik**
Symptome

- **Schwindel**
- **Synkopen/Adams-Stokes-Anfälle**
- Verwirrtheit
- Konzentrationsschwäche

> Typischerweise treten die **Beschwerden eher in Ruhe** auf, während sie bei Belastung durch die Sympathikusaktivierung nicht in Erscheinung treten.

Komplikationen

- Herzinsuffizienz
- Verletzungen durch Sturz bei Synkope
- plötzlicher Herztod

**Diagnostik**

- **Anamnese:** Schwindel, Synkopen, **Medikamente** wie Digitalis oder Antiarrhythmika?
- **Puls:** Bradykardie? Arrhythmie?
- **EKG: Sinusbradykardie, Sinusbradyarrhythmie oder Sinusarrest** mit Ersatzrhythmus aus der Kammer oder Wechsel zwischen Sinustachykardie, kurzer Asystolie und dann Bradykardie, teils mit Vorhofflimmern.
- **Langzeit-EKG**

Differentialdiagnose    AV-Block

**Therapie**

konservativ

- **kausal:** Absetzen bradykardisierend wirkender Medikamente, Behandlung der Grundkrankheit, z. B. der KHK
- Parasympatholytika wie z. B. **Atropin** i.v. bei anhaltender symptomatischer Bradykardie oder Sympathomimetika wie z. B. Orciprenalin (Alupent)

operativ

**Herzschrittmacher**

## 3.4.9 Karotissinus-Syndrom

Synonym: hypersensitiver Karotissinus

> **Definition**
> **Ätiologie/Pathogenese:** Arteriosklerose · vagaler Reiz
> **Klinik:** Schwindel · Synkopen
> **Diagnostik:** Anamnese · Karotisdruckversuch · Langzeit-EKG
> **Therapie:** Absetzen von bradykardisierenden Medikamenten · Schrittmachertherapie

**Definition**

Beim Karotissinus-Syndrom kommt es zu einer unphysiologischen Reaktion bei Druck auf den in der Karotisgabel liegenden Karotissinus.

**Ätiologie**

Die Ätiologie ist nicht vollständig geklärt. Meist liegt eine **Arteriosklerose** vor. Häufig ist das Syndrom mit einer KHK vergesellschaftet. Zur Verstärkung des Syndroms kann es durch bradykardisierende Medikamente, insbesondere Digitalis, kommen.

**Pathogenese**

Die Überempfindlichkeit vagaler Afferenzen im Karotissinus bei Druck auf diesen (Kopfwenden, Rasieren, Sicherheitsgurt, Hemdkragen) bewirkt einen starken **vagalen Reiz.**

**Einteilung**

- kardioinhibitorischer Typ (90 %): Vagusreizung führt zur Bradykardie oder Asystolie
- vasodepressorischer Typ (10 %): durch Vasodilatation Abfall des arteriellen Mitteldrucks
- Mischform

**Klinik**

**Schwindel, Synkope**

**Diagnostik**

- **Anamnese: Symptome** beim Rasieren, **beim Kopfwenden**, bei engem Hemdkragen
- **Karotisdruckversuch** (einseitig!): Asystolie > 3 Sek. oder RR-Abfall > 50 mmHg ist nur im Zusammenhang mit der Klinik beweisend
- ! **Merke:** 25 % der über 65-Jährigen haben eine pathologische Reaktion auf Karotisdruck ohne klinische Symptome!
- **Langzeit-EKG:** Sinusknotenstillstände und/oder höhergradige AV-Blockierungen im zeitlichen Zusammenhang zu Karotissinusreizungen

**Therapie**

bei asymptomatischen Patienten keine Therapie

konservativ

Absetzen von bradykardisierenden Medikamenten

operativ

**Schrittmachertherapie** bei symptomatischen Patienten mit kardioinhibitorischem Typ. Bei der Mischform ist eine Schrittmachertherapie zu diskutieren, sicher vor Synkopen schützen kann sie nicht.

# 3.5 Koronare Herzkrankheit (KHK)

> **Definition**
> **Ätiologie:** Risikofaktoren
> **Pathogenese:** Atherosklerose · Myokardischämie · Sauerstoffbedarf
> **Klinik:** Angina pectoris · Druckgefühl · Dyspnoe · Todesangst
> **Diagnostik:** Anamnese · EKG · Ergometrie · Echo · Koronarangiographie
> **Therapie:** Heparin · ASS · Nitrate · β-Blocker · Ca-Antagonisten · PTCA · Bypass

**Definition**

Bei der KHK handelt es sich um die **Atherosklerose der Herzkranzgefäße,** die zu einem **Missverhältnis** zwischen **Sauerstoffangebot** und **Sauerstoffbedarf** des Myokards führt.

**Epidemiologie**

- Häufigkeit: 20% aller Männer im mittleren Lebensalter. In den Industrieländern häufigste Todesursache.
- Geschlechterverhältnis: **m** > w (3:1)

**Ätiologie**

| unbeeinflussbare Faktoren | Risikofaktoren I. Ordnung | Risikofaktoren II. Ordnung |
|---|---|---|
| familiäre Disposition | Fettstoffwechselstörungen | Hyperlipoproteinämie |
| männliches Geschlecht | Bluthochdruck | Hyperfibrinogenämie |
| Lebensalter | Diabetes mellitus | Hyperhomocysteinämie |
| | metabolisches Syndrom | Antiphospholipidantikörper |
| | Nikotin | Bewegungsmangel |
| | | Stress |

**Tab. 3.7:** Ätiologie der KHK

> Treten 2 Risikofaktoren I. Ordnung auf, ist das Infarktrisiko auf ein 4faches erhöht, bei 3 schon auf ein 10faches.

**Pathogenese**

Durch die **Atherosklerose der Koronarien** kommt es zur Stenose ⇒ weniger Blut und damit auch weniger Sauerstoff gelangen zum Myokard. Die Perfusion einer Koronararterie ist immer abhängig vom Perfusionsdruck während der Diastole, von der Dauer der Diastole und dem Koronarwiderstand.
Erst bei einer Stenose von > 50% ist diese signifikant und erst ab 75% kritisch. Jedoch hängt die tatsächliche Ischämie auch von der Länge der Stenose und der Anzahl der betroffenen Koronararterien ab. Es gibt außerdem **extrakardiale Faktoren,** die bewirken, dass der Sauerstoffverbrauch erhöht bzw. das Angebot erniedrigt ist.

- **erhöhter Sauerstoffbedarf durch:**
  - Fieber
  - körperliche Arbeit
  - Hyperthyreose
- **erniedrigtes Angebot bei:**
  - Anämie
  - Aufenthalt in großen Höhen
  - Lungenerkrankungen
  - CO-Vergiftungen

Neben der Artherosklerose kann auch ein **Koronarspasmus** oder eine Vaskulitis zu ischämischen Myokardreaktionen führen.

## Klinik
### Symptome

**Angina pectoris** ist das **Leitsymptom** der KHK. Sie äußert sich durch:
- retrosternalen Schmerz
- Todesangst
- Druckgefühl, Beklemmung
- Ausstrahlung in den linken Arm (meist), Oberbauch, Rücken, Unterkiefer
- Dyspnoe

**Auslöser für Angina pectoris** bei KHK können sein:
- Stress, Anstrengung, schwere Mahlzeiten
- Kälte, Wetterumschwung
- Tachykardie
- Hyperthyreose
- Anämie

### Verlaufsformen

- **stabile Angina pectoris:** bei bestimmten Auslösern regelmäßig auftretende Schmerzen, die durch Ruhe oder Nitrate gut therapierbar sind
- **instabile Angina pectoris:**
  - jede erstmalig aufgetretene Angina
  - Ruheangina
  - Crescendo-Angina (wenn Häufigkeit, Dauer oder Schmerzintensität zunehmen)
  - zunehmender Medikamentenbedarf
- **Prinzmetalangina:** passagere Koronarspasmen bei bestehenden Stenosen, die ST-Hebungen im EKG verursachen, aber kein Enzymanstieg. Typischerweise in Ruhe auftretend.
- **„Walking-Through-Angina":** Angina, die bei Belastung auftritt und bei stärkerer Belastung wieder aufhört.

### Komplikationen

- Herzinfarkt
- plötzlicher Herztod
- Herzinsuffizienz
- Rhythmusstörungen

*!* **Merke:** Bei instabiler Angina pectoris besteht ein **Infarktrisiko** von 20 %.

## Diagnostik

- **Anamnese:** Schmerzcharakter?, beeinflussende Faktoren?, Schmerzen bereits bekannt?
- **EKG:** In 50 % der Fälle ist das EKG auch bei schwerer KHK unauffällig. Ansonsten zeigen sich **T-Abflachungen** oder **T-Negativierungen**.

- **Ergometrie:** Als pathologisch unter Belastung sind folgende Veränderungen anzusehen:
  - **horizontale oder deszendierende ST-Streckensenkung** von > 0,1 mV in den Extremitätenableitungen oder > 0,2 mV in den Brustwandableitungen
  - **ST-Hebungen** > 0,1 mV
  - höhergradige Rhythmusstörungen

> **Digitalis** muss vor einem Belastungs-EKG abgesetzt werden, da es ST-Strecken-Senkungen hervorrufen kann und damit die Aussagekraft einer Ergometrie unter Digitaliseinnahme eingeschränkt ist.

- **Langzeit-EKG:** zur Erfassung von ST-Senkungen unter alltäglicher Belastung oder auch nächtlicher Anfälle
- **Echo: Beurteilung der linksventrikulären Funktion.** Unter körperlicher oder medikamentöser Belastung Beurteilung ischämiebedingter Wandbewegungsstörungen
- **Myokardperfusionsszintigraphie:** irreversible Aktivitätsminderung im Bereich von Narben und reversible Aktivitätsminderung bei Ischämien unter Belastung
- **PET:** zur Unterscheidung von Infarktnarben und minderperfundierten Bereichen, die nach Revaskularisation ihre Arbeit wieder aufnehmen könnten (sehr teuer)
- **Koronarangiographie:** bei bekannter KHK vor Intervention sowie bei Verdacht auf KHK, der nicht anders geklärt werden kann

**Differentialdiagnose**

- **Herzinfarkt, hypertone Krise,** hypertrophische Kardiomyopathie, Tachykardien
- Lungenerkrankungen, Pleuraerkrankungen
- Mediastinitis
- Aneurysma dissecans der Aorta
- Reflux, Pankreatitis/Gallenkolik
- **vertebragener Rückenschmerz,** funktionelle Thoraxschmerzen

**Therapie**
konservativ

- Ausschaltung der Auslöser sofern möglich
- **stabile Angina pectoris:** ASS 100 mg/Tag, Statine, β-Blocker, Nitrate, Molsidomin, **Ca-Antagonisten**

> **Notfalltherapie instabile Angina pectoris:** unfraktioniertes **Heparin** (initial 5 000 I.E. i.v., dann 800 I.E./h im Perfusor, später Orientierung an der PTT mit dem Ziel der PTT-Verdoppelung), **ASS** (initial 500 mg i.v., dann 100 mg/Tag oral), **Nitroglycerin** (initial 2 Hübe Nitrolingual®, dann 2 mg/h Nitroglycerin im Perfusor), **β-Blocker**, Koronarangiographie zur **Intervention**

minimal-invasiv

**Revaskularisierung** mittels **PTCA** (perkutane transluminare koronare Angioplastie): Ballondilatation oder Stentimplantation mittels Katheter bei 1- oder 2-Gefäßerkrankungen mit kurzen Stenosen

operativ

**Bypass-OP:** bei Hauptstammstenose der linken Koronararterie, bei symptomatischen 2- oder 3-Gefäßerkrankungen

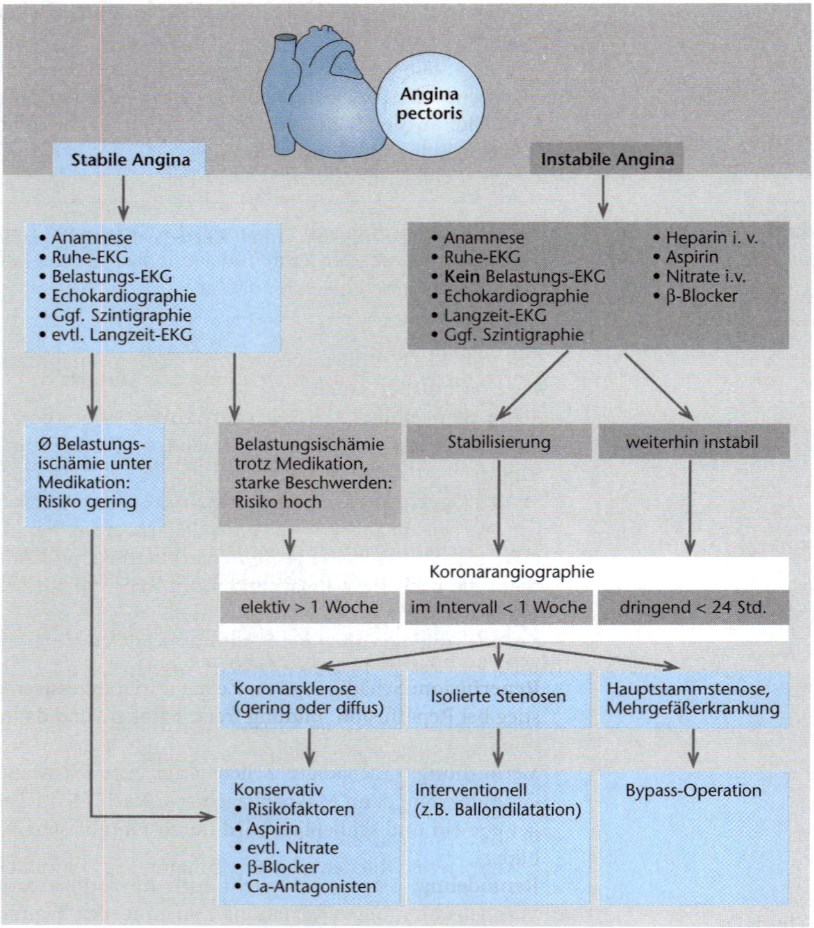

**Abb. 3.6:** Diagnose und Therapie der Angina pectoris [1]

Prognose

Die Prognose hängt entscheidend von der Anzahl der betroffenen Gefäße, von der Größe des Ischämiebezirks, vom Funktionszustand des linken Ventrikels und den Risikofaktoren ab.

# 3.6 Myokardinfarkt

**Definition**
**Ätiologie:** Arteriosklerose
**Pathogenese:** Ischämie · Nekrose · Reperfusion · Vernarbung · Remodeling
**Klinik:** retrosternale Schmerzen · Todesangst · Dyspnoe · Kaltschweißigkeit
**Diagnostik:** Anamnese · EKG · Labor · Herzkatheter
**Therapie:** Heparin · ASS · Analgetika · Sedierung · β-Blocker · Lyse · PTCA · Bypass-OP

**Definition**

Beim Myokardinfarkt handelt es sich um eine durch **Ischämie** bedingte **Nekrose** des Myokards.

Epidemiologie

- Häufigkeit: Die Inzidenz liegt in Deutschland bei ca. 300/100 000 Einwohner/Jahr. In Japan ist die Häufigkeit deutlich niedriger, in Irland, England und Ungarn deutlich höher.
- Geschlechterverhältnis: **m** > w (2:1)

**Ätiologie**

- **Arteriosklerose** mit den unter KHK (s. Kapitel 3.5) aufgeführten ätiologischen Faktoren
- Vaskulitis
- Embolien
- Koronaranomalien
- Aortendissektion mit Einbeziehung der Koronarien
- anhaltender Vasospasmus

**Pathogenese**

Lösung eines arteriosklerotischen Atheroms und Bildung eines gefäßverschließenden Thrombus.

Phasen

- **frühe Ischämie:** durch anaeroben Stoffwechsel Kaliumverlust mit Störung des Membranpotentials (ST-Strecken-Veränderungen) und Kalziumanstieg (mögliche Arrhythmien)
- **Nekrose:** durch Natriumanstieg intrazelluläres Ödem, Zellschädigung durch freigesetzte Enzyme und freie Radikale
- **Reperfusion:** Schädigung von Zellen durch exzessiven zytosolischen Kalziumanstieg bei Reperfusion, Bildung freier Radikale und dadurch Reperfusionsarrhythmien
- **Vernarbung:** geschädigte Zellen lösen zuerst Zuwanderung von neutrophilen Granulozyten, dann Makrophagen aus. Nach 11–14 Tagen sprießt Granulationsgewebe ein und schließlich wird durch Fibroblasten extrazelluläres Kollagen gebildet.
- **Remodeling:** Darunter versteht man die Umbauvorgänge des Ventrikels mit Wandausdünnung, Dialatation, Zunahme der Wandspannung, kompensatorischer Hypertrophie der nicht betroffenen Areale mit der Folge eines weiteren Anstiegs des Sauerstoffverbrauchs.

**Einteilung**

- transmuraler Infarkt = „Q-wave-Infarkt"
- nicht-transmuraler Infarkt = „Non-Q-wave-Infarkt"

**Klinik**
Symptome

- **retrosternale Schmerzen,** die durch Ruhe oder Nitroglyceringabe kaum beeinflussbar sind und meist in den linken Arm, Unterkiefer, Rücken oder Oberbauch ausstrahlen
- **Erstickungsgefühl/Todesangst, Dyspnoe**
- **kalter Schweißausbruch,** fahles, gräuliches Aussehen
- Schwindel, Übelkeit, Erbrechen
- Synkope

15–20 % der Infarkte gehen **ohne Schmerzen** einher. Dies trifft insbesondere auf Diabetiker zu infolge autonomer diabetischer Neuropathie.

Komplikationen
- plötzlicher Herztod
- Kammerflimmern, andere Herzrhythmusstörungen
- Herzinsuffizienz
- kardiogener Schock
- Lungenödem
- Herzwandaneurysma
- Postmyokardinfarktsyndrom (Dressler-Syndrom): Autoimmunperikarditis 4–6 Wochen nach Infarkt

**Diagnostik**
- **Anamnese:** Schmerzcharakter? familiäre Belastung? kardiale Vorerkrankungen?
- **Puls:** tachykard, normofrequent oder bradykard
- **RR:** hyperton, normoton oder hypoton
- **Auskultation:** feuchte Rasselgeräusche bei Lungenödem, Perikardreiben bei Perikarditis epistenocardica oder Systolikum bei Septumperforation oder Papillarmuskelabriss (Mitralinsuffizienz)
- **EKG:** s. Abb. 3.7
  Nicht-transmurale Infarkte ("Non-Q-wave-Infarkte") zeigen keine pathologischen Q-Zacken, aber teils eine leichte R-Reduktion, ST-Streckensenkungen und ein terminal negatives T.
- **Labor:**
  – allgemein: Leukos, BSG, CRP und Blutzucker können als unspezifische Begleitreaktion ansteigen.
  – **Herzenzyme:** s. Tabelle 3.8

| Enzym | Anstieg (h) | Maximum (h) | Normalisierung nach |
|---|---|---|---|
| **Troponin I und T** | 3 | 20 | 1–2 Wochen |
| **CK-MB** | 4–8 | 12–18 | 2–3 Tage |
| **Gesamt-CK** | 4–8 | 16–36 | 3–6 Tage |
| **GOT** | 4–8 | 16–46 | 3–6 Tage |
| **LDH** | 6–12 | 24–60 | 7–15 Tage |
| **HBDH** | 6–12 | 30–72 | 10–20 Tage |

**Tab. 3.8:** Vehalten der Herzenzyme bei Myokardinfarkt, sortiert nach absteigender Spezifität

- **Echokardiographie:** Herzvergrößerung, Pumpfunktion, Klappenstatus, Komplikationen
- **Linksherzkatheter: Stenosen oder Verschlüsse**, Herzzeitvolumen, hypo- oder akinetische Ventrikelwandbezirke

Differentialdiagnose
- Angina pectoris, Herzrhythmusstörungen
- Akutes Abdomen
- Lungenembolie, Lungenerkrankungen, Pleuraerkrankungen
- Aneurysma dissecans der Aorta

| Infarktlokalisation | Betroffenes Gefäß | Lokalisation |
|---|---|---|
| **Anterolateral** | meist RCX | $V_{2-5}$, I (evtl. II), aVL |
| **Anteroapikal** | LAD | I, II, $V_{4-5}$, aVL |
| **Anteroseptal** | LAD | $V_{2-3}$ (V4) |
| **Lateral** | Marginalast der RCX oder LAD | I, aVL, $V_{(4-)6-8}$ |
| **Hinterwand (inferior)** | meist RCA | II, III, aVF |
| **Inferolateral (posterolat.)** | meist RCX | II, III, aVF, $V_{4-6}$ |
| **Strikt posterior** | posterolat. Ast der RCA oder RCX[1] | (III, aVF), R/S > 1 in $V_1$ |
| **Rechtsventrikulär** | meist prox. RCA | $V_{1/2}-V_{3r-5r}$[2] |

RCA: A. coronaria dextra, LCA: A. coronaria sinistra, LAD: Ramus interventr. ant.,
RCX: Ramus circumflexus
[1] Nur indirekte („spiegelbildliche") Infarktzeichen: daher initial ST-Senkung
[2] $V_{3-5}$ im „Rechts"-EKG

**Abb. 3.7**: Myokardinfarktstadien im EKG [3]

**Therapie**
konservativ

- **Heparin:** initial 5 000 I.E. i.v., dann 800 I.E./h im Perfusor, dann je nach PTT
- **ASS** 500 mg i.v.
- Nitrate: initial 2 Hübe Nitrolingual, dann 2 mg Nitroglycerin i.v./h über Perfusor (cave: nicht bei systolischen RR < 100 mmHg)
- $O_2$-Gabe über Nasensonde
- **Analgesierung:** z.B. mit 2–5 mg Morphin langsam i.v. oder Dipidolor (Piritramid; cave: Atemdepression)
- **Sedierung:** z.B. mit 5–10 mg Diazepam langsam i.v. (cave: Atemdepression)
- β-**Blocker** ohne intrinsische Aktivität
- ! **Merke:** Keine i.m.-Injektionen bei Verdacht auf Herzinfarkt wegen möglicher Lysetherapie!
- **Lysetherapie** mit Streptokinase, Urokinase oder rt-PA unter strenger Beachtung der Kontraindikationen und nicht länger als 6 h nach Infarkt

| absolute Kontraindikationen | relative Kontraindikationen |
|---|---|
| • akute Blutung<br>• zerebraler Insult < 3 Monate<br>• ZNS-Operation < 2 Monate<br>• zerebrale Gefäßmissbildungen<br>• zerebrale Neoplasmen<br>• akute Pankreatitis<br>• Aortendissektion<br>• hämorrhagische Diathese<br><br>bei Streptokinaselyse: Streptokokkeninfekt oder Streptokinaselyse in den letzten 12 Monaten | • frisches Polytrauma<br>• OP<br>• Organ- oder Liquorpunktion < 10 Tage<br>• i.m.-Injektion < 7 Tage, Arterienpunktion < 10 Tage<br>• Zahnextraktion < 14 Tage<br>• therapierefraktäre Hypertonie<br>• pathologischer Gerinnungsstatus<br>• Malignome<br>• Leber- und Nierenerkrankungen<br>• Aneurysmata<br>• Sepsis |

**Tab. 3.9:** Absolute und relative Kontraindikationen einer Lysetherapie

minimal-invasiv

- **Akut-PTCA:** bei Kontraindikationen gegen eine Lyse, großem Infarkt oder kardiogenem Schock

| operativ | **Akut-ACVB** (arteriokoronarer Venen-Bypass): sollte bei ausgeprägten Stenosen der großen Koronarien, bei Mehrgefäßerkrankungen, die sich für eine PTCA nicht eignen, oder bei drohendem kardiogenen Schock durchgeführt werden. |
|---|---|
| Prognose | Ca. 30% der Patienten sterben, bevor sie das Krankenhaus erreichen. **Krankenhausmortalität:** ca. 12%, bei kardiogenem Schock ca. 70%.<br>**Langzeitprognose:** hängt von der Größe der Nekrose, der linksventrikulären Funktion und von den Begleiterkrankungen ab. |

# 3.7 Arterielle Hypertonie

> **Definition:** maligne Hypertonie · hypertensive Krise
> **Ätiologie:** · essentiell · sekundär
> **Pathogenese:** Risikofaktoren
> **Klinik:** asymptomatisch · Kopfschmerzen · Schwindel · Nasenbluten
> **Diagnostik:** Anamnese · RR · Labor · Augenhintergrund · EKG · Echo · Rö-Thorax
> **Therapie:** Notfalltherapie · Ursachen beseitigen · Risikofaktoren vermindern · Diuretika · β-Blocker · ACE-Hemmer · Ca-Antagonisten

**Definition**

Von einer arteriellen Hypertonie spricht man, wenn der RR anhaltend bzw. immer wieder > 140/90 mmHg liegt.
- **maligne Hypertonie:** Der diastolische Wert liegt > 120 mmHg, es liegt eine Retinopathie III oder IV vor und eine progrediente Niereninsuffizienz
- **hypertensive Krise:** Blutdruckanstieg auf > 230/120 mmHg mit vital bedrohlichen neurologischen und/oder kardialen Symptomen

**Epidemiologie**

- Häufigkeit: ca. 25% der Bevölkerung
- 20% der Hypertoniker wissen nicht, dass sie Hypertoniker sind. Von den bekannten Hypertonikern werden 20% nicht sowie 20% nur unzureichend behandelt.

**Ätiologie**

- 90% **essentiell,** d.h. die Ursache ist nicht bekannt
- 10% **sekundär,** d.h. die Ursache ist bekannt:
  - renal (8%) durch Glomerulonephritis, chron. Pyelonephritis, Zystennieren, Nierentumoren oder Nierenarterienstenosen
  - endokrin (< 1%) durch Phäochromozytom, Cushing-Syndrom, Conn-Syndrom, adrenogenitales Syndrom oder Akromegalie
  - Aortenisthmusstenose (< 1%)
  - Schlafapnoe-Syndrom

**Pathogenese**

Der RR setzt sich aus den Faktoren **Herzzeitvolumen** und **Gefäßwiderstand** zusammen. Ist einer der beiden Faktoren oder sogar beide erhöht, steigt der RR.

**Risikofaktoren**

- genetische Disposition
- hohe Kochsalzzufuhr (> 10 g/Tag), fettreiche Kost, Kaffee-/Nikotin-/Alkoholkonsum
- Adipositas, Stress
- NSAR-Einnahme

**Klinik**

Symptome
- häufig **asymptomatisch**
- gerötetes Gesicht, **Schwindel,** Herzklopfen
- **Kopfschmerzen,** insbesondere morgens, insbesondere am Hinterkopf
- **Nasenbluten,** Ohrensausen
- Belastungsdyspnoe

Komplikationen
- zerebraler Insult
- Linksherzinsuffizienz mit Lungenödem, Kardiomyopathie
- Arteriosklerose/KHK
- Gefäßrupturen, Aortendissektion
- Niereninsuffizienz
- Retinopathie

**Diagnostik**
- **Anamnese:** Kopfschmerzen?, Nasenbluten? Schwindel? familiäre Belastung? Medikamenteneinnahme?
- **Puls:** Aortenisthmusstenose?
- **RR** an beiden Armen
- **24h-Blutdruckmessung**
- **Labor:** Nierenwerte, Mikroalbumine im 24h-Urin, Serumelektrolyte, Katecholamine im 24h-Urin
- **Augenhintergrund:** Fundus hypertonicus?
- **EKG:** Hypertrophiezeichen
- **Rö-Thorax:** Herzgröße, Stauungszeichen
- **Echo:** linksventrikuläre Funktion; Vitien
- **Farbduplexsonographie** der Nierenarterien

Differentialdiagnose
- Migräne
- Linksherzinsuffizienz anderer Genese
- KHK anderer Genese

**Therapie**

> **Notfalltherapie:** Bei Blutdruckwerten > 200/110 mmHg oder auch niedrigeren Werten mit vital bedrohten Begleiterkrankungen muss der RR rasch, aber schonend gesenkt werden. D.h., er soll um nicht mehr als 20% des Ausgangswerts gesenkt werden.
> - **Nitroglycerin** ist das Mittel der ersten Wahl bei Angina pectoris, Linksherzinsuffizienz oder Lungenödem, z.B. Nitrolingual® 2 Hübe oder 0,8 mg als Kapsel zerbeißen lassen
> - oder ACE-Hemmer (z.B. Captopril)
> - oder Urapidil (z.B. Ebrantil®) 25 mg langsam i.v.
> - oder Clonidin 0,075 mg langsam i.v.
> - teils zusätzlich Diuretikum, z.B. Furosemid (z.B. Lasix®) 40 mg i.v.

konservativ
- **Therapie der Grundkrankheit** soweit möglich
- **Beseitigung der Risikofaktoren** soweit möglich
- Gewichtsnormalisierung
- salzarme Diät
- körperliches Training
- **medikamentöse Blutdrucksenkung:**

| Therapiestufe | Auswahl der geeignete(n) Substanz(en) je nach Verträglichkeit und Begleiterkrankungen |
|---|---|
| **Monotherapie** | β-Blocker<br>oder<br>Diuretikum<br>oder<br>ACE-Hemmer<br>oder<br>langwirksamer Ca-Antagonist |
| **Zweierkombination,** wenn Monotherapie nicht ausreicht | Diuretikum + β-Blocker<br>oder<br>Diuretikum + Ca-Antagonist<br>oder<br>Diuretikum + ACE-Hemmer<br>oder<br>Ca-Antagonist + β-Blocker<br>oder<br>Ca-Antagonist + ACE-Hemmer |
| **Dreierkombination,** wenn Zweierkombination nicht ausreicht | z. B. ACE-Hemmer + Diuretikum + β-Blocker |

**Tab. 3.10:** Stufenplan der medikamentösen Blutdrucksenkung

Prognose

Unbehandelt treten bei ca. 40 % der Hypertoniker nach 7–10 Jahren Organschäden auf. Die Lebenserwartung ist im Durchschnitt um 10–20 Jahre verkürzt.

# 3.8 Endokarderkrankungen

**Sonderformen**

Endocarditis verrucosa simplex

Im Zusammenhang mit schweren Allgemeinkrankheiten wie Karzinomen kommt es zu thrombotischen Wärzchen auf der Mitral- oder Aortenklappe. Die Ursache dafür ist ungeklärt.

Endocarditis Libman-Sacks

Beim Lupus erythematodes kann es zu Endokardverdickungen meist an der Unterseite der Mitral- oder Trikuspidalklappe kommen.

eosinophile Endokarditis

Häufigste Form der restriktiven Kardiomyopathie. Synonyme: Löffler'sche Endokardfibrose, Endocarditis parietalis fibroplastica.

## 3.8.1 Infektiöse Endokarditis

**Definition**
**Ätiologie:** Sepsis · Streptokokken · Staphylokokken
**Pathogenese:** thrombotische Auflagerung · Bakteriämie · Klappenzerstörung · septische Embolie
**Klinik:** Fieber · Tachykardie · Schüttelfrost · Hautsymptome · Herzinsuffizienz
**Diagnostik:** Anamnese · Auskultation · Labor · Blutkulturen · Echo
**Therapie:** Antibiotika · operativer Klappenersatz

| | |
|---|---|
| **Definition** | Die infektiöse Endokarditis ist eine **septische Erkrankung** mit einer Infektion der Herzklappen durch Bakterien oder Pilze. |
| Epidemiologie | Häufigkeit: 6 Neuerkrankungen/100 000 Einwohner/Jahr in den westlichen Industrieländern |

**Ätiologie**

- **α-hämolysierende Streptokokken** (60 %)
- **Staphylokokken** (20 %)
- Enterokokken, gramnegative Bakterien und Pilze (10 %)
- seltene Erreger wie Chlamydien oder Mykoplasmen (10 %)
- **begünstigende Faktoren:**
  - morphologisch veränderte Klappen/Klappenersatz
  - verminderte Immunkompetenz (Diabetes mellitus, AIDS, Alkoholabusus)
  - länger dauernde Keimbelastung des Blutes (z. B. durch häufige Blutabnahmen, i.v.-Drogenabusus, ZVK)

**Pathogenese**

abnorme Strömungsverhältnisse ⇒ minimale Schädigungen an den Herzklappen ⇒ an diesen Stellen Bildung **thrombotischer Auflagerungen.** Im Rahmen einer kurzzeitigen **Bakteriämie** (z. B. bei operativen Eingriffen, zahnärztlichen Eingriffen oder Punktion großer Gefäße) können sich dann Bakterien an den Auflagerungen festsetzen.

Von diesen Vegetationen werden wiederum Bakterien gestreut. Zum einen können die Erreger die **Klappen** direkt **zerstören.** Zum anderen kann es zu **septischen Embolien** kommen. Durch die Bildung von Immunkomplexen können Arthritiden, Vaskulitiden oder Glomerulonephritiden ausgelöst werden.

**Klinik**

Symptome

- **Fieber** mit **Tachykardie** und **Schüttelfrost**
- Schwäche, Appetitlosigkeit, Gewichtsverlust
- Zeichen einer Herzinsuffizienz
- Hautsymptome: Petechien, Osler-Knötchen

Komplikationen

- embolische Herdenzephalitis
- Nierenbeteiligung
- Herzinsuffizienz/kardiale Dekompensation

**Diagnostik**

- **Anamnese:** Vitien, Klappenprothesen, operative Eingriffe
- **Klinik:** Zeichen der Sepsis
- **Auskultation: Herzgeräusch** je nach befallener Klappe
- **Labor:** BSG ↑, CRP ↑, Leukozytose
- **Blutkulturen** (mindestens 3 aerob und 3 anaerob): Erregernachweis
- **immunologische Untersuchung:** antiendotheliale und antisarkolemmale Antikörper
- **Echo: Klappenschäden**, Klappenvegetationen
- **TEE:** Klappenvegetationen

Differentialdiagnose

- Sepsis bzw. Fieber anderer Ursache
- Herzinsuffizienz anderer Ursache
- Vitien ohne Endokarditis

**Therapie**

konservativ

- **Antibiotikakombination** i.v. nach Abnahme der Blutkulturen (s. Tab. 3.11) und dann Umstellung nach Antibiogramm

| Endokarditis | Erreger | Antibiotikum |
|---|---|---|
| **akute Endokarditis** | Staphylococcus aureus | Cephalosporin der 2. Generation + Aminoglykosid |
| **subakute Endokarditis** | Streptococcus viridans, nicht-hämolysierende Streptokokken, Enterokokken | • Penicillin G + Aminoglykosid oder <br> • Ceftriaxon + Aminoglykosid |
| **Endokarditis bei Kunstklappe** | • post-OP < 2 Monate: Staphylococcus epidermidis, Corynebakterien, Staphylococcus aureus, Enterobakterien, Pilze <br> • post-OP > 2 Monate: Streptokokken, Enterokokken, Staphylokokken, Enterobakterien | Glykopeptid + Cephalosporin der 3. Generation |

**Tab. 3.11:** Häufigste Erreger und entsprechende Therapie vor Antibiogramm bei verschiedenen Endokarditisformen

operativ

**Klappenersatz** bei fortgeschrittener Klappendestruktion, paravalvulärem Abszess, stattgehabter oder drohender septischer Embolie, Pilzendokarditis

Prognose

Ohne Therapie sehr schlechte Prognose
Bei frühzeitiger und optimaler Therapie überleben 70 % der Patienten. Ungünstige Prognose für Patienten mit Klappenprothesen oder Herzinsuffizienz, bei Infektionen mit gramnegativen Erregern oder Pilzen.

## 3.8.2 Rheumatisches Fieber

> **Definition**
> **Ätiologie/Pathogenese:** streptokokkenallergische Systemerkrankung · Kreuzreaktivität · Autoantikörper
> **Klinik:** Arthritis · Karditis · Hauterscheinungen · Chorea minor
> **Diagnostik:** Anamnese · Auskultation · Labor · Anti-Streptolysin-Antikörpertiter · Rachenabstrich · Echo
> **Therapie:** Penicillin G · ASS · Glukokortikoide · Tonsillektomie · Rezidivprophylaxe

Definition

Das rheumatische Fieber ist eine **streptokokkenallergische Systemerkrankung.** Sie manifestiert sich typischerweise am Herzen, an Gelenken, am ZNS, an der Haut und am Subkutangewebe.

*!* **Merke:** Das rheumatische Fieber beleckt die Gelenke und beißt das Herz.

Epidemiologie

- Häufigkeit: in den Industrieländern selten
- Prädispositionsalter: 5–15 Jahre

**Ätiologie/
Pathogenese**

Als Ursache liegt eine ca. 2 Wochen **zurückliegende Infektion mit β-hämolysierenden Streptokokken der Gruppe A** zugrunde, z. B. eine Tonsillitis. Da die antigen wirkenden bakteriellen Membranbestandteile körpereigenen Bestandteilen (sarkolemmale Antigene Tropomyosin und Myosin) ähneln, werden die Antikörper durch **Kreuzreaktivität** zu **Autoantikörpern**. Es kann zu folgenden Phänomenen kommen:
- Bindung von Antikörpern an Myo- und Endokard
- Immunkomplexreaktion Typ III mit Immunkomplexen an Myokard und entzündlich veränderten Klappen
- kreuzreagierende Antikörper gegen Antigene des Nucleus caudatus und subthalamicus (Chorea minor)
- Nachweis antisarkolemmaler Antikörper im Serum

**Klinik**
Symptome

- **Fieber**
- **Gelenke:**
  - **Arthritis** der größeren Gelenke (springt von Gelenk zu Gelenk): betroffenes Gelenk schmerzhaft, überwärmt, geschwollen. Im Verlauf können auch die kleineren Gelenke betroffen sein.
- **Haut:**
  - **subkutane Knötchen:** 0,5–2 cm große Verdickungen an den Streckseiten der Extremitäten
  - **Erythema anulare:** bläulich-rosafarbene, ringförmige Effloreszenzen am Körperstamm
  - **Erythema nodosum:** subkutane, bläulich-livide, schmerzhafte Knoten an Unterschenkel-Streckseiten
- **Herz:**
  - **verruköse Endokarditis:** warzenförmige Auflagerung meist an Mitral- oder Aortenklappe
  - Myokarditis mit Tachykardien und Arrhythmien
- **ZNS:**
  - **Chorea minor:** unwillkürliche Bewegungen und Grimassieren

Komplikationen

Vitien, Rezidive, infektiöse Endokarditis

**Diagnose**

- **Anamnese:** zurückliegender Infekt (Tonsillitis?)
- **Auskultation: leises systolisches und/oder diastolisches Geräusch**, evtl. Perikardreiben bei Perikarditis
- **EKG:** Extrasystolen, verlängertes PQ-Intervall, ST-Streckenveränderungen
- **Echo: Klappenveränderungen**, Perikarderguss, myogene Dilatation des Herzens
- **Labor:** BSG ↑, CRP ↑, Leukozytose, **Anti-Streptolysin- und Anti-DNAse-B-Antikörper**
- **Rachenabstrich:** in 30 % der Fälle gelingt der direkte Keimnachweis

| Hauptkriterien | Nebenkriterien |
| --- | --- |
| Polyarthritis (50–70 %) | Fieber |
| Karditis (30 %) | Arthralgie |
| Chorea minor | BSG und/oder CRP ↑ |
| subkutane Knötchen (10–20 %) | verlängerte PQ-Zeit im EKG |
| Erythema anulare (1–2 %) | rheumatisches Fieber oder Karditis in der Anamnese |

**Tab. 3.12:** Diagnosekriterien des rheumatischen Fiebers nach Jones

Neben dem Nachweis eines Streptokokkeninfektes durch Rachenabstrich oder Antigen-Schnelltest gilt die Diagnose als sehr wahrscheinlich, wenn **2 Hauptkriterien oder ein Hauptkriterium und 2 Nebenkriterien** vorliegen.

**Differentialdiagnose**

- Arthritiden anderer Ursache (rheumatoide Arthritis, infektiöse Arthritis, Löfgren-Syndrom)
- Karditiden anderer Ursache

**Therapie**

**konservativ**

- **Antibiose:** Penicillin G für 10 Tage
- **ASS:** 2–3 g/Tag
- **Glukokortikoide** bei Karditis: 80 mg/Tag, im Verlauf reduzieren

**operativ**

**Tonsillektomie** im freien Intervall unter Penicillinschutz

**Prophylaxe**

**Rezidivprophylaxe** mit Depotpenicillinen für mindestens 10 Jahre, danach nur noch bei operativen Eingriffen

**Prognose**

Abhängig vom Befall des Herzens und der Bildung von Klappenfehlern. Bei frühzeitiger Penicillintherapie ist die Prognose gut. Mit jedem Rezidiv wird die Wahrscheinlichkeit eines Klappenfehlers größer.

# 3.9 Myokarderkrankungen

## 3.9.1 Myokarditis

> **Definition**
> **Ätiologie:** infektiös · Coxsackie B · nicht-infektiös
> **Pathogenese:** Kreuzantigenität
> **Klinik:** asymptomatisch · Tachykardie · Arrhythmie
> **Diagnostik:** Anamnese · Labor · Antikörpernachweis · Erregernachweis · Histologie
> **Therapie:** Behandlung der ursächlichen Erkrankung · Antikoagulantien · Kortikosteroide

**Definition**

Die Myokarditis ist eine **entzündliche Erkrankung des Herzmuskels.**

**Ätiologie**

In den Industrieländern liegt in 4 % der Fälle einer **Coxsackie-B-Infektion** auch eine Herzbeteiligung vor. Virale Infektionen sind die häufigste Ursache für eine Myokarditis.

- **infektiös:**
  - Viren: Coxsackie B und A, Influenza, Echo-, Adenoviren, Herpes, Polio, Hepatitis, HIV
  - Bakterien: Pneumo-, Meningo-, Strepto-, Staphylokokken, Borrelien
  - Pilze: Candida
  - Protozoen: Trypanosomen, Toxoplasmen
  - Parasiten: Trichinen, Echinokokken

- **nicht-infektiös:**
  - bei Kollagenose: systemischer Lupus erythematodes
  - infektiös-toxisch: Diphtherie, Scharlach, β-hämolysierende Streptokokken der Gruppe A
  - infektallergisch: bei fieberhaften Allgemeinerkrankungen, Überempfindlichkeitsreaktionen
  - Postinfarktsyndrom
  - nach Radiatio: Bestrahlungsmyokarditis
  - idiopathisch

**Pathogenese**

Viren können durch **Kreuzantigenität** mit myokardialen Strukturen zur Bildung von **Immunkomplexen** und damit zu **entzündlichen Infiltraten** führen. Häufig sind Endokard und Perikard mit betroffen.

**Klinik**

Symptome

- nicht selten **asymptomatisch**
- Fieber, Schwäche, Abgeschlagenheit
- **Tachykardie und Arrhythmie**
- Zeichen einer Herzinsuffizienz

Komplikationen

- Herzrhythmusstörungen, insbesondere Extrasystolen, ventrikuläre Tachyarrhythmien und AV-Blockierungen
- Herzinsuffizienz
- dilatative Kardiomyopathie
- plötzlicher Herztod

**Diagnostik**

- **Anamnese:** vorangegangene Infekte oder Erkrankungen
- **Auskultation:** teils systolische Geräusche, bei Herzinsuffizienz 3. Herzton, bei Perikardbeteiligung Perikardreiben
- **EKG:** Tachykardie, Extrasystolen
- **Labor:** evtl. BSG ↑, CRP ↑, Leukozytose, CK ↑, CK-MB ↑
- **Rö-Thorax:** Herzvergrößerung bei Herzinsuffizienz
- **Echo:** Zeichen der Herzinsuffizienz, evtl. Perikarderguss
- **Antikörpernachweis** bei viralen Myokarditiden
- direkter **Bakterien-** oder **Virennachweis** z.B. im Stuhl
- **Histologie:** Biopsie im Rahmen eines Linksherzkatheters zur Differentialdiagnose

Differentialdiagnose

dilatative Kardiomyopathie, Herzinsuffizienz anderer Genese

**Therapie**

konservativ

- möglichst **Behandlung der ursächlichen Erkrankung**
- Versuch mit **Kortikosteroiden** bei schweren Verläufen (umstritten)
- Bettruhe/körperliche Schonung
- Indikation für **Antikoagulation** prüfen

Prognose

- bei Virusmyokarditis Ausheilung wahrscheinlich, häufig persistieren harmlose Rhythmusstörungen
- selten dilatative Kardiomyopathie
- selten letaler Verlauf durch akute Komplikationen

# 3.9.2 Kardiomyopathien

**Definition**

Kardiomyopathie ist ein Sammelbegriff für alle Herzmuskelerkrankungen, die mit einer kardialen Funktionsstörung einhergehen.

Einteilung

- nach der Ursache:
  - primäre Kardiomyopathie ohne bekannte Ursache
  - sekundäre Kardiomyopathien mit extrakardialen Ursachen (z. B. toxisch, endokrin, metabolisch, maligne oder granulomatöse Erkrankungen)
- nach klinisch-dynamischen Gesichtspunkten:
  - dilatative Kardiomyopathie
  - hypertrophische Kardiomyopathie
  - restriktive Kardiomyopathie

## Dilatative Kardiomyopathie

**Definition**
**Ätiologie:** meist idiopathisch
**Pathogenese:** interstitielle Fibrose · Dilatation · Funktionsstörung
**Klinik:** Belastungsdyspnoe · Ödeme · Arrhythmien · Angina pectoris
**Diagnostik:** Auskultation · EKG · Rö-Thorax · Echo
**Therapie:** kausal · körperliche Schonung · Medikamente · Herztransplantation

**Definition**

Es handelt sich bei der dilatativen Kardiomyopathie um eine Myokarderkrankung mit Ventrikeldilatation und Funktionsstörung.

**Ätiologie**

Meist **idiopathisch**. Als **bekannte Ursachen** gelten:
- Ischämie
- Vitien
- Hypertension
- Alkohol
- kardiotoxische Arzneimittel wie trizyklische Antidepressiva, Lithiumcarbonat, Clozapin
- Entzündungen (Myokarditis)
- neuromuskuläre Erkrankungen
- Stoffwechsel- oder endokrine Erkrankungen

**Pathogenese**

Vermutlich kommt es bei genetischer Prädisposition durch infektiöse, immunologische oder toxische Faktoren zur **interstitiellen Fibrose** und **Veränderung der Bindegewebsstruktur** und damit **Dilatation.** Die endsystolischen und enddiastolischen Volumina sind vergrößert, es kommt zu einer **Funktionsstörung** des Herzens ⇒ **Herzzeitvolumen** und **Ejektionsfraktion sinken.** Der **enddiastolische linksventrikuläre Druck nimmt zu.**

**Klinik**
Symptome

- **Linksherzinsuffizienz** mit ausgeprägter Belastungsdyspnoe
- später **Globalinsuffizienz** mit **Ödemen,** Halsvenenstauung
- **Arrhythmien**
- **Angina pectoris**

| | |
|---|---|
| Komplikationen | • Thrombenbildung und dadurch arterielle und pulmonale Embolien<br>• plötzlicher Herztod |
| **Diagnostik** | • **Auskultation:** leiser 1. Herzton, evtl. 3. und 4. Herzton, evtl. relative Mitral- und/oder Trikuspidalinsuffizienz<br>• **EKG:** unspezifisch, LSB, AV-Block I° oder seltener RSB, ST-Streckenveränderungen, Vorhofflimmern, Extrasystolen<br>• **Rö-Thorax: Kardiomegalie,** pulmonale Stauung<br>• **Echo: Größen- und Funktionsbeurteilung,** Klappenbeurteilung<br>• **Linksherz- und Rechtsherzkatheter:** hämodynamische Parameter, Myokardbiopsie möglich |
| Differentialdiagnose | Hypertrophie, Perikarderguss, Vitien |
| **Therapie**<br>konservativ | • **kausal:** z.B. Alkoholkarenz, Absetzen kardiotoxischer Medikamente, Versuch einer Viruselimination, gute Blutdruckeinstellung<br>• **körperliche Schonung**<br>• **Medikamente:** ACE-Hemmer, Diuretika, Digitalis, β-Blocker<br>• **Antikoagulantien** bei einer Ejektionsfraktion < 40 % oder bei Vorhofflimmern |
| operativ | **Herztransplantation** als letzte Möglichkeit |
| Prognose | Es sterben pro Jahr ca. 10–20 % der Patienten mit diagnostizierter dilatativer Kardiomyopathie. 50 % sterben an einer Herzinsuffizienz, 25 % am plötzlichen Herztod und 25 % an thrombembolischen Komplikationen. |

## Hypertrophische Kardiomyopathie

> **Definition**
> **Einteilung:** obstruktive und nicht-obstruktive Form
> **Ätiologie:** genetische Disposition
> **Pathogenese:** Wand- und Septumhypertrophie · verminderte linksventrikuläre Funktion
> **Klinik:** asymptomatisch · Dyspnoe · Arrhythmien
> **Diagnostik:** Auskultation · (Langzeit-)EKG · Echo
> **Therapie:** körperliche Schonung · Meidung von positiv inotropen Medikamenten und Vorlastsenkern · β-Blocker oder Verapamil · Myektomie

| | |
|---|---|
| **Definition** | Die hypertrophische Kardiomyopathie zeichnet sich aus durch die Hypertrophie des linksventrikulären Kammermyokards und Septums ohne Dilatation. |
| Epidemiologie | Häufigkeit: 0,2 % der Bevölkerung<br>Prädispositionsalter: 20.–30. Lj. |
| **Einteilung** | Die hypertrophischen Kardiomyopathien werden unterschieden in eine **obstruktive** und eine **nicht-obstruktiv Form,** je nachdem, ob die Ausflussbahn durch das hypertrophe Myokard eingeengt ist oder nicht. |

**Ätiologie**

Bei der Hälfte der Patienten wird eine **familiäre Häufung** beobachtet mit **autosomaldominantem Erbgang** (variable Expression).

**Pathogenese**

Bei beiden Formen ist die **linksventrikuläre Funktion** in der Diastole durch die erhöhte Steifigkeit und eingeschränkte Relaxation **vermindert.**

> Bei der **obstruktiven Form** nimmt die Obstruktion nach Gabe positiv inotroper Substanzen infolge der erhöhten Kontraktilität zu, sodass das Schlagvolumen sinkt. Das Schlagvolumen ist abhängig von der Vorlast. Daher müssen neben positiv inotropen Substanzen auch vorlastsenkende Medikamente, z.B. ACE-Hemmer, sowie eine Exsikkose vermieden werden.

**Klinik**
Symptome

- **asymptomatisch**
- **Dyspnoe**
- Angina pectoris
- **ventrikuläre Arrhythmien** bis zu lebensgefährlichen ventrikulären Tachykardien
- Schwindel/Synkope

Komplikationen

- Herzrhythmusstörungen
- plötzlicher Herztod

**Diagnostik**

- **Auskultation:** teils 3. und 4. Herzton, bei Obstruktion spindelförmiges Systolikum mit p.m. über Erb
- **EKG: Zeichen der Linksherzinsuffizienz**, ST-Streckenveränderungen, Extrasystolen
- **Langzeit-EKG:** zur Erfassung von Extrasystolen und ventrikulären Tachykardien
- **Echo:** typisch ist eine **Hypertrophie des Septums**, die stärker ist als die der Wand, SAM-Phänomen = systolic anterior movement (systolisch legen sich anteriore Mitralsegelteile dem Septum an), vorzeitiger Schluss der Aortenklappe bei der obstruktiven Form
- **Links- und Rechtsherzkatheter:** vor OP oder bei unklarer Diagnose

Differentialdiagnose

- Herzinsuffizienz anderer Ursache
- andere Form der Kardiomyopathie

**Therapie**
konservativ

- **körperliche Schonung**
- **Meidung von positiv inotropen Substanzen und Vorlastsenkern**
- Hypovolämie (Cave: Diuretika) und Vasodilatation (Nitrate, Nifedipin, ACE-Hemmer) vermeiden
- β-**Blocker oder Verapamil**

operativ

septale Myotomie oder **Myektomie**

Prognose

Die jährliche Letalität liegt bei 3–4 %. Eine sehr schlechte Prognose hat die Erkrankung im Kindes- und Jugendalter.

## Restriktive Kardiomyopathie

> **Definition**
> **Pathogenese:** diffuse Fibrose · Eosinophilie · erhöhte Rigidität
> **Klinik:** Rechtsherzinsuffizienz · Linksherzinsuffizienz · Angina pectoris
> **Diagnostik:** EKG · Rö-Thorax · Echo
> **Therapie:** Antikoagulantien · Diuretika · Herztransplantation

**Definition**

Die restriktive Kardiomyopathie ist eine Myokarderkrankung mit diffuser Fibrose, meist unter Einbeziehung der AV-Klappen.

**Epidemiologie**

- Häufigkeit: seltenste Form der Kardiomyopathie. Die Endomyokardfibrose ohne Eosinophilie kommt gehäuft in Zentralafrika vor und betrifft insbesondere Kinder und junge Männer.
- Geschlechterverhältnis: **w** > m (2:1)

**Ätiologie**

Die **Ursache** ist **ungeklärt.** Es kommen familiäre Häufungen vor.

**Pathogenese**

Anfangs Belegung des Endokards mit **Thromben** ⇒ Gefahr von Embolien. Im Verlauf **fibrosiert** das Endokard zunehmend und durch diese **Rigidität** ist die **diastolische Funktion** eines oder beider Ventrikel **gestört** ⇒ Herzinsuffizienz mit Stauung des Blutes insbesondere vor dem rechten Herzen. Später kommt es zu einer Verlegung der Ventrikel durch thrombotisches Material.

**Klinik**

**Symptome**

- Zeichen der **Rechtsherzinsuffizienz** stehen im Vordergrund
- Zeichen der **Linksherzinsuffizienz**
- **Angina pectoris**

**Komplikationen**

- arterielle Embolien, Lungenembolien
- plötzlicher Herztod

**Diagnostik**

- **EKG:** fast immer, jedoch nicht spezifisch verändert
- **Rö-Thorax:** nur mäßige Herzvergrößerung bei klinisch ausgeprägter Herzinsuffizienz
- **Echo: Nachweis der endokardialen Verdickung,** Vitien, Ventrikelthromben
- **CT oder MRT:** bei unklarem Echokardiographiebefund
- **Links- und Rechtsherzkatheter:** zur Bestimmung der diastolischen Funktionsstörung und evtl. zur Myokardbiopsie

**Differentialdiagnose**

Pericarditis constrictiva, Herzinsuffizienz anderer Ursache

**Therapie**

**konservativ**

- **Antikoagulation** bei Thrombusnachweis, Vorhofflimmern oder Z.n. Embolie
- **Diuretika**
- immunsuppressive Therapie bei ausgeprägter Eosinophilie

**operativ**

- Endokardresektion oder -dekortikation in Ausnahmefällen
- evtl. AV-Klappenersatz
- **Herztransplantation**

Prognose

Die Erkrankung ist lange asymptomatisch. Wenn sie symptomatisch wird, ist sie meist chron. progredient im Verlauf.

# 3.10 Perikarderkrankungen

## 3.10.1 Akute Perikarditis

> **Definition**
> **Ätiologie:** Viren · autoimmun
> **Pathogenese:** Entzündung des Herzbeutels · trockene und feuchte Form
> **Klinik:** retrosternaler Schmerz · Fieber · Tachykardie
> **Diagnostik:** Auskultation · EKG · Echo · Perikardpunktion
> **Therapie:** NSAR · Glukokortikoide · Antibiose · immunsuppressive Therapie · Perikardpunktion

**Definition**

Eine akute Perikarditis ist eine Entzündung des Herzbeutels, die häufig mit einem Perikarderguss einhergeht.

**Ätiologie**

- **infektiös:**
  - Viren (80 %): Coxsackie A und B, Adenoviren, Echoviren
  - Bakterien: Mykobakterien
- **immunologisch:** Lupus erythematodes, rheumatisches Fieber, allergisch, Postinfarktsyndrom
- Herzinfarkt
- Urämie
- posttraumatisch
- Tumor
- Bestrahlung

**Pathogenese**

Die Entzündung kann entweder primär das Perikard betreffen, von benachbarten Organen auf das Perikard übertreten (Pleuropneumonie, Pleuritis) oder bei einer Panserositis durch immunologische Erkrankungen u. a. das Perikard betreffen. Jede akute Perikarditis ist zu Beginn und am Ende trocken. Ansonsten ist sie insbesondere bei Urämie und beim Herzinfarkt trocken.

**Klinik**
Symptome

- **allgemein:** Fieber, Tachykardie
- **trockene Perikarditis:** stechender **retrosternaler Schmerz**, durch Liegen, tiefe Inspiration oder Husten verstärkt
- **feuchte Perikarditis:** Herztöne werden bei Übergang in feuchte Form leiser, auch der Schmerz kann verschwinden

Komplikationen

Herzbeuteltamponade

**Diagnostik**

- **Auskultation: Perikardreiben**, solange die Perikarditis trocken ist
- **EKG:** nur durch eine begleitende Myokarditis: ST-Hebungen und im Verlauf T-Negativierungen

> Die **ST-Hebungen** sind im Vergleich zum Infarkt eher konkavbogig, nicht typisch lokalisiert. Es finden sich keine spiegelbildlichen ST-Senkungen, keine Qs und kein R-Verlust.

- **Rö-Thorax:** nur bei ausgeprägtem Perikarderguss oder Verkalkungen verändert
- **Echo:** zum Nachweis eines **Ergusses**, möglicher Binnenechos beim Erguss und Perikardverdickungen
- **Perikardpunktion:** zum **Erregernachweis** und bei drohender Perikardtamponade

**Differentialdiagnose**    Herzinfarkt, Kardiomyopathien, Lungenembolie

**Therapie**
konservativ

- **NSAR**, bei Erfolglosigkeit **Glukokortikoide** bei viraler oder idiopathischer Genese oder bei der Postinfarktperikarditis
- **Antibiose** bzw. **Antimykotika** bei Bakterien bzw. Pilznachweis
- **immunsuppressive Therapie** bei autoimmun bedingter Perikarditis

minimal-invasiv

- **Perikardpunktion** bei drohender Perikardtamponade und bei malignem Erguss mit lokaler Zytostatikatherapie

## 3.10.2 Perikardtamponade

> **Definition**
> **Pathogenese:** hämodynamisch wirksamer Perikarderguss · Kompression der Vorhöfe und des rechten Ventrikels · Stau vor dem rechten Herzen · low output
> **Klinik:** obere Einflussstauung · Kussmaul-Zeichen · Schwäche · Dyspnoe · Pulsus paradoxus · Blutdruckabfall
> **Diagnostik:** Auskultation · ZVD · Echo · Perikardpunktion
> **Therapie:** Perikardpunktion · Perikardfensterung · Perikardektomie

**Definition**    Unter der Perikardtamponade versteht man einen Perikarderguss, der aufgrund seiner Menge bzw. der Schnelligkeit der Bildung die diastolische Füllung behindert und damit hämodynamische Wirkung hat.

**Ätiologie**    Ursachen des Perikardergusses (s. 3.10.1)

**Pathogenese**    Durch den Erguss werden die **Vorhöfe** und der **rechte Ventrikel komprimiert.** In der Diastole ist keine vollständige Füllung mehr möglich, wodurch

- das Blut sich **vor dem rechten Herzen staut** und
- weniger Blutvolumen ausgeschüttet wird (**low output**).

Die dafür erforderliche **Ergussmenge** beträgt
- bei akutem Auftreten ca. 150 ml
- bei chron. über einen längeren Zeitraum sich entwickelndem Erguss bis zu 1 l, ohne dass hämodynamische Auswirkungen auftreten.

**Klinik**
Symptome

- durch Rückstau bedingt: **obere** und **untere Einflussstauung** mit gestauten Halsvenen, Leberkapselspannung, Aszites, Kussmaul-Zeichen

! **Merke:** Das **Kussmaul-Zeichen** beschreibt den paradoxen inspiratorischen Druckanstieg in den Jugularvenen.
• durch low output bedingt: **Schwäche**, **Belastungsdyspnoe**, Blutdruckabfall, Tachykardie, Pulsus paradoxus
! **Merke:** Beim **Pulsus paradoxus** nimmt die Blutdruckamplitude inspiratorisch um $> 10\,mmHg$ ab. Ein Pulsus paradoxus kann auch bei Spannungspneumothorax, Panzerherz und akutem Asthmaanfall auftreten.

| | |
|---|---|
| Komplikationen | plötzlicher Herztod |
| **Diagnose** | • **Auskultation:** leise Herztöne<br>• **RR:** sinkt mit zunehmendem Erguss<br>• **ZVD:** steigt mit zunehmendem Erguss<br>• **EKG:** ST-Streckenveränderung, Niedervoltage<br>• **Echo:** Ergussnachweis, Kompression der Vorhöfe, fehlender inspiratorischer Kollaps der V. cava inferior<br>• **Perikardpunktion** |
| Differentialdiagnose | Herzinfarkt, Kardiomyopathie |
| **Therapie**<br>minimal-invasiv | Perikardpunktion |
| operativ | Perikardfensterung oder Perikardektomie bei chron. rez. Erguss |

## 3.10.3 Konstriktive Perikarditis

Synonym: Pericarditis constrictiva

> **Definition**
> **Ätiologie:** chron. Verlauf einer Perikarditis · tuberkulös
> **Pathogenese:** Kalkeinlagerung · Verdickung · Adhäsion · diastolische Dehnbarkeit behindert
> **Klinik:** obere und untere Einflussstauung · Belastungsdyspnoe · Schwäche
> **Diagnostik:** EKG · Echo · Rö-Thorax · MRT
> **Therapie:** Behandlung der Herzinsuffizienz · Dekortikation · Perikardektomie

**Definition**
Narbiger Folgezustustand der akuten Perikarditis, teils mit Kalkeinlagerungen im Perikard.

**Ätiologie**
Da eine konstriktive Perikarditis meist im Rahmen des **chron. Verlaufes einer Perikarditis** auftritt, kommen alle Ursachen der akuten Perikarditis in Frage (s. 3.10.1). Die **tuberkulös** bedingte Perikarditis soll häufig zur konstriktiven Form führen.

**Pathogenese**
Es kommt zur **Verdickung,** zur **Adhäsion** und zu **Verkalkungen** des Perikards ⇒ **Behinderung der diastolischen Dehnbarkeit** ⇒ Behinderung der mittleren und späten Füllung. Es kommt zum Blutstau vor dem rechten Herzen und zum verminderten Herzzeitvolumen.

**Klinik**

Symptome

- **untere und obere Einflussstauung:** Ödeme, Aszites, gestaute Halsvenen, Leberkapselspannung, Pleuraergüsse, Kussmaul-Zeichen
- **Zeichen des low output: Belastungsdyspnoe**, **Schwäche**, Pulsus paradoxus

Komplikationen

- Myokardatrophie
- Herzrhythmusstörungen

**Diagnostik**

- **Auskultation:** leise Herztöne, evtl. 3. Herzton
- **EKG:** T-Negativierungen, Niedervoltage, evtl. Vorhofflimmern
- **Rö-Thorax:** normal großes Herz, Verkalkungen

> Ein **normal großes Herz** im Rö-Bild bei **ausgeprägter Herzinsuffizienz** sollte an konstriktive Perikarditis denken lassen.

- **Echo:** kleiner Perikarderguss, Perikardschwielen (verstärkte Echos), verminderte Beweglichkeit der Hinterwand des linken Ventrikels, fehlende Wandhypertrophie
- **MRT:** sensitiver als Echo, zum Nachweis von Perikardschwielen vor OP
- **Herzkatheteruntersuchung:** zur Druckmessung

Differentialdiagnose

Herzbeuteltamponade

**Therapie**

konservativ

Behandlung einer Herzinsuffizienz

operativ

- Entschwielung (**Dekortikation**)
- **Perikardektomie**

Prognose

Je später operiert wird, desto höher ist die Letalität dabei.

# 3.11 Herzinsuffizienz

> **Definition**
> **Ätiologie:** Kontraktionsschwäche · erhöhte Vorlast · erhöhte Nachlast · diastolische Füllungsbehinderung
> **Pathogenese:** zu geringes HZV · Rückwärtsversagen · Vorwärtsversagen · Kompensationsmechanismen · Frank-Starling-Mechanismus · Circulus vitiosus
> **Klinik:** Dyspnoe · Schwäche · Ödeme · obere und untere Einflussstauung · Nykturie
> **Diagnostik:** Anamese · EKG · Rö-Thorax · Echo
> **Therapie:** kausal · ACE-Hemmer · β-Blocker · Diuretika · Herzglykoside · Herztransplantation

**Definition**

Die Herzinsuffizienz ist ein klinisches Syndrom. Das Herz ist trotz ausreichendem Blutangebot und ausreichendem enddiastolischen Ventrikeldruck nicht in der Lage, das benötigte Herzzeitvolumen zur Verfügung zu stellen.

| | |
|---|---|
| Epidemiologie | Häufigkeit: ca. 3 % der 60-Jährigen und 10 % der 80-Jährigen |

**Einteilung**

nach verschiedenen Gesichtspunkten:
- **Verlauf:** akut, chronisch
- **Leistungsfähigkeit des Patienten:** kompensiert, dekompensiert
- **Betroffene Ventrikel:** linksventrikulär, rechtsventrikulär, biventrikulär bzw. global
- **Pathogenese:** Vorwärtsversagen als low-output-failure oder high-output-failure, Rückwärtsversagen

**Ätiologie**

- **Kontraktionsschwäche:** dilatative Kardiomyopathie, Myokarditis, Herzinfarkt, KHK, Hypertension, Herzrhythmusstörungen, Herzwandaneurysma, Hypoxämie extrakardialen Ursprungs
- **erhöhte Vorlast:** Überwässerung, Niereninsuffizienz, Mitral-, Aorten-, Trikuspidalinsuffizienz, Vorhofseptum-, Ventrikelseptumdefekt, offener Ductus Botalli
- **erhöhte Nachlast:** Aorten-, Pulmonalstenose, Lungenembolie, chron. Cor pulmonale, Hypertension
- **diastolische Füllungsbehinderung:** konstriktive Perikarditis, Perikardtamponade, hypertrophe und restriktive Kardiomyopathie, Herzrhythmusstörungen, Infarktnarben, Hypertension

**Pathogenese**

- Bei der **Linksherzinsuffizienz** staut sich das Blut vor dem linken Herzen in die Lunge zurück (**Rückwärtsversagen**) ⇒ bewirkt auf Dauer einen **Druckanstieg im kleinen Kreislauf** und eine **Druckbelastung des rechten Ventrikels** ⇒ zusätzlich Rechtsherzinsuffizienz.
  Außerdem wird zu wenig Blut ausgeworfen, so dass es zum **Vorwärtsversagen** kommt.
- Bei der **Rechtsherzinsuffizienz** staut sich das Blut in dem venösen Körperkreislauf.

**Kompensationsmechanismen** zur Aufrechterhaltung des HZV:
- **Erhöhung der Kontraktilität:**
  - **Frank-Starling-Mechanismus:** Mit steigender Vorlast (Venentonuserhöhung) erhöhen sich Ventrikelspannung und diastolische Vordehnung, sodass das Schlagvolumen vorerst zunimmt.
  - **sympatho-adrenerge Aktivierung:** Noradrenalin bewirkt durch Stimulation des β-Rezeptoren-Adenylatcyclase-Systems eine Kontraktionszunahme und Herzfrequenzsteigerung.
- **Nachlast-Erhöhung:** Durch die Aktivierung des Renin-Angiotensin-Aldosteron-Systems kommt es infolge der **vermehrten Aussschüttung von Angiotensin II** zur Vasokonstriktion und damit zur Nachlasterhöhung
- **Vorlast-Erhöhung:** Außerdem erfolgt durch die Aktivierung des Renin-Angiotensin-Aldosteron-Systems eine **erhöhte Aldosteron-Ausschütung**, die zur Natrium- und Wasserretention und damit zur Vorlasterhöhung führt. Die **Aktivierung von ADH** bewirkt ebenfalls eine Wasserretention.
- **Hypertrophie:** Durch die akute Insuffizienz kommt es zunächst zur Dilatation, später bei Volumenbelastung zur exzentrischen Hypertrophie bzw. bei Druckbelastung zur konzentrischen Hypertrophie.

Alle Kompensationsmechanismen führen anfangs zu einer Besserung, bis sie in einen **Circulus vitiosus** münden und es zur Verschlechterung der Pumpfunktion und damit **Progredienz der Herzinsuffizienz** kommt.

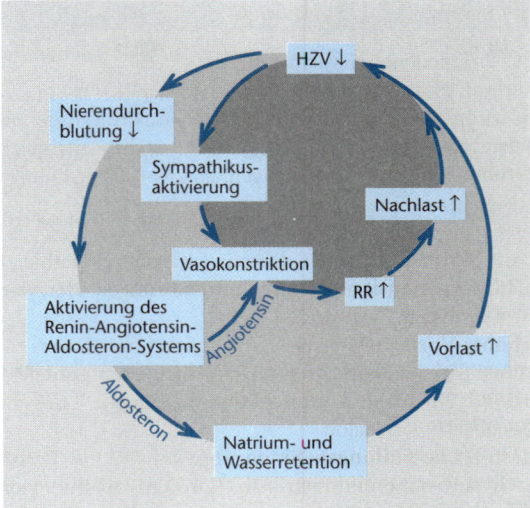

**Abb. 3.8:**   Circulus vitiosus der Kompensationsmechanismen bei Herzinsuffizienz [1]

**Klinik**

Symptome

- **akute Linksherzinsuffizienz:**
  - **Lungenödem** mit massiver Luftnot
  - Vorwärtsversagen bis hin zum kardiogenen Schock mit progredientem Multiorganversagen
- **akute Rechtsherzinsuffizienz:**
  - **Dyspnoe, Zyanose**
  - Hypotonie
  - kardiogener Schock (sekundäres Versagen des linken Ventrikels)
- **chron. Linksherzinsuffizienz:**
  - **Rückwärtsversagen:** zu Anfang **Belastungsdyspnoe**, später Ruhedyspnoe, Reizhusten, Hämoptysen, Atemwegsobstruktion (Asthma cardiale), periphere Zyanose
  - **Vorwärtsversagen: Schwäche**, Verwirrtheit, Flüssigkeitsretention (verminderte Nierendurchblutung), **Nykturie** (nächtliche Mobilisation retinierter Flüssigkeit)
- **chron. Rechtsherzinsuffizienz:**
  - periphere **Ödeme**
  - Nykturie durch die nächtliche Rückresorption der Ödeme
  - Pleuraergüsse (rechts > links)
  - Dyspnoe
  - **obere und untere Einflussstauung:** gestaute Halsvenen, Stauungsgastritis, Stauungsleber, Aszites

Komplikationen

- Dekompensation mit Lungenödem
- Rhythmusstörungen
- kardiogener Schock
- Thrombosen und Thrombembolien

| NYHA-Klasse | Beschwerden |
|---|---|
| I | völlige Beschwerdefreiheit bei normaler körperlicher Belastung |
| II | geringe Einschränkung der körperlichen Leistungsfähigkeit bei normaler Belastung |
| III | starke Einschränkung der körperlichen Leistungsfähigkeit bei normaler Belastung |
| IV | Einschränkung der körperlichen Leistungsfähigkeit bei geringer Belastung oder Ruhe |

**Tab. 3.13:** Klassifikation der Schweregrade der Herzinsuffizienz nach der New York Heart Association (NYHA)

**Diagnostik**

- **Anamnese:** kardiale und extrakardiale Vorerkrankungen, Medikamenteneinnahme
- **Auskultation:**
  - Lunge: **feuchte Rasselgeräusche**, Giemen und Brummen
  - Herz: leiser 1. Herzton, evtl. 3. und 4. Herzton, evtl. Geräusche von Vitien
- **EKG** (kann nur Hinweise geben): möglicherweise P-Veränderungen, Niedervoltage, Rhythmusstörungen, Sinustachykardie in Ruhe und ST-Streckenverlängerungen
- **Labor:** Verdünnungshyponatriämie, Transaminasen ↑ durch Stauung, Kreatinin und Harnstoff ↑ durch Nierenminderperfusion
- **Rö-Thorax: Kardiomegalie, Stauungszeichen**
- **Echo: Nachweis und Quantifizierung der Herzhöhlenvergrößerung**, Abschätzung der Ejektionsfraktion, Wanddicke, kausale Faktoren wie Vitien oder Erguss
- **Herzkatheteruntersuchung:** nur zur Klärung spezifischer Fragestellung wie Koronarstatus

**Differentialdiagnose**

- Asthma bronchiale, COPD, Bronchialkarzinom
- Niereninsuffizienz
- Lungenembolie, maligne Pleuraergüsse, toxisches Lungenödem
- Schock

**Therapie**

> **Notfalltherapie:** sitzende Lagerung, $O_2$ über Nasensonde, Nitroglycerin, Furosemid, evtl. Dopamin/Dobutamin

**konservativ**

- **kausale Therapie** soweit möglich
- regelmäßige körperliche Bewegung
- **Gewichtsreduktion, kaliumreiche und kochsalzarme Diät**
- Flüssigkeitsbilanzierung
- Stuhlregulierung
- **Atemgymnastik**
- **Thromboseprophylaxe**
- Vermeiden von Medikamenten, die eine Herzinsuffizienz verschlechtern (z. B. NSAR, negativ inotrope Medikamente)
- **medikamentöse Therapie:**
  - **ACE-Hemmer** ab NYHA-Stadium I zur Nachlastsenkung und gesicherter Prognoseverbesserung

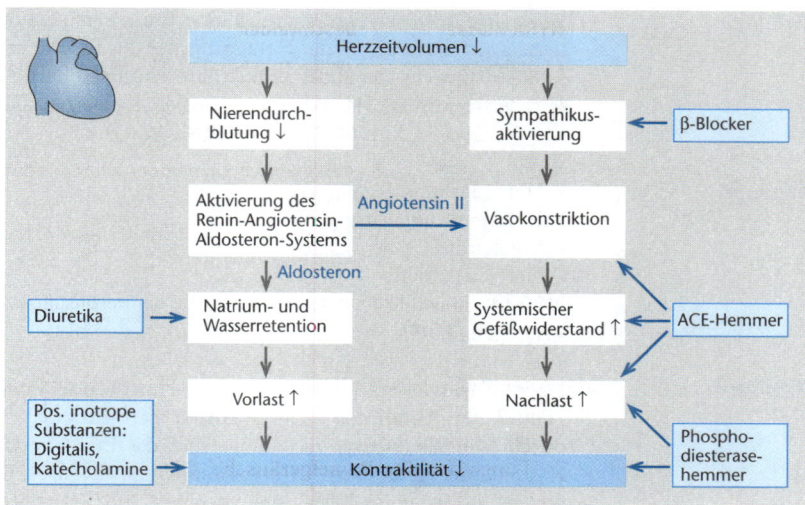

**Abb. 3.9:** Wirkungsmechanismen verschiedener Medikamentengruppen bei Herzinsuffizienz [1]

- β-**Blocker** ohne intrinsische Aktivität ab NYHA-Stadium II bei stabilen Patienten zur Nachlastsenkung, bei Hypertonie oder Z.n. Herzinfarkt unabhängig vom Stadium
- **Diuretika** ab NYHA-Stadium III oder bei Flüssigkeitsretention zur Vorlastsenkung
- **Aldosteronantagonisten** ab NHYA-Stadium III zur Prognoseverbesserung
- **Herzglykoside** ab NYHA-Stadium II zur Kontraktionskraftsteigerung, bei Vorhofflimmern mit Tachyarrhythmia absoluta unabhängig vom Stadium

**operativ**   Bei einer Herzinsuffizienz im NYHA-Stadium IV mit einer Ejektionsfraktion von < 20 % sollte eine **Herztransplantation** erwogen werden.

**Prognose**   Ohne Therapie liegt die Letalität nach einem Jahr im NYHA-Stadium II/III bei 10 %, im NYHA-Stadium IV bei 50 %. ACE-Hemmer alleine vermindern die Letalität um 40 %.

## 3.11.1 Kardiogener Schock

**Definition**
**Ätiologie:** kardiale Ursachen · Lungenembolie
**Pathogenese:** verminderte Kontraktionskraft · Vorwärtsversagen · Hypoxämie · Multiorganversagen
**Klinik:** akute Dyspnoe · feuchte Rasselgeräusche · gestaute Halsvenen
**Diagnostik:** Anamnese · Puls · RR · EKG · Rö-Thorax · Echo
**Therapie:** sitzende Lagerung · $O_2$ · Nitroglycerin · Furosemid · Sedierung · Dopamin · Dobutamin

| | |
|---|---|
| **Definition** | Beim kardiogenen Schock handelt es sich um einen Schock, der durch die verminderte Kontraktionskraft des Herzen ausgelöst wird. Der arterielle RR liegt **systolisch < 80–90 mmHg,** der **linksventrikuläre enddiastolische Druck** liegt < **20 mmHg** und der **Herzindex** (HMV bezogen auf die Körperoberfläche mit einem Normwert von 3,5 ± 0,5 l/Min./m²) liegt bei **1,8 l/Min./m².** |

**Ätiologie**

- Herzinfarkt
- Herzrhythmusstörungen
- Myokarditis
- Herzinsuffizienz
- Herztamponade
- Lungenembolie

**Pathogenese**

Durch das aus verschiedener Ursache entstehende **Vorwärtsversagen** kommt es zum akuten **Abfall des HZV** ⇒ Minderperfusion der Organe. Zusätzlich besteht durch Minderperfusion der Lunge und das meist bestehende Lungenödem eine **Hypoxämie.** Anfänglich Kompensationsversuch durch Beschleunigung des Herzschlags, in der Folge **Multiorganversagen** durch Perfusionsstörung.

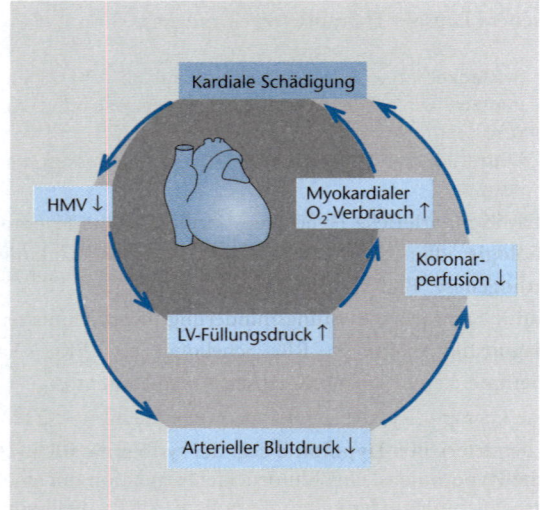

**Abb. 3.10:**    Pathogenese des kardiogenen Schocks [1]

**Klinik**
Symptome

- sitzender, ängstlicher Patient
- **akute Dyspnoe**
- **feuchte Rasselgeräusche** über beiden Lungen, insbesondere basal
- **gestaute Halsvenen**
- Herzstolpern

Komplikationen

- **Multiorganversagen:** akutes Nierenversagen, Enzephalopathie, Leberfunktionsstörung, Darmischämie, disseminierte intravasale Gerinnung
- plötzlicher Herztod

| | |
|---|---|
| **Diagnostik** | <ul><li>**Anamnese:** kardiologische Grundkrankheiten</li><li>**RR: systolisch < 80 mmHg**</li><li>**Puls: HF > 120/Min.**</li><li>**Auskultation: feuchte Rasselgeräusche basal**, evtl. Herzgeräusche von bestehenden Vitien</li><li>**EKG:** evtl. Arrhythmien, evtl. ST-Streckenveränderungen</li><li>**Rö-Thorax: Lungenstauung**</li><li>**Echo:** Nachweis von Vitien, Perikarderguss, Beurteilung der Pumpfunktion</li><li>**Herzkatheter:** zur Druckmessung</li></ul> |

**Diagnostik**

- **Anamnese:** kardiologische Grundkrankheiten
- **RR: systolisch < 80 mmHg**
- **Puls: HF > 120/Min.**
- **Auskultation: feuchte Rasselgeräusche basal**, evtl. Herzgeräusche von bestehenden Vitien
- **EKG:** evtl. Arrhythmien, evtl. ST-Streckenveränderungen
- **Rö-Thorax: Lungenstauung**
- **Echo:** Nachweis von Vitien, Perikarderguss, Beurteilung der Pumpfunktion
- **Herzkatheter:** zur Druckmessung

**Differentialdiagnose**

- andere Schockformen
- Linksherzinsuffizienz ohne kardiogenen Schock

**Therapie**

- **Lagerung** mit erhöhtem Oberkörper, Beine tief!
- **O$_2$** über Nasensonde
- **Nitroglycerin,** vorerst 2 Sprühstöße, dann über Perfusor 1–6 mg/h
- **Furosemid** 20–80 mg i.v.
- **Sedierung,** z.B. mit 5–10 mg Diazepam i.v.
- bei ausgeprägter Hypotonie **Dopamin** evtl. mit **Dobutamin** im Perfusor
- bei Tachyarrhythmia absoluta i.v.-Digitalisierung
- weitere **kausale Therapie** soweit möglich

# 3.12 Hypotonie

> **Definition:** arterielle Hypotonie · orthostatische Hypotonie
> **Ätiologie:** idiopathisch · sekundär bei Grunderkrankung
> **Pathogenese:** Blut versackt · Gegenregulation
> **Klinik:** Schwäche · Leistungsminderung · Kopfschmerzen · Schwindel · Synkope
> **Diagnostik:** Anamnese · RR · Schellong-Test · EKG · Langzeit-RR · Echo
> **Therapie:** kausal · symptomatisch · medikamentös

**Definition**

Bei der **arteriellen Hypotonie** liegt der systolische RR < 100 mmHg. Die **orthostatische Hypotonie** ist eine Blutdruckfehlregulation mit einem systolischen RR-Abfall von > 20 mmHg oder einem diastolischen RR-Abfall von > 10 mmHg beim Aufstehen.

**Epidemiologie**

Die orthostatische Hypotonie betrifft ca 25 % der über 65-Jährigen, ist aber auch typisch für Mädchen bzw. junge Frauen.

**Einteilung**

Einteilung der orthostatischen Hypotonie nach dem Verhalten des RR und der HF im **Schellong-Test:**

- **sympathikotone Form:** HF und diastolischer RR steigen beim Aufstehen an.
- **hyposympathikotone Form:** HF steigt, wenn überhaupt, nur gering an, der diastolische RR gar nicht
- **asympathikotone Form:** HF und diastolischer RR sinken beim Aufstehen ab (v.a. bei autonomer Neuropathie)

**Ätiologie**
- **idiopathisch**
- **sekundär:** autonome Neuropathien, Diabetes mellitus, kardiovaskulär (z.B. Herzinsuffizienz), Alkoholabhängigkeit, Varikosis, medikamentös bedingt, endokrin bedingt, Hypovolämie, Hyponatriämie, Infektionskrankheiten

**Pathogenese**

**Orthostatischen Hypotonie:**
- Das **Blut versackt** beim Aufstehen in den tiefer gelegenen Körperpartien ⇒ zerebrale Minderperfusion mit Schwindel, Kopfschmerzen und evtl. Synkope.
- **Gegenregulation:** Steigerung der HF ⇒ Blässe, kalte Extremitäten und Schweißausbruch

> Bei orthostatischer Hypotonie kann der Ausgangsblutdruck hypoton, normoton oder hyperton sein.

**Klinik**
Symptome
- **Müdigkeit, Schwäche**
- **Leistungsminderung**
- **Kopfschmerzen, Schwindel**
- kalte Hände und Füße
- beim Aufstehen Schwarzwerden vor Augen bis zur **Ohnmacht**, evtl. mit Herzklopfen/Herzstechen

Komplikationen

Frakturen oder Platzwunden durch Stürze

**Diagnostik**
- **Anamnese:** Vorerkrankungen, Medikamentenanamnese
- **RR:** systolisch < 100 mmHg
- **Schellong-Test:** RR-Messung über 10 Min. im Liegen, dann RR-Messung direkt nach dem Aufstehen und weitere 10 Min. im Stehen. Pathologisch ist es, wenn der systolische RR beim Aufstehen um mehr als 20 mmHg sinkt. HF und diastolischer RR können sich unterschiedlich verhalten (s. o.).
- **EKG:** z.A. kardialer Ursachen
- **RR-Langzeitmessung**
- **Echo:** z.A. kardialer Erkrankungen

Differentialdiagnose
- andere Ursachen von Synkopen: z.B. Aortenstenose, Lungenembolie, vasovagale Synkope, Karotis-Sinus-Syndrom
- maligne Erkrankungen, insbesondere Hirntumoren
- metabolische Erkrankungen, z.B. Diabetes mellitus

**Therapie**
- **kausal** soweit möglich (Weglassen von Medikamenten, die eine Hypotonie verursachen können)
- **symptomatisch** (nur bei Beschwerden): Kochsalz- und Flüssigkeitszufuhr erhöhen, Sport, langsames Aufstehen, Kompressionsstrümpfe
- **medikamentös** (nur wenn symptomatische Therapie nicht ausreicht): Sympathomimetika, Dihydroergotamin, Mineralokortikoide, Erythropoetin als letzte Maßnahme

# 3.13 Funktionelle Herzbeschwerden

> **Definition**
> **Ätiologie:** Ausschlussdiagnose · psychogen · ängstliche Persönlichkeit
> **Klinik:** belastungsunabhängige thorakale Schmerzen · Panikattacken · Globusgefühl
> **Diagnostik:** Anamnese · Auskultation · EKG · Ergometrie
> **Therapie:** Gespräch · Entspannungstraining · psychosomatische Therapie

**Definition**

Bei funktionellen Herzbeschwerden handelt es sich um eine Ausschlussdiagnose. Es handelt sich um chron. rez. thorakale Schmerzen ohne Nachweis somatischer Erkrankungen, die diese erklären könnten.

Epidemiologie

- Häufigkeit: 15 % aller Patienten, die wegen thorakaler Schmerzen zum Arzt gehen
- Prädispositionsalter: meist < 40 Jahre

**Ätiologie**

Die Ursache ist **psychogen** oder **psychosomatisch.** Es sind übervorsichtige Persönlichkeiten, die eine **erhöhte Angstbereitschaft** haben, Angst schlecht verarbeiten können und häufig vegetativ labil sind.

**Klinik**
Symptome

- **belastungsunabhängige thorakale Schmerzen**
- Palpitationen
- **Panikattacken, Globusgefühl,** Schwitzen, Zittern
- Hyperventilationssymptome
- häufige Arztbesuche

**Diagnostik**

- **Anamnese**
- **Auskultation:** z.A. eines Herzgeräuschs
- **EKG:** z.A. von Herzrhythmusstörungen, ST-Streckenveränderungen
- **Ergometrie:** z.A. von EKG-Veränderungen, die auf eine Ischämie hinweisen
- **Rö-Thorax:** z.A. pulmonaler Erkrankungen, Beurteilung der Herzsilhouette
- **Echo:** z.A. von Vitien, Wandbewegungsstörungen
- **Labor**

Differentialdiagnose

- Herzrhythmusstörungen
- KHK, Myokardinfarkt
- Hypertonie, Hypotonie
- rez. Lungenembolien
- Hyperthyreose

**Therapie**

- **Aufklärungsgespräch** über Harmlosigkeit
- **Entspannungstraining**
- **psychosomatische Therapie**
- in Ausnahmefällen kurzfristig Tranquilizer

# 3.14 Primäre Herztumoren

> **Definition**
> **Ätiologie:** häufiger bei Frauen · überwiegend benigne · Myxom-Syndrom
> **Klinik:** Herzrasen · Dyspnoe · Thoraxschmerzen
> **Diagnostik:** Auskultation · EKG · TEE · CT · MRT
> **Therapie:** Schonung · Antikoagulation · Exstirpation benigner Tumoren

**Definition**

Unter den primären Herztumoren werden benigne und maligne Tumoren des Herzen verstanden, die nicht Metastasen von Tumoren anderer Organe sind.

**Epidemiologie**

- Häufigkeit: in 1 % aller Echokardiographiebefunde werden kardiale Tumoren entdeckt
- Geschlechterverhältnis: **w** > m (3:1)
- Prädispositionsalter: 40–60 Jahre

**Einteilung**

- **90 %** sind **benigne:** Myxome (70 %), Fibrome, Lipome, Rhabdomyome
- 10 % sind maligne: z.B. Sarkome, Histiozytome
- **85 %** sind im **linken Vorhof** lokalisiert

**Ätiologie**

In 5 % der Fälle liegt ein familiäres **Myxom-Syndrom** vor mit Herzmyxom, subkutanen Myxomen und pigmentierten Naevi. Bei den restlichen Fällen ist die Ätiologie unbekannt.

**Klinik**

Symptome

- **Palpitationen, Herzrasen**
- **Dyspnoe**
- **lageabhängige Thoraxschmerzen**
- Schwindel, Synkope
- Übelkeit, Gewichtsverlust
- Fieber

Komplikationen

- Herzrhythmusstörungen
- Thrombosen, Embolien
- Linksherzversagen, Lungenödem
- Metastasierung
- plötzlicher Herztod

**Diagnostik**

- **Auskultation:** uncharakteristisches Herzgeräusch
- **EKG:** evtl. Herzrhythmusstörungen
- **Labor:** BSG ↑, Hb ↓, Leukozytose, Thrombozytose oder -penie
- **Echo bzw. TEE: Nachweis des Tumors**
- **CT**
- **MRT**

Differentialdiagnose

- intrakardialer Thrombus
- Metastasen, maligne Lymphome
- Thoraxschmerzen anderer Genese

**Therapie**

konservativ
- **körperliche Schonung**
- **Antikoagulation**
- Bei **malignen Tumoren** kann meist nur eine **palliative Therapie** erfolgen.

operativ
**Benigne Tumoren** sollten wegen der hohen Komplikationsrate schnell operiert werden (**Exstirpation** in toto).

Prognose
Benigne Tumoren: Rezidivrate ca. 0–3 % (beim Myxom-Syndrom höher)
Maligne Tumoren: mittlere Überlebenszeit 9 Monate

# Lunge

## 4.1 Definitionen und Untersuchungen

**Definitonen**

Diffusionskapazität | Maß für die **Diffusion von Gasen durch die alveolokapilläre Membran**. In der Regel wird zur Messung Kohlenmonoxid verwendet.

Diffusionsstörungen | Diffusionsstörungen liegen vor, wenn die **Diffusionskapazität im Vergleich zur Lungenperfusion abnimmt**. Ursachen dafür können sein:
- Lungenfibrose
- Rarefizierung der Alveolen beim Emphysem
- Lungenödem
- Pneumonie
- rez. Lungenembolien

Compliance | **Maß für die Dehnbarkeit von Lunge und Thorax.** Es wird dabei der Quotient aus Volumenänderung und Druckdifferenz zwischen intraalveolärem und intrapleuralem Druck berechnet. Die **statische** Compliance wird bei Atemstillstand oder langsamer Exspiration gemessen, die **dynamische** bei der Atemarbeit.

Euler-Liljestrand-Reflex | **Alveolokapillärer Reflex**, der bewirkt, dass bei schlechterer Belüftung (Hypoventilation) eines Lungenbezirks das Blut umgeleitet wird, es also auch zur Minderperfusion im betroffenen Gebiet kommt.

Perfusionsstörungen | **Störungen der Lungendurchblutung:** Die Lungen werden weniger perfundiert, wenn die arterielle Zufuhr gedrosselt ist, z. B. bei Lungenembolien, wenn es zum Kapillarschwund kommt, beim Euler-Liljestrand-Reflex oder bei Behinderung des venösen Abflusses wie z. B. bei Linksherzinsuffizienz.

Resistance | Atemwegswiderstand

Ventilationsstörungen | **Störungen der Lungenbelüftung**. Ursachen sind dafür besonders **obstruktive Lungenerkrankungen**, wie z. B. die chron. obstruktive Bronchitis, aber auch restriktive Erkrankungen, wie z. B. Pleura- oder Lungenfibrose, bei denen die Lunge nicht mehr ausreichend dehnbar ist.

**körperliche Untersuchung**

Atmung | Ein Erwachsener macht normalerweise **14–18 Atemzüge/Min.** und nimmt **pro Atemzug 300–500 ml** als Atemzugvolumen auf. Bei verschiedenen Erkrankungen zeigen sich pathologische Atmungstypen.

Bronchialatmen | **verschärftes Atemgeräusch**, das über dem Bronchialbaum physiologisch ist. Es wird bei einer Infiltration fortgeleitet und ist dann auch über den entsprechenden Lungenfeldern zu hören.

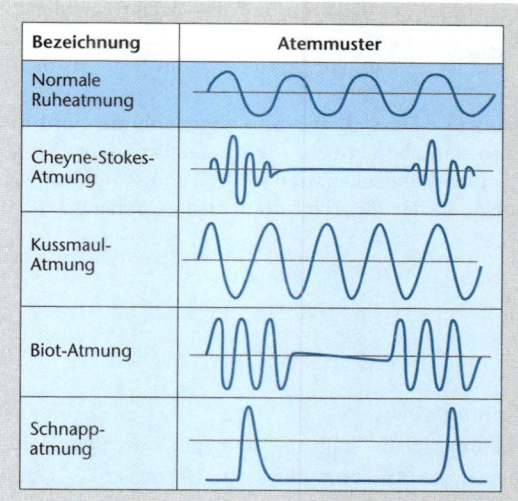

| Bezeichnung | Atemmuster |
|---|---|
| Normale Ruheatmung | |
| Cheyne-Stokes-Atmung | |
| Kussmaul-Atmung | |
| Biot-Atmung | |
| Schnapp-atmung | |

**Abb. 4.1:** Pathologische Atmungstypen [1]

**Bronchophonie**

Der Patient sagt die **Zahl „66"**. Dabei entstehen hohe Frequenzen. Werden diese als Vibrationen zur Thoraxwand geleitet, muss eine Infiltration des Lungengewebes vorliegen. Unter physiologischen Bedingungen werden die Vibrationen durch das lufthaltige Alveolargewebe nicht übertragen.

**Rasselgeräusche**

bei der Auskultation der Lunge **fakultativ zu hörende Atmungsgeräusche**. Man unterscheidet:
- **trockene RGs** wie Brummen, Pfeifen, Giemen, Zischen durch Verengung der Luftwege bei Ödem oder Spasmus
- **feuchte RGs** durch Sekretansammlung, die je nach Luftwegdurchmesser **fein-blasig, mittelblasig oder grobblasig** sein können. Außerdem können feuchte RGs **nicht-klingend** (ohrfern) wie bei Herzinsuffizienz oder Bronchitis sein oder **klingend** (ohrnah) wie bei Pneumonie.

**Stimmfremitus**

Der Patient sagt die **Zahl „99"**. Dabei entstehen tiefe Frequenzen. Werden diese als Vibrationen zur Thoraxwand geleitet, muss eine Infiltration des Lungengewebes vorliegen. Unter physiologischen Bedingungen werden die Vibrationen durch das lufthaltige Alveolargewebe nicht übertragen.

**apparative Untersuchung**

**BAL**

Bronchoalveoläre Lavage: im Rahmen der Bronchoskopie durchgeführte Spülung der Bronchien zur Gewinnung von Zellmaterial und/oder Keimen, man nennt sie auch „Blutbild der Pneumologen"

**Blutgasanalyse**

abgekürzt BGA, **misst die Partialdrücke der Atemgase** arteriell, kapillär oder venös. Häufig wird sie ergänzt durch Werte des Säure-Basen-Status. Sie dient der **Beurteilung des Wirkungsgrads der Atemarbeit.**
Normwerte:
- $pO_2$: 72–107 mmHg
- $pCO_2$: m: 35–46 mmHg, w: 32–42 mmHg
- pH-Wert: 7,37–7,45

| | |
|---|---|
| Bodyplethys-mographie | Untersuchung zur **Bestimmung des Atemwegwiderstands** und des **intrathorakalen Gasvolumens**. Sie wird in einer luftdicht verschlossenen Kammer vorgenommen und ist im Ggs. zur Spirometrie im Ergebnis nicht absichtlich verfälschbar. |
| Spirometrie | **Messung und Darstellung von Lungenvolumen und Ventilationsgrößen**. Es können also statische Größen, wie die Vitalkapazität (VC), und dynamische Größen, wie die Einsekundenkapazität ($FEV_1$), erfasst werden. Nachteilig ist, dass die Untersuchung von der Mitarbeit des Patienten abhängt. |

# 4.2 Pneumonien

> **Definition**
> **Einteilung:** lobär · lobulär · ambulant · nosokomial
> **Pathogenese:** Anschoppung · rote Hepatisation · graugelbe Hepatisation · Lysis
> **Klinik:** Fieber · Schüttelfrost · Husten · Atemnot
> **Diagnostik:** Anamnese · Auskultation · Rö-Thorax · Labor · Erregernachweis
> **Therapie:** Antibiose · Sekretolytika · $O_2$ · Atemtherapie

**Definition**

Pneumonien sind akute oder chron. Entzündungen der Alveolen und/oder des Interstitiums.

**Einteilung**

- **klinisch:**
  - primäre oder sekundäre Pneumonie
  - akute oder chron. Pneumonie
- nach der **Lokalisation:**
  - lobäre (Lappen-) oder lobuläre (Herd-)Pneumonie
  - alveoläre oder interstitielle Pneumonie
- **ätiologisch:**
  - Infektionen durch Viren, Bakterien oder Pilze
  - physikalische oder chemische Noxen
  - Kreislaufstörungen

**Erreger**

! **Merke:** Typische **Erreger von Pneumonien** (in absteigender Häufigkeit)
- **ambulant:** Pneumokokken, Hämophilus influenzae, Chlamydien, Mykoplasmen, Legionellen, Viren
- **nosokomial:** gramnegative Bakterien (Pseudomonas, Klebsiellen, E. coli), Staphylococcus aureus, Anaerobier, Legionellen

**Pathogenese**

Eine Lobärpneumonie (z.B. durch Pneumokokken) verläuft pathologisch in 4 Stadien:

1. **Anschoppung** am 1. Tag mit einer dunkelroten, blutreichen Lunge
2. **rote Hepatisation** am 2. und 3. Tag, in denen fibrinreiches Exsudat zur leberartigen Konsistenz der grauroten Lunge führt
3. **graugelbe Hepatisation** vom 4.–8. Tag, in denen es zur Leukozyteninfiltration kommt
4. **Lysis** nach dem 8. Tag, bei der sich das Fibrin enzymatisch verflüssigt und die Leukozyten zerfallen

**Klinik**

Symptome
- hohes **Fieber** mit **Schüttelfrost**
- **Husten,** teils mit Auswurf
- Abgeschlagenheit
- **Atemnot,** teils mit Nasenflügeln
- Thoraxschmerzen

Komplikationen
- Sepsis
- Pleuritis, Pleuraerguss, Pleuraempyem
- Lungenabszess
- resp. Insuffizienz
- rez. Pneumonien, chron. Pneumonie

**Diagnostik**
- **Anamnese**
- **positive Bronchophonie** und **Stimmfremitus**
- **Auskultation:** Bronchialatmen, **feuchte Rasselgeräusche**
- **Rö-Thorax:** dichte Verschattungen, meist eher scharf begrenzt
- **Blutgasanalyse:** $pO_2$ ↓
- **Labor:** Leukos ↑, Linksverschiebung im Blutbild, CRP ↑, BSG ↑
- **Erregernachweis** im Sputum, Bronchiallavage, Pleuraerguss
- Serologie zum Antikörper- oder Antigennachweis

Differentialdiagnose
- Tuberkulose
- Bronchialkarzinom
- Sarkoidose
- exogen-allergische Alveolitis

**Therapie**
- **Antibiose** nach Gewinnung von Sekret und/oder Blutkulturen
  - **ambulant erworbene Pneumonie:** Penicillin G oder Aminopenicilline, bei Allergie Makrolide, ggf. nach Antibiogramm umstellen
  - **nosokomial erworbene Pneumonie:** Cephalosporine der 2. oder 3. Generation, Acylaminopenicilline plus Betalaktamaseinhibitoren oder Fluorchinolon plus Clindamycin, nach Antibiogramm ggf. umstellen
- **Sekretolytika**
- **$O_2$-Gabe**
- **Atemgymnastik**
- ausreichende Flüssigkeitszufuhr

Prognose
abhängig von der richtigen und schnellen Therapie
*!* **Merke:** Von allen in den Industrieländern auftretenden Infektionskrankheiten führen Pneumonien am häufigsten zum Tode.

## 4.2.1 Atypische Pneumonien

Der Begriff atypisch bezieht sich auf den Verlauf. Die **Klinik** ist gekennzeichnet durch **grippeähnlichen, langsamen Beginn** mit Kopf- und Gliederschmerzen, aber nur **wenig Fieber.** Der **Husten** ist meist **trocken** mit nur spärlichem Auswurf. Während der **Auskultationsbefund** meist unauffällig ist, zeigt das **Rö-Bild** deutliche Infiltrate (Diskrepanz!).
*!* Cave: Jede Pneumonie, auch die Pneumokokkenpneumonie, kann atypisch verlaufen!

### Mykoplasmen

**Ätiologie/Pathogenese:** Bakterien ohne feste Zellwand · Zerstörung des Flimmerepithels
**Klinik:** Tracheobronchitis · atypische Pneumonie
**Diagnostik:** Antigennachweis · Antikörpernachweis
**Therapie:** Makrolide · Tetrazykline

**Ätiologie/ Pathogenese**

Mykoplasma pneumoniae ist ein Bakterium **ohne feste Zellwand** und variabel in der Form. Sein Name kommt daher, dass es teils wie pilzähnliche Fäden aussieht. Mykoplasmen besitzen eine besondere Affinität zu **Flimmerepithel** und **zerstören die Flimmerepithelzellen nach** einiger Zeit.

**Epidemiologie**

In Epidemiezeiten sind 20 % der erworbenen Pneumonien durch Mykoplasmen verursacht.

**Klinik**
Symptome

- Inkubationszeit: 10–20 Tage
- Manifestation als
  - Tracheobronchitis
  - atypische Pneumonie (typische Symptome s. o.)

**Komplikationen**

durch Immunreaktion Auftreten von z. B. Meningitis, Myokarditis, Arthritis, Erythema nodosum möglich

**Diagnostik**

Labor:
- kulturelle Züchtung schwierig
- Antigennachweis mittels ELISA oder DNA-Sonde
- Antikörpernachweis ab der 2. Krankheitswoche

**Therapie**

Die Bakterien sind resistent gegenüber zellwandwirksamen Antibiotika. Mittel der Wahl sind **Makrolide** und **Tetrazykline.**

### Legionellen

**Ätiologie/Pathogenese:** schwach gramnegatives aerobes Stäbchen · Warmwasseranlagen · infiziertes Aerosol · Immungeschwächte
**Klinik:** asymptomatisch · Pontiac-Fieber · Legionärskrankheit · atypische Pneumonie
**Diagnostik:** Anzüchtung · Antigennachweis
**Therapie:** Makrolide · Fluorchinolone

**Ätiologie/ Pathogenese**

Legionella pneumophila:
- **schwach gramnegatives aerobes Stäbchen**
- Vermehrung im Süßwasser bei Temperaturen zwischen 20–55 °C
- Infektion durch Einatmung **infizierter Aerosole** aus **Warmwasseranlagen** (wichtigste umweltbedingte Infektionskrankheit)
- Besonders gefährdet sind **immungeschwächte Menschen.**

| | |
|---|---|
| **Klinik** | • bei Gesunden meist **asymptomatisch**<br>• **Pontiac-Fieber** (benannt nach dem Ort in den USA, wo es erstmals aufgetreten ist): grippeähnliche Symptome ohne Pneumonie<br>• sog. **Legionärskrankheit: atypische Pneumonie** und gastrointestinale Beschwerden |
| **Diagnostik** | **Labor:** Versuch der kulturellen Anzüchtung, Antigennachweis |
| **Therapie** | **!** **Merke:** Jede Pneumonie unbekannter Ursache sollte vorerst so behandelt werden, dass auch Legionellen mit erfasst werden.<br>Antibiose mit **Makroliden oder Fluorchinolonen** der Gruppe 3 oder 4. |
| Prognose | Eher schlecht. Letalität bei Patienten ohne Vorerkrankung 15 %, bei Immunschwachen 80 %. |

## Chlamydien

> **Ätiologie/Pathogenese:** den Bakterien verwandte Mikroorganismen · C. trachomatis · C. pneumoniae · C. psittaci · Tröpfcheninfektion · Kot- und Federstaub von Vögeln
> **Klinik:** Laryngitis · Pharyngitis · atypische Pneumonie · Ornithose · grippeähnlich · Pneumonie mit hohem Fieber
> **Diagnostik:** Serologie
> **Therapie:** Makrolide · Tetrazykline

| | |
|---|---|
| **Ätiologie/Pathogenese** | • **C. trachomatis** → sexuell übertragbare Krankheiten und Augeninfektionen<br>• **C. pneumoniae** (Tröpfcheninfektion) und **C. psittaci** (Kot- und Federstaub von Vögeln) → atypische Pneumonien |
| **Klinik** | • Infektion mit C. pneumoniae: meist **Laryngitis** oder **Pharyngitis,** v.a. bei älteren Menschen **atypische Pneumonie** mit starken Halsschmerzen<br>• Infektion mit C. psittaci **Ornithose** (sog. Papageienkrankheit):<br>– grippeähnlicher Verlauf<br>– Pneumonie mit hohem Fieber, Schüttelfrost und Nasenbluten |
| **Diagnostik** | **Labor:**<br>• kultureller Erregernachweis nur in wenigen Labors möglich<br>• Diagnose wird meist mittels Serologie gestellt. |
| **Therapie** | **Makrolide** und **Tetrazykline:** Mittel der Wahl. Wegen der Rezidivneigung sollte 3 Wochen therapiert werden. |

**Q-Fieber**

Synonym: Balkangrippe

> **Definition**
> **Ätiologie:** Zoonose · Rickettsien
> **Klinik:** asymptomatisch · grippeähnlich · hohes Fieber · Husten · relative Bradykardie
> **Diagnostik:** Berufsanamnese · Antikörpernachweis
> **Therapie:** Tetrazykline

**Definition**

Das Q-Fieber ist eine von **Rickettsien** übertragene Zoonose.

**Ätiologie**

Die Infektion erfolgt meist im Beruf (Schafhirte, Tierärzte, Schlachthöfe) durch Inhalation kontaminierter Stäube. Die Erkrankung ist meldepflichtig.

**Klinik**

Symptome

- in 30–70 % der Fälle **asymptomatisch** oder **grippeähnlich**
- hohes Fieber
- trockener Husten
- relative Bradykardie

Komplikationen

- granulomatöse Hepatitis
- Meningitis
- Myokarditis, Endokarditis (auch noch nach Jahren)

**Diagnostik**

- **Berufsanamnese**
- **Labor:** Antikörpernachweis

**Therapie**

Antibiose mit **Tetrazyklinen**

# 4.3 Obstruktive Atemwegserkrankungen

## 4.3.1 Chron. obstruktive Bronchitis

> **Definition**
> **Ätiologie:** Nikotin
> **Pathogenese:** Hypertrophie der Schleimdrüsen · Atrophie der Bronchialmuskulatur
> **Klinik:** Husten mit Auswurf · Dyspnoe · rez. Infekte
> **Diagnostik:** Auskultation · Perkussion · Lungenfunktion
> **Therapie:** Ausschaltung der Auslöser · Atemtherapie · $O_2$-Gabe · Antiobstruktiva · Kortison · Antibiose

**Definition**

Eine chron. Bronchitis liegt vor, wenn in 2 aufeinander folgenden Jahren während mindestens 3 Monaten pro Jahr Husten und Auswurf bestehen (WHO-Definition). Bei der chron. obstruktiven Bronchitis kommt eine obstruktive Ventilationsstörung hinzu.

- **COPD** = chronic obstructive pulmonary disease
- **COLD** = chronic obstructive lung disease

**Epidemiologie**

- Häufigkeit: 10 % der Bevölkerung in den Industrieländern; COPD ist die 4.-häufigste Todesursache insgesamt
- Geschlechterverhältnis: **m** > w (3:1)

**Ätiologie**

- **Nikotin** (90 %)
- Luftverschmutzung, Kohlestaub (Bergbau), Klima (kalt-feucht)
- rez. Infekte
- Antikörpermangelsyndrom
- $\alpha_1$-Proteaseninhibitormangel
- primäre ziliare Dyskinesie
- Kartagener-Syndrom (Situs inversus, Bronchiektasen, Hypoplasie der Nasennebenhöhlen, meist Infertilität)
- Mukoviszidose

**Pathogenese**

Durch bronchiale Entzündungen kommt es zur vermehrten Schleimbildung ⇒ **Schleimdrüsen hypertrophieren.** Bei unzureichender Tätigkeit der Zilien bzw. Zerstörung des Flimmerepithels kann der Schleim nicht mehr abgehustet werden. Es kommt vermehrt zu Infekten. Im Verlauf **atrophiert** die **Bronchialmuskulatur.** Dadurch werden die Wände dünner und die Bronchiolen kollabieren bei forcierter Exspiration.

**Klinik**
Symptome

- **Husten mit Auswurf** (bei Exazerbation gelb bis grün, sonst weiß)
- **Belastungsdyspnoe**
- Leistungsabfall
- **rez. Infekte**

Komplikationen

- resp. Insuffizienz: Dyspnoe, Tachypnoe, Zyanose, Trommelschlegelfinger, Uhrglasnägel
- Cor pulmonale: Ödeme, obere Einflussstauung, Zyanose
- **Lungenemphysem**
- $CO_2$-Narkose

**Diagnostik**

- **Anamnese**
- **Auskultation: Giemen und Brummen**, bei Emphysem silent lung
- **Perkussion: sonorer Klopfschall**, bei Emphysem hypersonor
- **Lungenfunktion: Strömungswiderstand** ↑, **$FEV_1$** ↓
- **BGA:** $pO_2$ ↓, evtl. $pCO_2$ ↑
- **Rö-Thorax:** z.A. einer Pneumonie oder eines Bronchialkarzinoms, bei Emphysem Fassthorax und erhöhte Transparenz
- **Sputum-Bakteriologie** bei Exazerbation: häufig Haemophilus influenza, Pneumokokken, seltener Staphylococcus aureus oder Klebsiellen
- **Labor:** Blutbild, CRP, z.A. eines Antikörpermangelsyndroms oder Mangel an $\alpha_1$-Antitrypsin
- evtl. Bronchoskopie

Differentialdiagnose

- Asthma bronchiale
- hyperreagibles Bronchialsystem
- chron. Bronchitis ohne Obstruktion

**Therapie**
- **Ausschaltung der Auslöser**
- **Atemtherapie**
- konsequente **Sanierung von Infekten** (gezielte **Antibiose**)
- **$O_2$-Gabe:** Viele Patienten mit COPD werden für zu Hause mit einem Sauerstoffkonzentrator ausgerüstet, den sie 16 von 24 h nutzen sollten.
- 3-Stufen-Schema der **medikamentösen antiobstruktiven Therapie:**
  1. **inhalatives, lang wirksames $\beta_2$-Sympathomimetikum** wie Formoterol (z.B. Oxis®) oder ein **Anticholinergikum** wie Ipratropiumbromid (z.B. Atrovent®)
  2. zusätzlich ein orales retardiertes **Theophyllinpräparat** (z.B. Bronchoretard®) plus ein **inhalatives Glukokortikoid** wie Budesonid (z.B. Pulmicort®) für drei Monate testweise
  3. zusätzlich ein **orales Glukokortikoid** 20–40 mg/Tag, im Verlauf reduzieren und ausschleichen

Bei einer akuten Exazerbation ist es sinnvoll, Theophyllin, Kortison und die Antibiose zunächst i.v. zu geben.

> Patienten mit langjähriger COLD haben häufig sehr hohe $CO_2$-Werte, an die sie gewöhnt sind. Eine Intubation sollte nie wegen schlechter Blutgaswerte erfolgen, sondern nur in Kombination mit einer entsprechend schlechten Klinik. Die Indikation muss streng gestellt werden, da die Patienten sehr schwer vom Respirator zu entwöhnen sind.

**Prognose**
Die **Lebenserwartung** von Patienten mit irreversibler Obstruktion ist durch die resp. Globalinsuffizienz und das Cor pulmonale **deutlich vermindert**.

## 4.3.2 Lungenemphysem

**Definition:** irreversibel
**Ätiologie:** COPD · $\alpha_1$-Antitrypsinmangel
**Pathogenese:** vermehrte Freisetzung von Proteasen · Mangel an Proteaseinhibitoren · Destruktion der Bronchialwand
**Klinik:** Dyspnoe · Husten · Zyanose · pink puffer · blue bloater
**Diagnostik:** Auskultation · Perkussion · Lungenfunktion · BGA · CT-Thorax
**Therapie:** Atemtherapie · $O_2$-Gabe · Antiobstruktiva · Beatmung

**Definition**
Das Lungenemphysem beschreibt eine irreversible Erweiterung der Alveolen durch Destruktion der Wand.

**Einteilung/Ätiologie**
- zentrilobuläres Emphysem (COPD)
- panlobuläres Emphysem (angeborener $\alpha_1$-Antitrypsinmangel)
- Narbenemphysem
- Überdehnungsemphysem (Ausdehnung der Restlunge bei Resektion)

**Pathogenese**
Bei einem **Ungleichgewicht zwischen Proteasen,** die aus neutrophilen Granulozyten in der Lunge freigesetzt werden, **und Proteaseinhibitoren** ($\alpha_1$-Antitrypsin), die diese neutralisieren, kommt es zur **Destruktion der Bronchialwand.** Ein Ungleichgewicht entsteht durch **vermehrte Freisetzung von Proteasen** bei Infekten, Pneumonien, COPD, Asthma oder durch einen **Mangel an Inhibitoren.**

Der $\alpha_1$-**Antitrypsinmangel** kann erworben sein (Inaktivierung des Proteaseinhibitors durch Oxydantien im Zigarettenrauch) oder angeboren. Dabei gibt es die schwere homozygote Form, die man schon am Fehlen der $\alpha_1$-Globulinfraktion in der Elektrophorese erkennt, und die leichtere heterozygote Form.

**Klinik**
Symptome

- Fassthorax
- **Dyspnoe** $\Rightarrow$ Lippenbremse
- **Husten** mit oder ohne Auswurf
- **Zyanose**
- resp. Partial- oder Globalinsuffizienz

> Klinisch lassen sich 2 verschiedene Typen von Emphysematikern unterscheiden:
> - **pink puffer:** hager, deutliche Dyspnoe, wenig Zyanose, eher trockener Husten
> - **blue bloater:** Übergewicht, kaum Dyspnoe, deutliche Zyanose, eher produktiver Husten
> - Die meisten Patienten zeigen jedoch eine Mischform beider Typen.

Komplikationen

pulmonale Hypertonie und Cor pulmonale

**Diagnostik**

- **Auskultation:** silent lung
- **Perkussion:** hypersonorer Klopfschall
- **BGA:** entweder nur $pO_2$ ↓ oder auch $pCO_2$ ↑
- **Lungenfunktion:** intrathorakales Gasvolumen ↑↑, bei Obstruktion Widerstand ↑ und $FEV_1$ ↓
- **Diffusionskapazität:** vermindert
- **Rö-Thorax:** Fassthorax, horizontal verlaufende Rippen, vermehrte Strahlentransparenz, tief stehende Zwerchfelle
- **Labor:** z.A. eines angeborenen $\alpha_1$-Antitrypsinmangels
- **CT-Thorax:** sensitivste Methode zur Emphysemdiagnostik

Differentialdiagnose

- COPD ohne Emphysem
- Asthma bronchiale
- Lungenfibrose

**Therapie**
konservativ

- **Meiden der Auslöser**
- **Atemtherapie**
- konsequente **Sanierung von Infekten** (gezielte Antibiose)
- **O$_2$-Gabe,** jedoch vorsichtig, da die Hypoxie der einzige Atemantrieb bei Globalinsuffizienz ist.
- 3-Stufen-Schema der **medikamentösen antiobstruktiven Therapie:**
  - **1. inhalatives, lang wirksames β$_2$-Sympathomimetikum** wie Formoterol (z.B. Oxis®) oder ein **Anticholinergikum** wie Ipratropiumbromid (z.B. Atrovent®) plus – je nach Lehrmeinung – **inhalatives Glukokortikoid** wie Budesonid (z.B. Pulmicort®)
  - **2.** orales retadiertes **Theophyllinpräparat** (z.B. Bronchoretard®)
  - **3. orales Glukokortikoid** 20–40 mg/Tag, im Verlauf reduzieren und ausschleichen
- intermittierende nicht-invasive **Beatmungstherapie** durch druckgesteuerten Respirator mit Nasenmaske
- invasive Beatmung bei resp. Dekompensation und Somnolenz

- bei Polyglobulie evtl. Aderlass
- bei $\alpha_1$-Antitrypsinmangel evtl. Substitutionstherapie mit $\alpha_1$-Antitrypsin-Konzentraten

**operativ**

- Lungenvolumenresektions-OP (Entfernung von ca. 20 % des Lungenvolumens) bei $FEV_1 < 35\,\%$, totale Lungenkapazität $> 125\,\%$ und inhomogener Emphysemverteilung
- Lungentransplantation bei terminaler resp. Insuffizienz und Patienten $< 60$ Jahren ohne wesentliche Begleiterkrankungen zu diskutieren

**Prognose**

Die Prognose ist insbesondere bei resp. Insuffizienz und Cor pulmonale schlecht. Sie kann durch eine $O_2$-Langzeittherapie deutlich verbessert werden.

## Mukoviszidose
Synonym: Zystische Fibrose

> **Definition**
> **Ätiologie:** autosomal-rezessiv · Stoffwechselerkrankung
> **Pathogenese:** defekte Chloridkanäle · zäher Schleim
> **Klinik:** Mekoniumileus · bronchopulmonale Infekte · Pankreasinsuffizienz · Infertilität
> **Diagnostik:** Schweißtest · Mekoniumalbumin · Serumtrypsin
> **Therapie:** Schleimlösung · Atemtherapie · Antibiotika · Pankreasenzyme

**Definition/Ätiologie**

Es handelt sich um eine **autosomal-rezessive Erbkrankheit,** bei der die Epithelzellmembranen defekte Chloridkanäle aufweisen. Dadurch wird in allen exokrinen Drüsen (Bronchialsystem, Pankreas, Dünndarm, Gallenwege, Gonaden und Schweißdrüsen) zäher Schleim gebildet.

**Epidemiologie**

Es ist die **häufigste angeborene Stoffwechselkrankheit** der weißen Bevölkerung in Europa und den USA mit einer Erkrankungshäufigkeit von 1:2000 Geburten. Einer von 20 Europäern ist heterozygot für das Gen.

**Pathogenese**

Durch eine **Genmutation** (CFTR-Gen) kommt es zu einem **defekten Regulatorprotein an den Chloridkanälen.** Durch eine verminderte Öffnung dieser Kanäle kommt es zur verminderten Abgabe von Chlorid und zur vermehrten Aufnahme von Natrium. Der **Schleim ist zäh** und kann daher schlecht sezerniert werden. Somit dient er als Nährboden für Bakterien.

**Klinik**
**Symptome**

Die Klinik kann sehr unterschiedlich ausfallen: von der Infertilität bis zur schweren Lungenschädigung.
- **Mekoniumileus** des Neugeborenen in 10 % der Fälle
- rez. bronchopulmonale **Infekte** im Kindesalter (Staphylococcus aureus, Pseudomonas), chron. Bronchitis, Bronchiektasen
- rez. Sinusitiden
- exokrine **Pankreasinsuffizienz**
- billiäre Zirrhose im Erwachsenenalter in 10 % der Fälle
- Wachstumsretardierung im Kindesalter
- **Infertilität**

| | |
|---|---|
| Komplikationen | Entscheidend für den Verlauf ist der Befall der Lunge: |

- resp. Insuffizienz, in der Folge zusätzlich Rechtsherzinsuffizienz
- lebensgefährliche Hämoptysen

**Diagnostik**

- Anamnese: rez. pulmonale Infekte? rez. Sinusitiden? Infertilität?
- **Albumin im Mekonium** und immunreaktives **Trypsin im Serum** (Neugeborenenscreening)
- Pankreaselastase im Stuhl
- Lungenfunktion und BGA (s. auch Kap. 4.3.1 und 4.3.2)
- **Schweißtest:** Chlorid-Gehalt des Schweißes > 60 mmol/l (bei Neugeborenen > 90 mmol/l)
- Bestimmung des CFTR-Gens (auch schon pränatal)

**Therapie**
konservativ

- **Schleimlösung:** Mukolytika, **Atemtherapie** (Atemgymnastik, Lagerungsdrainage, Klopfmassage)
- **Antibiotika** bei Infekten: möglichst nach Antibiogramm
- Bronchospasmolyse
- inhalatives $\alpha_1$-Antitrypsin
- **Pankreasenzyme** oral
- $O_2$-Langzeittherapie
- Gentherapie: Transfer gesunder CFTR-Gene

operativ

Lungentransplantation

Prognose

Mittlere Lebenserwartung: bei Frauen ca. 25 Lj., bei Männern ca. 30 Lj.

## 4.3.3 Asthma bronchiale

> **Definition**
> **Ätiologie/Einteilung:** extrinsic asthma · intrinsic asthma · Atopie
> **Pathogenese:** Entzündung · Bronchospasmus · Schleimhautödem · Hypersekretion eines zähen Schleims
> **Klinik:** anfallsweise Atemnot · exspiratorischer Stridor · Husten
> **Diagnostik:** Anamnese · Auskultation · Lungenfunktion · Allergietestung
> **Therapie:** Allergenkarenz · Atemschulung · medikamentöse Therapie · 4-Stufentherapie

**Definition**

Entzündliche chron. Erkrankung mit anfallsweise auftretender reversibler Atemwegsobstruktion.

Epidemiologie

- Häufigkeit: 5 % der Erwachsenen und 10 % der Kinder sind betroffen. Häufung von Asthma in Schottland und Neuseeland, während es in Osteuropa und Asien selten vorkommt.
- Geschlechterverhältnis: **m** > w (2:1)

**Ätiologie/Einteilung**

- **allergisches Asthma (extrinsic asthma)** (10 %)
  - Stoffe aus der Umwelt, z. B. Pollen, Hausstaubmilben
  - Stoffe aus der Arbeitswelt

- **nichtallergisches Asthma (intrinsic asthma)** (10 %)
  - Infekte
  - Analgetika
  - Reflux
  - Anstrengung
  - toxische Stoffe
- **Mischform** (80 %)

Das allergische Asthma gehört zu den **atopischen Erkrankungen,** bei denen polygen eine Anlage zur überschießenden IgE-Bildung vererbt wird. Sind beide Elternteile betroffen, liegt das **Risiko,** dass auch die Kinder eine atopische Krankheit bekommen, bei 40–50 %. Ist nur ein Elternteil betroffen, beträgt das Risiko 20 %.

**Pathogenese**

Durch **Allergene oder Infekte** kommt es zur **Entzündung** der Bronchialschleimhaut mit Aktivierung von Mastzellen, T-Lymphozyten, eosinophilen Granulozyten und Entzündungsmediatoren. Durch **Bronchospasmus, Schleimhautödem** und eine **Hypersekretion von zähem Schleim** kommt es zur bronchialen Obstruktion.
Beim allergischen Typ kommt es v.a. zu einer **IgE-vermittelten Soforttyp-Reaktion (Typ I).** Es kann aber auch eine IgG-vermittelte Spättyp-Reaktion (Typ III) nach 6–12 h auftreten.

**Klinik**
**Symptome**

- **anfallsweise** auftretende akute **Atemnot**
- **exspiratorischer Stridor** und verlängertes Exspirium
- Einsatz der Atemhilfsmuskulatur
- Husten
- Tachykardie
- Zyanose

**Schweregradeinteilung**

| Grad | Häufigkeit | Symptome am Tag | Symptome in der Nacht | FEV$_1$ in % vom Sollwert |
|---|---|---|---|---|
| **intermittierend** | | < 2 x/Woche | < 2 x/Monat | > 80 % |
| **persistierend leicht** | 75 % | < 1 x/Tag | > 2 x/Monat | ≥ 80 % |
| **persistierend mittelgradig** | 20 % | täglich | > 1 x/Woche | 60–80 % |
| **persistierend schwer** | 5 % | ständig | häufig | < 60 % |

**Tab. 4.1:** Einteilung der Schweregrade des Asthma bronchiale nach der Deutschen Atemwegsliga 1999

**Komplikationen**

- Status asthmaticus
- Lungenemphysem
- resp. Insuffizienz
- Cor pulmonale, pulmonale Hypertonie

**Diagnostik**

- **Anamnese**
- **Auskultation:** trockene Rasselgeräusche wie Giemen und Brummen
- **Perkussion:** hypersonorer Klopfschall

- **Lungenfunktion:**
  - im Anfall deutlich vermindertes $FEV_1$ und nach einem **Broncholysetest** durch Inhalation mit einem kurzwirksamen $\beta_2$-Sympathomimetikum Steigerung des $FEV_1$ um mindestens 20 %
  - im Intervall **Provokation** einer Obstruktion durch Metacholin, bei der das $FEV_1$ um 20 % sinkt und die Resistance sich verdoppelt als Zeichen des hyperreagiblen Bronchialsystems
- **Labor:** evtl. Eosinophilie, bei allergischem Asthma IgE-Vermehrung, bei nichtallergischem Asthma evtl. Leukozytose und BSG ↑, CRP ↑
- **EKG:** Tachykardie, evtl. Zeichen der Rechtsherzbelastung
- **Rö-Thorax:** vermehrte Strahlentransparenz, tief stehende Zwerchfelle
- **Allergiediagnostik** mit Anamnese, Prick-Test, immunologischer Diagnostik, inhalativem Allergenprovokationstest

*!* Merke: **Volumen pulmonum auctum** nennt man die Überblähung der Lunge infolge hochgradiger Spastik. Durch die massive Überblähung ist der Auskultationsbefund sehr leise (silent chest).

**Differentialdiagnose**

- COPD
- Asthma cardiale
- Hyperventilation
- Spannungspneumothorax
- Obstruktion der extrathorakalen Luftwege

**Therapie**

- **Allergenkarenz** und ggf. Hyposensibilisierung
- Behandlung anderer Ursachen soweit möglich (z. B. Reflux, Infekte)
- **Atemschulung**
- **medikamentöse antiobstruktive Therapie:**

| | Bedarfsmedikation | Dauermedikation |
|---|---|---|
| **Stufe 1** | kurzwirksame $\beta_2$-Sympathomimetika | keine |
| **Stufe 2** | kurzwirksame $\beta_2$-Sympathomimetika | • inhalative Kortikoide in niedriger Dosis<br>• bei Kindern alternativ: Cromoglicinsäure (DNCG) oder Nedocromil |
| **Stufe 3** | kurzwirksame $\beta_2$-Sympathomimetika | • inhalative Kortikoide in mittlerer Dosis<br>• langwirksame $\beta_2$-Sympathomimetika<br>• Theophyllin |
| **Stufe 4** | kurzwirksame $\beta_2$-Sympathomimetika | wie in Stufe 3 plus orale Kortikoide |

**Tab. 4.2:** 4-Stufentherapie des Asthma bronchiale nach der Deutschen Atemwegsliga 1999

**Prognose**

Bei Kindern: Ausheilung in > 50 % d. F.
Bei Erwachsenen: Ausheilung in ca 20 % d. F. und Verbesserung in 40 %.
Die Prognose hängt entscheident von einer konsequenten Therapie ab.

# 4.4 Tuberkulose

Synonyme: Tbc, M. Koch (Entdecker der Stäbchenbakterien: Robert Koch)

**Definition**
**Ätiologie:** säurefeste Stäbchen · Mycobacterium tuberculosis · Tröpfcheninfektion
**Pathogenese:** Primär-Tbc · Primärkomplex · Postprimär-Tbc · Miliar-Tbc · Pleuritis exsudativa · extrapulmonale Tbc · LK-Tbc · Assmann-Frühinfiltrat · Landouzy-Sepsis
**Klinik:** Husten mit Auswurf · subfebrile Temperaturen · Nachtschweiß
**Diagnostik:** bakteriologische Untersuchung · Rö-Thorax · Tuberkulintest
**Therapie:** Antituberkulotika

**Definition**

Eine durch säurefeste Stäbchen ausgelöste Infektion, die in den meisten Fällen die Lunge befällt. Meldepflicht bei Erkrankung und Tod.

**Epidemiologie**

- Ca. ein Drittel der Menschheit ist mit Tuberkelbakterien infiziert, aber nur ein kleiner Anteil erkrankt (5–10 %).
- Häufigkeit: in Deutschland 1999 12,1 Neuerkrankte/100 000 Einwohner. Inzidenz in den Ostblockländern, Afrika und Asien 4-mal höher
- **Risikogruppen:** ältere Menschen, AIDS-Erkrankte, Drogenabhängige, Alkoholiker, Obdachlose, Asylbewerber

**Ätiologie**
**Erreger**

- **Stämme:** Mycobacterium tuberculosis (häufig), M. bovis und M. africanum (selten)
- **Übertragung:** Tröpcheninfektion (bis zu 5 m Reichweite)
- **Inkubationszeit:** 4–12 Wochen
- unbewegliche **Stäbchenbakterien**
- **säurefest** durch Glykolipide und Wachse der Zellwand
- können intrazellulär in mononukleären Phagozyten überleben
- zur Granulombildung fähig durch den Cordfaktor
- Multiresistenz gegen Antibiotika hat deutlich zugenommen

s. Tab. 4.3

**Pathogenese/
Einteilung**

! **Merke:** Unter dem **Primärkomplex** versteht man den Primärherd und den dazugehörigen Hilus-LK.

**Klinik**
**Symptome**

- **Husten** mit Auswurf
- **subfebrile Temperaturen**
- **Nachtschweiß**
- nachlassende Leistungsfähigkeit, Gewichtsabnahme, Appetitlosigkeit

**Aktivitätszeichen**

- positiver Erregernachweis
- Pleuraerguss
- Kaverne mit Ableitungsbronchus
- Veränderung eines Herdes
- weiche Verschattung im Rö-Bild

! **Merke:** Jede **aktive Tuberkulose** muss behandelt werden. Aber nicht jede aktive Tuberkulose ist gleichzeitig als „offen" zu bezeichnen und damit ansteckend. Ansteckungsgefahr besteht nur beim Erregernachweis in Körpersekreten (Sputum, Magensaft, Wundsekret).

| Bezeichnung | Lokalisation | Pathogenese | Besonderheiten |
|---|---|---|---|
| **Primär-Tbc** | Primärherd zu > 90 % in der Lunge, am ehesten subpleural oder apikal | • Erstinfektion<br>• 5–6 Wochen nach Infektion Granulom aus Epitheloidzellen, Langhans'schen Riesenzellen, zentrale Verkäsung<br>• meist Abheilung unter Verkalkung | • klinisch meist stumm<br>• betrifft meist Immunschwache oder die Erregerzahl muss sehr groß sein<br>• In 20 % der Fälle überleben Tuberkelbakterien in den verkalkten Läsionen. |
| **Postprimär-Tbc** | • 85 % pulmonal<br>• 15 % extrapulmonal:<br>  – periphere LK<br>  – urogenital<br>  – Knochen, Gelenke<br>  – andere Organe | • 4–6 Wochen nach Erstinfektion<br>• meist endogene Reinfektion, selten exogene Reinfektion oder Superinfektion | |
| **Miliar-Tbc** | Lunge und andere Organe (Meningen, Leber, Milz, Nieren, Nebennieren, Choroidea) | hämatogene Streuung | in 25 % der Fälle tuberkulöse Meningitis |
| **Pleuritis exsudativa** | Pleura | • kann als Pleuritis sicca trocken beginnen oder direkt mit Erguss<br>• entsteht per continuitatem aus pleuranahen Herden | • häufigste klinische Erscheinungsform der Primär-Tbc<br>• erhöht das Risiko der späteren Organmanifestation<br>• im Erguss Glukose ↓ |
| **extrapulmonale Tbc** | ZNS, Niere, Nebenniere, Knochen, Gelenke, Perikard, Darm | | • **ZNS:** meist tuberkulöse Meningitis<br>• **Niere:** frühestens 5 Jahre nach Erstinfektion<br>• **Nebennieren:** meist beide, häufig M. Addison<br>• **Knochen:** häufig 2 benachbarte Wirbelkörper betroffen |
| **LK-Tbc** | meist Hilus-LK, seltener Hals-LK | | häufig Mittellappenatelektase durch Kompression des Bronchus |
| **Assmann-Frühinfiltrat** | meist infra- oder retroklavikulär | Reaktivierung eines alten Spitzenherds | Gefahr der Einschmelzung (Frühkaverne) |
| **Landouzy-Sepsis** | | septisch verlaufende Tbc | meist in wenigen Tagen tödlich |

**Tab. 4.3:** Verschiedene Erscheinungsformen der Tuberkulose

Komplikationen

• Atelektase
• hämatogene Streuung
• tuberkulöse Pleuritis
• Landouzy-Sepsis
• käsige Pneumonie

| | |
|---|---|
| **Diagnostik** | • **Anamnese:** Krankheitsfälle in der Umgebung, frühere Tbc-Erkrankung<br>• Messung der **Körpertemperatur**<br>• **Rö-Thorax:** Kavernen mit Einschmelzungen<br>• ggf. CT-Thorax<br>• **Labor:** unspezifische Entzündungszeichen<br>• **bakteriologische Untersuchung** (3-mal Sputum, Magensaft und wenn möglich Bronchialsekret)<br>  – **Mikroskopie:** Anreicherung, Ziehl-Neelsen-Färbung, Fluoreszenz<br>  – **Kultur** mit Antibiogramm<br>  – **PCR** (Nachweis von Mykobakterien-DNA)<br>• **Tuberkulintest:** Tine-Test als Stempeltest oder besser GT10 (Mendel-Mantoux) mit 0,1 ml gereinigtem Tuberkulin i.c. |
| Differentialdiagnose | • **Bronchialkarzinom**<br>• malignes Lymphom<br>• Pneumonie<br>• Sarkoidose<br>• Lungenzyste oder -abszess |
| **Therapie**<br>konservativ | |
| – unspezifische Therapie | • Antitussiva<br>• Antiobstruktiva<br>• Punktion eines Pleuraergusses |
| – antituberkulotische Therapie | **!** **Merke:** Es muss immer eine **antituberkulotische Kombinationsbehandlung** erfolgen, da teils bereits Resistenzen bestehen oder sich unter Monotherapie leicht bilden können.<br>• **Standardtherapie** (Dauer 6 Monate):<br>  – Initialphase: Isoniacid, Rifampicin, Pyrazinamid und evtl. Streptomycin oder Ethambutol für 2 Monate<br>  – Stabilisierungsphase: Isoniacid und Rifampicin für weitere 4 Monate<br>  Bei zuverlässiger Einnahme ist in > 90 % der Fälle noch in der Initialphase mit einer Sputumnegativierung zu rechnen.<br>• **9- bzw. 12-Monats-Regime** bei KI gegen Pyrazinamid (z. B. bei Gicht oder Lebererkrankungen):<br>  – Initialphase: Isoniacid, Rifampicin und Streptomycin oder Ethambutol<br>  – längere Stabilisierungsphase: Isoniacid und Rifampicin |
| operativ | Nur in Ausnahmefällen, wie z. B. unter medikamentöser Therapie nicht ausheilende große Kavernen oder bei fraglichem Bronchialkarzinom, kommt eine Resektion von Kavernen in Frage. |
| Impfung | Die aktive Impfung mit M. bovis BCG (Bacillus Calmette Guerin) wird nicht mehr empfohlen, da sie nur einen relativen Schutz von ca. 70 % für 5–15 Jahre bietet, die Tuberkulose in Deutschland selten ist (allerdings wieder steigende Tendenz!) und der empfindliche Tuberkulintest seine Aussagefähigkeit verliert. |
| Therapiekontrolle | Anfangs wird alle 4 Wochen an 3 aufeinander folgenden Tagen Sputum und Magensaft kontrolliert und eine Rö-Thoraxaufnahme gemacht. Sind die Kontrollen an 3 aufeinander folgenden Tagen negativ, ist nicht mehr von einer Ansteckungsgefahr auszugehen. |

Es müssen wegen der vielfältigen Nebenwirkungen regelmäßig **Blutbild, Nieren-und Leberwerte** kontrolliert werden.

Außerdem sollten beim **Streptomycin** wegen der Gefahr des Hörverlusts **HNO-ärztliche Kontrollen** erfolgen und beim **Ethambutol** wegen der Gefahr der Retrobulbärneuritis **augenärztliche Kontrollen.**

Prognose

Über 90 % der Infektionen verlaufen klinisch inapperent. Im Falle einer Erkrankung kommt es durch die Therapie in > 97 % der Fälle zu einer Heilung.

# 4.4.1 Atypische Mykobakteriosen

> **Definition**
> **Ätiologie:** nicht-tuberkulogene Mykobakterienstämme · weltweites Vorkommen · selten pathogen
> **Klinik:** tuberkuloseähnliche Lungenerkrankung · zervikale Lymphadenitis · Hautinfektion · disseminierte Infektion
> **Diagnostik:** Erregernachweis · Rö-Thorax
> **Therapie:** Polychemotherapie · lokale Exzision

**Definition**

Infektionen durch Mykobakterienstämme, die keine Tuberkulose auslösen.

Epidemiologie

Die Erreger kommen **weltweit** im Boden und Wasser vor.

**Ätiologie**
Erreger

- **Stämme:** z. B. M. kansasii, M. marinum, M. avium, M. intrazellulare
- **Übertragung:** Staub, Erde, Nahrungsmittel, nicht von Mensch zu Mensch
- Menschen erkranken nur in Ausnahmefällen: opportunistische Infektion bei Immunschwäche
- Die Tuberkulinreaktion ist, wenn überhaupt, nur schwach positiv.
- **!** **Merke:** M. avium und M. intrazellulare werden, da sie schwer unterscheidbar sind, häufig zum **MAI-Komplex** zusammengefasst und kommen insbesondere bei AIDS-Patienten vor.

**Klinik**

Es können sehr unterschiedliche Krankheitsbilder entstehen:
- **tuberkuloseähnliche Lungenerkrankung**
- **zervikale Lymphadenitis:** typischerweise im Kindesalter auftretende, einseitige, schmerzlose LK-Vergrößerung am Hals, bei der die LK einschmelzen und fisteln können
- **Hautinfektionen**
- **disseminierten Infektion:** multiple Organmanifestation, insbesondere bei HIV-Erkrankten

**Diagnostik**

- **Erregernachweis** aus Sputum, Urin, Stuhl, Biopsien, Blut
- **Rö-Thorax** oder CT-Thorax: **vergrößerte LK**

Differentialdiagnose

Tuberkulose, Pneumonie, Virusinfektionen, Lymphome

**Therapie**
konservativ

- **Polychemotherapie nach Antibiogramm:** z. B. Rifabutin + Clarithromycin + Ethambutol
- *!* **Merke:** Die meisten **Antituberkulotika** sind unwirksam!
- Verbesserung des Immunstatus

operativ

bei Lymphadenitis und Hautinfektionen **lokale Exzision** der Herde

# 4.5 Interstitielle Lungenerkrankung

Definition

Interstitielle Lungenerkrankungen beschreiben chronische Entzündungen des Lungenparenchyms.

Einteilung

Einteilung nach der Histologie:
- **Alveolitis** (interstitielle Pneumonie)
- **granulomatöse Entzündung** (Sarkoidose, Berylliose)
- **Vaskulitis** (M. Wegener)

Pathogenese

Chron. Entzündung ⇒ Zerstörung des Lungengerüsts und Bindegewebsvermehrung **(Fibrose).** Verminderte Dehnbarkeit ⇒ **restriktive Ventilationsstörung.** Vermehrung des Bindegewebes ⇒ **Diffusionskapazität** deutlich **eingeschränkt.**

## 4.5.1 Lungenfibrose

**Definition**
**Ätiologie:** 50 % idiopathisch
**Pathogenese:** restriktive Ventilationsstörung · Abnahme der Diffusionskapazität
**Klinik:** Dyspnoe · trockener Husten
**Diagnostik:** Auskultation · inspiratorisches Knistern · Rö-Thorax · Wabenlunge · Lungenfunktion · Biopsie
**Therapie:** Kortikosteroide · Immunsuppressiva · $O_2$-Therapie · Lungentransplantation

Definition

Die Lungenfibrose beschreibt den Endzustand der interstitiellen Lungenerkrankung, einer chron. verlaufenden Entzündung des Lungeninterstitiums. Es kommt dabei zu einer **irreversiblen Vernarbung** des Lungenparenchyms.

Ätiologie

- **idiopathisch** (50 %)
- infektiös: Bakterien, Viren, Pilze oder Parasiten
- Noxen: Medikamente, Stäube, Aerosole, ionisierende Strahlen
- Systemerkrankungen: u. a. Kollagenosen, rheumatoide Arthritis, Vaskulitiden, Sarkoidose, Histiozytosis X
- neoplastisch
- chron. Lungenstauung bei Herzinsuffizienz
- ARDS

| | |
|---|---|
| **Pathogenese** | Vorerst entsteht ein hämorrhagisches Lungenödem. Die Alveolarwände fibrosieren. Das Kapillarbett wird rarefiziert, sodass die Gasaustauschfläche reduziert ist. Durch die Vernarbung kommt es zur Abnahme der Compliance. Es kommt damit zu einer **restriktiven Ventilationsstörung** und **Abnahme der Diffusionskapazität.** |

**Klinik**

Symptome

- **Dyspnoe**
- **trockener Husten**
- später: Zyanose, Trommelschlegelfinger und Uhrglasnägel als Zeichen der resp. Insuffizienz

Komplikationen

- pulmonaler Hypertonus
- Cor pulmonale

**Diagnostik**

- **Auskultation:** inspiratorisches Knistern
- **Perkussion:** hochstehende Zwerchfelle, verminderte Atemverschieblichkeit
- **BGA:** $pO_2 \downarrow$
- **Lungenfunktion:** restriktive Ventilationsstörung (VC $\downarrow$)
- **Diffusionskapazität:** $\downarrow$
- **Rö-Thorax:** im Spätstadium Wabenlunge
- **CT-Thorax:** Schon früh ist basal eine retikuläre Zeichnungsvermehrung zu sehen und es kommt zu milchglasartigen Verdichtungen.
- **Bronchoskopie:** mit BAL und **transbronchialer Biopsie** zur Sicherung der Diagnose
- **Ursachenforschung** (s. o.)

Differentialdiagnose

- Pneumonie
- Tuberkulose
- Sarkoidose
- exogen-allergische Alveolitis
- bronchoalveoläres Karzinom

**Therapie**

konservativ

- Ursachen behandeln, wenn bekannt
- **Kortikosteroide:** ca. 60 mg/Tag für 4 Wochen, langsam reduzieren und dann Erhaltungsdosis von 20 mg/Tag für 6 Monate
- bei Erfolglosigkeit **Immunsuppressiva** wie z.B. Cyclophosphamid oder Methotrexat
- häufig **$O_2$-Therapie** notwendig

operativ

Eine **Lungentransplantation** ist zu erwägen.

! **Merke:** Richtlinien der deutsche Bundesärztekammer zur **Aufnahme in die Lungentransplantationsliste:**
- irreversible, medikamentös oder apparativ nicht zu behandelnde Lungeninsuffizienz

! Liste der **Ausschlusskriterien:**
- Infektionen, maligne Tumoren, schwere Nieren- oder Leberinsuffizienz, arterielle Gefäßkrankheiten, Drogenkonsum, Non-Compliance

Prognose

V.a. idiopathische Lungenfibrosen haben eine schlechte Prognose, da sie therapeutisch kaum zu beeinflussen sind und binnen 4–5 Jahren meist tödlich verlaufen.

## 4.5.2 Sarkoidose

Synonym: M. Boeck

> **Definition:** ganulomatöse Systemerkrankung
> **Pathogenese:** Langhans-Riesenzellen · gestörte T-Zellfunktion · bihiläre Lymphadenopathie
> **Klinik:** symptomlos · Husten · Dyspnoe · Hauterscheinungen
> **Diagnostik:** Rö-Thorax · Lungenfunktion · transbronchiale Biopsie · Mediastinoskopie
> **Therapie:** Spontanremission abwarten · Kortikosteroide

**Definition**

Die Sarkoidose gehört zu den granulomatösen Systemerkrankungen und befällt in 90 % der Fälle die Lunge.

**Epidemiologie**

- Häufigkeit: in Westeuropa 50/100 000 Einwohner; Neuerkrankungen 10/100 000 Einwohner/Jahr
- Geschlechterverhältnis: **w** > m
- Prädispositionsalter: 20–40 Jahre

**Ätiologie**

genetische Disposition diskutiert, ansonsten unbekannte Ätiologie

**Pathogenese**

Typisch, aber nicht spezifisch sind nicht-verkäsende epitheloidzellige Granulome mit **Langhans-Riesenzellen.** Die **T-Zellfunktion** ist **gestört** (negativer Tuberkulintest) und die B-Zellfunktion ist erhöht.

**Einteilung**

| Stadium | Rö-Thorax |
|---------|-----------|
| I | bihiläre Lymphadenopathie |
| II | wie I plus Lungenbefall (retikulo-noduläre Zeichnung) |
| III | Lungenbefall ohne Lymphadenopathie |
| IV | Lungenfibrose mit irreversibler Funktionsminderung |

**Tab. 4.4:**   Stadieneinteilung der Sarkoidose nach dem Rö-Thoraxbefund

**Sonderformen**

- **Löfgren-Syndrom:** akute Form, meist junge Frauen mit Fieber, Arthritis, Erythema nodosum, bihilärer Lymphadenopathie
- **Heerfordt-Syndrom** mit fieberhafter Iridozyklitis, Parotitis und Fazialisparese
- **M. Jüngling** mit Hyperkalzämie und Ostitis cystoides multiplex

**Klinik**
**Symptome**

- chron. Form **häufig symptomlos**
- Folgende Symptome können auftreten: **Husten, Dyspnoe,** Fieber, Gelenk- und/oder **Hautmanifestationen**

Selten sind andere Organe wie Auge, ZNS, Knochen, Leber, Milz oder Herz befallen. Es kann jedoch jedes Organ befallen sein. In 90 % der Fälle sind LK befallen, in 70 % der Fälle ist das Lungenparenchym betroffen.

**Komplikationen**

- resp. Insuffizienz
- Cor pulmonale
- bei Befall des Herzens Reizleitungsstörungen bis zum Herztod

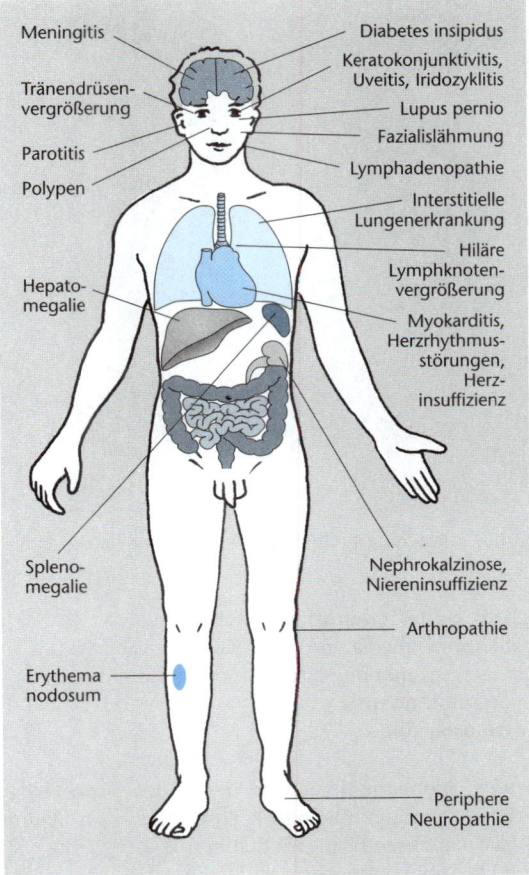

**Abb. 4.**2: Mögliche Manifestationsorte der Sarkoidose [1]

**Diagnostik**
- **Labor:** BSG ↑, IgG und Gammaglobuline ↑, ACE ↑, Leuko-/Lymphozytopenie, Eosinophilie
- **Lungenfunktion:** restriktive Ventilationsstörung (VC ↓), verminderte Diffusionskapazität
- **Röntgen-Thorax,** CT-Thorax: bihiläre Lymphadenopathie
- **67Gallium-Szintigraphie:** das radioaktive Nuklid wird in aktiven Granulomen angereichert
- Bronchoskopie mit **transbronchialer Biopsie** und BAL: CD4/CD8-Quotient ↑
- **Mediastinoskopie** mit LK-Exstirpation, wenn sonst kein Nachweis gelingt

**Differentialdiagnose**
- andere interstitielle Lungenerkrankungen
- Tuberkulose
- Bronchialkarzinom
- M. Hodgkin
- Leukosen

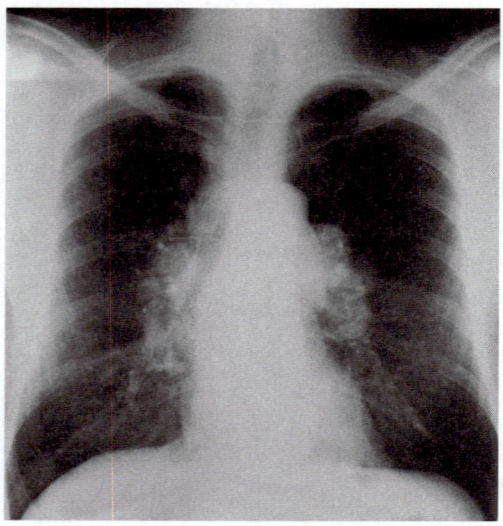

**Abb. 4.3:**   Rö-Thoraxbefund bei bihilärer Lymphadenopathie [7]

**Therapie**

Möglichst Spontanremission abwarten!
- **Indikation:** medikamentöse Therapie ab Stadium II bei Verschlechterung der Lungenfunktion, extrapulmonaler Manifestation, akutem Verlauf sowie bei Hyperkalzämie/-urie
- **Kortikosteroide**

Prognose

- > 95 % Spontanremission bei der akuten Form (Löfgren Syndrom)
- > 70 % Spontanremission bei chron. Form im Stadium I
- 50 % Spontanremission im Stadium II
- < 50 % Spontanremission ab Stadium III
- Letalität ca. 5 %

## 4.5.3 Pneumokoniosen

**Definition**

Pneumokoniosen entstehen durch **Speicherung von anorganischen Stäuben** im Lungenparenchym. Je nach Staub kann es zu einer meist **granulomatösen Lungen-fibrose** kommen. Pneumokoniosen sind als **Berufskrankheiten** anerkannt und un-terliegen der **Meldepflicht**.

**Ätiologie/Einteilung**

Zu den Pneumokoniosen gehören:
- Silikose (Quarz)
- Silikatosen durch metallische Kieselsäureverbindungen (Asbest, Talkum, Kaolin)
- Berylliose (Beryllium)

Weniger gefährlich sind:
- Anthrakose (Kohle)
- Siderose (Eisen)
- Barytose (Schwerspatstaub)

### Silikose

> **Definition/Ätiologie:** Quarzstaub
> **Pathogenese:** granulomatöse Bindegewebsvermehrung · Narbenemphysem
> **Klinik:** asymptomatisch · Dyspnoe · resp. Insuffizienz · Caplan-Syndrom
> **Diagnostik:** Berufsanamnese · Rö-Thorax · Lungenfunktion · CT-Thorax ·
> Bronchoskopie mit BAL
> **Therapie:** häufige Antibiose · Antiobstruktiva

**Definition/Ätiologie**

Durch jahrelange **Quarzstaub-Exposition** in Bergwerken oder Metallhütten kann es nach einer Latenz von 10–15 Jahren zur Silikose kommen (Meldepflicht).

**Pathogenese**

Die inhalierten Kristalle werden von Alveolarmakrophagen aufgenommen. Die Makrophagen gehen dadurch jedoch zugrunde und setzen Quarz, Proteasen und fibroblastenaktivierende Stoffe frei. Es kommt zur **granulomatösen Bindegewebsvermehrung**, wodurch ein perifokales **Narbenemphysem** entsteht.

**Klinik**

Symptome

- jahrelang **asymptomatisch**
- **Belastungsdyspnoe** als Frühsymptom
- chron. obstruktive Bronchitis
- rez. Infekte
- Sonderform: **Caplan-Syndrom** als Kombination aus Silikose und rheumatoider Arthritis

Komplikationen

- **Silikotuberkulose:** Silikosepatienten haben ein 20fach erhöhtes Risiko, an Tbc zu erkranken.
- **Bronchialkarzinom:** Silikosepatienten haben ein doppelt so hohes Risiko, ein Bronchialkarzinom zu bekommen.
- progressive systemische Sklerose: erhöhtes Erkrankungsrisiko
- erhöhte Infektanfälligkeit
- **COPD**
- pulmonale Hypertonie
- Cor pulmonale
- **Pneumothorax** durch platzende Emphysemblasen

**Diagnostik**

- **Berufsanamnese:** Bergwerksarbeiter, Metallhüttenarbeiter
- **Lungenfunktion:** restriktive und obstruktive Störung
- **Rö-Thorax:** retikuläre Verschattungen
- **CT-Thorax:** zentrilobuläre und subpleurale Knötchen, pleurale Pseudoplaques, zentrilobuläres Emphysem, Eierschalenkalk
- **Bronchoskopie mit BAL:** Silikate in Makrophagen

> Die Korrelation zwischen dem Rö-Thoraxbefund und dem Ausmaß der Lungenfunktionseinschränkung ist gering, so dass zur Begutachtung v. a. die Lungenfunktionswerte herangezogen werden.

**Therapie**

**Antiobstruktiva**, frühzeitige Behandlung der Infekte mit **Antibiotika**

Prognose

Abhängig vom Vorliegen einer COPD und deren Schweregrad. Nur die akute Silikose bei Exposition mit sehr hohen Quarzstaubmengen kann rasch zum Tode führen.

## Asbestose

> **Definition**
> **Ätiologie:** Asbestfasern
> **Pathogenese:** karzinogen · Lungenfibrose
> **Klinik:** asymptomatisch · Dyspnoe · Asbestpleuritis · Bronchialkarzinom · Mesotheliom
> **Diagnostik:** Lungenfunktion · High-resolution-CT · BAL · Biopsie
> **Therapie:** Prophylaxe

**Definition**

Eine Asbestose ist eine durch Inhalation von asbesthaltigen Fasern verursachte progrediente, diffuse, interstitielle Lungenfibrose.

**Epidemiologie**

Man schätzt, dass seit 1945 ca 200 000 Menschen in Deutschland intensiven Kontakt mit Asbest hatten. Wegen der **Latenzzeit von 15–50 Jahren** bis zum Auftreten von Pleuramesotheliomen oder Bronchialkarzinomen rechnet man mit einem Erkrankungsgipfel im Jahr 2020.

**Ätiologie**

intensiver Kontakt mit **Asbestfasern** in der asbestherstellenden und -verarbeitenden Industrie (Meldepflicht)

**Pathogenese**

Asbest ist ein Sammelbegriff für verschiedene Fasern, die unterschiedlich pathogen sind. Hauptsächlich kommt es auf **Größe und Form der Fasern** an. Ab 3 µm Länge gelten sie als **karzinogen,** ab 15 µm Länge kann der Körper sie nicht mehr eliminieren. Sie führen zur **Lungenfibrose** (pleurobasal und subpleural), können aber auch in den Pleuraraum wandern und dort eine Fibrose verursachen.

**Klinik**
Symptome

- anfangs **asymptomatisch**
- **Dyspnoe**
- Klinik der Komplikationen

> Bei Pleuraverdickungen im Rö-Thoraxbild und thorakalen Schmerzen muss an ein Pleuramesotheliom gedacht werden, da die rein fibrotischen Plaques schmerzlos sind.

Komplikationen

- **Asbestpleuritis:** rez. kleine Pleuraergüsse
- **Bronchialkarzinom:** Plattenepithel- oder Adenokarzinom
- **Mesotheliom** der Pleura, des Perikards oder peritoneal
- Larynxkarzinom
- ! **Merke:** Asbestexposition und **Nikotinexposition** erhöhen das Risiko, an einem Bronchialkarzinom zu erkranken, überadditiv.

**Diagnostik**

- **Berufsanamnese:** asbestherstellende und -verarbeitende Industrie
- **Lungenfunktion:** restriktive Ventilationsstörung (VC ↓)
- **Rö-Thorax:** basal betonte Lungenfibrose, Pleuraplaques, Pleuraergüsse
- **High-resolution-CT:** empfindlichster Nachweis der Fibrose
- **Bronchoskopie mit BAL** und **transbronchialer Biopsie:** Nachweis von Asbestfasern und Alveolitis
- **Thorakoskopie:** wenn andere histologische Sicherung nicht möglich

| | |
|---|---|
| Differentialdiagnose | • Lungenfibrose anderer Ursache<br>• Bronchialkarzinom ohne Asbestbeteiligung |
| **Therapie** | Für eine Expositionsprophylaxe ist es meist zu spät. Die Fibrose ist nicht aufzuhalten, sodass nur die Komplikationen z. T. therapierbar sind. |
| Prognose | insbesondere bei Bronchialkarzinom und Mesotheliom sehr **schlechte Prognose** |

## 4.5.3 Exogen allergische Alveolitis

> **Definition:** meldepflichtige Berufskrankheit
> **Ätiologie:** inhalative Antigene · Bakterien · Pilze · tierische Antigene · Chemikalien
> **Pathogenese:** Typ-III-Immunreaktion · Fibrose
> **Klinik:** Dyspnoe · Fieber · Husten
> **Diagnostik:** Auskultation · Labor · Röntgen-Thorax · BAL
> **Therapie:** Allergenkarenz · Kortikosteroide

**Definition**

Es handelt sich um eine meldepflichtige Berufskrankheit. Durch Einatmung inhalativer Antigene bei prädisponierten Personen kommt es zur akuten Entzündung und teils zu chron. Fibrosierungsprozessen.

**Ätiologie**

Als Ursachen kommen dafür in Frage:
- **Bakterienantigene** (z. B. Farmerlunge, Befeuchterlunge, Pilzarbeiterlunge)
- **Pilzsporenantigene** (z. B. Käsewäscherlunge, Obstbaumlunge, Malzarbeiterlunge)
- **tierische Antigene** (z. B. Vogelhalterlunge)
- **Chemikalien** (z. B. Isozyanat-Alveolitis)

**Pathogenese**

In den meisten Fällen kommt es durch den Kontakt mit dem Antigen zu einer **Typ-III-Immunreaktion.** Durch die unspezifische Immunantwort wandern Entzündungszellen ein und es kommt zu einer Zellvermehrung (**Alveolitis**). Durch Lymphozyten, Plasmazellen und Alveolarmakrophagen können sich auch Granulome bilden.

! **Merke:** Bei kurzer Allergenexposition mit hoher Allergenmenge entwickelt sich eine akute Pneumonitis, bei langdauernder Exposition mit eher geringen Allergenmengen kommt es zur langsam fortschreitenden Fibrosierung.

**Klinik**
Symptome

- akuter Verlauf: **Fieber, Husten,** Tachypnoe und **Dyspnoe** (6–8 h nach Allergenkontakt)
- chron.-progredienter Verlauf: anfangs asymptomatisch, Husten, Belastungsdyspnoe

Komplikationen

- Fibrose
- resp. Insuffizienz
- Cor pulmonale

**Diagnostik**

- **Auskultation:** ubiquitär inspiratorisches Knisterrasseln
- **Labor:** Leukozytose, BSG ↑, präzipitierende Antikörper vom Typ IgG gegen das Allergen
- **Lungenfunktion:** restriktive Ventilationsstörung, Diffusionskapazität ↓

- **Rö-Thorax:**
  - akut: fleckige Infiltrate möglich
  - chron.: retikulo-noduläre Infiltrate
- **BAL:**
  - akut: neutrophile Granulozyten
  - chron.: CD8-Lymphozytose
- **transbronchiale Biopsie:** zum Granulomnachweis, aber meist nicht nötig

> Inhalative Provokationstests sollte man vermeiden, da sie gefährlich sein können.

**Differentialdiagnose**

- akut: Pneumonien, **Asthma bronchiale** (beginnt sofort nach Allergenkontakt), toxisches Lungenödem
- chron.: Fibrosen anderer Genese

**Therapie**

- **Allergenkarenz**
- **Kortikosteroide** im akuten Schub
- Immunsuppressiva bei Fortschreiten der Fibrose nach Allergenkarenz

**Prognose**

Ein Therapieerfolg ist nur bei Allergenkarenz zu erwarten. Sonst ist die Prognose schlecht. Die Fibrose kann jedoch auch unter Allergenkarenz fortschreiten.

# 4.6 Bronchiektasen

> **Definition**
> **Ätiologie:** meist erworben · Infekte · Mukoviszidose
> **Klinik:** Husten · Auswurf · Hämoptysen · Infekte
> **Diagnostik:** High-resolution-CT · Sputumdiagnostik
> **Therapie:** Atemtherapie · Antibiose · Segmentresektion

**Definition**

Bronchiektasen sind irreversible, sackförmige oder zylindrische Ausweitungen der Bronchien.

**Epidemiologie**

Häufigkeit: 10 Neuerkrankungen/100 000 Einwohner/Jahr

**Ätiologie**

- **meist erworben:** durch **frühkindliche Infekte**, chron. obstruktive Bronchitis
- angeboren: bei **Mukoviszidose**, Kartagener-Syndrom oder IgA-Mangel
- *!* Merke: **Kartagener-Syndrom:** Autosomal-rezessive Erbkrankheit mit einer Störung des mukoziliären Transports durch eine Strukturanomalie der Zilien. Es besteht eine Trias aus Situs inversus, Bronchiektase und Hypo- bzw. Aplasie der Nasennebenhöhlen, z. T. zusätzlich Störung der Spermiogenese.

**Klinik**
**Symptome**

- **Husten** mit viel übel riechendem **Auswurf** (dreilagiges Sputum)
- evtl. **Hämoptysen** (blutiger Auswurf)
- rez. **Infekte**

*!* **Merke:** Die **häufigsten Erreger** sind:
- Hämophilus influenzae
- Klebsiella pneumoniae
- Pseudomonas aeruginosa

**Komplikationen**
- rez. Infekte
- chron. obstruktive Bronchitis
- Hämoptysen, Lungenblutung
- Lungenabszess
- Pilzansiedlung
- Hirnabszess (durch bakterielle Streuung)
- Sepsis
- resp. Insuffizienz
- Amyloidose

**Diagnostik**
- **Auskultation:** feuchte Rasselgeräusche
- **Rö-Thorax**
- **mikrobiologische Untersuchung** des Sputums mit Antibiogramm
- **High-resolution-CT**
- **Bronchoskopie:** z.A. von Stenosen durch Fremdkörper oder Tumoren
- **Labor:** z.A. eines Immundefekts

> Auf die Bronchographie (röntgenologische Darstellung der Ausweitungen mit Kontrastmittel) kann durch die CT-Darstellung verzichtet werden.

**Differentialdiagnose**
COPD, rez. Infekte bei Immundefekt ohne Bronchiektasen

**Therapie**
**konservativ**
- Behandlung der Infekte durch **gezielte Antibiose**
- **Atemtherapie** und -gymnastik
- evtl. Bronchodilatoren

**operativ**
- **Segmentresektion** oder Lobektomie bei einseitigen Bronchiektasen
- Lungentransplantation nur in Ausnahmefällen

# 4.7 Bronchialkarzinom

**Ätiologie:** Rauchen · karzinogene Arbeitsstoffe
**Einteilung:** kleinzelliges/großzelliges Bronchialkarzinom · Plattenepithelkarzinom · Adenokarzinom · Alveolarzellkarzinom · TNM-Schema · limited disease · extensive disease
**Klinik:** keine Frühsymptome · Husten · Hämoptysen · Gewichtsverlust · paraneoplastische Syndrome
**Diagnostik:** Rö-Thorax · CT-Thorax · Bronchoskopie · Histologie
**Therapie:** Chemotherapie · Bestrahlung · Lobektomie · Pneumektomie

Epidemiologie

- Häufigkeit: 25 % aller Tumoren; häufigste Todesursache unter den Tumorkrankheiten
- Geschlechterverhältnis: **m** > w (3:1); Ausnahme Adenokarzinom: **w** > m (6:1)
- Prädispositionsalter: 55.–60. Lj.

### Ätiologie

- **Rauchen** ist für 85 % der Bronchialkarzinome verantwortlich (nicht jedoch für die Adenokarzinome). Man gibt den Konsum in Packungen pro Jahr mal der Anzahl der Jahre an (pack-years).
- **karzinogene Arbeitsstoffe:** z.B. Asbest, Quarzstaub, Arsenverbindungen

Risiko

Die Kombination aus Nikotin und karzinogenen Arbeitsstoffen erhöht das Risiko erheblich. Das Risiko für Kinder, die einen an Lungenkrebs erkrankten Elternteil haben, ist 2–3fach erhöht.

### Einteilung

| Typ | Lokalisation | Metastasierung | Prognose | Besonderheiten |
|---|---|---|---|---|
| **kleinzelliges Bronchialkarzinom** (ca. 25%) | vorwiegend zentral | lymphogen und frühzeitig hämatogen (Leber, Gehirn, Nebenniere, Skelett) | 5-JÜR < 5% | Zellen können Hormone sezernieren **(paraneoplastische Syndrome)** |
| **Plattenepithelkarzinom** (ca. 40%) | vorwiegend zentral | lymphogen und hämatogen | 5-JÜR je nach Stadium 20–60% | |
| **Adenokarzinom** (ca. 25%) | vorwiegend peripher | metastasiert eher spät | | häufigste Lungenkrebsform bei Nichtrauchern, häufig Narbenkarzinome |
| **Alveolarzellkarzinom** (ca. 1%) | diffus | seltener metastasierend | | schwierig zu diagnostizieren Sonderform des Adenokarzinoms |
| **großzelliges Bronchialkarzinom** (ca. 10%) | | früh | sehr aggressiv, schnell zum Tod führend | wird häufig versehentlich als ein anderer Tumortyp eingeordnet |

**Tab. 4.5:**  Einteilung der Bronchialkarzinome

Stadieneinteilung

Die Bronchialkarzinome werden nach der **TNM-Formel** klassifiziert. Lediglich die **Kleinzeller** werden vereinfacht in limited disease und extensive disease eingeteilt.
- **limited disease:** begrenzt auf eine Thoraxhälfte, mit oder ohne Befall des Mediastinums und der gleichseitigen supraklavikulären LK, ohne Pleuraerguss und ohne obere Einflussstauung
- **extensive disease:** alle übrigen Stadien

### Klinik
Symptome

> Jeder länger als 4 Wochen anhaltende Husten ist karzinomverdächtig!

- **keine Frühsymptome**
- therapieresistenter **Husten**
- Dyspnoe
- **Hämoptysen**
- **Gewichtsverlust**

- rez. Pneumonien
- Pleuraerguss
- paraneoplastische Syndrome
- **!** **Merke:** Insbesondere beim kleinzelligen Bronchialkarzinom kann es zu **paraneo-plastischen Syndromen** kommen:
  - Syndrom der inadäquaten ADH-Sekretion
  - Cushing-Syndrom
  - Lambert-Eaton-Syndrom
  - Polymyositis, Dermatomyositis
  - Phlebothrombose
  - Hyperkalzämie (durch Sekretion parathormonähnlicher Substanzen)
- spezifische **Symptome durch Nervenirritation:**
  - Heiserkeit (N. recurrens)
  - Horner-Syndrom (N. sympathicus im Ganglion stellatum)
  - Zwerchfellhochstand (N. phrenicus)

Komplikationen
- Atelektasen
- Retentionspneumonien
- resp. Globalinsuffizienz

**Diagnostik**
- **Rö-Thorax:** Rundherd oder diffuse Verschattungen z. B. beim Alveolarzellkarzinom, Atelektase
- **CT-Thorax**
- **PET** (Positronenemissionstomographie)
- **Bronchoskopie:** makroskopische Beurteilung, Gewinnung einer Biopsie für die Histologie, interventionelle Eröffnung von Atelektasen
- **Zytologie und Histologie**
- **Tumormarker:** nicht geeignet zum Screening, aber zur Nachsorge:
  - NSE (neuronspezifische Enolase): Kleinzeller
  - CYFRA 21-1: Nicht-Kleinzeller
- Ausschluss von Fernmetastasen (Sono, CT-Schädel, Knochenszintigraphie, PET)
- **Lungenfunktion** insbesondere zur präoperativen Beurteilung
- evtl. Lungenperfusions-/-ventilationsszintigraphie zur präoperativen Beurteilung
- evtl. Thorakotomie

Differentialdiagnose
- Tuberkulose
- Metastase
- Chondrom, Neurinom, Fibrom
- Pneumonie
- Pilzkaverne

**Therapie**
konservativ

Die ausschließlich konservative Behandlung erfolgt nur **palliativ.**
- **Chemotherapie:** Wenn keine OP möglich oder sinnvoll ist, führt eine Chemotherapie insbesondere beim Kleinzeller zu hohen Remissionsraten. Die Remission ist jedoch häufig nicht von langer Dauer. Die Ansprechrate bei Nicht-Kleinzellern liegt bei 30 %.
- **Bestrahlung:** Mittel der Wahl bei Inoperabilität eines Nicht-Kleinzellers. Es wird mit 40–60 Gy bestrahlt. Beim Kleinzeller kann im Stadium limited disease eine Herdbestrahlung und eine prophylaktische Schädelbestrahlung zusätzlich zur Chemotherapie sinnvoll sein.

| | |
|---|---|
| operativ | Eine **kurative** Therapie ist nur durch eine **OP** gegeben.<br>OP nur möglich und sinnvoll, wenn<br>• keine Fernmetastasen oder kontralateraler LK-Befall bestehen,<br>• der Tumor nicht in benachbarte Strukturen wie Pleura, Nerven, Gefäße eingebrochen ist und<br>• die Restlunge nach OP funktionell für den Gasaustausch ausreicht |

> Eine **funktionelle Inoperabilität** besteht, wenn die VC < 30 % des Sollwerts liegt, das $FEV_1$ < 1,5 l liegt, eine resp. Globalinsuffizienz in Ruhe besteht und bei schweren Begleiterkrankungen.

Es handelt sich je nach Fall um eine **Lobektomie** oder eine **Pneumektomie.** Die Wahrscheinlichkeit, dass die OP kurativ ist, ist beim Plattenepithelkarzinom am höchsten, beim Adenokarzinom schon geringer und beim kleinzelligen Karzinom sehr gering.

| | |
|---|---|
| Prognose | Die **5-JÜR** aller Bronchialkarzinom-Formen und -Stadien liegt bei 5 %.<br>• Patienten mit Kleinzeller:<br>  – ohne Therapie: 7–14 Wochen<br>  – nach Chemotherapie bei extensive disease: 8–12 Monate<br>  – nach Chemotherapie bei limited disease: 12–16 Monate<br>• Patienten mit Nicht-Kleinzeller: 5-JÜR nach OP 25 %, jedoch ist nur ein Drittel der Patienten operabel<br>• 5-JÜR von Patienten mit Plattenepithelkarzinom:<br>  – im Stadium T1, N0, M0: 60 %<br>  – im Stadium T2, N0, M0: 40 %<br>  – im Stadium T1, N1, M0: 20 %. |

# 4.8 Lungenödem

> **Definition**
> **Ätiologie/Pathogenese:** interstitielles Ödem · alveoläres Ödem · kardial · Lungenerkrankung · Entzündung · Niereninsuffizienz · Pleuraergussentlastung
> **Klinik:** Dyspnoe · Husten · schaumiges Sputum
> **Diagnostik:** Auskultation · Rö-Thorax
> **Therapie:** $O_2$-Gabe · Sedierung · Nitrate · Diuretika · Kortikosteroide

| | |
|---|---|
| **Definition** | Flüssigkeitsansammlung im Interstitium und im Alveolarraum aus unterschiedlichsten Gründen. |
| **Ätiologie/Pathogenese** | Die Entstehung ist je nach Ätiologie unterschiedlich:<br>• **kardiales Lungenödem:** Linksherzinsuffizienz z. B. durch Myokardinfarkt, hypertensive Entgleisung, Kardiomyopathie oder dekompensierte Herzklappenvitien ⇒ Druck im Lungenkreislauf steigt, sodass Flüssigkeit ins Interstitium gedrückt wird<br>• infolge **chron.** obstruktiver oder interstitieller **Lungenerkrankungen:** Rarefizierung der Gefäße ⇒ Druckerhöhung in der arteriellen Strombahn der Lunge |

- durch **Entzündungen, Toxine** (z. B. Reizgase, Heroin) oder **Histaminfreisetzung** ausgelöst: Schädigung der Lungenkapillaren ⇒ Flüssigkeitsaustritt in die Lunge
- infolge **Niereninsuffizienz:** durch Überwässerung bei fehlender Ausscheidung
- nach zu schneller **Entlastung eines Pleuraergusses:** durch erniedrigten alveolären Druck Übertritt von Flüssigkeit in den Alveolarraum

Gemeinsam ist allen Formen, dass bei einer Volumenausdehnung des Interstitiums < 50 % das Ödem aufs Interstitium beschränkt bleibt und bei > 50 % in den Alveolarraum übertritt.

> Bei einer Pleuraergussentlastung sollten wegen der Gefahr eines Postexpansionsödems am Tag nicht mehr als 1,5 l Flüssigkeit abpunktiert werden.

**Stadieneinteilung**
- interstitielles Ödem
- alveoläres Ödem
- Schaumbildung
- Asphyxie

**Klinik**
- **Dyspnoe** und Tachypnoe
- **Husten**
- Angst
- Zyanose
- **schaumiges Sputum**

**Diagnostik**
- **Auskultation:** verschärftes Atemgeräusch
- ! **Merke:** Feuchte Rasselgeräusche sind erst beim alveolären Ödem zu hören.
- **Rö-Thorax:** Beim interstitiellen Ödem sind parahilär schmetterlingsförmige Transparenzminderungen zu sehen. Die Flüssigkeitsansammlungen im Interstitium sind als sog. **Kerley B-Linien** (horizontale Streifen laterobasal) zu sehen. Beim alveolären Ödem totale Verschattung.

**Differentialdiagnose**
- Wichtig ist die Unterscheidung der **verschiedenen Formen des Lungenödems,** um die Ursachen behandeln zu können: Zeichen der Linksherzinsuffizienz?, Fieber?, Toxine?, Allergien?, Ausscheidung vorhanden?
- auskultatorisch Verwechslung mit **Asthmaanfall** möglich
- **Lungenembolie**

**Therapie**
- Behandlung der ursächlichen Krankheit
- **sitzende Lagerung**
- **Sedierung** z. B. mit 5 mg Diazepam (Valium®), cave: Atemdepression (Intubationsbereitschaft)
- **O$_2$-Gabe** (2–6 l/Min.), ggf. Intubation und Beatmung
- beim **kardialen Ödem** Vorlastsenkung durch **Nitrate,** z. B. 2 Hübe Nitroglyzerinspray, und **Diuretika,** z. B. 40 mg Furosemid (Lasix®), cave: Hypotonie
- **Kortikosteroide** bei **allergischem oder toxischen Lungenödem,** z. B. 100 mg Prednisolon (z. B. Solu-Decortin H®). Bei Reizgasinhalation sollten schon prophylaktisch initial alle 10 Min. 5 Hübe Dexamethasonspray (Auxiloson®) verabreicht werden.

Prognose
**Lebensgefährliches Krankheitsbild**, das ohne Behandlung zumeist letal endet. Bei Behandlung hängt die Prognose davon ab, wie schnell die Ursache erkannt wird und wie gut die Grundkrankheit zu therapieren ist.

# 4.9 Lungenembolie

**Definition**
**Ätiologie:** Lungenarterienverschluss · Gerinnsel · tiefe Beinvenenthrombose
**Pathogenese:** · Nachlaststeigerung · Cor pulmonale · Hypoxämie
**Klinik:** Dyspnoe · Tachykardie · Synkope · Husten · Schmerzen
**Diagnostik:** EKG · Rö-Thorax · Echo · Angiographie · Perfusionsszintigraphie
**Therapie:** $O_2$-Gabe · Sedierung · Heparin · Fibrinolyse · Marcumarisierung · Thrombembolektomie

**Definition**

Die Lungenembolie beschreibt den Gefäßverschluss einer Lungenarterie durch ein Gerinnsel, wodurch im Stromgebiet dieser Arterie kein Gasaustausch mehr stattfindet.

Epidemiologie

**!** **Merke: Lungenembolien** sind häufig und werden **oft nicht erkannt.** Nur 30 % werden vor dem Tod diagnostiziert. 1–2 % aller stationären Patienten haben eine Lungenembolie, nur bei einem Viertel konnte man vorausgehend eine **tiefe Beinvenenthrombose** klinisch erkennen.

**Ätiologie**

Eine **Lungenarterie** wird **durch Gerinnsel verschlossen**, die sich meist im venösen Systems des großen Kreislaufs bildeten, selten auch im rechten Herzen, und dann mit dem Blutstrom verschleppt wurden. Ursachen für die Thrombenbildung sind:
- Immobilität
- OP
- Schwangerschaft
- Traumata
- Adipositas
- orale Antikonzeptiva, Kortisontherapie, Diuretikatherapie
- Gerinnungsstörungen
- maligne Tumoren

**Pathogenese**

- Verengung bzw. Verschluss einer oder mehrerer Lungenarterien ⇒ Druckerhöhung im vorgeschalteten Stromgebiet ⇒ **Nachlaststeigerung** (akutes **Cor pulmonale**) ⇒ **Herzzeitvolumen** und **RR** ↓
- **Hypoxämie** durch arterio-venöse Shunts ⇒ reaktive Hyperventilation ⇒ $pCO_2$ ↓. Die Ausschüttung **vasokonstriktorischer Mediatoren** bewirkt einen zusätzlichen Gefäßspasmus und Schmerzen.

Einteilung

| Schwere-grad | Klinik | syst. RR | PAD* | pO$_2$ | Gefäßverschluss |
|---|---|---|---|---|---|
| I | leichte Dyspnoe, etwas Schmerzen | normal | normal | 80 mmHg | periphere Äste |
| II | akute Dyspnoe, HF ↑ | normal | 16–25 mmHg | 70 mmHg | Segmentarterien |
| III | wie Grad II plus Zyanose, Synkope | ↓ | 25–30 mmHg | 60 mmHg | einzelner Pulmonal-arterienast |
| IV | wie Grad III plus evtl. Herzkreislaufstillstand | Schock | > 30 mmHg | < 60 mmHg | Pulmonalarterienhaupt-stamm und mehrere Lappenarterien |

**Tab. 4.6:** Schweregrade der Lungenembolien frei nach Grosser; * PAD = Pulmonalarterien-druck

## Klinik

Symptome
- **Husten**
- **Tachykardie,** Hypotonie
- **Thoraxschmerzen**
- **Dyspnoe,** Zyanose
- Schweißausbruch, Angst, **Synkope**
- obere Einflussstauung
- Symptome der tiefen Beinvenenthrombose

Komplikationen
- Lungeninfarkt: tritt auf, wenn auch Bronchialarterien von der Embolie betroffen sind
- Infarktpneumonie
- Rechtsherzversagen
- Rezidivembolien in 30 % der Fälle
- chron. Cor pulmonale

## Diagnostik

allgemeine Diagnostik
- **Anamnese:** Beinsymptomatik?, Immobilität?, Traumata?, OP?
- **EKG** in 50 % der Fälle verändert: **S$_I$/Q$_{III}$-Typ,** Lagetypänderung, Rechtsschenkel-block, T-Negativierung, ST-Streckenveränderungen, Rhythmusstörungen
- **Rö-Thorax** in 40 % verändert: Herzschattenvergrößerung, lokale Aufhellung (Westmark-Zeichen), Atelektasen, Zwerchfellhochstand
- **Echo: Thrombusnachweis** im rechten Herzen, Rechtsherzvergrößerung, Triku-spidalinsuffizienz
- **Labor:** D-Dimere ↑ (D-Dimer = Fibrinogen-Fibrin-Spaltprodukte)
- **BGA:** pO$_2$ und pCO$_2$ ↓, jedoch erst im höheren Stadium
- **Rechtsherzkatheter:** Pulmonalarteriendruckerhöhung

> Bei einem fehlenden Nachweis von **D-Dimeren** ist eine Lungenembolie fast ausgeschlossen. Ein positiver Nachweis ist hingegen nicht beweisend für eine Lungenembolie, da Entzündungen und Tumoren ebenfalls zur Erhöhung führen können.

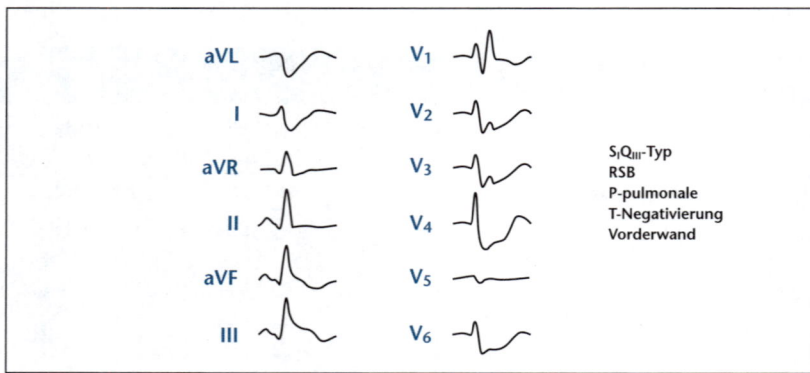

**Abb. 4.4:** Mögliche EKG-Veränderungen bei Lungenembolie [3]

spezielle Diagnostik

- **Farbduplex** der tiefen Beinvenen, nur bei Unsicherheit Phlebographie
- **CT-Angiographie** oder MR-Angiographie: zum direkten Nachweis des Thrombus, sensitiv und gut anwendbar
- **Perfusionsszintigraphie:** wenig sensitiv
- **Pulmonalisangiographie** und DSA (digitale Subtraktionsangiographie): sensitivste, aber aufwendige Methode

Differentialdiadnose

- Myokardinfarkt
- Pleuritis, Perikarditis
- Pneumothorax
- Aortendissektion

**Therapie**

> **Notfalltherapie: $O_2$-Gabe**
> - **Sedierung** z.B. mit 5 mg Diazepam i.v. (z.B. Valium®)
> - **Schmerztherapie** z.B. mit 7,5 mg Piritramid i.v oder s.c. (z.B. Dipidolor®)
> - Bolusgabe von 5 000 I.E. **Heparin** i.v., danach über Perfusor
> - bei Schock Dopamin/Dobutamin

konservativ

- **Heparin:**
  - unfraktioniertes Heparin unter PTT-Kontrolle: Anfangsdosis 800 I.E./h i.v., dann Verlängerung der PTT auf das Doppelte des Anfangswerts anstreben
  - alternativ niedermolekulares Heparin gewichtsadaptiert: 0,1 ml/10 kg KG/Tag s.c. (Cave: KI)
- nach 4–10 Tagen überlappende **Marcumarisierung** für 6 Monate (Cave: KI)
- **Fibrinolyse** ab Stadium III (Cave: KI)

minimal-invasiv

Rechtsherzkatheter zur **lokalen Fibrinolyse** bei massiven Embolien

operativ

pulmonale **Thrombembolektomie** bei massiver Embolie und Versagen der anderen Therapien (Letalität 50%)

Prognose

Rezidivrate ohne Prophylaxe ca. 30%. Letalität ca. 5–10%.

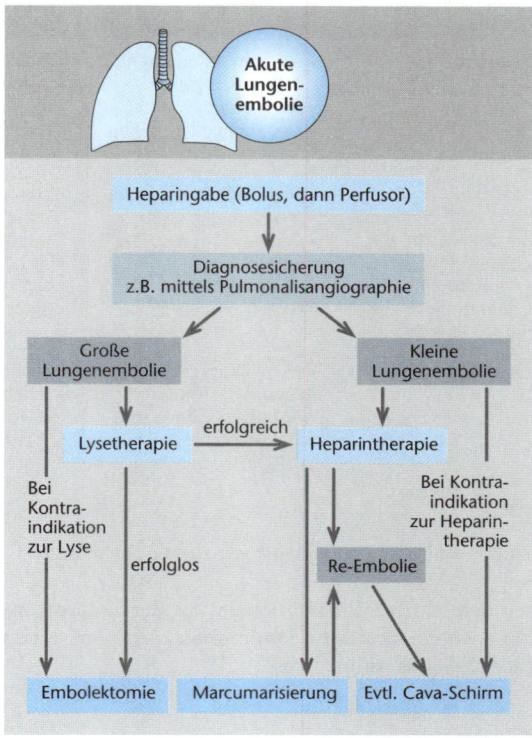

**Abb. 4.5:** Therapeutisches Vorgehen bei akuter Lungenembolie [1]

# 4.10 Pulmonale Hypertonie und Cor pulmonale

> **Definition**
> **Ätiologie/Pathogenese:** Hypoxämie · Druckbelastung
> **Klinik:** Belastungsdyspnoe · Ödeme · Schwindel
> **Diagnostik:** Echo · Rechtsherzkatheter
> **Therapie:** $O_2$-Therapie · Prostazyklin · Theophyllin · Aderlass · Herz-Lungen-Transplantation

**Definition**

- Die **pulmonale Hypertonie** beschreibt die chron. Erhöhung des arteriellen Mitteldruckes im Lungenkreislauf.
- Das **Cor pulmonale** ist eine Rechtsherzinsuffizienz, die durch Erkrankungen der Lunge bzw. der Pulmonalgefäße entstanden ist.

| Einteilung | Ätiologie | Pathogenese |
|---|---|---|
| pulmonal bedingt | • interstitielle Lungen-erkrankungen<br>• Lungenemphysem<br>• rez. Lungenembolien | chron. **Hypoxämie**, die über den Euler-Liljestrand-Reflex zur Vaso-konstriktion der Gefäße (anfangs reversibel) und zur Gefäßrare-fizierung (irreversibel) führt |
| kardial bedingt (Diese Formen können streng genommen nicht zum Cor pulmonale gerech-net werden, da dieses per definitionem pul-monaler Ursache ist!) | • Mitralstenose<br>• Mitralinsuffizienz<br>• Vitien mit Links-Rechts-Shunt | Blutrückstau bzw. Volumenbe-lastung im Lungenkreislauf ⇒ sekundäre Druckerhöhung im Lungenkreislauf ⇒ Rechts-herzinsuffizienz aufgrund der **Druckbelastung** |
| seltene Ursachen | • Schlafapnoe-Syndrom<br>• Medikamente (zentral wirksame Sympatho-mimetika, z. B. Appetit-zügler) | • nächtliche Hypoxämie bei Schlafapnoe-Syndrom<br>• Druckerhöhung u. a. im Lungenkreislauf durch Eng-stellung der Gefäße bei zentralwirksamen Sympatho-mimetika |

**Tab. 4.7:** Ätiologie und Pathogenese des Cor pulmonale

Neben dem chron. Cor pulmonale, das durch chron. Veränderungen bedingt ist, gibt es auch ein **akutes Cor pulmonale.** Auslöser: massive Lungenembolie, Pneu-mothorax, Status asthmaticus

**Klinik**
Symptome

- **Belastungsdyspnoe**
- periphere Zyanose
- **Ödeme**
- Hepatomegalie, Stauungsgastritis
- obere Einflussstauung
- **Schwindel** als Zeichen des Vorwärtsversagens
- akut: Dyspnoe, drohendes Herz-/Kreislaufversagen

Komplikationen

- Herzrhythmusstörungen
- Rechtsherzdekompensation

**Diagnostik**

- **Auskultation: lauter 2. Herzton über der Pulmonalklappe**, teils mit fixierter Spaltung, je nach Vitium noch zusätzliche Geräusche
- **EKG** nur in 50 % der Fälle verändert: ähnlich wie bei Lungenembolie mit Rechts-lagetyp, Rechtsschenkelblock, $S_I/Q_{III}$-Typ, ST-Senkungen und T-Negativierungen in $V_{1-3}$
- **Rö-Thorax:** breite Lungenarterien, Kalibersprünge, Rechtsherzvergrößerung
- **Lungenfunktion:** restriktive und obstruktive Funktion eingeschränkt
- **Echo**, sehr aussagekräftig, aber bei Emphysem keine Sicht: **Rechtsherzdilatation, -hypertrophie**, Vitien?, Linksherzinsuffizienz?
- **Rechtsherzkatheter: Druckerhöhung im rechten Ventrikel**
- Angio-CT bzw. Perfusionsszintigraphie: z.A. einer Lungenembolie
- **!** **Merke: fixierte Spaltung** eines HT = atemunabhängige Spaltung

Differentialdiagnose    Linksherzinsuffizienz

**Therapie**

konservativ

- Behandlung der Ursachen
- **O$_2$-Langzeittherapie** (unbedingt über 16 h pro 24 h)
- **Prostazyklin** zur Drucksenkung i.v. oder besser inhalativ
- **Theophyllin** (senkt den pulmonalarteriellen Druck)
- **Aderlass** bei Hkt > 60 %
- Diuretika (Cave: Kalium!)
- ACE-Hemmer (häufig nicht wirksam)
- Antikoagulanzien bei rez. Lungenembolien oder schwerer Polyglobulie verbessern die Überlebensrate.

operativ

Eine **Herz-Lungen-Transplantation** ist bei jüngeren Patienten und Versagen der konservativen Maßnahmen zu überdenken (5-JÜR 50 %).

Prognose

Die Prognose ist abhängig von den pulmonalarteriellen Drücken und von der Schwere der Hypoxämie. Nach der ersten Rechtsherzdekompensation verschlechtert sich die Prognose erheblich. 2 Jahre danach lebt nur noch ein Drittel der Patienten.

# 4.11 Pleuraerguss

**Definition**
**Ätiologie:** Transsudat · Exsudat · Pleuraempyem
**Pathogenese:** Abpressung von Flüssigkeit in den Pleuraspalt
**Klinik:** Dyspnoe · Tachypnoe
**Diagnostik:** Auskultation · Perkussion · Sono · Rö-Thorax · Punktion
**Therapie:** Antibiose · Diuretika · Punktion · Pleurodese

**Definition**

Der Pleuraerguss bezeichnet eine Flüssigkeitsansammlung im Raum zwischen den beiden Pleurablättern. Man unterscheidet dabei Transsudat und Exsudat. Ein eitriges Exsudat wird Pleuraempyem genannt.

**Ätiologie/Einteilung**

|  | **Transsudat** | **Exsudat** |
|---|---|---|
| **Eigenschaften** | Eiweiß < 30 g/l<br>spez. Gewicht < 1,016<br>LDH < 200 U/l<br>LDH$_P$/LDH$_S$ < 0,6 | Eiweiß > 30 g/l<br>spez. Gewicht > 1,016<br>LDH > 200 U/l<br>LDH$_P$/LDH$_S$ > 0,6 |
| **Ursachen** | • Herzinsuffizienz<br>• Lungenembolie (jedoch auch Exsudat möglich)<br>• Pankreatitis<br>• Hypalbuminämie<br>• rheumatische Erkrankungen | • Pneumonie<br>• Bronchialkarzinom<br>• Tuberkulose<br>• andere maligne Tumoren (Mamma-Ca., Hypernephrom, Pleuramesotheliom, malignes Lymphom, Ovarial-Ca.)<br>• posttraumatisch |

**Tab. 4.8:** Einteilung des Pleuraergusses in Transsudat und Exsudat ($_P$ = pleural, $_S$ = im Serum)

! **Merke:** 75 % aller Ovarialkarzinome gehen mit Pleuraerguss oder Aszites einher (Meigs-Syndrom).

**Pathogenese**

Im Pleuraspalt sorgen Unterdruck und eine minimale Flüssigkeitsmenge dafür, dass sich die Pleurablätter bei der Atemarbeit verschieben, aber nicht trennen können. Entsprechend der Ödembildung durch Herzinsuffizienz oder niedrigen onkotischen Druck kann auch in den Pleuraspalt **vermehrt Flüssigkeit abgepresst** werden, die jedoch in geringen Mengen von der Pleura visceralis rückresorbiert wird, in größeren Mengen kommt es zum Erguss. Bei einer Pneumonie, die bis an die Pleura reicht, können Bakterien penetrieren und einen Erguss verursachen.

**Klinik**

Symptome

**Dyspnoe** und **Tachypnoe**

> Bei einem sehr langsam zunehmenden Erguss muss keine ausgeprägte Luftnot bestehen, da der Körper sich an das verminderte Lungenvolumen adaptieren kann.

Komplikationen

- Superinfektion eines zunächst nicht infektiösen Ergusses (insbesondere nach Punktion)
- Kammerung des Ergusses
- Mediastinalverdrängung

**Diagnostik**

- **Auskultation:** abgeschwächtes Atemgeräusch
- **Perkussion:** gedämpfter Klopfschall
- **Rö-Thorax:** Ergussnachweis ab ca. 300 ml Flüssigkeit
- **Sono: Ergussnachweis** ab ca. 30 ml möglich, sensitivste Methode
- **Punktion:** klinisch-chemische, hämatologische, mikrobiologische und zytologische Untersuchung des Ergusses
- Thorakoskopie: nur in Ausnahmefällen zur eindeutigen Diagnostik

> Die **Punktion** kann bei **Erstdiagnose** nur in Ausnahmefällen unterbleiben (z. B. bei beidseitigen kleinen Ergüssen bei bekannter Herzinsuffizienz). Nach jeder Punktion ist 1 h später ein Rö-Thorax anzufertigen, um einen iatrogenen Pneumothorax auszuschließen!

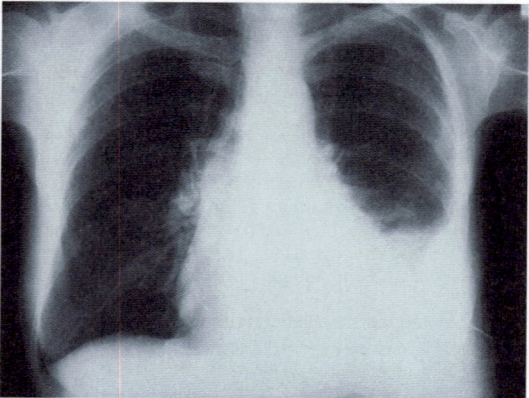

**Abb. 4.6:** Pleuraerguss links im Rö-Thorax [1]

| | |
|---|---|
| Differentialdiagnose | • Pneumothorax |
| | • Zwerchfellhernie, Zwerchfellhochstand (Phrenikusparese, Atelektase) |

**Therapie**

- **Therapie der Grundkrankheit** wenn möglich
- **Antibiose** bei entzündlichem Erguss
- **Diuretika** bei Herzinsuffizienz
- Tuberkulostatika bei tubekulösem Erguss
- therapeutische **Punktion**/Drainage bei großen Ergussmengen
- **Pleurodese** bei nicht anders zu beseitigenden Ergüssen

> Eine **Pleurodese** (Verklebung der Pleurablätter) ist durch Saugdrainage und Einbringen eines Medikaments (z. B. Talkumpuderpleurodese) möglich oder im Rahmen einer Thorakoskopie. Die Erfolgsraten liegen jeweils um 70 %.

Prognose

V. a. maligne Ergüsse neigen dazu, nachzulaufen, so dass ihre Therapie sehr schwierig ist. Häufig bleibt nur die Pleurodese, die jedoch bei gekammerten Ergüssen nicht möglich ist.

# 4.12 ARDS (acute respiratory distress syndrome)

Synonyme: Schocklunge, Hyalines-Membran-Syndrom, Respiratorlunge, akute resp. Insuffizienz, alveolokapilläres Syndrom

> **Definition**
> **Ätiologie:** direkte oder indirekte Lungenschädigung
> **Pathogenese:** exsudative Phase · Pneumozytenuntergang · proliferative Phase
> **Klinik:** Dyspnoe · Hyperventilation · resp. Alkalose
> **Diagnostik:** BGA · Rö-Thorax
> **Therapie:** Beatmung mit PEEP · Antibiose

**Definition**

Es handelt sich beim ARDS um eine akute respiratorische Insuffizienz, die bei zuvor lungengesunden Patienten infolge einer akuten Lungenschädigung auftritt.

Epidemiologie

Häufigkeit: 5–50 Neuerkrankungen/100 000 Einwohner/Jahr

**Ätiologie**

- **Lungenschädigung direkt:** Pneumonie, Aspiration, Inhalation toxischer Gase oder hyperbaren $O_2$, Intoxikation mit Narkotika
- **Lungenschädigung indirekt:** Schock, Sepsis, Urämie, Coma diabeticum, Verbrennungen, Polytrauma, Fettembolie, Verbrauchskoagulopathie, Pankreatitis

**Pathogenese**

- I. Stadium = **exsudative Phase:** gesteigerte Kapillarpermeabilität ⇒ interstitielles Ödem
- II. Stadium: **Pneumozytenuntergang** ⇒ Surfactantbildung vermindert ⇒ Flüssigkeitaustritt in den Alveolarraum (alveoläres Ödem), Bildung von hyalinen Membranen und Atelektasen, Entstehung intrapulmonaler Shunts ⇒ Hypoxie
- III. Stadium = **proliferative Phase: Lungenfibrose** und Endothelproliferation der Kapillaren ⇒ **meist irreversible** Perfusions- und Diffusionsstörung

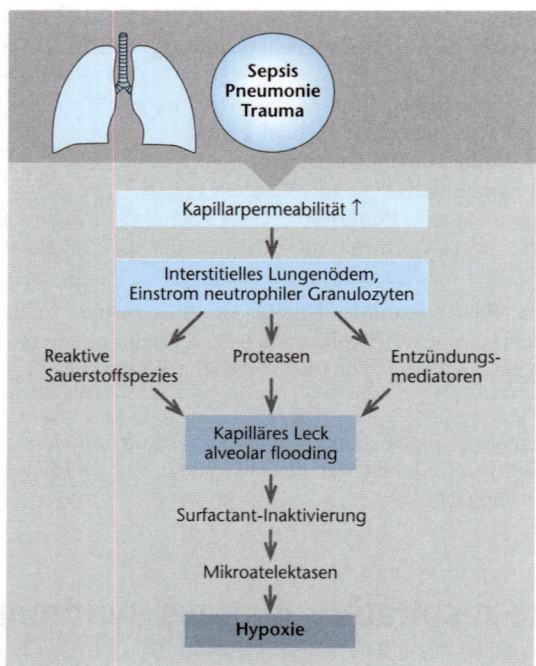

**Abb. 4.7:** Pathogenese des ARDS [1]

## Klinik

Symptome

**Dyspnoe**, Tachypnoe, **Hyperventilation**
! **Merke:** Es handelt sich beim ARDS um ein akutes Krankheitsbild, das schnell entstehen kann und schnell zum Tode führen kann. Sehr häufig sind andere Organe mit betroffen.

Komplikationen

Das ARDS kann im Rahmen einer **Sepsis** oder **Pneumonie** auftreten, aber diese auch auslösen. Weitere Komplikationen:
- Multiorganversagen
- Atelektasen durch Surfactantmangel
- Pneumothorax bei Überdruckbeatmung

## Diagnostik

- Suche nach der Grundkrankheit, Temperaturkontrollen
- Abstriche aus Mund- und Rachenraum
- häufige Laborkontrollen zur frühzeitigen Erkennung von Komplikationen
- **BGA: resp. Alkalose;** anfangs nur $pO_2$ ↓, später auch $pCO_2$ ↑
- **Rö-Thorax:** beidseits fleckige streifige Verdichtungen, im Velauf Totalverschattungen der Lungen
- **Lungenfunktion:** Compliace und Diffusionskapazität ↓
- Echo: z.A. einer Linksherzinsuffizienz

Differentialdiagnose

- **Lungenödem** bei Linksherzinsuffizienz
- beidseitige Pneumonie
- bronchoalveoläres Karzinom
- Lungenödem bei Niereninsuffizienz
- Lungenembolien

**Therapie**

konservativ

- **Behandlung der Grundkrankheit**
- drucklimitierte Beatmung mit **PEEP** (Cave: Auf Dauer schädigt das die Lunge zusätzlich!)
- **Antibiose**
- Glukokortikoidgabe (sehr umstritten)
- extrakorporale Gasaustauschverfahren in speziellen Zentren
- transbronchiale Surfactantgabe (noch in Erprobung)

operativ

Lungentransplantation (häufig durch Infektion und andere Organversagen ausgeschlossen)

Prognose

im Rahmen eines Multiorganversagens → Letalität > 80 %
im Rahmen einer Pneumonie → Letalität ca. 50 %
Nur das posttraumatische ARDS hat eine etwas bessere Prognose.

# 4.13 Pneumothorax

**Definition**
**Ätiologie:** Trauma · Emphysemblasen · iatrogen
**Pathogenese:** aufgehobener Unterdruck · Ventil · Spannungspneumothorax
**Klinik:** Dyspnoe · Schmerzen · Husten
**Diagnostik:** Auskultation · Perkussion · Rö-Thorax
**Therapie:** Saugdrainage · Sedierung · Analgesie · Thorakoskopie

**Definition**

Beim Pneumothorax handelt es sich um eine Luftansammlung im Pleuraraum. Beim Spannungspneumothorax nimmt diese ständig zu, da sie nicht mehr entweichen kann.

Epidemiologie

- Häufigkeit: ca. 9 Neuerkrankungen/100 000 Einwohner/Jahr
- spontaner Pneumothorax (ohne Trauma) v.a. junge Männer mit schlankem Körperbau

**Ätiologie**

- **Trauma**
- geplatzte **Emphysemblasen**
- **iatrogen** (z.B. bei Pleurapunktionen, ZVK-Anlagen, Überdruckbeatmung)

**Pathogenese**

- Der **Lufteintritt** kann entweder durch die Pleura parietalis stattfinden (bei Traumata) oder durch die Pleura visceralis (z.B. bei geplatzten Emphysemblasen). Der im Pleuraraum herrschende **Unterdruck** wird **aufgehoben,** die Lunge kann sich nicht mehr voll entfalten.
- Vermehrt sich die Luft bei jedem Atemzug und kann beim Ausatmen nicht mehr entweichen (**Ventil**), spricht man von einem **Spannungspneumothorax.** Bei fehlender Entlastung wird das Mediastinum zur Gegenseite gedrängt und die Belüftung auch dort gestört. Zusätzlich wird der **venöse Rückstrom** zum Herzen **behindert.** Es handelt sich um ein lebensgefährliches Krankheitsbild.

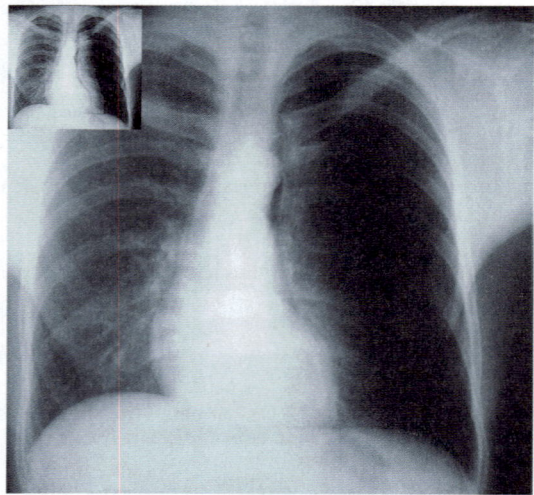

**Abb. 4.8:** Spannungspneumothorax links im Rö-Thorax [1]

**Klinik**

Symptome

- meist plötzlich auftretende **Dyspnoe**
- Hyperventilation
- **thorakale Schmerzen** (meist atemabhängig)
- teils trockener **Husten**
- Tachykardie

Komplikationen

- Spannungspneumothorax
- Infektionen
- Pneumomediastinum
- Herzrhythmusstörungen
- Rezidive eines Spontanpneumothorax

**Diagnostik**

- Anamnese
- **Auskultation:** aufgehobenes Atemgeräusch auf der betroffenen Seite
- **Perkussion:** hypersonorer Klopfschall
- **Rö-Thorax:** in der Peripherie keine Lungenstrukturen mehr erkennbar, teils ist der Pleurarand oder hilusnah die zusammengefallene Lunge zu sehen. Beim Spannungspneumothorax ist das Mediastinum zur gesunden Seite verzogen.

Differentialdiagnose

- Pleuritis
- Hyperventilation anderer Ursache
- Lungenembolie
- Herzinfarkt

**Therapie**

- Sehr kleine Luftansammlungen (ca. 1 Querfinger im Rö-Bild) können belassen und beobachtet werden, da sie sich von selbst resorbieren.
- Anlegen einer **Thoraxsaugdrainage:** im 2. ICR medioclavikulär oder im 4. ICR in der hinteren Axillarlinie
  - evtl. Pleurodese zur Verklebung der Pleurablätter
  - **Schmerzmittelgabe** häufig erforderlich, z.B. mit 7,5 mg Piritramid i.v oder s.c. (z.B. Dipidolor®)

– evtl. **Sedierung**, z. B. mit 5 mg Diazepam i.v. (z. B. Valium®)
- **thorakoskopische Versorgung** insbesondere bei Rezidiven

> **Spannungspneumothorax:** Notfallmäßige Anlage einer dicklumigen Kanüle im 2. ICR medioklavikulär z. B. mit Tiegelventil oder am Ende aufgeschnittenem Fingerling, damit Luft entweichen kann, aber bei der Inspiration nicht eindringen kann.

**Prognose**
- hohe Rezidivrate
- Sekundärprophylaxe nach einem stattgehabten Pneumothorax: körperliche Schonung, Verbot schwerer Arbeiten über Monate, keine Flugreisen, kein Tauchsport
- nach dem 2. Rezidiv operative Therapie

# 4.14 Hyperventilation

> **Definition**
> **Ätiologie:** psychogen · somatogen
> **Pathogenese:** vermehrte Abatmung von $CO_2$ · resp. Alkalose · normokalzämische Tetanie
> **Klinik:** Unruhe · Angst · Tachypnoe · Parästhesien · Pfötchenstellung
> **Diagnostik:** Anamnese · Klinik · BGA
> **Therapie:** beruhigen · Rückatmen · Sedierung

**Definition**

Hyperventilation bezeichnet eine Tachypnoe, bei der zu viel $CO_2$ abgeatmet wird und es zur resp. Alkalose kommt.

**Epidemiologie**

hauptsächlich junge Mädchen bzw. Frauen

**Ätiologie**
- **psychogen:** Angst, Unruhe, Stress
- **somatogen:** Fieber, Hypoxie, Schädel-Hirn-Trauma, Enzephalitis, metabolische Azidose, hepatisches Koma

**Pathogenese**

Durch die **vermehrte Abatmung von $CO_2$** kommt es zur **resp. Alkalose.** Der **pH-Anstieg** verursacht einen **Abfall des freien (ionisierten) Kalziums.** Dadurch ist die Muskelerregbarkeit erhöht. Da das Gesamt-Kalzium im Normbereich liegt, spricht man von **normokalzämischer Tetanie.**

**!** Merke: Zu unterscheiden ist, ob eine Hyperventilation rein psychogen ist (Ausschlussdiagnose!), durch erhöhte $CO_2$-Bildung zustande kommt (z. B. bei Fieber) oder zur Kompensation einer Azidose dient (z. B. bei diabetischem Koma, Urämie oder Salizylatintoxikation).

**Klinik**
**Symptome**
- **Angst, Unruhe,** Schwindel
- **Tachypnoe**
- **Parästhesien** (Kribbeln in Händen, Füßen und perioral betont)
- Tetanie (Karpopedalspasmus = **Pfötchenstellung**)
- Herzrasen

| | |
|---|---|
| Komplikationen | Bewusstlosigkeit, Intubationspflicht |

**Diagnostik**
- **Anamnese**
- **typische Klinik**
- **BGA:** $pCO_2$ und Bikarbonat ↓, pH normal oder ↑
- Temperatur
- z.A. evtl. EKG, Rö-Thorax, Labor

Differentialdiagnose
- Lungenembolie
- Asthma bronchiale
- somatogene Ursachen der Hyperventilation

**Therapie**
- Patienten **beruhigen**
- Rückatmung in eine **Plastiktüte,** um das vermehrt abgeatmete $CO_2$ wieder aufzunehmen
- leichte **Sedierung** mit z.B. 5 mg Diazepam i.v. (z.B. Valium®)
- selten Intubation erforderlich

Prognose
Die Prognose ist gut, Rezidive sind jedoch sehr häufig.

# 4.15 Schlafapnoe-Syndrom

> **Definition**
> **Ätiologie:** Adipositas · HNO-ärztliche Erkrankungen
> **Pathogenese:** obstruktiv · zentral · Hypoxie · Hyperkapnie · Katecholaminausschüttung
> **Klinik:** Atempausen · Schnarchen · Tagesmüdigkeit · Sekundenschlaf · Hypertonus · Herzrhythmusstörungen
> **Diagnostik:** (Fremd-)Anamnese · HNO-Befund · Polysomnographie
> **Therapie:** Gewichtsreduktion · RR-Einstellung · Schlafhygiene · nCPAP

**Definition**
Es handelt sich beim Schlafapnoe-Syndrom um eine Atemregulationsstörung, die **zentral** gesteuert, **obstruktiv** oder durch beide Komponenten zusammen bedingt ist. Dabei kommt es zu nächtlichen **Atempausen von > 10 Sek.** mit Hypoxie.
*!* Merke: Apnoeindex: Anzahl der Apnoeepisoden pro h Schlafzeit; pathologisch ist ein Schlafapnoeindex von ≥ 10/h.

Epidemiologie
- Häufigkeit: ca. 4 % der Männer
- Geschlechterverhältnis: **m** > w (2:1)
- Prädispositionsalter: > 40 Jahre

**Ätiologie**
Die Ätiologie ist letztendlich nicht geklärt. Begünstigend wirken jedoch **Adipositas** und **HNO-ärztliche Erkrankungen.** Risikofaktoren für die obstruktive Form sind:
- Tonsillenhyperplasie
- Nasenseptumdeviation
- Nasenpolypen
- Makroglossie
- Retrognathie

**Pathogenese**

- Bei der **obstruktiv bedingten Schlafapnoe** kommt es durch nachlassenden Muskeltonus im Schlaf zum **Kollaps der Schlundmuskulatur.** Die thorakalen und abdominellen Atembewegungen sind frustran, aber vorhanden. Die entstehende Apnoe verursacht eine Hypoxie mit $O_2$-Abfall und $CO_2$-Anstieg. Die Atemarbeit wird verstärkt, der Betroffene wacht auf, meist unter einem lauten Schnarcher.
- Bei der **zentral verursachten Schlafapnoe** treten intermittierende Störungen in der Innervation der Atemmuskulatur auf, da die Chemorezeptoren weniger stimulierbar sind als bei Gesunden. Die thorakalen und abdominellen Atembewegungen setzen aus.
- **Folgen** beider Formen:
  - Schlafdefizit mit daraus resultierender Tagesmüdigkeit
  - **nächtliche Hypoxien und Hyperkapnien,** die eine pulmonalarterielle Vasokonstriktion auslösen
  - Hypertonus und Herzrhythmusstörungen durch **vermehrte Katecholaminausschüttung**

**Klinik**
Symptome

- lautes **Schnarchen**
- **nächtliche Atempausen**
- **Tagesmüdigkeit,** Konzentrationsschwierigkeiten, ungewolltes Einnicken bei monotonen Tätigkeiten
- Potenzstörungen
- **Hypertonus**
- **Herzrhythmusstörungen**

**!** Merke: Eine Sonderform ist das **Pickwick-Syndrom** (benannt nach dem Kutscher in Charles Dickens' Roman). Es geht mit Adipositas per magna, resp. Globalinsuffizienz, Polyglobulie und Somnolenz einher. Die Patienten schlafen bis zu 18 h/Tag.

Komplikationen

- resp. Globalinsuffizinz
- Cor pulmonale
- erhöhtes Risiko für Herzinfarkt und Schlaganfall
- 7fach erhöhtes Unfallrisiko durch **Sekundenschlaf**

**Diagnostik**

- **Anamnese bzw. Fremdanamnese:** Tagesmüdigkeit, Schlafverhalten, Schnarchen, Apnoen
- **HNO-Befund**
- **Labor:** evtl. Polyglobulie, TSH (z.A. einer Hypothyreose)
- **Lungenfunktion:** z.A. einer Obstruktion
- **Polysomnographie:** Pulsoxymetrie, HF, Atemfluss und -geräusch

Differentialdiagnose

- Schnarchen ohne Apnoen
- zerebrale Erkrankungen
- Narkolepsie

**Therapie**
konservativ

- Beseitigung der Risikofaktoren:
  - **Gewichtsreduktion**
  - **RR-Einstellung**
  - **regelmäßiger Schlaf**
  - Alkohol- und Nikotinkarenz
  - Schlafmittel absetzen

- Theophyllin: steigert Atemantrieb und Muskeltonus, jedoch fraglicher Langzeiterfolg
- **nCPAP** (**n**asale **c**ontinous **p**ositive **a**irway **p**ressure) als nächtliche Überdruckbeatmung, die den Atemwegkollaps verhindert. Die Drücke betragen bis 12 cm $H_2O$. Bei 10 % der Patienten reicht das nicht. Sie benötigen BIPAP (**bi**level **p**ositive **a**irway **p**ressure) mit Drücken von 12–16 cm $H_2O$.

operativ

ggf. HNO-ärztliche Korrekturen, wenn möglich

Prognose

Die Mortalität hängt vom Apnoeindex ab. Bei einem Index von > 20/h liegt die Mortalität unbehandelt in den ersten 8 Jahren bei 40 %.

# Gastroenterologie

## 5.1 Ösophagus

Leitsymptome

- **Dysphagie:** schmerzlose Schluckstörung, „als ob einem etwas im Halse stecken bleibt"
- **Odynophagie:** schmerzhaft Schluckstörung
- **Emesis:** Fachausdruck für Erbrechen, Hämatemesis = Bluterbrechen
- **Regurgitation:** retrograde Bewegung von Speisen aus dem Ösophagus oder Magen in die Mundhöhle.

Anatomie

Folgende **physiologischen Engstellen** sind wichtig für die Klinik:
- **Höhe C6/7:** Ösophaguseingang (oberer Ösophagussphinkter = OÖS)
- **Höhe Th4:** Kreuzung von Aorta und linkem Hauptbronchus über den Ösophagus
- **Höhe Th11/12:** Hiatus ösophageus (Zwerchfellenge, unterer Ösophagussphinkter = UÖS)

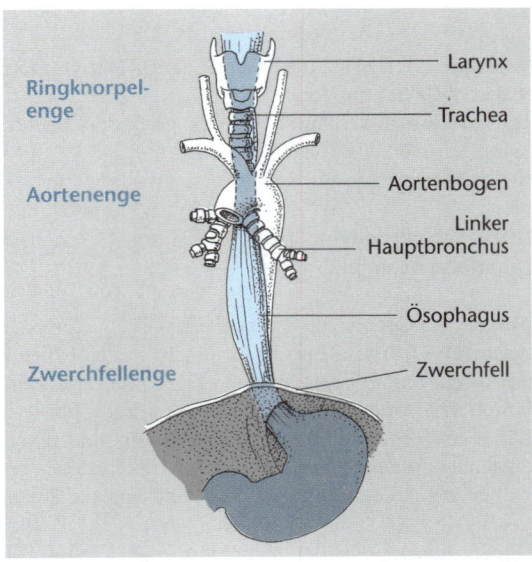

**Abb. 5.1:** Physiologische Engstellen des Ösophagus [1]

# 5.1.1 Achalasie

> **Definition**
> **Ätiologie:** primär · sekundär
> **Pathogenese:** Plexus myentericus Auerbach · fehlende schluckreflektorische Erschlaffung · fehlende propulsive Peristaltik
> **Klinik:** Dysphagie · retrosternale Schmerzen · Regurgitation · Gewichtsverlust
> **Diagnostik:** Breischluck · Endoskopie mit Biopsie · Manometrie
> **Therapie:** Gewichtsabnahme · Ca-Antagonisten · Nitrate · Ballondilatation · Botulinum-Toxin-Injektion · extramuköse Myotomie

**Definition**

Bei der Achalasie handelt es sich um eine **Funktionsstörung des Ösophagus** mit fehlender Erschlaffung der glatten Muskulatur beim Schluckakt.

**Epidemiologie**

Häufigkeit: selten; Neuerkrankungsrate 1/100 000 Einwohner/Jahr

**Ätiologie**

- **primär:** Ätiologie nicht geklärt
- **sekundär:** bei Krankheiten, die den Plexus zerstören, z. B. Tumorwachstum oder Chagas-Krankheit (Infektion durch Trypanosoma cruzei)

**Pathogenese**

Degeneration des **Plexus myentericus Auerbach** im UÖS ⇒ Ausbleiben der **schluckreflektorischen Erschlaffung** und **fehlende propulsive Peristaltik** des tubulären Ösophagus

**Klinik**
Symptome

- **Dysphagie** für flüssige und feste Speisen (Leitsymptom!)
- **retrosternale Schmerzen**
- **Regurgitation** unverdauter Speisen, besonders nachts im Liegen Gefahr einer Aspiration
- **Gewichtsverlust** bis zur Kachexie

Komplikationen

- Plattenepithelkarzinom: Spätkomplikation, 10fach erhöhtes Risiko bei Achalasie
- Aspirationspneumonie

**Diagnostik**

- **Röntgen:** Im Ösophagus-**Breischluck** fällt eine konische Einengung am ösophagogastralen Übergang und in fortgeschrittenen Fällen ein Megaösophagus auf.
- **Endoskopie mit Biopsie:** z.A. eines Ösophagus-Karzinoms
- **Manometrie:** typische Erhöhungen des intraösophagealen Ruhedrucks, evtl. aber auch normaler Druck. Propulsive Peristaltik und schluckreflektorische Erschlaffung fehlen. Entsprechend der manometrisch erfassbaren Ösophagusmotilität unterscheidet man eine hyper-, hypo- und amotile Form.

Differentialdiagnose

**!** Bei jeder Achalasie ist der Ausschluss eines **Kardia-** oder **Ösophaguskarzinoms** obligat!
- stenosierende Strikturen, z. B. peptische Stenosen oder Narbenstenosen
- diffuser Ösophagusspasmus

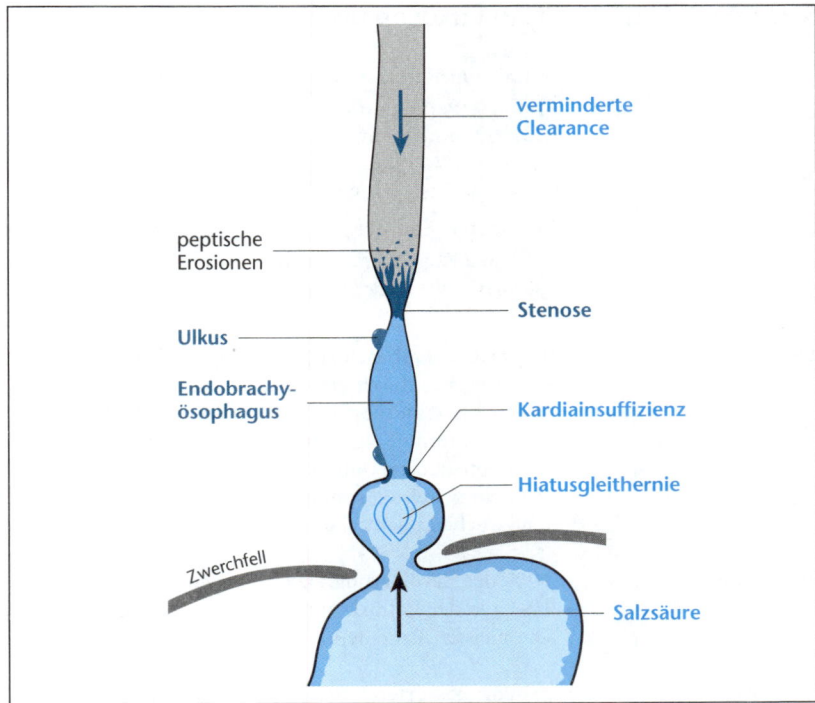

**Abb. 5.2:** Pathophysiologisch wesentliche Faktoren und Komplikationen der Refluxösophagitis [8]

## Therapie
### konservativ

- **Gewichtsabnahme**, denn je höher der Anteil des Körperfetts, desto höher der intraabdominelle Druck und somit die Gefahr der Aspiration
- **Medikamente: Ca-Antagonisten** wie Nifedipin und **Nitrate** senken den Druck im UÖS durch Erschlaffung der glatten Ösophagusmuskulatur. Eine Dauertherapie hat allerdings zu geringe Effekte.

### endoskopisch

- Therapie der Wahl ist die **Ballondilatation** des UÖS
- **Botulinum-Toxin-Injektion** in die glatte Muskulatur des UÖS, Effekt hält etwa 1–2 Jahre an

### operativ

**Extramuköse Myotomie** des UÖS:
- Indikation: erst nach mehrmaligem Versagen der Ballondilatation
- operative Längsspaltung der Ösophagusmuskulatur ist chirurgisches Verfahren der Wahl; zusätzlich Fundoplikatio als Antirefluxmaßnahme

### Prognose

Erfolgsraten bis zu 90 % sowohl durch Ballondilatation als auch durch OP

## 5.1.2 Refluxkrankheit, Refluxösophagitis

> **Definition:** Refluxkrankheit · Refluxösophagitis
> **Ätiologie/Pathogenese:** gestörter Verschlussmechanismus des UÖS · Adipositas ·
> erhöhter intraabdomineller Druck
> **Klinik:** Sodbrennen · Regurgitation · epigastrischer Schmerz · Luftaufstoßen ·
> Dysphagie · Barrett-Syndrom · Stadien
> **Diagnostik:** Endoskopie zur Stadieneinteilung · pH-Metrie
> **Therapie:** Allgemeinmaßnahmen · Protonenpumpenhemmer · H₂-Blocker ·
> Prokinetika · Fundoplikatio nach Nissen · Rezidivneigung

**Definition**

Beim **gastroösophagealen Reflux** kommt es zum Rückfluss von Mageninhalt in
die Speiseröhre durch eine Insuffizienz des UÖS.
- Wenn bei endoskopisch und histologisch unauffälliger Ösophagusschleimhaut
  Refluxsymptome auftreten, die den Patienten bedeutsam stören, dann spricht
  man von **Refluxkrankheit**.
- Von einer **Refluxösophagitis** spricht man dagegen, wenn bei gleicher Symptomatik Schleimhautschäden wie Erosionen oder Ulzera nachweisbar sind.

**Epidemiologie**

- 10 % der Bevölkerung haben gelegentlich Refluxsymptome.
- 10–25 % der Refluxkranken entwickeln eine Refluxösophagitis.
- Die meisten Patienten haben gleichzeitig eine axiale Hiatushernie.

**Ätiologie/
Pathogenese**

- **primär: gestörter Verschlussmechanismus des UÖS** unbekannter Ursache
- **sekundär:** bei **erhöhtem intraabdominellem Druck** infolge
  - Adipositas (häufigste Ursache!)
  - Schwangerschaft
  - Magenausgangsstenosen
  - nach operativer Versorgung einer Achalasie

**Klinik**
Symptome

- Sodbrennen, Regurgitation, Luftaufstoßen
- epigastrische Schmerzen
- Dysphagie: kann auf Komplikationen hinweisen

> Durch Bücken, Pressen, Rückenlage, Stress oder manche Nahrungs- und Arznei-
> mittel lässt sich die Symptomatik provozieren oder verschlechtern.

Stadien

| Stadium 0 | keine Schleimhautveränderungen trotz gastroösophagealen Refluxes |
|---|---|
| Stadium I | einzelne Erosionen |
| Stadium II | longitudinal konfluierende Erosionen |
| Stadium III | zirkulär konfluierende Erosionen |
| Stadium IV | Komplikationen wie Stenosen, Ulzerationen, Metaplasie |

**Tab. 5.1:** Klassifikation nach Savary und Miller

Komplikationen

- bei Refluxösophagitis erhöhtes Risiko für **Barrett-Syndrom** (Zylinderzellmeta-
  plasie) → Adenokarzinom
- Ulzerationen, Strikturen und Stenosen

**Diagnostik**

- **Anamnese:** Schilderung typischer Symptome
- **Endoskopie:** obligat zur Erfassung der **Stadieneinteilung** der Refluxösophagitis. Wichtig ist die Entnahme von **Biopsien** auffälliger Schleimhautareale.
- **pH-Metrie:** indiziert bei Patienten mit Refluxbeschwerden ohne morphologische Refluxzeichen (Stadium 0 nach Savary und Miller)

Differentialdiagnose

- KHK: epigastrischer Schmerz und Brennen hinter dem Sternum
- peptische Magen- und Duodenalulzera

**Therapie**
konservativ

- **Allgemeinmaßnahmen:** Gewichtsreduktion, Nikotin- und Alkoholabstinenz, Schlafen mit erhöhtem Oberkörper und kleine Mahlzeiten
- **Medikamente:**
  - Protonenpumpenhemmer (z. B. Omeprazol, Pantoprazol): 1. Wahl
  - $H_2$-Blocker sind 2. Wahl, weil die Heilungsrate kleiner als bei o.g.
  - ergänzend Prokinetika (z. B. Metoclopramid, Domperidon)

operativ

**Fundoplikatio nach Nissen:**
- Indikation: bei Misserfolg der konservativen Therapie
- Magenfundus wird wie eine Manschette um den Ösophagus geschlungen, um den Druck auf den UÖS zu erhöhen

Prognose

Schwerwiegende Komplikationen sind selten, die **Rezidivneigung** ist dagegen hoch. Bei Vorliegen eines Barrett-Syndroms sollten alle 2 Jahre bioptische Kontrollen erfolgen.

# 5.1.3 Hiatushernien

> **Definition**
> **Ätiologie:** axiale Gleithernie · paraösophageale Hernie · Upside-down-stomach · Mischformen
> **Klinik:** Refluxkrankheit · Dysphagie · Völlegefühl · Übelkeit· Ileussymptomatik
> **Diagnostik:** Breischluck in Kopftieflage und Bauchpresse · Endoskopie
> **Therapie:** Fundophrenikopexie

**Definition**

Es handelt sich um die Verlagerung von Baucheingeweiden durch den Hiatus ösophageus in den Thoraxraum.

**Ätiologie**

| Hernientyp | Ätiologie |
|---|---|
| **axiale Gleithernie** (80–90 % der Fälle) | Lockerung der kardialen Aufhängemechanismen und Verlagerung der Kardia unter Mitnahme des Peritoneums in den Thoraxraum |
| **paraösophageale Hernie** | Bei regelrechter Lage der Kardia und normaler Funktion des UÖS schiebt sich ein Teil des Magens am Ösophagus vorbei in den Thoraxraum. Extremform: **Upside-down-stomach** |
| **Mischform** | Mischformen axialer und paraösophagealer Hernien |

**Tab. 5.2:** Einteilung und Ätiologie der Hiatushernien

169

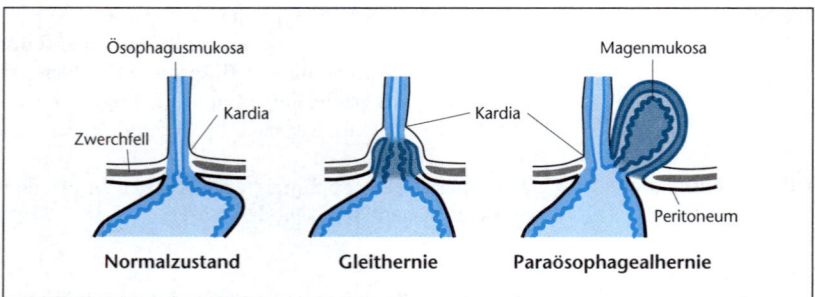

**Abb. 5.3:** Hiatushernientypen [8]

**Klinik**

- **axiale Gleithernie:** 90 % beschwerdefrei, 10 % **Refluxkrankheit**
- **paraösophageale Hernie:** Dysphagie, Völlegefühl, Übelkeit, Ileussymptomatik bei Einklemmung von Darmanteilen

**Diagnostik**

- **Röntgen:** Breischluck in Kopftieflage und Bauchpresse
- **Endoskopie**

**Therapie**
konservativ

axiale Gleithernie: asymptomatische Hernien sind nicht therapiebedürftig, bei Beschwerden s. unter Refluxkrankheit

operativ

**paraösophageale Hernie:** absolute OP-Indikation zur **Fundophrenikopexie** wegen Komplikationsgefahr

Prognose

Rezidivhäufigkeit nach OP 20 %

## 5.1.4 Ösophagusdivertikel

**Definition**
**Ätiologie/Pathogenese:** Traktionsdivertikel · echtes Divertikel · Pulsionsdivertikel · Zenker-Divertikel · Bifurkationsdivertikel · epiphrenisches Pulsionsdivertikel
**Klinik:** symptomlos · Foetor ex ore · Aspiration · Regurgitation · Dysphagie · gurgelndes Geräusch
**Diagnostik:** Gurgelgeräusch · Breischluck · Endoskopie
**Therapie:** Divertikelabtragung · Längsmyotomie des M. cricopharyngeus

**Definition**

Divertikel sind umschriebene Ausstülpungen im Verdauungstrakt.

**Ätiologie/Pathogenese**

- **Traktionsdivertikel:** alle Wandschichten stülpen sich nach außen (= **echtes Divertikel**), entsteht durch Zug von außen
- **Pulsionsdivertikel:** nur die Schleimhaut schiebt sich durch eine Muskellücke (Locus minoris resistentiae), entsteht durch einen erhöhten Innendruck des Ösophagus
- **Zenker-Divertikel** (zervikales Pulsionsdivertikel): Schwachstelle im sog. Killian-Dreieck am Übergang von willkürlicher Pharynxmuskulatur zu unwillkürlicher Ösophagusmuskulatur

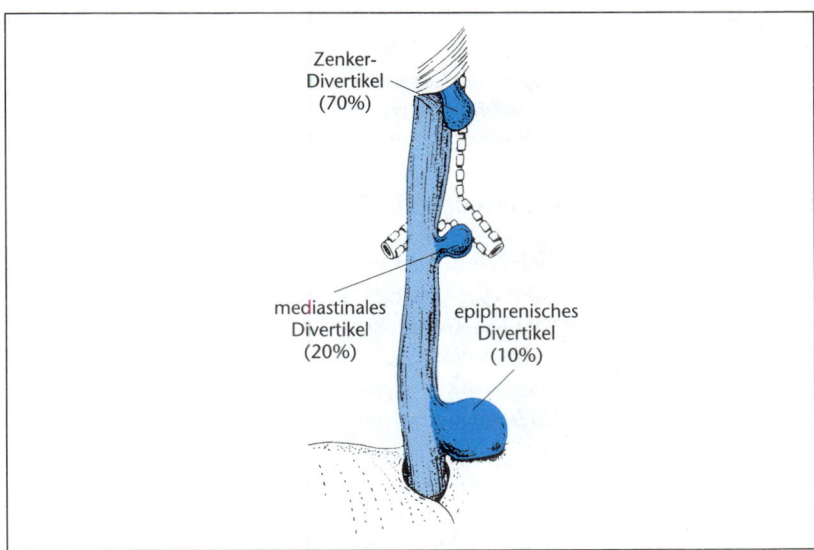

**Abb. 5.4**: Ösophagusdivertikel [9]

- **Bifurkationsdivertikel** (parabronchiales Traktionsdivertikel): meist in Nachbarschaft von Bronchien, häufig durch entzündliche Prozesse hervorgerufen. Seit die Tuberkulose seltener geworden ist, ist auch ein Rückgang der Traktionsdivertikel zu verzeichnen.
- **epiphrenisches Pulsionsdivertikel:** entsteht durch eine Passagestörung am unteren Ösophagussphinkter

**Klinik**

Symptome

- Epiphrenische und Traktionsdivertikel sind meist **symptomlos**.
- **Zenker-Divertikel:** typische Symptome je nach Größe
  - Foetor ex ore, Aspiration und Regurgitation durch unverdaute Nahrungsreste im Divertikel
  - Dysphagie
  - gurgelndes Geräusch beim Trinken

Komplikationen

- Aspirationspneumonie, Blutung bei größeren Zenker-Divertikeln
- seltener Ulzeration, Perforation, Mediastinitis durch Entzündung der Nahrungsreste

**Diagnostik**

! Das Zenker-Divertikel ist häufig linksseitig lokalisiert und durch ein typisches **Gurgelgeräusch** im Auskultationsbefund gekennzeichnet.
- Ösophagus-**Breischluck:** Kontrastfüllung des Divertikels
- **Endoskopie:** Gefahr der Perforation, daher vorsichtige Einführung des Endoskops!

**Differentialdiagnose**

Ösophaguskarzinom, Hiatushernie, Refluxösophagitis

**Therapie**
operativ

- bei Zenker-Divertikel oder großem symptomatischem epiphrenischem Divertikel operative **Divertikelabtragung** wegen möglicher Komplikationen
- Das Zenker-Divertikel wird häufig in Kombination mit einer **Längsmyotomie des M. cricopharyngeus** reseziert.

## 5.1.5 Komplette und inkomplette Ösophagusruptur

> **Definition:** Boerhaave-Syndrom · Mallory-Weiss-Syndrom
> **Ätiologie:** Würgen · Erbrechen · Alkoholiker
> **Klinik:** retrosternaler Vernichtungsschmerz · epigastrischer Schmerz · Hämatemesis
> **Diagnostik:** Ösophagus-Breischluck · Ösophago-Gastro-Duodenoskopie
> **Therapie:** raumtemperierte Wasserlavage · endoskopische Blutstillung · OP

**Definition**

- Beim **Boerhaave-Syndrom** liegt eine komplette Ruptur aller ösophagealen Schichten in der unteren Ösophagushälfte vor.
- Das **Mallory-Weiss-Syndrom** zeigt longitudinale Mukosa- und Submukosaeinrisse nahe des UÖS, die bis in den Magen hineinreichen.

**Ätiologie**

Beide Syndrome werden infolge des erhöhten gastralen und ösophagealen Drucks beim **Würgen** und **Erbrechen**, häufig bei **Alkoholikern**, ausgelöst.

**Klinik**
Symptome

- Boerhaave-Syndrom: postemetischer, **retrosternaler Vernichtungschmerz** mit Ausstrahlung in den Rücken, es blutet in der Regel nicht übermäßig
- Mallory-Weiss-Syndrom: **epigastrischer Schmerz** mit **Hämatemesis** wegen Lokalisation am ösophagogastralen Übergang

Komplikationen

Mediastinal- und Hautemphysem

**Diagnostik**
apparative Untersuchung

- Boerhaave-Syndrom: **Ösophagus-Breischluck** mit wasserlöslichem Kontrastmittel
- Mallory-Weiss-Syndrom: **Ösophago-Gastro-Duodenoskopie**

**Therapie**
endoskopisch

Mallory-Weiss-Blutung: raumtemperierte **Wasserlavage** oder **endoskopische Blutstillung**

operativ

Boerhaave-Syndrom: **OP** unter Breitspektrumantibiose

Prognose

Letalität beim Boerhaave-Syndrom 20–40 %

# 5.1.6 Ösophaguskarzinom

> **Definition**
> **Ätiologie:** Plattenepithelkarzinom · Adenokarzinom · Risikofaktoren · Alkohol-
> und Nikotinabusus · Barrett-Ösophagus · Krebsrisikoerkrankungen
> **Klinik:** Dysphagie · retrosternale Schmerzen · Gewichtsverlust · Erbrechen ·
> Aufstoßen
> **Diagnostik:** Endoskopie · Biopsie · Endosono · Bariumbreischluck · Thorax-CT
> **Therapie:** Downstaging · selbstexpandierender Metallstent · Radio-/Chemo-
> therapie · Lasertherapie · subtotale Ösophagektomie · komplette Lymph-
> adenektomie · Ösophagusersatz

**Definition**

Es handelt sich um einen malignen Tumor, der von der Speiseröhrenschleimhaut ausgeht. Am häufigsten sind Karzinome im Bereich der 3 physiologischen Engen.

**Epidemiologie**

- Häufigkeit: m:w = 7:1
- Inzidenz des *Plattenepithelkarzinoms:* sehr hoch in Nordchina, Nordiran, Turkmenistan, Südafrika und Chile
- *Adenokarzinom:* v.a. bei Männern mit weißer Hautfarbe

**Ätiologie**

- **Risikofaktoren:**
  - **Plattenepithelkarzinom (85 %):** Alkohol- und Nikotinabusus, Laugenverätzungen, Sklerodermie, Dermatomyositis, Narbenstenosen
  - **Adenokarzinom:** Barrett-Ösophagus
- **Krebsrisikoerkrankungen:** Plummer-Vinson-Syndrom, Achalasie, Z.n. Laugenverätzung, Sprue

**Klinik**

Symptome

treten erst sehr spät auf
- Leitsymptom **Dysphagie**
- uncharakteristische Symptome: retrosternale Schmerzen, Gewichtsverlust, Erbrechen und Aufstoßen

Komplikationen

Stenosen, Strikturen

**Diagnostik**

- **Endoskopie** mit **Biopsie**
- **Endosono**
- bildgebende Verfahren: **Bariumbreischluck** zum Nachweis von Konturunregelmäßigkeiten, Stenosen und Füllungsdefekten als Hinweis auf ein tumoröses Geschehen, **Thorax-CT**

Differentialdiagnose

gutartige Tumoren wie Zysten, Polypen, Papillome, Myome und Fibrome

**Therapie**
konservativ
– radiologisch

Das Plattenepithelkarzinom ist strahlensensibel. Bei primär nicht operablen Tumoren kann zunächst ein **Downstaging** erreicht werden.

– palliativ

- **selbstexpandierender Metallstent** zur Erhaltung der Ösophaguspassage
- **Radio-/Chemotherapie**
- **Lasertherapie** zur Beseitigung vorhandener Stenosen
- Ernährungsfistel (z.B. PEG-Sonde)

| operativ | • in frühen Stadien radikale OP: **subtotale Ösophagektomie** mit **kompletter Lymphadenektomie**, **Ösophagusersatz** durch Magenhochzug, Dünndarm- oder Dickdarminterponat<br>• Tumoren im oberen Ösophagusdrittel sind durch den mangelnden Sicherheitsabstand nach kranial nicht operabel. |
|---|---|
| Prognose | • Ösophaguskarzinom wird bei 40 % der Patienten als kurativ operabel eingeschätzt<br>• Überlebenszeit ohne OP < 12 Monate |

# 5.2 Magen

Anatomie

| Drüsenart | Vorkommen | Produktion von |
|---|---|---|
| Nebenzellen | Korpus | Schleim |
| Hauptzellen | Korpus und Fundus | Pepsinogen |
| Belegzellen (Parietalzellen) | Korpus und Fundus | Säure und Intrinsic Factor (IF) |

**Tab. 5.3:** Anatomie und Funktion der Magendrüsen

## 5.2.1 Gastritis

**Definition**
**Einteilung/Ätiologie:** akute Gastritis · chron. Gastritis · Oberflächengastritis · chron. atrophische Gastritis · ABC-Klassifikation · Sidney-Klassifikation
**Klinik:** asymptomatisch · Oberbauchbeschwerden · hyperchrome makrozytäre Anämie · neurologische Symptome · Hunter-Glossitis
**Diagnostik:** Gastroskopie mit Biopsien · Untersuchung auf HP
**Therapie:** Vitamin $B_{12}$ · Tripel-Therapie · Protonenpumpenhemmer

**Definition**

durch exo- oder endogene Faktoren verursachte akute oder chronische Entzündung der Magenschleimhaut

**Einteilung/Ätiologie**

• **akute Gastritis:** durch exogene Noxen oder Stress ausgelöst, klingt innerhalb weniger Tage ab
  – erythematöse, exsudative Gastritis
  – erosive Gastritis
  – hämorrhagische Gastritis
• **chron. Gastritis:**
  – chron. Oberflächengastritis: Infiltration der Lamina propria mit Lymphozyten und Plasmazellen
  – chron. atrophische Gastritis: Schwund des spezifischen Drüsenkörpers, intestinale Metaplasie
  – aktive chron. Gastritis (meist HP-Infektion): zusätzlich Infiltration mit Granulozyten
• **ABC-Klassifikation:** Einteilung der chron. Gastritis
! **Merkhilfe:** Typ A: **a**utoimmun, Typ B: **B**akterien, Typ C: **C**hemie

| Typ | Bezeichnung | Ätiologie |
|---|---|---|
| **A** (5 %) | • Korpusgastritis<br>• Autoimmungastritis | • Bildung von Antikörpern gegen die $H^+/K^+$-ATPase der Parietalzellen<br>• häufig Mangel an Intrinsic-Factor |
| **B** (85 %) | • Antrumgastritis<br>• Helicobacter-pylori-Gastritis | Infektion der Magenschleimhaut mit HP |
| **C** (10 %) | chemisch induzierte Gastritis | • nichtsteroidale Antirheumatika (NSAR)<br>• duodenogastraler Reflux |

**Tab. 5.4:** ABC-Klassifikation der chron. Gastritis

• **Sidney-Klassifikation**
  – endoskopische Kategorien
  – histologische Parameter

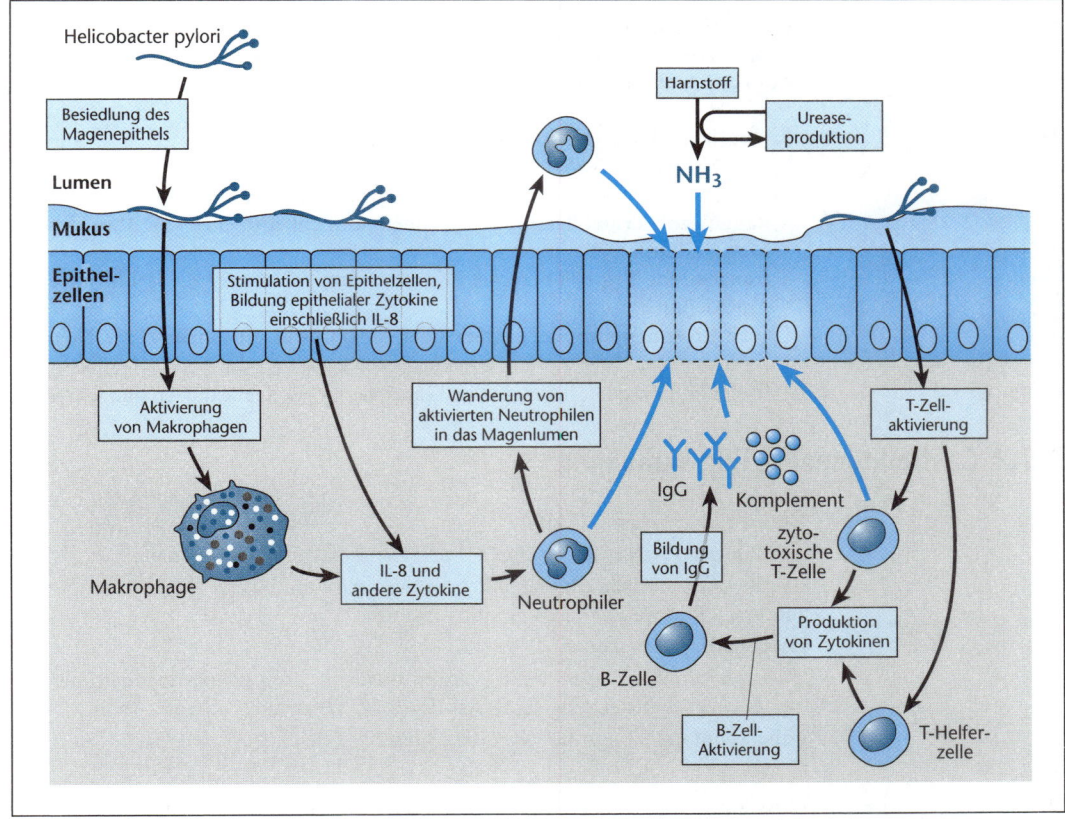

**Abb. 5.5:** Pathogenetische Faktoren für die Entstehung einer HP- induzierten Gastritis [8]

**Klinik**

Symptome

• meist **asymptomatisch**
• Typ-B/C-Gastritis: evtl. unspezifische **Oberbauchbeschwerden**

| | |
|---|---|
| Komplikationen | • **Typ A:**<br>  – Hunter-Glossitis (atrophische Glossitis, charakteristische rote Lackzunge)<br>  – Vitamin-B$_{12}$-Mangelanämie = hyperchrome makrozytäre Anämie infolge des Intrinsic-Factor-Mangels<br>  – neurologische Symptome (funikuläre Myelose)<br>  – Magenkarzinom<br>• **Typ B:**<br>  – Auftreten von antikanalikulären Parietalzell–Antikörpern und H$^+$/K$^+$-ATPase-Antikörpern<br>  – Ulcus duodeni<br>  – Typ-A-Gastritis<br>  – Magenkarzinom<br>  – MALT-Lymphom<br>• **Typ C:**<br>  – Ulzera<br>  – Magenblutung |

**Diagnostik**
- **Druckschmerz** im Epigastrium
- **Gastroskopie** mit **Biopsien** und **Untersuchung auf HP**
- Auto-AK gegen Parietalzellen und Intrinsic Factor

**Therapie**
- Typ A: lebenslange **Substitution mit Vitamin B$_{12}$**
- Typ B: bei Nachweis von HP ohne Symptome keine Therapie, bei Symptomen Tripel-Therapie aus einem Protonenpumpenhemmer und 2 Antibiotika
  - **italienische Tripel-Therapie:** Protonenpumpenhemmer + Clarithromycin + Metronidazol
  - **französische Tripel-Therapie:** Protonenpumpenhemmer + Clarithromycin + Amoxicillin
- Typ C: **Protonenpumpenhemmer** oder Misoprostol, Ausschalten der Noxe

Prognose

Die HP-Eradikationsquote liegt bei Tripel-Therapie > 90 %, Reinfektionen sind sehr selten.

## 5.2.2 Gastroduodenale Ulkuskrankheit

> **Definition:** Erosion · Ulkus
> **Ätiologie:** HP · NSAR · Rauchen · genetische Faktoren · Stressfaktoren
> **Klinik:** postprandiale Oberbauchschmerzen · paraumbilikaler Nüchternschmerz · Blutung · Perforation · Penetration · Stenose
> **Diagnostik:** Endoskopie
> **Therapie:** Eradikationstherapie · Noxen meiden · Protonenpumpenhemmer · H$_2$-Blocker · Umstechung · Ulkusexzision · Übernähung · Urease-Atemtest · hohe Spontanheilungsrate · Rezidivneigung

**Definition**
- **Erosion:** Schleimhautdefekt, der nicht über die Lamina muscularis mucosae hinausgeht
- **Ulkus:** umschriebener Substanzdefekt, der über die Lamina muscularis mucosae hinausgeht und auch tiefere Wandschichten betreffen kann

**Epidemiologie**
- Häufigkeit: 50–150/100 000
- Ulcus duodeni 3 x häufiger als Ulcus ventriculi

| | |
|---|---|
| **Ätiologie** | • Der Einfluss von **HP** als kausaler pathogenetischer Faktor ist gesichert. Bei 99 % aller Patienten mit Ulcus duodeni, 75 % aller Patienten mit Ulcus ventriculi sowie 50 % aller gesunden Erwachsenen > 50 Jahre liegt eine HP-Infektion vor. |

• Der Einfluss von **HP** als kausaler pathogenetischer Faktor ist gesichert. Bei 99 % aller Patienten mit Ulcus duodeni, 75 % aller Patienten mit Ulcus ventriculi sowie 50 % aller gesunden Erwachsenen > 50 Jahre liegt eine HP-Infektion vor.

• Die häufigste nicht-HP-induzierte Ursache ist die Einnahme von **NSAR**, die das Ulkusrisiko um das 4fache erhöht.

• **Rauchen** fördert die Ulkusentstehung

• **genetische Faktoren:** Blutgruppe 0 und HLA-B5

• **Stressfaktoren:** Intensivpatienten (z. B. nach Verbrennung, Polytrauma, Beatmung)

> Eine Besonderheit stellt das **Ulcus Dieulafoy** (Exulceratio simplex) dar. Es entsteht auf dem Boden einer Gefäßfehlanlage. Dabei handelt es sich um eine submukös liegende dicklumige Arterie, die bei Arrosionen zu heftigen arteriellen Blutungen führen kann.

**Klinik**
Symptome

• Ulcus ventriculi: **Oberbauchschmerzen**, typischerweise **postprandial**

• Ulcus duodeni: **paraumbilikale Schmerzen**, typischerweise **nüchtern**, Besserung nach Nahrungsaufnahme

• NSAR-Ulcera: oft asymptomatisch

Komplikationen

• **akute Blutungen**

• **Perforation** (im Duodenum 10 x häufiger als im Magen)

• **Penetration** in Nachbarorgane

• **Stenosen**

**Diagnostik**

**Endoskopie:** Inspektion, Biopsien, HP-Nachweis
*!* Die meisten Ulcera finden sich an der **kleinen Kurvatur**.

Differentialdiagnose

Magenkarzinom (ulzeriert), Non-ulcer-Dyspepsie (Reizmagensyndrom)
*!* Ein Ulcus duodeni ist fast immer gutartig.

**Therapie**
konservativ

• HP-positives Ulkus: **Eradikationstherapie** mittels Tripeltherapie (s. unter Gastritis-Therapie)

• HP-negatives Ulkus: **Noxen meiden**, **Protonenpumpenhemmer**, $H_2$-**Blocker**

endoskopisch

bei Blutungskomplikationen: Unterspritzung, Umstechung

operativ

bei Komplikationen: **Umstechung** einer endoskopisch nicht stillbaren Blutung, **Ulkusexzision**, **Übernähung** und Pyloroplastik bei Perforation

Nachsorge

• Nach Eradikationstherapie muss obligat ein **Urease-Atemtest** (HP-Atemtest) durchgeführt werden, um den Erfolg der Eradikation zu dokumentieren.

• Die Abheilung des Ulcus ventriculi muss endoskopisch überwacht werden, da ein ulzeriertes Magenkarzinom vorliegen kann.

Prognose

Die Ulkuskrankheit ist durch eine **hohe Spontanheilungsrate** und **Rezidivneigung** gekennzeichnet. Bei persistierender HP-Infektion rezidivieren 60–90 % der Ulzera.

> **Zehner-Regel:**
> 10 % aller Patienten mit NSAR in der Therapie entwickeln ein Ulkus.
> 10 % dieser Patienten erleiden Komplikationen (Blutungen, Perforationen)
> 10 % aller Patienten mit diesen Komplikationen versterben.

## 5.2.3 Operierter Magen

| Erkrankung | Pathophysiologie | Diagnostik | Symptome | Therapie |
|---|---|---|---|---|
| **Frühdumping-Syndrom** | nach Magenteilresektion gelangt verdünnter und hyperosmolarer Speisebrei in den Dünndarm (Sturzentleerung) ⇒ zum Konzentrationsausgleich Übertritt von Flüssigkeit in das Darmlumen ⇒ Reduktion des Plasmavolumens ⇒ orthostatischer Kreislaufkollaps | Anamnese (Magenoperation) Gastroskopie Magen-Darm-Passage | Schwitzen, Übelkeit, Kollaps 30 Min. nach Nahrungsaufnahme | • keine stark zuckerhaltigen Speisen<br>• häufigere kleine Mahlzeiten<br>• operative Umwandlung in Billroth I oder Gastro-Jejuno-Duodenostomie |
| **Spätdumping-Syndrom** | schnellere Magenpassage ⇒ mehr Glukose pro Zeiteinheit gelangt in den Dünndarm ⇒ höhere Insulinausschüttung ⇒ Hypoglykämie 2–3 h nach dem Essen | orale Glukosebelastung | Übelkeit, Herzrasen, Schwindel, Synkopen 2–3 h nach dem Essen | s. Frühdumping |
| **Syndrom der zuführenden Schlinge** (Afferent-loop-/Blind-loop-Syndrom) | nach Billroth-II-Operation Stenosierung möglich ⇒ Abflussbehinderung der zuführenden Schlinge ⇒ Keimbesiedlung | Endoskopie | • Inappetenz, Völlegefühl<br>• plötzliches Erbrechen<br>• Diarrhoe | Umwandlung in Roux-Y, Billroth I oder Anlage einer Braun-Fußpunktanastomose |
| **Syndrom der abführenden Schlinge** (Efferent-loop-Syndrom) | Abknickung, Anastomosenstenose oder Invagination ⇒ postoperative Entleerungsstörungen des Restmagens | • Endoskopie<br>• Magen-Darm-Passage | • Inappetenz, Völlegefühl,<br>• Erbrechen | • Umwandlung in Roux-Y oder Billroth I<br>• Versuch der endoskopischen Bougierung der Stenose |
| **Postvagotomie-Syndrom** | nach selektiver proximaler Vagotomie postoperative Funktionsstörung der Kardia möglich ⇒ Motilitätsverlust | Ausschlussdiagnose, daher erst andere Ursachen ausschließen | • Dysphagie<br>• Refluxbeschwerden | symptomatisch |
| **Magenstumpfkarzinom** | • entsteht 10–15 Jahre nach Billroth II<br>• diskutierte Ursachen: chron. Schleimhautveränderungen, Gallereflux, bakterielle Besiedlung | Gastroskopie ab dem 15. postoperativen Jahr | | Restgastrektomie mit Lymphadenektomie |
| **Anastomosenulkus/Rezidivulkus** | • ungenügende Säurereduktion infolge inkompletter Vagotomie<br>• ungenügende Resektion | • Endoskopie<br>• Magen-Darm-Passage | • Epigastrische Schmerzen, Übelkeit, Erbrechen, Gewichtsverlust, GI-Blutung, Eisenmangelanämie | • H2- Blocker, Protonenpumpenhemmer<br>• Komplettierung der Vagotomie<br>• Nachresektion |

**Tab. 5.5:** Syndrome des operierten Magens

# 5.2.4 Morbus Ménétrier

Synonym: Riesenfaltengastritis

> **Definition**
> **Klinik:** Diarrhoe durch eiweißreiche Stühle · Anämie · Ödeme · exsudative
> Gastroenteropathie
> **Diagnostik:** Serumeiweiß · Serumelektrophorese · Ösophago-Gastro-
> Duodenoskopie mit Biopsie · Magen-Darm-Passage
> **Therapie:** $H_2$-Blocker · Antazida · Kontrolle · prophylaktische Gastrektomie

**Definition**

Beim M. Ménétrier kommt es durch eine **foveoläre Hyperplasie** der Magenschleimhaut zu einer starken Verbreiterung des schleimbildenden Epithels und zur Ausbildung von Riesenfalten.

**Epidemiologie**

- Häufigkeit: seltene Erkrankung
- Prädispositionsalter: 40.–60. Lj.

**Ätiologie**

**unbekannt,** eine HP-Infektion wird als Ursache diskutiert

**Klinik**

Symptome

- unspezifische Oberbauchbeschwerden
- **Diarrhoe durch eiweißreiche Stühle**
- **Anämie**
- gastraler Eiweißverlust durch vermehrte Schleimproduktion mit Ausbildung von
  **Ödemen**
- *!* Der M. Ménétrier gehört in den Formenkreis der so genannten **exsudativen
  Gastroenteropathie**.

Komplikationen

maligne Entartung

**Diagnostik**

- **Labor:** Bestimmung des **Serumeiweißes** und **Serumelektrophorese**
- **Ösophago-Gastro-Duodenoskopie mit Biopsie:** in der Histologie imponiert der
  foveoläre Anteil der Schleimhaut ($> 1$ mm)
- bildgebende Verfahren: **Magen-Darm-Passage**, Nachweis des Eiweißverlustes
  durch radioaktiv markiertes Albumin

Differentialdiagnose

- glanduläre Hyperplasie bei Zollinger-Ellison-Syndrom: belegzelltragender Anteil
  der Korpusmukosa verbreitert
- lymphatische Hyperplasie (z. B. Non-Hodgkin-Lymphom)
- Amyloidose der Magenmukosa
- diffus infiltrierend wachsendes Karzinom

**Therapie**

konservativ

- evtl. HP-Eradikation
- **$H_2$-Blocker, Antazida**
- regelmäßige **Kontrolle** durch Ösophago-Gastro-Duodenoskopie wegen Ent-
  artungsgefahr

operativ

Diskussion der **prophylaktischen Gastrektomie** bei zunehmenden Atypien

## 5.2.5 Magenkarzinom

> **Definition**
> **Ätiologie:** gesalzene/geräucherte Speisen · HP-positive Patienten
> **Einteilung:** Magenfrühkarzinom · Histologie · Wachstumsmuster
> **Klinik:** Dysphagie · Gewichtsverlust · Blutung · Ulkussymptome · Exulzeration · Stenosen · Krukenberg-Tumor
> **Diagnostik:** Palpation · Gastroskopie mit Biopsie · Endosono
> **Therapie:** Hyperthermieschlinge · Laserkoagulation · Laservaporisation · tumorüberbrückender Tubus/Stent · Gastrektomie · Magenteilresektion mit Lymphadenektomie

**Definition**

Das Magenkarzinom ist ein **maligner epithelialer Magentumor** mit regional sehr unterschiedlicher Inzidenz und Prävalenz.

**Epidemiologie**

- Häufigkeit:
  - hohe Prävalenz in Japan, China, Kolumbien und Finnland
  - Inzidenz in Deutschland: 20:100 000
  - **3.-häufigste Todesursache bei Männern**
- Prädispositionsalter: > 50. Lj.

**Ätiologie**

begünstigende Faktoren
- **gesalzene und geräucherte Speisen** (Nitratgehalt und Bildung von Nitrosaminen), frisches Obst und Gemüse scheinen sich positiv auszuwirken
- Blutgruppe A ist bei Magenkarzinom-Patienten überdurchschnittlich oft vertreten
- **HP-positive Patienten** haben ein 3-6fach erhöhtes Risiko
- Z.n. Magenresektion, Ulcus ventriculi, chron. atrophische Gastritis, M. Ménétrier, Dermatomyositis, Sklerodermie

**Einteilung**

Unter prognostischen Gesichtspunkten wird das **Magenfrühkarzinom** vom fortgeschrittenen Karzinom abgegrenzt. Das Magenfrühkarzinom beschränkt sich auf Mukosa und Submukosa, kann aber regionäre LK-Metastasen aufweisen. Eine hämatogene Metastasierung ist jedoch selten.

| Typ I | vorgewölbte Form |
|---|---|
| Typ II | oberflächliche Form<br>• IIa erhaben<br>• IIb eben<br>• IIc eingesenkt |
| Typ III | exkavierte Form |

**Tab. 5.6:** Klassifikation des Magenfrühkarzinoms

**Histologie**

Die WHO unterscheidet folgende **histologische Typen:**
- Adenokarzinom (papillär, tubulär, muzinös, Siegelringzell)
- Plattenepithelkarzinom
- kleinzelliges Karzinom
- adenosquamöses Karzinom
- undifferenziertes Karzinom

Wachstumsmuster

| intestinaler Typ | polypös wachsend und gut begrenzt |
|---|---|
| diffuser Typ | infiltrativ wachsend und kaum begrenzt mit Neigung zu frühzeitiger Metastasierung |
| Mischtyp | |

**Tab. 5.7:** Laurén-Klassifikation des Magenkarzinoms nach dem Wachstumsmuster

## Klinik

Symptome

- **Dysphagie**
- **Gewichtsverlust**, postprandiales Völlegefühl, Übelkeit und Erbrechen
- **GI-Blutung**
- **Ulkussymptome**

! Bei Magenbeschwerden sollte ein zeitlich begrenzter konservativer Therapieversuch unternommen werden. Danach muss eine endoskopische Diagnostik erfolgen.

Lokalisation

Die Hälfte aller Magenkarzinome findet sich im **Antrum**, 20 % an der kleinen Kurvatur, je 10 % im Kardia- und Korpusbereich.

Komplikationen

- **Exulzeration**
- GI-Blutung
- GI-Fisteln
- **Stenosen**
- Perforation
- **Krukenberg-Tumor** (Ovarialmetastasen)

## Diagnostik

- **Palpation:** palpabler Tumor im Epigastrium, Druckdolenz, palpabler LK links supraklavikulär (Virchow-Drüse) oder tumoröser Aszites beim fortgeschrittenen Befund, Hepatomegalie bei Lebermetastasen
- **Gastroskopie mit Biopsie und Endosono**

! Bei radiologischer Diagnostik können Magenfrühkarzinome übersehen werden.

Differentialdiagnose

- Ulkuskrankheit
- Refluxösophagitis
- Reizmagen
- Gallenwegs- und Pankreaserkrankungen
- Magenlymphom

## Therapie

konservativ

- Ergebnisse der Polychemotherapie eher enttäuschend
- Strahlentherapie ineffektiv

endoskopisch

- **Hyperthermieschlinge** oder **Laserkoagulation bei Frühkarzinomen** mit kurativer Zielsetzung
- **Laservaporisation** bei blutenden Tumoren
- Palliativmaßnahme: **tumorüberbrückender Tubus oder Stent** beim stenosierenden Kardiakarzinom

operativ

- **Gastrektomie**
- **Magenteilresektion** mit Lymphadenektomie

Prognose

5-JÜR hängt entscheidend vom Tumorstadium ab
- Frühkarzinom: 90–95 %
- fortgeschrittenes Karzinom: 30 %
- insgesamt: < 10 %

# 5.3 Dünndarm

Anatomie
- Der Dünndarm erstreckt sich von der Flexura duodenojejunalis bis zum Zäkum.
- Die arterielle Versorgung erfolgt über die **A. mesenterica superior**, der venöse Abfluss über die **V. mesenterica superior** in das portale System.

Physiologie

Funktion der einzelnen Dünndarmabschnitte
- **Duodenum:** Resorption von Kalzium und Eisen, Ausgleich osmotischer Differenzen durch Absorption und Sekretion
- **Jejunum:** Resorption von Kohlenhydraten, Fetten, Eiweißspaltprodukten
- **Ileum:** funktionelle Reserve (wenn das proximale Transportsystem abgesättigt oder krankhaft verändert ist)
- **terminales Ileum:** Resorption von Gallensäuren und Vitamin $B_{12}$
! 85 % der Wasserresorption erfolgt im Dünndarm.

Terminologie
- **Digestion:** Verdauung
- **Malabsorption:** Störungen der Resorption
- **Maldigestion:** mangelhafter Nahrungsaufschluss
- **Malassimilation:** Malabsorption + Maldigestion

Testverfahren
- **Laktosebelastung:** Gabe von 50 g Milchzucker. Bei Laktasemangel kein oder nur geringer Anstieg der Blutglukose, gleichzeitig Blähungen, Tenesmen und Diarrhoen.
- **D-Xylose-Test:** Nach oraler Gabe von 25 g Xylose wird der Urin 5 h lang gesammelt. Bei Malabsorption im Jejunum finden sich im Sammelurin verminderte Xylosewerte (< 4 g/5 h).
- **Schilling-Test:** Nach oraler Gabe einer Testdosis von radioaktiv markiertem Vitamin $B_{12}$ wird die renale Ausscheidung gemessen. Bei Malabsorption im Ileum ist die renale Ausscheidung auch nach Zugabe von Intrinsic-Factor vermindert.
- **Eisenresorptionstest:** Gabe von 100 mg Eisen (II) und Messung des Serumeisens vor und 2 h nach Einnahme. Normal ist ein Anstieg um das Doppelte des Ausgangswertes.
- **$H_2$-Atemtest:** Nach Gabe von Laktose kommt es bei Laktasemangel infolge bakterieller Zersetzungsprodukte im Darm zu vermehrter Abatmung von $H_2$.

## 5.3.1 Zöliakie

Synonyme: einheimische Sprue, nichttropische Sprue, glutensensitive Enteropathie

> **Definition**
> **Ätiologie:** Antikörper gegen die Gliadinfraktion des Glutens
> **Pathogenese:** allergische Reaktion auf Gluten · Getreide · Zottenatrophie · Malabsorptionssyndrom
> **Klinik:** Mangelerscheinungen · Laktoseintoleranz · Gedeihstörung · aufgetriebener Bauch · Fettstühle · Diarrhoen · Dermatitis herpetiformis Duhring
> **Diagnostik:** Labor · Funktionsdiagnostik · Endoskopie mit Dünndarmbiopsie
> **Therapie:** glutenfreie Diät · milchfreie Kost · Substitution fettlöslicher Vitamine

| | |
|---|---|
| **Definition** | Es handelt sich um eine chron. Verdauungsinsuffizienz aufgrund einer Gluten-Unverträglichkeit, die mit Zottenatrophie einhergeht. |

Epidemiologie

- Häufigkeit: Prävalenz 1:300 bis 1:3000
- Geschlechterverteilung: **w > m**

**Ätiologie**

- **Antikörper** gegen die **Gliadenfraktion** des Glutens
- Risikofaktor: 60–90 % der Patienten weisen die HLA-Antigene B8 und DR3 auf

**Pathogenese**

- Die Krankheit basiert auf einer **allergischen Reaktion gegenüber Gluten** (Klebereiweiß). Dieses findet sich in einheimischen **Getreiden** wie Weizen, Roggen, Gerste, Hafer, aber auch Fertigprodukten wie Soßen und Pudding, Konserven, Wurstwaren und Bier.
- Folge ist eine **Zottenatrophie** mit konsekutivem **Malabsorptionssyndrom**.

**Klinik**

Symptome

- **Mangelerscheinungen** und **Laktoseintoleranz** durch Malabsorption (Reduktion der Bürstensaumenzyme ⇒ verminderte Disaccharidspaltung)
- Blutungsneigung, Eiweißmangelödeme, Polyneuropathie, trophische Hautstörungen als Ausdruck der Malabsorption
- **Gedeihstörung**, **aufgetriebener Bauch**, Nagelveränderungen, dünne atrophe Haut
- **Fettstühle** und **Diarrhoen**
- evtl. Assoziation mit **Dermatitis herpetiformis Duhring**

Komplikationen

maligne intestinale Lymphome und Ösophaguskarzinome viele Jahre nach Beginn der Erkrankung möglich

**Diagnostik**

- **Labor:** Stuhlgewicht und -fettgehalt, BSG ↑, Eisenmangelanämie, Quick-Wert ↓, Gesamteiweiß und Albumin ↓
- **Funktionsdiagnostik:** D-Xylose-Test, Schilling-Test, Laktosebelastung, Eisenresorptionstest
- **Endoskopie mit Dünndarmbiopsie:** Zottenatrophie, Lymphozyteninfiltration der Lamina propria
- **bildgebende Verfahren:** dilatierte Schlingen mit Fragmentation und Ausflockung des Kontrastmittels

Differentialdiagnose

- tropische Sprue (Ätiologie unbekannt)
- kollagene Sprue (Ablagerung von Kollagen in der Tunica propria)
- Immunmangelzustände
- M. Crohn
- M. Whipple

**Therapie**

- **glutenfreie Diät:** Mais, Reis, Kartoffeln, reine Stärke, Buchweizen, Soja, Hirse, Zucker, Obst und Gemüse, Fleischeiweiß, Fett
- **anfangs milchfreie Kost**
- **!** Wenn die Laktaseaktivität durch die Regeneration der Bürstensaumenzyme unter Diät wieder ausreichend ist, wird Milch wieder vertragen.
- regelmäßige **parenterale Substitution der fettlöslichen Vitamine** E, D, K, A
- nur in schweren Fällen Kortison

Prognose

Beschwerdefreiheit und Rückbildung der Malabsorptionserscheinungen unter glutenfreier Kost

## 5.3.2 Morbus Whipple

Synonym: Lipodystrophia intestinalis

> **Definition**
> **Ätiologie/Pathogenese:** Tropheryma Whippelii · Malabsorptionssyndrom ·
> zystische Erweiterung der Lymphgefäße
> **Klinik:** polyarthritische Beschwerden · Diarrhoe · Steatorrhoe ·
> LK-Schwellungen · Eiweißverlust · neurologische Störungen
> **Diagnostik:** Labor · Dünndarmbiopsie · bildgebende Verfahren
> **Therapie:** Antibiose · günstige Prognose

**Definition**

Der M. Whipple ist eine Infektionskrankheit durch das Bakterium Tropheryma Whippelii mit typischen morphologischen Veränderungen, die klinisch als **Malabsorptionssyndrom** imponiert.

**Epidemiologie**

- seltenes Krankheitsbild
- bevorzugt bei Männern mittleren Alters

**Ätiologie/Pathogenese**

- **Tropheryma Whippelii:** grampositives Bakterium, das unter die diphtheroiden oder koryneformen Stäbchen fällt
- bakterielle Invasion der Darmmukosa
- lymphogene Ausbreitung über den gesamten Organismus und Phagozytose
- Verstopfung der Lymphbahnen mit phagozytiertem Material und **zystische Erweiterung der Lymphgefäße** ⇒ Lipodystrophia intestinalis

**Klinik**
**Symptome**

- häufig jahrelang vorausgehende **polyarthritische Beschwerden**
- **Diarrhoe, Steatorrhoe**
- Appetitlosigkeit, Übelkeit, Gewichtsverlust
- Hautpigmentationen
- **LK-Schwellungen**
- **Eiweißverlust**
- seltener **neurologische Störungen** wie Blicklähmung, Nystagmus, tonisch-klonische Anfälle

**Diagnostik**

- **Labor:** BSG ↑, hypochrome Anämie, Leukozytose, Serumeisen und Albumin ↓, positiver Hämoccult, häufig HLA-B27-Nachweis, Liquordiagnostik bei neurologischen Symptomen
- **Dünndarmbiopsie:** charakteristische Makrophagen in der PAS-Färbung, erweiterte Lymphgefäße
- **bildgebende Verfahren:** verminderte Kontrastmittelhaftung, verplumpte Kerckring'sche Falten, im CT und sonographisch vergrößerte abdominelle LK

**Differentialdiagnose**

- alle Formen der Malassimilation
- malignes Lymphom des Bauchraums, Tuberkulose, Sarkoidose, Filariasis, LK-Metastasen
- M. Crohn, Colitis ulcerosa, Darmtumoren, einheimische und tropische Sprue, Mykobacterium-avium-intracellulare-(MAI-)Infektion bei AIDS-Patienten

| | |
|---|---|
| **Therapie** | **Antibiotika:** |
| | • initial Penicilline, bei ZNS-Beteiligung Chloramphenicol |
| | • danach Tetrazykline oder Cotrimoxazol für 1 Jahr |
| Prognose | • unbehandelt Tod durch Kachexie |
| | • durch konsequente antibiotische Therapie **günstige Prognose** |

> Bei frühzeitigem Absetzen der Antibiose kommt es zum Rezidiv.

## 5.3.3 Laktoseintoleranz

**Definition**
**Ätiologie:** fehlende oder erniedrigte Laktaseaktivität · Malassimilation des Milchzuckers · primär · sekundär
**Pathogenese:** bakterielle Zersetzungsprodukte · wässrige, saure, schäumende Stühle
**Klinik:** Durchfälle · Tenesmen · Blähungen · Flatulenz · Wachstums- und Gedeihstörungen
**Diagnostik:** Anamnese · Laktosetoleranztest · Dünndarmbiopsie · Bestimmung der Laktaseaktivität · $H_2$-Atemtest · Milcheiweißallergie
**Therapie:** Karenz von Milch- und Milchprodukten

| | |
|---|---|
| **Definition** | Infolge **fehlender oder erniedrigter Laktaseaktivität** im Bürstensaum des Dünndarms kommt es zu einer **Malassimilation des Milchzuckers**. |
| Epidemiologie | Häufigkeit: primärer Laktasemangel in Europa bei 5–15 % der Erwachsenen, in den Mittelmeerländern bei 20–40 % und in tropischen Regionen bei 80–100 % |
| **Ätiologie** | • **primärer Laktasemangel:** angeboren |
| | • **sekundärer Laktasemangel:** erworben bei Sprue, nach Magenresektion/Gastrektomie, schweren Enteritiden, Mukoviszidose, M. Crohn |
| **Pathogenese** | • Die Laktase spaltet Laktose in Glukose und Galaktose. Bei Laktasemagel wird der Milchzucker nicht gespalten, sondern bakteriell zu Milchsäure, $CO_2$ und $H_2$ vergoren. |
| | • Der ungespaltene Milchzucker bewirkt einen osmotischen Zustrom von Wasser. Dies führt zur Aktivierung der Peristaltik, die durch die sekundären **bakteriellen Zersetzungsprodukte** noch beschleunigt wird ⇒ typische **wässrige, saure, schäumende Stühle** |
| **Klinik** | |
| Symptome | • typische **Durchfälle, Tenesmen, Blähungen und Flatulenz** in zeitlichem Abstand zum Genuss von Milchzucker |
| | • bei Kindern schwere **Wachstums- und Gedeihstörungen** |
| Komplikationen | Malabsorptionssyndrom |

| | |
|---|---|
| **Diagnostik** | • **Anamnese** |
| | • **Laktosetoleranztest** |
| | **!** Gibt man Glukose und Galaktose, treten keine Symptome auf. |
| | • **Dünndarmbiopsie:** direkte **Bestimmung der Laktaseaktivität** |
| | • **H$_2$-Atemtest** |
| | |
| Differentialdiagnose | • **Milcheiweißallergie** |
| | • Abneigung gegen Milchprodukte ohne krankhafte Ursache |
| | |
| **Therapie** | Karenz von Milch und Milchprodukten |

> Es gibt keine laktosefreie, sondern nur laktosearme Kost. Die Toleranzgrenze ist von Patient zu Patient verschieden (5–20 g). In 100 ml Milch sind 5 g Laktose enthalten. Geringe Mengen an Laktose sind z. B. in Butter und Käse.

| | |
|---|---|
| Prognose | bei laktosearmer Ernährung Abklingen der klinischen Symptomatik |

## 5.3.4 Kurzdarmsyndrom

> **Definition**
> **Ätiologie/Pathogenese:** ausgedehnte Dünndarmresektion · Verminderung der Resorptionsfläche · Gallensäureverlustsyndrom
> **Klinik:** wässrige Diarrhoen · Fettstühle · Gewichtsverlust · Fett- und Muskelschwund · Ulcus duodeni
> **Diagnostik:** radiologische Dokumentation · Labor
> **Therapie:** antiperistaltische Medikamente · Cholestyramin · parenterale Ernährung · Adaptation des Restdarms

| | |
|---|---|
| **Definition** | Das Kurzdarmsyndrom ist die Folge **ausgedehnter Dünndarmresektionen** mit metabolischen und nutritiven Auswirkungen. |
| | |
| **Ätiologie/ Pathogenese** | Verminderung der Resorptionsfläche: |
| | • Resektion des Duodenums ⇒ Malabsorption von Kalzium, Eisen und Wasser |
| | • ausgedehnte Resektion von Jejunum und Ileum ⇒ zuerst mangelnde Resorption von Wasser, später auch Zucker, Eiweißen und Fetten |
| | • Ileumresektion ⇒ Vitamin-B$_{12}$-Mangel und **Gallensäureverlustsyndrom** |
| | |
| **Klinik** Symptome | • wässrige Diarrhoen |
| | • Fettstühle |
| | • Gewichtsverlust, Unterernährung |
| | • Fett- und Muskelschwund |
| | • Ulkus duodeni durch Hyperchlorhydrie |

| Komplikationen | • **Gallensteinbildung** durch verminderte oder fehlende Resorption von Gallesalzen |
|---|---|
| | • Präzipitation von Kalzium mit den nicht resorbierten Fettsäuren ⇒ Resorption von ungebundenen Oxalaten ⇒ Zunahme der **Oxalatsteinbildung** in den ableitenden Harnwegen |
| | • durch Entfernung der Ileozökalklappe ⇒ Keimaszension ins Ileum ⇒ **bakterielles Kontaminationssyndrom** (Blindsacksyndrom) |

| **Diagnostik** | • **radiologische Dokumentation** der verbliebenen Darmlänge |
|---|---|
| | • **Labor:** Bestimmung von Kalzium, Eisen, Vitamin $B_{12}$, Zucker im Serum |

| Differentialdiagnose | M. Crohn |
|---|---|

| **Therapie** | • Passagezeitverkürzung und Kontaktzeitverlängerung zwischen Darminhalt und Resorptionsfläche durch **antiperistaltische Medikamente** (Loperamid) |
|---|---|
| | • Bindung von Gallesalzen durch **Cholestyramin** |
| | • **parenterale Ernährung** |

| Prognose | Abhängig von der resezierten Fläche und der Grundkrankheit kann es im Verlauf von wenigen Monaten bis 2 Jahren zu einer **Adaptation des Restdarms** kommen (eher bei vorhandenem Ileum als Jejunum). Bleibt diese aus, ist eine lebenslange parenterale Ernährung erforderlich. |
|---|---|

## 5.3.5 Dünndarmdivertikel

| | Meckel-Divertikel | Divertikulose |
|---|---|---|
| **Definition** | • kongenitales Divertikel, das sich in 90% der Fälle innerhalb 1 m proximal der Ileozäkalklappe befindet<br>• kann ektope Schleimhaut (in 30–50% Magenschleimhaut) enthalten | • sackförmige Ausstülpung von Mukosa und Submukosa durch die Lamina muscularis propria entlang der Mesenterialgrenze<br>• in 80–90% im Jejunum zu finden |
| **Epidemiologie** | • häufigste Anomalie des GIT<br>• Inzidenz: 0,5–3% | • Inzidenz: 0,2–4%<br>• Vorkomen überwiegend > 70. Lj. |
| **Ätiologie** | Rest des Ductus omphaloentericus | • Störungen der Motilität<br>• intraluminale Drucksteigerung |
| **Symptome** | symptomatisch erst bei Komplikationen | • Anämie<br>• epigastrische Schmerzen |
| **Diagnostik** | Na-$^{99m}$Tc-Pertechnetat-Szintigraphie, da sich diese Substanz in der Magenschleimhaut anreichert | kleine Flüssigkeitsspiegel in der Abdomenleeraufnahme |
| **DD** | Appendizitis | Appendizitis |
| **Komplikationen** | Ulzeration, Blutung, Perforation, Invagination, Ileus, Divertikulitis, maligne Entartung | Divertikulitis, Obstruktion, Blutung |
| **Therapie** | operative Entfernung, auch wenn es zufällig während einer Operation entdeckt wird | OP erst bei Auftreten von Komplikationen |

**Tab. 5.8:** Dünndarmdivertikel

## 5.3.6 Akuter Mesenterialinfarkt

> **Definition**
> **Ätiologie:** embolischer/thrombotischer Verschluss · geringe Ischämietoleranz · Darminfarkt · Emboliequelle Herz · Arteriosklerose · A. mesenterica superior
> **Klinik:** Initialstadium · Latenzstadium · Endstadium · paralytischer Ileus · Durchwanderungsperitonitis · Stadien
> **Diagnostik:** Leukozytose · Mesenterikographie · explorative Laparotomie
> **Therapie:** Embolektomie/selektive Lyse · Resektion · Second-Look-Laparotomie · Letalität · Kurzdarmsyndrom

**Definition**

Akuter embolischer oder thrombotischer Verschluss eines Mesenterialgefäßes mit konsekutivem Darminfarkt.

**Epidemiologie**

- Geschlechterverteilung: m > w
- Prädispositionsalter: > 50 Jahre

**Ätiologie**

- **Emboliequelle** ist fast immer das **Herz** (Vorhofflimmern, Herzklappenfehler)
- meist Folge einer **ausgeprägten Arteriosklerose**
- in > 50 % ist die **A. mesenterica superior** betroffen
- ! Die Eingeweide haben eine **geringe Ischämietoleranz**.

**Klinik**
Symptome

| Initialstadium | 1–2 h | plötzlich eintretende messerstichartige abdominelle Schmerzen |
|---|---|---|
| Latenzstadium (Stadium des faulen Friedens) | 2–6 h | Beschwerdebesserung |
| Endstadium | 12–48 h | akutes Abdomen, Erbrechen, blutige Durchfälle, Dehydrierung, septisch-toxische Allgemeinsymptomatik |

**Tab. 5.9:** 3 Stadien des akuten Mesenterialarterienverschlusses

Stadien

| Stadium I | asymptomatisch |
|---|---|
| Stadium II | postprandiale Abdominalschmerzen, Malabsorption |
| Stadium III | Dauerschmerz, ischämische Kolitis/Enteritis |
| Stadium IV | Darmparalyse, Gangrän, Peritonitis |

**Tab. 5.10:** Stadieneinteilung der viszeralen Ischämie

Komplikationen

- **paralytischer Ileus**
- **Durchwanderungsperitonitis**

| | |
|---|---|
| **Diagnostik** | • **Anamnese** (Angina abdominalis) und **Klinik** |
| | • **Labor: Leukozytose**, Serumkreatinin und -phosphat ↑, metabolische Azidose, LDH-Gehalt der Peritonealflüssigkeit ↑ |
| | • **bildgebende Verfahren**: zuerst gasleerer Darm, dann Bild eines paralytischen Ileus mit verdickten Darmschlingen in der **Abdomenleeraufnahme** |
| | – Sono: verdickte Darmschlingen bei Meteorismus |
| | – **Mesenterikographie** |
| | • operativ: im Zweifel **explorative Laparotomie** |

Diagnostik
- **Anamnese** (Angina abdominalis) und **Klinik**
- **Labor: Leukozytose**, Serumkreatinin und -phosphat ↑, metabolische Azidose, LDH-Gehalt der Peritonealflüssigkeit ↑
- **bildgebende Verfahren**: zuerst gasleerer Darm, dann Bild eines paralytischen Ileus mit verdickten Darmschlingen in der **Abdomenleeraufnahme**
  - Sono: verdickte Darmschlingen bei Meteorismus
  - **Mesenterikographie**
- operativ: im Zweifel **explorative Laparotomie**

Differentialdiagnose
- Mesenterialvenenthrombose
- Aortenaneurysma, Aortendissektion
- nicht-okklusive mesenteriale Ischämie (Hypovolämie, Steal-Syndrome, Vasospasmus)

Therapie
- **Embolektomie/selektive Lyse** (nur innerhalb von 6–12 h sinnvoll)
- **Resektion** der ischämischen Darmanteile
- **Second-Look-Laparotomie** nach 12–48 h, um fortschreitende Nekrosen zu erfassen und die Darmperfusion zu überprüfen

Prognose
- **Letalität** beträgt **80–90 %**, da die meisten Patienten zu spät operiert werden
- Bleiben nach OP weniger als 100 cm Dünndarm, droht ein **Kurzdarmsyndrom**.

## 5.3.7 Mesenterialvenenthrombose

> **Definition**
> **Ätiologie:** thrombotischer Verschluss · Antithrombin-III-, Protein-S-und Protein-C-Mangel
> **Klinik:** weniger schmerzhaft · langsamerer Beginn · Aszites
> **Diagnostik:** Transaminasen ↑ · Leukozytose · Duplexsono · Doppelspiral-CT · indirekte Splenoportographie in DSA-Technik
> **Therapie:** Vollheparinisierung · Resektion

Definition
**Thrombotischer Verschluss** der Mesenterialvenen. Ist die V. mesenterica superior betroffen, verfärbt sich der betroffene Darmanteil livide und lässt sich makroskopisch gut vom gesunden abgrenzen.

Epidemiologie
- 10–40 % der Mesenterialverschlüsse befinden sich im venösen System
- Prädispositionsalter: 50–60 Jahre

Ätiologie
- meist **Patienten mit Antithrombin-III-, Protein-S- und Protein-C-Mangel**, Polycythaemia vera und myeloproliferativen Syndromen
- Patienten mit arterieller Verschlusskrankheit, Thrombophlebitis der unteren Extremitäten, nach Trauma, infektiösen oder tumorösen Prozessen im GIT, Pfortaderthrombose

Klinik
Symptome
- **!** **Weniger schmerzhaft** und **langsamerer Beginn** als beim Mesenterialarterieninfarkt!
- Appetitlosigkeit, Erbrechen, Durchfall, Hämatemesis, Teerstuhl
- neu aufgetretener **Aszites**

Komplikationen
Darmnekrose

189

| | |
|---|---|
| **Diagnostik** | • **Labor:** bei Pfortaderbeteiligung **Transaminasen** ↑, mäßige **Leukozytose**<br>• bildgebende Verfahren: **Duplexsono** der Pfortader und V. mesenterica superior, **Doppelspiral-CT**, **indirekte Splenoportographie in DSA-Technik** |
| Differentialdiagnose | intramurales Hämatom unter Antikoagulanzien |
| **Therapie**<br>konservativ | **Vollheparinisierung** zur Vermeidung von Appositionsthromben |
| operativ | **Resektion** des betroffenen Darmabschnitts |
| Prognose | Die Letalität beträgt 20–50 % und hängt vom Ausmaß der Infarzierung ab. |

## 5.3.8 Karzinoid

> **Definition**
> **Ätiologie:** epithelialer Tumor · APUD-System · Serotonin · APUD-Hyperplasie · Monoaminooxidasen · Karzinoid-Syndrom
> **Einteilung:** Magen-Darm-Trakt
> **Klinik:** asymptomatisch · abdominelle Schmerzattacken · Karzinoid-Syndrom · Flush · Diarrhoen · Bronchuskonstriktion · paroxysmale Tachykardien · Metastasierung · Hedinger-Syndrom
> **Diagnostik:** 5-Hydroxyindolessigsäure · bildgebende Verfahren · Bronchoskopie
> **Therapie:** Octreotid · Ketanserin · chirurgische Entfernung

**Definition**

• **Epithelialer Tumor**, der von den chromaffinen Zellen des **APUD-Systems** (**A**min **P**recursor **U**ptake and **D**ecarboxylation) abstammt.
• Karzinoide sind maligne Tumoren, die zwar meist gutartiges Verhalten zeigen, aber invasiv wachsen und metastasieren können.
• Das Karzinoid produziert **Serotonin**, Kallikrein, Tachykinine und Prostaglandine.

**Epidemiologie**

• Häufigkeit: 1–2 Neuerkrankungen/100 000 Einwohner/Jahr
• Prädispositionsalter: 40.–70. Lj.

**Ätiologie**

• Karzinoide entstehen aus einer **APUD-Hyperplasie**.
• Solange keine Lebermetastasen vorhanden sind, wird Serotonin durch **Monoaminooxidasen** der Leber abgebaut. Erst eine Metastasierung in die Leber führt zum Bild des **Karzinoid-Syndroms**, da der Pfortaderkreislauf umgangen wird. Das Serotonin gelangt dann direkt in den großen Kreislauf.

**Einteilung**

| **90 %**<br>**Magen-Darm-Trakt** | **45 % Appendix:** meist solitär, gutartig, Zufallsbefund bei jeder 300. Appendektomie |
|---|---|
| | **30 % Ileum:** zu einem Drittel multipel, metastasierend |
| | **10 % Rektum:** meistens hormoninaktiv |
| | selten **Colon:** keine Serotoninproduktion |
| **10 % extraintestinal** | **Bronchus**<br>selten **Ovar** |

**Tab. 5.11:** Lokalisation des Karzinoids

**Klinik**

Symptome

- 75 % der Karzinoide bleiben **asymptomatisch**
- nichtmetastasierendes Karzinoid: **uncharakteristische abdominelle Schmerz-attacken**, Subileus, gelegentlich GI-Blutung bei Exulzeration des Tumors
- **in 5–7 % Karzinoidsyndrom:**
  - **Flush** in Gesicht, Nacken und oberem Thorax
  - **Diarrhoen**
  - **Bronchuskonstriktion**
  - **paroxysmale Tachykardien**

! Das Palpieren der Leber kann die typischen Symptome auslösen.

Komplikationen

- **Metastasierung in LK und Leber**

! Das Auftreten von Metastasen ist proportional zur Größe des Tumors ($\leq 2$ cm Tumorgröße Metastasierung in 10 %, $> 2$ cm in 80 %).

- **Hedinger-Syndrom**: kardiale Manifestation des Karzinoid-Syndroms mit Endo-kardfibrose des rechten Herzens, die zur Trikuspidalklappeninsuffizienz und Pulmonalklappenstenose führen kann
- Fibrosierung von Peritoneum und Mesenterium

**Diagnostik**

- **Labor**: Bestimmung der **5-Hydroxyindolessigsäure** als Abbauprodukt des Sero-tonins im 24-h-Urin (Werte $> 25$ mg)

! Lebensmittel und Medikamente, die den Wert verfälschen können, müssen weggelassen werden: Käse, Bananen, Nüsse, Ananas, Antihistaminika, Antihyper-tensiva, Neuroleptika

- **bildgebende Verfahren**: Sono, CT, MRT, Feinnadelbiopsie
- **Bronchoskopie**

Differentialdiagnose

- Hypertonie
- Hyperthyreose, medulläres Schilddrüsenkarzinom
- Phäochromozytom
- systemische Mastozytose (Anhäufung und Proliferation von Mastzellen in der Kutis)
- Gastrinom
- klimakterisches Syndrom
- M. Crohn

**Therapie**

konservativ

Bei Inoperabilität: s.c. Applikation von **Octreotid** (Somatostatinanalogon) hemmt die Hormonsekretion
- Serotoninantagonist **Ketanserin**
- Unterbrechung der Flush-Anfälle mit Dibenzyran oder Presinol

operativ

**chirurgische Entfernung** des Primärtumors und der Metastasen

Prognose

- infauste Prognose ohne Therapie
- beste 5-JÜR hat das Appendixkarzinoid mit 99 %

# 5.4 Dickdarm

**Anatomie**

- Die **A. mesenterica superior** entlässt die Aa. iliocolica und colica media und versorgt Zäkum, Colon ascendens und transversum.
- Die **A. mesenterica inferior** entlässt die A. colica sinistra und versorgt Colon descendens und sigmoideum und teilweise das obere Rektum.
- Klinisch wichtig ist die **Riolan-Anastomose**, die durch Anastomosen der A. colica sinistra mit der A. mesenterica superior entsteht. Sie ist allerdings nicht bei jedem Patienten ausgebildet.
- Der venöse Abfluss erfolgt über die **Vv. mesentericae superior und inferior**.

**Physiologie**

- **Regulation des Volumens** und der **Elektrolytzusammensetzung des Stuhls**
- **Resorption von kurzkettigen Fettsäuren**, Essig-, Propion- und Buttersäure (entstehen durch bakterielle Zersetzung der nicht resorbierten Kohlenhydrate)

**Terminologie**

- **Borborygmi:** hörbare Darmgeräusche
- **Flatulenz:** Blähungen mit reichlich Windabgang
- **Subileus:** radiologisch nachweisbare Darmmotilitätsstörung ohne klinische Zeichen einer Passagebehinderung
- **Tenesmen:** schmerzhafte Krämpfe der Darmmuskulatur

## 5.4.1 Morbus Crohn

Synonyme: Ileitis terminalis, Enterocolitis regionalis granulomatosa

> **Definition**
> **Ätiologie:** unbekannt · familiäre Häufung
> **Einteilung:** Stadien · terminales Ileum · Ileum und Colon Epitheloidzellgranulome
> **Klinik:** Stuhldrang · Diarrhoe · Appendizitis-ähnliche Symptome · Analfisteln · extraintestinale Manifestationen · Krebsrisiko
> **Diagnostik:** · BSG ↑ · Leukozytose · Eisenmangelanämie · Koloskopie · Pflastersteinrelief · Fistelung zu anderen Organen
> **Therapie:** Nährstoff-Substitution · parenterale Ernährung · Kortikosteroide · Antibiotika · Salazosulfapyridin/5-Aminosalicylsäure · Immunsuppressiva · Notfall-OP · elektive OP · keine Heilung

**Definition**

Es handelt sich um eine granulomatöse Entzündung, die alle Wandschichten des Darms umfasst. Typisch ist ein segmentaler diskontinuierlicher Befall mit dazwischen liegenden nicht-befallenen Darmabschnitten.

**Epidemiologie**

- Häufigkeit: Inzidenz 2–4:100 000, Prävalenz 20–40:100 000, Tendenz steigend
- Geschlechterverteilung: m = w
- Prädispositionsalter: 20.–40. Lj.

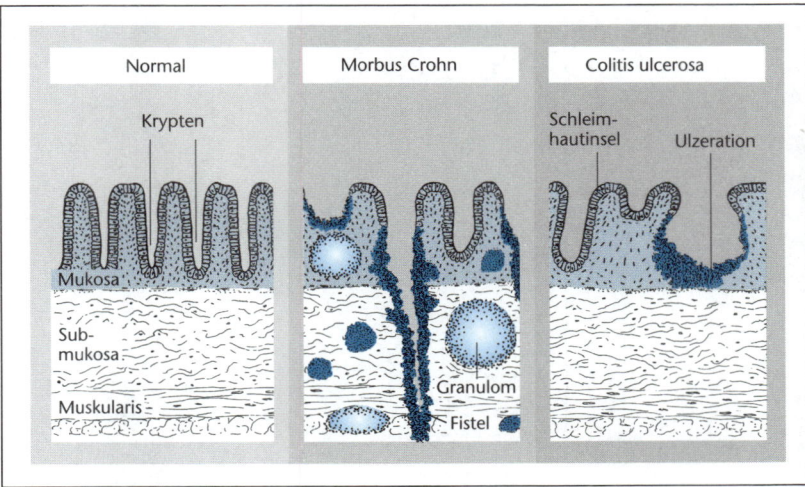

**Abb. 5.6:** Histologie von M. Crohn und Colitis ulcerosa [1]

**Ätiologie**

- **unbekannt**
- **familiäre Häufung**
- Raucher erkranken häufiger an M. Crohn
- Diskutiert werden bakteriell-infektiöse Ursachen, Autoimmunmechanismen und multifaktorielles Geschehen mit genetischer Disposition.

**Einteilung**

Ablauf in verschiedenen **Stadien**

| akutes Stadium | ödematös-phlegmonös |
|---|---|
| subakutes Stadium | von Submucosa ausgehende Ulzeration |
| Narbenstadium | Stenosierung |
| Stadium der Fistelbildung | entero-enterale oder entero-kutane Fisteln |

**Tab. 5.12:** Stadieneinteilung des M. Crohn

- bevorzugte **Lokalisation:**
  - **terminales Ileum** (30 %)
  - **proximales Colon** (20 %)
  - **Ileum und Colon** (50 %)
- **!** Generell kann der gesamte GIT von der Mundhöhle bis zum After befallen sein.

**Klinik**
Symptome

- uncharakteristische Bauchschmerzen
- **häufiger Stuhldrang** (selten blutig)
- Gewichtsverlust, Fieber, Flatulenz
- chologene **Diarrhoe** und Subileus bei Ileumbefall

> häufig **Symptome wie bei einer Appendizitis:**
> - kolikartige Schmerzen im rechten Unterbauch
> - druckschmerzhafte Resistenz
> - leicht erhöhte Temperatur bzw. Fieber

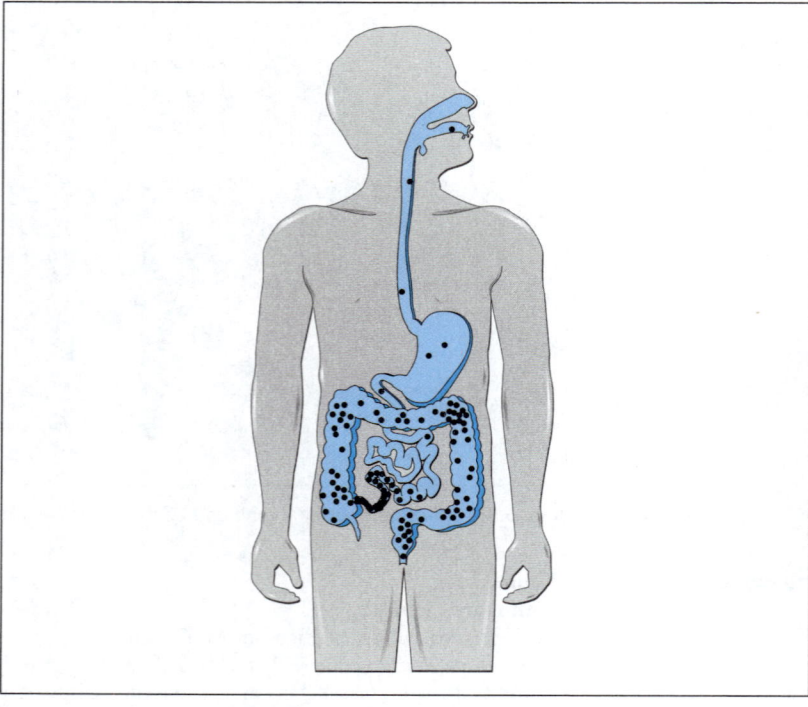

**Abb. 5.7:**  Typischer Befall des Darms bei M. Crohn [8]

- **Analfisteln** können der klinischen Manifestation des M. Crohn um Jahre vorausgehen
- **extraintestinale Manifestationen:** primär sklerosierende Cholangitis, Erythema nodosum, Pyoderma gangraenosum, Konjunktivitis, Uveitis, Arthritis, ankylosierende Spondylitis

**Komplikationen**

- perianale Fissuren- und Fistelbildung
- **perianale und orale Ulzera, Abszesse**
- Stenosen, Ileus
- Cheilitis granulomatosa
- selten toxisches Megacolon
- Hydronephrose bei Kompression des Ureters (meist rechtsseitig)
- Nierensteine durch Gallensäurenverlust-Syndrom
- Infertilität bei ca. einem Drittel der Crohn-Patienten
- Trommelschlegelfinger, Uhrglasnägel (Hinweis auf enterale AV-Shunts)
- ! Der M. Crohn birgt ein erhöhtes **Krebsrisiko** (kolorektales Karzinom).

**Diagnostik**

- **Inspektion und Palpation:** schmerzhafte Resistenz im rechten Unterbauch, anale Fissur- und Fistelbildung
- **Labor: BSG** ↑ und **Leukozytose** beim akuten Schub, **Eisenmangelanämie** durch Eisenresorptionsstörung, bei Ileumbefall Malabsorption von Gallensäuren und Vitamin $B_{12}$, Albumin ↓ (Eiweißverlustsyndrom)

- **Endoskopie:** Ösophago-Gastro-Duodenoskopie und **Koloskopie** mit Biopsien
  - typisch: Landkartenulzera, Strikturen, Pflastersteinrelief, kleinste hämorrhagische Läsionen
- **bildgebende Verfahren:** Dünndarmpassage, Doppelkontrasteinlauf (**Pflastersteinrelief**, Stenosierung), **Fistelung zu anderen Organen**
- **Histologie:** Epitheloidzellgranulome

Differentialdiagnose
- **Colitis ulcerosa**
- **Divertikulitis**
- **akute Appendizitis**
- infektiöse Darmerkrankung
- ischämische Kolitis
- Karzinoid-Syndrom

**Therapie**
konservativ
- **Nährstoff-Substitution** bei Mangelzuständen
- **parenterale Ernährung** bei schwerem Schub
- systemische Therapie je nach Lokalisation
  - mit **Kortikosteroiden** und **Breitspektrumantibiotika**
  - mit Kortikosteroiden und **Salazosulfapyridin/5-Aminosalizylsäure**
  - nur Salazosulfapyridin
- bei Befall des distalen Darms: lokale Kortisoninstillationen und Klysmen mit Salazosulfapyridin
- evtl. **Immunsuppressiva**, Antidiarrhoika, Cholestyramin, Weihrauch-Therapie

operativ
- **Notfall-OP** bei Perforation, Blutung, Ileus
- **elektives Vorgehen** bei kurzstreckigen Strikturen (Strikturoplastik), Fisteln oder Abszessen

Prognose
keine Heilung, Sterblichkeitsrisiko höher als für Normalbevölkerung

## 5.4.2 Colitis ulcerosa

**Definition**
**Ätiologie:** unklar · familiäre Häufung
**Einteilung:** nach Lokalisation · nach Verlaufsform · in Schüben
**Klinik:** Diarrhoe · blutig-schleimige Stühle · Tenesmen · abdominelle Krämpfe · Fieber · Durchwanderungsperitonitis · toxisches Megakolon
**Diagnostik:** Labor · Stuhlproben · Endoskopie · Pseudopolypen · Abdomenübersicht · Fahrradschlauchphänomen
**Therapie:** Salazosulfapyridin · Steroidklysmen · Prednisolon · parenterale Ernährung · Dekompressionssonde · Kontrolle · totale Kolektomie · Proktokolektomie · prophylaktische Kolektomie

Definition
- Es handelt sich um eine **unspezifische chron. Entzündung** auschließlich der Kolonschleimhaut, die mit **Ulzerationen** einhergeht und in Schüben verläuft. Sie beginnt am Rektum und breitet sich kontinuierlich nach proximal aus.

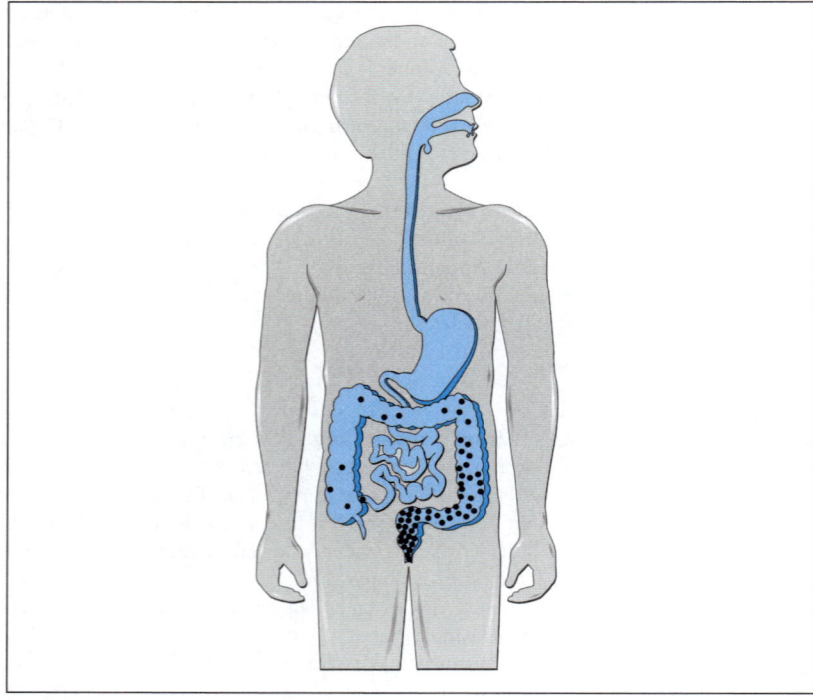

**Abb. 5.8:**    Typischer Befall des Darms bei Colitis ulzerosa [8]

Epidemiologie
- Häufigkeit: Inzidenz 3–10:100 000, Prävalenz 40–80:100 000
- Weiße erkranken 4 x häufiger als Schwarze
- Nord-Süd-Gefälle (in Nordamerika und Nordeuropa häufiger als in südlichen Ländern)

**Ätiologie**
- **unklar, familiäre Häufung**
- Diskutiert werden infektiöse und ernährungsbedingte Ursachen, psychosomatische Faktoren sowie Autoimmunreaktionen.

**Einteilung**

nach der Lokalisation
- Proktitis
- Rektosigmoiditis
- Linksseiten-Colitis
- subtotale Colitis
- Colitis ulcerosa totalis
- Backwash-Ileitis (letzte 10–20 cm des Ileums betroffen, selten)

nach der Verlaufsform
- chron.-rez. Verlauf (80 %) **in Schüben**
- chron.-kontinuierlicher Verlauf ohne komplette Remission (10 %)
- akut-fulminanter Verlauf (5 %) mit einer Letalität von 30 %

**Klinik**
Symptome

| leichte Verlaufsform | Proktitis: **blutig-schleimige Stühle** |
|---|---|
| mittelschwere Verlaufsform | • **Diarrhoe** mit 6–8 flüssigen Stühlen/Tag<br>• **Tenesmen**<br>• **abdominelle Krämpfe**<br>• leichtes **Fieber** |
| schwere Verlaufsform | • 10–20 wässrige Stühle/Tag<br>• Fieber<br>• toxische Allgemeinerscheinungen |
| toxisches Megakolon | • Dilatation des Darmes<br>• hohes Fieber<br>• Anämie<br>• Gefahr der **Durchwanderungsperitonitis** |

**Tab. 5.13:** Verlaufsformen der Colitis ulcerosa

Komplikationen
- **toxisches Megakolon**
- Adenokarzinom
- häufiger extraintestinale Manifestationen als beim M. Crohn

**Diagnostik**
- **Labor:** BSG ↑, Leukozytose, Eisenmangelanämie, Hypoproteinämie
  - florides Stadium: Thrombozytose, Cholinesterase ↓, **Stuhlproben** z.A. von Infektionen, Hämoccult
- **Endoskopie** mit Biopsie: **Pseudopolypen**, gerötete und verletzliche Schleimhaut, kleine Ulzerationen, zelluläre Infiltrationen mit Kryptenabszessen
- **Abdomenübersichtsaufnahmen:** zur rechtzeitigen Erfassung des toxischen Megakolons, Sono
  - Doppelkontraströntgen: haustrenloses Kolon (**Fahrradschlauchphänomen**) und Kragenknopfulzera

> Bei Verdacht oder Vorliegen eines toxischen Megakolons sind die Koloskopie sowie der Doppelkontrasteinlauf aufgrund der Perforationsgefahr kontraindiziert.

- Histologie: entzündliche Infiltration von Mukosa und Submukosa mit Kryptenabszessen, Becherzellschwund und Epitheldysplasien

Differentialdiagnose
- M. Crohn
- infektiöse, ischämische oder vaskuläre Kolitis
- Strahlenkolitis, Kollagenkolitis
- pseudomembranöse Kolitis
- Colon irritabile
- medikamentös induzierte Kolitis (quecksilber-, silber-, goldhaltige Medikamente)

**Therapie**
konservativ
- leichter Schub: **Salazosulfapyridin**, evtl. **Steroidklysmen**
- mittelschwerer Schub: **Prednisolon** und Salazosulfapyridin, evtl. Steroidklysmen
- schwerer Schub: **parenterale Ernährung** und Ausgleich von Mangelzuständen, Prednisolon, evtl. Antibiotika, Salazosulfapyridin
- toxisches Megakolon: **Dekompressionssonde**, parenterale Ernährung

| | |
|---|---|
| endoskopisch | • Dekompressionssonde |
| | • **jährliche Kontrolle durch Koloskopie** mit Biopsien zur Früherkennung einer malignen Entartung |
| operativ | • Blutungen und das konservativ nicht beherrschbare toxische Megakolon müssen operativ angegangen werden. |
| | • Da das Rektum immer betroffen ist, muss hier eine **totale Kolektomie** mit **Proktomukosektomie** und **ilioanalem Pouch** oder eine **Proktokolektomie mit Ileostoma** durchgeführt werden. |
| | • Fallen bei den Kontrollkoloskopien mit Biopsien 2 x hintereinander schwere Dysplasien auf, so ist eine **prophylaktische Kolektomie** indiziert. |
| Prognose | • durch Proktokolektomie heilbar |
| | • Letalität liegt etwas über der der Normalbevölkerung |
| | • Gefahr der malignen Entartung kann durch jährliche Koloskopien frühzeitig erkannt und die Prognose verbessert werden |

## 5.4.3 Reizdarmsyndrom

Synonym: Colon irritabile

> **Definition**
> **Ätiologie:** psychosomatische Erkrankung · gestörte Darmmotilität · emotional labile Patienten
> **Klinik:** krampfartige Bauchschmerzen · Völlegefühl · Flatulenz · Borborygmi · Diarrhoe · Obstipation · schafskotartiger Stuhl · vegetative Symptome · Roemheld-Komplex
> **Diagnostik:** Anamnese · Palpation · schmerzhafte Walze · Ausschlussdiagnostik
> **Therapie:** diätetische Stuhlregulierung · Reduktion von Laxanzien · Psychotherapie · symptomatische Medikation

**Definition**

**Funktionelle abdominelle Beschwerden,** die mit **Defäkationsstörungen** und **vegetativen Symptomen** einhergehen.

**Epidemiologie**

• sehr häufiges Krankheitsbild
• Geschlechterverhältnis: **w** > m

**Ätiologie**

• **psychosomatische Erkrankung**
• häufig bei emotional labilen Patienten
• **gestörte Darmmotilität** und/oder -sekretion

**Klinik**
Symptome

• **krampfartige Bauchschmerzen**
• **Völlegefühl**, Sodbrennen, **Flatulenz**, **Borborygmi** und Besserung der Symptome nach Stuhl- und Windabgang
• **Diarrhoe** und/oder **Obstipation**
• **schafskotartiger Stuhl**, z. T. mit Schleimbeimengungen, jedoch ohne Blut
• **vegetative Symptome:** Depression, Schlaflosigkeit, Überängstlichkeit, Kopfschmerzen

| | |
|---|---|
| Komplikationen | • **Roemheld-Komplex:** Verschiebung des Herzens infolge eines Zwerchfellhochstandes durch Meteorismus nach oben rechts, es kann zu einer Koronarminderdurchblutung kommen |
| **Diagnostik** | • **Anamnese**: evtl. Probleme im familiären oder beruflichen Umfeld, **Laxantienabusus**<br>• **Palpation:** evtl. **schmerzhafte Walze** entlang des Kolonrahmens<br>• Laborparameter normal, Hämoccult negativ<br>• **Ausschlussdiagnostik** mittels Sono, Stuhlproben, Koloskopie, Kolonkontrasteinlauf<br>! Patienten mit Reizdarm über Jahre im Auge behalten, ob sich an der Symptomatik etwas ändert und die Diagnose Reizdarm möglicherweise revidiert werden muss! |
| Differentialdiagnose | • Kolonkarzinom<br>• M. Crohn, Colitis ulcerosa<br>• infektiöse Kolitis<br>• Divertikulitis, Appendizitis, Adnexitis<br>• Ulkuskrankheit |
| **Therapie** | • **diätetische Stuhlregulierung, Reduktion von Laxanzien**<br>• evtl. **Psychotherapie**, autogenes Training<br>• **symptomatische Medikation** (Loperamid, Klistiere)<br>• evtl. leichte Sedativa, Plazebo |
| Prognose | • schlechte Prognose, wenn eine psychische Grundproblematik vorliegt und diese nicht behandelt wird<br>• Von der schmerzlosen Diarrhoe ist eine bessere Prognose zu erwarten als von der spastischen Obstipation.<br>• Lebenserwartung nicht eingeschränkt |

## 5.4.4 Ileus

> **Definition**
> **Ätiologie/Einteilung:** mechanischer Ileus · paralytischer Ileus
> **Pathogenese:** Wasser- und Elektrolytverluste · Endotoxinämie · Schleimhautschädigung
> **Klinik:** Erbrechen · abdominelle Schmerzen · Meteorismus · Stuhl- und Windverhalt · Durchwanderungsperitonitis
> **Diagnostik:** Anamnese · klingende Darmgeräusche · Abdomenleeraufnahme · Spiegelbildung · geblähte Darmschlingen
> **Therapie:** Sympathikolyse · Spinal- oder Periduralanästhesie · Dekompressionssonde · frühzeitige OP · hohe postoperative Letalität

| | |
|---|---|
| **Definition** | **Unterbrechung der Darmpassage** durch ein Passagehindernis oder eine Darmparese (meistens sympathikotone Hemmung) mit **proximaler Darmüberdehnung**. Diese kann im Dünndarm (**hoher Ileus**) oder im Dickdarm (**tiefer Ileus**) vorliegen. |

Epidemiologie

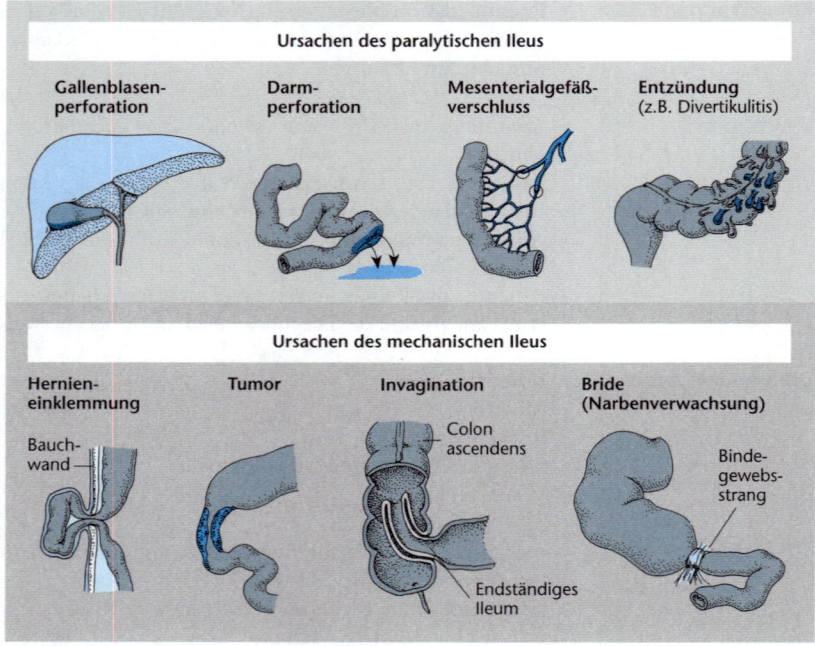

**Abb. 5.9:** Ursachen des Ileus [1]

**Ätiologie/Einteilung**

- **mechanischer Ileus** durch **Passagehindernis**: am häufigsten durch
  - **Briden** und **Adhäsionen**
  - danach folgen Hernien und Tumoren
- **paralytischer Ileus** durch Darmparese

| primäre Form | Gefäßverschlüsse mit hämorrhagischer Infarzierung, seltener Gefäßkompressionen (Ischämie) |
|---|---|
| sekundäre Form | reflektorisch (z.B. Peritonitis), Stoffwechselerkrankungen, medikamentös (z.B. Morphingabe), toxisch |
| idiopathische Form, Ogilvie-Syndrom | Ursache unbekannt, evtl. Überwiegen des Sympathikotonus |

**Tab. 5.14:** Unterteilung und Ursachen des paralytischen Ileus

**Pathogenese**

- Beim hohen Dünndarmileus kommt es hauptsächlich zu Schäden durch **Wasser- und Elektrolytverluste**, da der Weitertransport nicht möglich ist und es zum Erbrechen kommt.
- Bei den anderen Ileusformen kommt es dagegen zu einer **Schleimhautschädigung** und **Endotoxinämie**.
- Stase ⇒ Darmwandüberdehnung ⇒ lokale Durchblutungsstörungen ⇒ Darmwandödem ⇒ Flüssigkeits- und Eiweißverluste ins Darmlumen ⇒ Hypovolämie, Schock

**Klinik**
Symptome

| Lokalisation | Symptomatik |
|---|---|
| hoher Dünndarmileus | • sofortiges heftiges **Erbrechen** von Speisen, Magensaft und Galle<br>• wenig **abdominelle Schmerzen**<br>• kein Meteorismus |
| tiefer Dünndarmileus | • fäkulantes Erbrechen<br>• kolikartige abdominelle Schmerzen<br>• Meteorismus<br>• anfangs noch Stuhl- und Windabgang möglich |
| Dickdarmileus | • kein oder sehr spätes Erbrechen<br>• krampfartiger abdomineller Schmerz<br>• starker Meteorismus<br>• Stuhl- und Windverhalt<br>• Tenesmen mit Blut- und Schleimabgang |

**Tab. 5.15:** Symptome des Ileus in Abhängigkeit von der Lokalisation

Komplikationen     **Durchwanderungsperitonitis**

**Diagnostik**

- **Anamnese:** postoperativ?, posttraumatisch?, Schmerzcharakter, Beschwerdedauer
- **Auskultation:** klingende Darmgeräusche beim mechanischen, keine Darmgeräusche beim paralytischen Ileus
- **Palpation:** rektal digitale Untersuchung, Abtastung der Bruchpforten
- **Labor:** Leukozytose, Herzfrequenz- und Temperaturanstieg (Strangulationsileus), Elektrolyt- und Volumenverlust
- bildgebende Verfahren:
  - **Abdomenleeraufnahmen** in Linksseitenlage und im Stehen: **Spiegelbildung, geblähte Darmschlingen**, Zwerchfellhochstand, Aerobilie beim Gallensteinileus
  - **Sono:** Peristaltik, luft- und flüssigkeitsgefüllte Darmschlingen
  - Kontrastmitteleinlauf

Differentialdiagnose

- **internistische Erkrankungen:** akute Pankreatitis, Gastroenteritis, Kolitiden, Cholezystitis, Intoxikation, Mekoniumileus, M. Hirschsprung
- **chirurgische Erkrankungen:** Divertikulitis, Appendizitis, Gallenkolik, Mesenterialinfarkt
- **urologische und gynäkologische Erkrankungen:** Nierenkolik, Pyelonephritis, Adnexitis, Extrauteringravidität

**Therapie**
konservativ

- Nahrungskarenz
- Magensonde
- Elektrolyt- und Volumenausgleich
- antibiotische Prophylaxe
- paralytischer Ileus: medikamentöse Peristaltikanregung durch **Sympathikolyse** und Parasympathikomimetika

minimal-invasiv     paralytischer Ileus: **Spinal- oder Periduralanästhesie** (Sympathikolyse)

endoskopisch

- Ogilvie-Syndrom: **Dekompressionssonde**
- paralytischer Ileus: Saugdekompression

operativ

- mechanischer Ileus: **frühzeitige OP** (Beseitigung der Obstruktion)
- paralytischer Ileus: Ursachenbeseitigung

Prognose     **hohe postoperative Letalität** von 25 %, Gesamtletalität 10–25 %

## 5.4.5 Divertikulose

> **Definition**
> **Ätiologie:** hoher Darminnendruck · Bindegewebsschwäche
> **Pathogenese/Einteilung:** Pseudodivertikel · echte Divertikel
> **Klinik:** Schmerzen im linken Unterbauch · Divertikulitis
> **Diagnostik:** Koloskopie · Magen-Darm-Passage · Kolonkontrasteinlauf ·
> Abdomenleeraufnahme · CT
> **Therapie:** Stuhlregulierung · ballaststoffreiche Ernährung · Flüssigkeitszufuhr ·
> Antibiose · OP von Komplikationen

**Definition**

Divertikel sind **Ausstülpungen der Darmwand** nach außen.

**Epidemiologie**

mit zunehmendem Alter häufiger, Großteil der Menschen im **Rentenalter** hat Divertikel

**Ätiologie**

- **hoher Darminnendruck**, z. B. bei Obstipation
- zunehmende **Bindegewebsschwäche** im Alter

**Pathogenese/ Einteilung**

- **Pseudodivertikel:** Nur die Lamina mucosa und submucosa stülpen sich durch die Lamina muscularis, meist am Ort des geringsten Widerstands (Gefäßlücken). Man findet sie bevorzugt im Colon descendens und sigmoideum.
- **echte Divertikel:** Alle Wandschichten des Darmes stülpen sich aus. Sie kommen bevorzugt im Coecum und Colon ascendens vor.

**Klinik**
Symptome

**Schmerzen im linken Unterbauch**

Komplikationen

- **Divertikulitis** und ihre Komplikationen (perikolischer Abszess, Douglasabszess, Perforation, Fisteln)
  *!* Die Divertikulitis ist die Appendizitis des älteren Patienten.
- Blutung
- Stenose, Ileus
- gynäkologische und urologische Erkrankungen

**Diagnostik**
apparative Untersuchung

- **Labor:** erhöhte Entzündungswerte bei Divertikulitis
- Endoskopie: **Koloskopie**
  *!* Die Divertikulitis ist eine relative KI für die Koloskopie, da Perforationsgefahr besteht.
- bildgebende Verfahren: Darstellung durch **Magen-Darm-Passage** oder **Kolonkontrasteinlauf**, **Abdomenleeraufnahme** und **CT** zur Diagnostik der Divertikulitis und evtl. Komplikationen

Differentialdiagnose

M. Crohn, Kolonkarzinom, Reizdarmsyndrom

**Therapie**

konservativ

- *Divertikulose:* **Stuhlregulierung** und **ballaststoffreiche Ernährung** sowie reichlich **Flüssigkeitszufuhr**
- *Divertikulitis:* **Antibiose**, je nach Schweregrad leichte Kost oder parenterale Ernährung, evtl. Spasmolytika

operativ

**operative Sanierung** von Komplikationen

Prognose

- gute Prognose bei unkomplizierter Divertikulose
- hohe Letalität bei notfallmäßiger OP von Komplikationen

## 5.4.6 Akute Appendizitis

> **Definition**
> **Ätiologie/Einteilung:** akutes katarrhalisches Stadium · ulzeröses Stadium · gangränöses Stadium
> **Klinik:** Schmerzen Epigastrium/rechter Unterbauch · Übelkeit · Obstipation · Durchfall
> **Diagnostik:** Druckschmerz Mc Burney/Lanz · Loslassschmerz nach Blumberg · Rovsing-Zeichen · Ampullendruckschmerz · Psoasschmerz · rektal-axilläre Temperaturdifferenz · Leukozytose
> **Therapie:** Nahrungskarenz · Appendektomie

**Definition**

Akute seröse oder phlegmonöse Entzündung der Appendix, die zu einem akuten Abdomen führen kann.

Epidemiologie

- häufigste intraabdominelle Erkrankung
- Geschlechterverhältnis: m > w
- Häufigkeitsgipfel: 5.–30. Lj.

**Ätiologie/Einteilung**

- **akutes katarrhalisches Stadium:**
  - Entzündung der Schleimhaut mit Ödembildung und Hyperämie
  - spontan rückbildbar
- **ulzeröses Stadium:**
  - Appendix ist gerötet und vergrößert
  - Mukosa weist Erosionen und Ulzerationen auf
  - Lumen ist mit Schleim und Eiter gefüllt
- **gangränöses Stadium:**
  - Abszesse und Nekrosen der Organwand
  - Es kann zu einer Perforation kommen, die zu einem lokalen perityphlitischen Abszess oder einer diffusen Peritonitis führen kann

**Klinik**

Symptome

- anfangs **Schmerzen im Epigastrium**, die in den **rechten Unterbauch** wandern, erst kolikartig, dann kontinuierlich
- **Übelkeit**, Appetitlosigkeit
- **Obstipation** oder **Durchfall**

Komplikationen

Perforation, perityphlitischer Abszess, diffuse Peritonitis

**Diagnostik**

körperliche
Untersuchung

- **Palpation:**
  - umschriebener **Druckschmerz am Mc-Burney- und Lanz-Punkt**
  - positiver **Loslassschmerz nach Blumberg**
  - positives **Rovsing-Zeichen** (Schmerzen beim retrograden Ausstreichen des Kolons)
  - evtl. positiver **Psoasschmerz** oder **Ampullendruckschmerz**
- **rektal-axilläre Temperaturdifferenz** von mehr als 0,5 °C

apparative
Untersuchung

- **Labor:** milde **Leukozytose**
- **Sono:** entzündliche Infiltrate

Differentialdiagnose

alle Krankheiten, die mit einem akuten Abdomen einhergehen können

**Therapie**

konservativ

- **Nahrungskarenz**
- Bei Komplikationen und Inoperabilität Antibiose

minimal-invasiv/
operativ

**Appendektomie**

Prognose

Die Prognose bei einer frühen operativen Sanierung ist sehr gut. Bei Komplikationen kann die Letalität bis zu 5 % betragen.

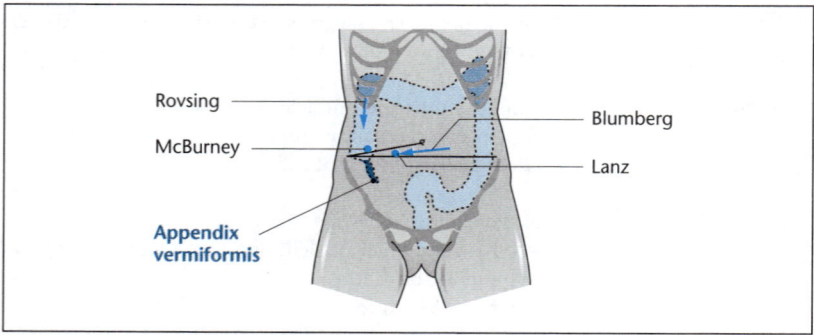

**Abb. 5.10:**  Lage der Schmerzpunkte bei der akuten Appendizitis [8]

## 5.4.7 Kolonpolypen, Polyposis-Syndrome

**Definition**
**Ätiologie:** genetische Faktoren
**Einteilung:** tubuläre Adenome · villöse Adenome · tubulovillöse Adenome · Adenomatosis coli · Gardner-Syndrom · Cronkhite-Canada-Syndrom · Peutz-Jeghers-Syndrom
**Klinik:** Zufallsbefund · Obstruktion · Durchfälle · maligne Entartung
**Diagnostik:** Hämoccult-Test · Hypokaliämie · Koloskopie mit Histologie · Doppelkontrasteinlauf
**Therapie:** Polypektomie · Kontrollkoloskopien · operative Entfernung

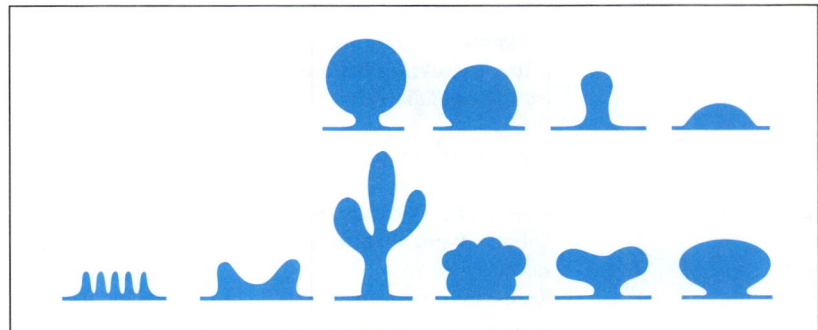

**Abb. 5.11:** Wuchsformen gastrointestinaler Polypen [10]

**Definition**

Polypen sind **Gewebsprotrusionen** ins Darmlumen unterschiedlicher Morphologie mit keiner bis hoher Entartungstendenz. Von **Polyposis** spricht man, wenn mehrere oder zahlreiche (rasenartige) Polypen in einem Darmabschnitt vorkommen.

Epidemiologie

- Häufigkeit von Polypen, besonders von tubulären Adenomen, nimmt mit dem Alter zu
- Prädispositionsalter: 50 Jahre
- geographische Unterschiede: hohe Inzidenz in westlichen Industrieländern, niedrige Inzidenz in Asien und Südamerika
- Familiäre Adenomatosen finden sich häufig vor dem 20. Lj.

**Ätiologie**

- **genetische Faktoren**
- Umweltfaktoren
- Ernährung

**Einteilung**

- bevorzugte **Lokalisation:** Sigma und Rektum
- 95 % **neoplastische** Polypen (Präkanzerosen)
  - 75 % **tubuläre Adenome**
  - 10 % **villöse Adenome**
  - 15 % **tubulovillöse Adenome**

95 % aller Kolonkarzinome entwickeln sich aus tubulären Adenomen.

- 5 % **nichtneoplastische** Polypen
  - hyperplastisch: lokale Proliferation
  - entzündlich: Pseudopolypen, z. B. bei Colitis ulcerosa
- **primäre Polyposis**
  - **Adenomatosis coli:** obligate Präkanzerose mit einem Entartungsrisiko von 80–100 % bis zum 40. Lj.
  - **Gardner-Syndrom:** Karzinomrisiko fast 100 %, zusätzlich Osteome, Osteofibrome und Epidermoidzysten
  - **Cronkhite-Canada-Syndrom:** generalisierte GI-Polypose, Karzinomrisiko 20 %, therapierefraktäre Diarrhoe, Hyperpigmentierung der Haut
  - **Peutz-Jeghers-Syndrom:** hauptsächlich Dünndarmpolypen, Karzinomrisiko 2–3 %, Sommersprossen-ähnliche Melaninflecken der Lippen, erhöhtes Risiko für Ovarial- und Hodentumoren

**Klinik**

Symptome

- oft klinisch stumm, meist **Zufallsbefund** bei Koloskopie
- evtl. **Obstruktion** bei großen Polypen
- evtl. **Durchfälle** bei großen villösen Adenomen

Komplikationen

**maligne Entartung,** Obstruktion, Ileus

**Diagnostik**

- **Hämoccult-Test** zum Nachweis eines okkulten Blutabgangs
- **Labor: Hypokaliämie** bei großen villösen Adenomen durch Sekretion kalium-reichen Schleims
- **Koloskopie mit Histologie**
- bildgebende Verfahren: **Doppelkontrasteinlauf**

Differentialdiagnose

Karzinome, M. Crohn, malignes Lymphom

**Therapie**

endoskopisch

- **Polypektomie** mit der Diathermieschlinge
- je nach Histologie **Kontrollkoloskopien**
- *!* Bei Nachweis einer Polyposis coli immer den **gesamten GIT untersuchen** sowie **nach extraintestinalen Manifestationen fahnden.**

operativ

bei breitbasigen oder sehr großen Polypen sowie Adenomatosis coli **operative Entfernung**

Prognose

abhängig vom histologischen Befund und dem Zeitpunkt der Diagnosestellung bzw. Therapie

## 5.4.8 Kolorektales Karzinom

**Definition**
**Ätiologie:** Vorerkrankungen · genetische Faktoren · Ernährung
**Einteilung:** Dukes-Stadien · Adenokarzinom ·
**Klinik:** Änderung der Stuhlgewohnheiten · Blut im Stuhl
**Diagnostik:** Palpation · Resistenz · rektale Untersuchung · positiver Hämoccult-Test · Koloskopie mit Biopsie · Doppelkontrasteinlauf · Abdomensono · Abdomen-CT · Hämorrhoiden
**Therapie:** Chemotherapie · Strahlentherapie · En-bloc-Resektion · Palliativmaßnahmen · CEA und CA 19-9 zur Verlaufskontrolle

**Definition**

Das kolorektale Karzinom ist meist ein differenziertes **Adenokarzinom** und metastasiert relativ spät. Die Ausbreitung erfolgt hauptsächlich lymphogen, die hämatogene Streuung betrifft überwiegend die Leber.

Epidemiologie

- Häufigkeit: häufigstes Karzinom des GIT
- Geschlechterverhältnis: bei Frauen 2.-häufigstes, bei Männern 3.-häufigstes Karzinom
- Prädispositionsalter: 6. und 7. Lebensjahrzehnt

**Ätiologie**

- **Vorerkrankungen:** Colitis ulcerosa, M. Crohn, Sprue, andere Tumoren, Adenome
- **genetische Faktoren:** Lynch-Syndrom = HNPCC-Syndrom (**h**ereditäres **n**icht **polyp**oides **C**arcinoma **c**oli), Polyposis-Syndrome
- **Ernährung:** hoher Fett- und Fleischverzehr, ballaststoffarme Kost
- tumorfördernde bakterielle Metabolite: z. B. Umwandlung der primären Gallensäuren durch Anaerobier der Darmflora in karzinogene Substanzen
- Z.n. Radiotherapie

**Einteilung**
Dukes-Stadien

- Dukes A: Karzinom auf die Darmwand beschränkt
- Dukes B: Übergreifen des Tumorgewebes auf das Gekröse
- Dukes C: Befall der regionalen LK
- Dukes D: Fernmetastasen

Histologie

- **95 %** aller malignen Kolonkarzinome sind **Adenokarzinome**
  - 80 % differenzierte Adenokarzinome
  - 10 % schleimbildende Karzinome
  - 10 % undifferenzierte und szirrhöse Karzinome
- **5 %** aller malignen Kolonkarzinome sind **Plattenepithelkarzinome** (von der Analregion ausgehend), Leiomyosarkome, entartete Karzinoide, maligne Melanome und maligne Lymphome
- bevorzugte **Lokalisation:** 70 % der Karzinome finden sich im **Sigma** und **Rektum**

**Klinik**
Symptome

- **Änderung der Stuhlgewohnheiten**, z. B. Obstipation und Diarrhoe im Wechsel, Bleistiftstühle
- ! Karzinome im Colon descendens fallen früher auf als solche im Colon ascendens, weil die Stuhlkonsistenz zum Anus hin immer fester wird und sie sich durch Obstruktionserscheinungen bemerkbar machen
- **Blut im Stuhl**
- Bauchschmerzen, Gewichtsverlust, Leistungsknick, Anämie

> Ein positiver Hämoccult-Test ist (besonders beim älteren Menschen) hochgradig verdächtig auf ein kolorektales Karzinom. Daher sollte das gesamte Kolon nach einem Karzinom durchsucht werden.

**Diagnostik**

- **Palpation:** tastbare Resistenz im Abdomen, digital-rektale Untersuchung
- **Labor:** Eisenmangelanämie, positiver Hämoccult-Test
- ! Die Tumormarker CEA und CA 19-9 sind zur Diagnostik nicht geeignet!
- **Endoskopie:** Koloskopie mit Biopsie, Endosono
- bildgebende Verfahren: **Doppelkontrasteinlauf**, **Abdomensono** und Rö-Thorax zur Diagnostik von Metastasen, **Abdomen-CT**, radioaktiv markierte CEA-Antikörper zur Metastasensuche

Differentialdiagnose

- **Hämorrhoiden**, Analfissur, Proktitis
- ! 50 % aller Patienten mit Kolonkarzinom bluten auch aus Hämorrhoiden.
- gutartige Polypen
- chron. entzündliche Darmerkrankungen

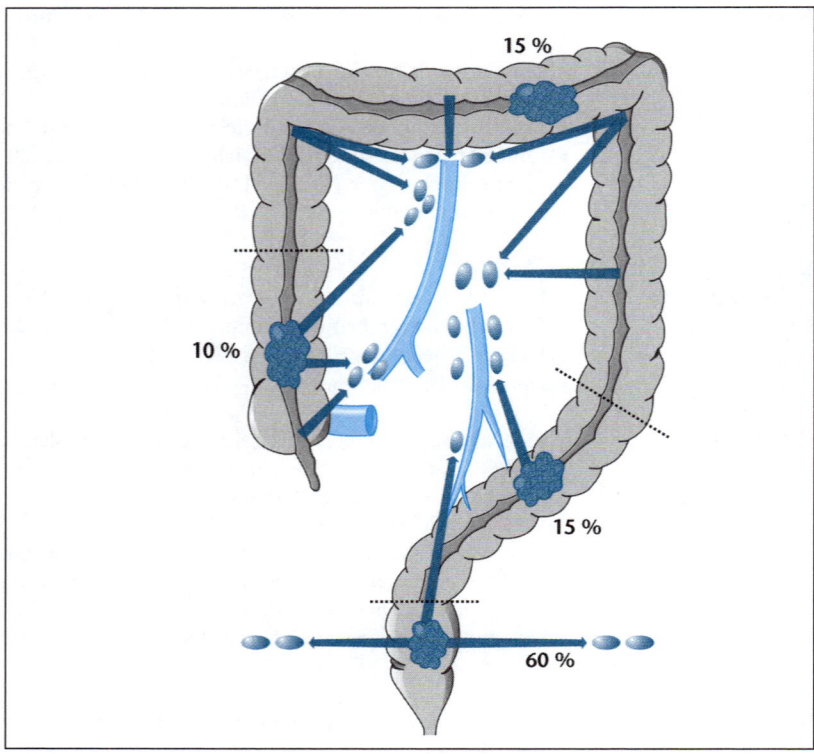

**Abb. 5.12:**   Lokalisation und Lymphabflüsse des Kolon-Ca.

**Therapie**
konservativ

- Chemotherapie zur adjuvanten und palliativen Therapie
- Strahlentherapie zur Schmerzbehandlung

endoskopisch

bei Inoperabilität Tumorverkleinerungen mittels Laser-, Elektro- oder Kryotherapie

operativ

- **En-bloc-Resektion** mit Entfernung des regionalen Lymphabflussgebietes
- Lebermetastasenresektion
- evtl. **Palliativmaßnahmen:** Umgehungsanastomosen, Anus praeter

> **CEA** und **CA 19-9** sind zwar für die Diagnostik nicht spezifisch genug, sie korrelieren aber gut mit der Tumormasse und können **zur postoperativen Verlaufskontrolle** herangezogen werden.

Prognose

- Prognose abhängig vom TNM- bzw. Dukes-Stadium:
  - Dukes A: 90 % 5-JÜR
  - Dukes B: 50 %
  - Dukes C: 20–30 %
- Lokalrezidive in ca. 20 %
- durch adjuvante Chemotherapie Senkung der Rezidivrate und Mortalität
- 15 % aller Todesfälle in den westlichen Industrieländern gehen auf das Konto des kolorektalen Karzinoms.

# 5.5 Proktologie

## 5.5.1 Hämorrhoiden

> **Definition**
> **Ätiologie/Pathogenese:** chron. Obstruktion · erhöhter Sphinktertonus
> **Einteilung:** Hämorrhoiden I.–IV. Grades
> **Klinik:** Nässen · Jucken · Infektion · hellrote Blutung · Thrombose · Blut am Toilettenpapier
> **Diagnostik:** digital-rektale Untersuchung · Proktoskopie/Rektoskopie
> **Therapie:** Stuhlregulierung · Analhygiene · Sklerosierung · Gummibandligatur · Infrarotkoagulation · submuköse Resektion

**Definition**

Hämorrhoiden sind **variköse Aufweitungen des Corpus cavernosum recti**. Sie werden von 3 **Aa. haemorrhoidales** gespeist, die aus der **A. rectalis superior** kommen. Deswegen treten Hämorrhoiden an 3 Stellen in Steinschnittlage auf – bei **2, 5** und **9 Uhr**.

**Ätiologie/ Pathogenese**

- **chron. Obstruktion** mit verstärktem Pressen bei der Defäkation
- **erhöhter Sphinktertonus**
- Adipositas, sitzende Lebensweise

**Einteilung**

- **Hämorrhoiden I. Grades:** häufigste Form, nur proktoskopisch, nicht palpatorisch erfassbar, Blutungsneigung
- **Hämorrhoiden II. Grades:** Prolaps bis zum Analrand beim Pressen, aber spontane Retraktion, digital reponierbar, Blutungsneigung, Nässen, Brennen
- **Hämorrhoiden III. Grades:** Prolaps bis zum Analrand beim Pressen, aber keine spontane Retraktion, digital reponierbar, weniger Blutungsneigung wegen beginnender Fibrosierung, brennende Schmerzen
- **Hämorrhoiden IV. Grades:** Prolaps bis zum Analrand beim Pressen, aber weder spontane Retraktion noch digitale Reponierbarkeit, starke Schmerzen, ulzerierte Schleimhaut

**Klinik**
Symptome

- Hämorrhoiden fallen meist erst durch Sekundärveränderungen wie **Nässen, Jucken, Infektion, hellrote Blutung, Thrombose** auf
- **Blut am Toilettenpapier**

Komplikationen

- akute Hämorrhoidalblutung
- gelegentlich Analprolaps bei Grad IV

**Diagnostik**

- **digital-rektale Untersuchung** mit und ohne Pressen: Hämorrhoidalknoten an typischer Stelle

> Vorsicht bei Patienten mit dekompensierter Leberinsuffizienz. Die Rektalvarizen könnten Teil des Pfortaderumgehungskreislaufs sein und bei der Untersuchung sehr stark bluten.

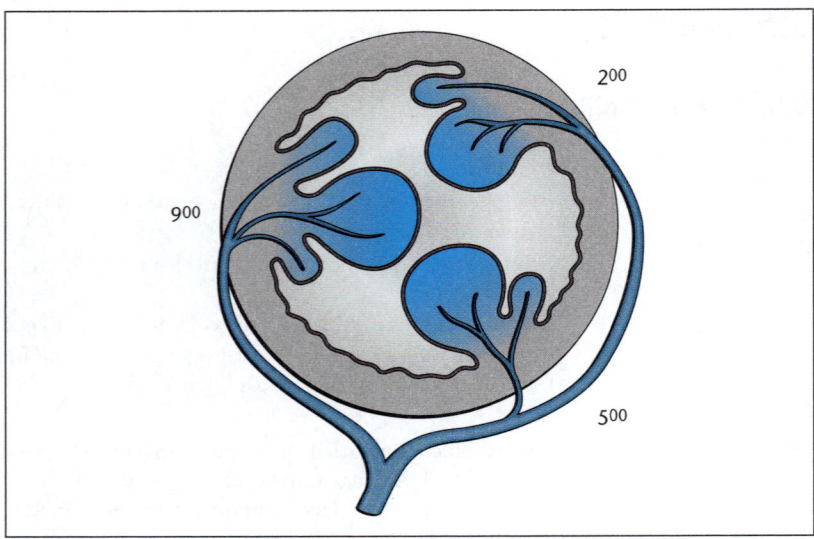

**Abb. 5.13:**  Arterielle Gefäßversorgung der Hämorrhoidalknoten [8]

- **Proktoskopie/Rektoskopie:** prolabierte blau-livide Knoten im Analkanal

Differentialdiagnose
- Perianalthrombose
- Analkarzinom
! Nie Hämorrhoiden behandeln, ohne ein Karzinom ausgeschlossen zu haben!

**Therapie**
konservativ
- **Stuhlregulierung**
- **Analhygiene**
- Gewichtsreduktion
- evtl. Salbenkompresse
- evtl. Analtampon mit Mullstreifen

minimal-invasiv
- **Sklerosierung**
- **Gummibandligatur**
- **Infrarotkoagulation**

operativ
- **submuköse Resektion** (immer bei Grad IV) und Ligatur der zuführenden Arterien
- evtl. Sphinkterotomie zur Rezidivprophylaxe oder Analdehnerbehandlung

Prognose
- gute Prognose, allerdings können Rezidive auftreten
- Das Problem ist, dass viele Patienten die Krankheit aus Scham verschleppen.

## 5.5.2 Perianalvenenthrombose

> **Definition**
> **Ätiologie:** starkes Pressen · körperliche Anstrengung
> **Klinik:** starke Schmerzen
> **Diagnostik:** digital-rektale Untersuchung · Proktoskopie
> **Therapie:** Stuhlregulation · lokal antiphlogistische Maßnahmen · Exzision

**Definition**

Kommt es zu einer Thrombose der perianal gelegenen Venen, entwickelt sich relativ schnell eine livide umschriebene Schwellung am äußeren Afterrand, die sehr oft sehr schmerzhaft ist. Begleitet wird sie meist von einem Ödem.

**Ätiologie**

- **starkes Pressen**, z.B. Geburt
- **körperliche Anstrengung**
- Exposition mit feuchter Kälte

**Klinik**

plötzlich einsetzende **starke Schmerzen** (Patient kann nicht mehr sitzen)

**Diagnostik**

- **digital-rektale Untersuchung**
- **Proktoskopie**

Differentialdiagnose

Hämorrhoiden, Analkarzinom

**Therapie**
konservativ

- **Stuhlregulation**
- **lokal antiphlogistische Maßnahmen**

operativ

**Exzision,** anschließend Sitzbäder

Prognose

spontane Ausheilung
*!* Als Residuum bleibt eine **Mariske**.

## 5.5.3 Analkarzinom

> **Definition**
> **Einteilung:** Analrandkarzinom · Analkanalkarzinom · Plattenepithelkarzinom
> **Klinik:** Blutungen · Pruritus · Kontinenzstörungen
> **Diagnostik:** Inspektion · Palpation · Rektoskopie mit Biopsie · totale Koloskopie · Leisten- und Abdomensono
> **Therapie:** Bestrahlung · adjuvante Chemotherapie · Rektumamputation · lokale Resektion

**Definition**

Das Analkarzinom macht 5 % aller kolorektalen Tumoren aus.

**Einteilung**

- topographisch: **Analrand-** und **Analkanalkarzinome**
- histologisch:
  - **Plattenepithelkarzinom**
  - Adenokarzinom
  - kloakogene/basaloide Karzinome

| | |
|---|---|
| **Klinik** | • **Blutungen**<br>• **Pruritus**<br>• **Kontinenzstörungen**, verschmierte Unterwäsche |
| **Diagnostik** | • **Inspektion** und **Palpation**<br>• Endoskopie: **Rektoskopie mit Biopsie, totale Koloskopie**<br>• bildgebende Verfahren: **Leisten- und Abdomensono**, Abdomen-CT, Rö-Thorax |
| Differentialdiagnose | • Analabszess<br>• Ulkus, Ekzem, Psoriasis im Analbereich<br>• Analprolaps, Rektumprolaps<br>• Condylomata acuminata/lata<br>• M. Paget<br>• M. Bowen |
| **Therapie**<br>konservativ | • **Bestrahlung** des Plattenepithel- und kloakogenen/basaloiden Karzinoms<br>• evtl. **adjuvante Chemotherapie** |
| operativ | • chirurgische Entfernung bei Adenokarzinomen des Analkanals, Resttumoren nach Bestrahlung oder Rezidivtumoren durch **Rektumamputation**<br>• **lokale Resektion** bei Analrandkarzinomen |
| Prognose | • nach radikaler Therapie relativ gute Prognose (5-JÜR ca. 60–80 %)<br>• selbst bei Vorliegen von Metastasen noch relativ gute Prognose (30 % heilbar) |

# 5.6 Leber

| | |
|---|---|
| Anatomie | • **größte Drüse** des Körpers mit einem Gewicht von 1500 g<br>• rotbraune Farbe, weich, druckunempfindlich, glatt spiegelnde Oberfläche, atemverschieblich<br>• **A. hepatica** ist nutritives Gefäß ($O_2$-Versorgung der Leber)<br>• **V. portae** ist funktionelles Gefäß (nährstoffreiches Blut) |
| Physiologie | • **Aminosäuren- und Eiweißstoffwechsel**<br>  – Aufnahme und Verteilung von Aminosäuren und Proteinen<br>  – Synthese von Proteinen<br>  – Harnstoffzyklus<br>• **Kohlenhydratstoffwechsel**<br>  – Glykogenspeicherung<br>  – Glukoneogenese<br>  – bei Überschreitung der Speicherkapazität für Glykogen Umwandlung in Triglyzeride<br>• **Fettstoffwechsel**<br>  – Synthese von Triglyzeriden aus Kohlenhydraten und Aminosäuren<br>  – Synthese von Apoproteinen für den Triglyzeridtransport im Blut<br>  – Synthese von Galle und Zellmembranbestandteilen (Cholesterin, Phospholipide)<br>*!* Pro Tag wird von den Hepatozyten etwa 1 l **Galle** sezerniert.<br>  – Abbau der Fettsäuren |

# 5.6.1 Hepatitis A

> **Definition**
> **Ätiologie:** Hepatitis-A-Virus · fäkal-oral · Inkubationszeit · unzureichende hygienische Verhältnisse · Sozialeinrichtungen
> **Klinik:** asymptomatisch · uncharakteristische Beschwerden · grippales Vorstadium · Ikterus
> **Diagnostik:** Anamnese · druckempfindliche Hepatomegalie · Transaminasen ↑ · HAV im Stuhl · IgM-Antikörper im Serum
> **Therapie:** keine spezifische Therapie · keine Isolierung · Hygienemaßnahmen · Immunisierung · Ausheilung · protrahierte Verläufe · Quick-Wert

**Definition**

- Die Hepatitis A ist eine **meldepflichtige diffuse, nichteitrige Leberzellentzündung** durch das **Hepatitis-A-Virus (Picornavirus)**. Sie verläuft von allen Hepatitiden am mildesten.

**Epidemiologie**

- weltweit 2.-häufigste virale Hepatitis
- ! Höchste Inzidenz und Infektionsgefahr besteht in Ländern mit **unzureichenden hygienischen Verhältnissen.**
- Kleinere Epidemien kommen immer wieder in **Sozialeinrichtungen** (Kindergärten, Altenheime) vor.
- Großteil der Rentner ist durchseucht (Kriegsgeneration)

**Ätiologie**

- **fäkal-orale**, auch sexuelle und perinatale Übertragung möglich
- Das Virus gelangt auf dem Blutweg zur Leber und in den systemischen Kreislauf, über die Galle gelangt es in den Darm und in den Stuhl.
- **Inkubationszeit: 2–6 Wochen**
- Leberschädigung beginnt 3 Wochen nach Inokulation
- Das Virus kann auch **extrahepatische Organe** befallen (Arthritis, hämolytische Anämie).

**Klinik**
Symptome

- Mehrzahl der Infektionen verläuft **asymptomatisch**
- **uncharakteristische Beschwerden** wie Übelkeit und Brechreiz, Unwohlsein, Müdigkeit, Appetitlosigkeit
- **grippales Vorstadium** mit Fieber und Gelenkschmerzen
- in 30% **Ikterus**

Komplikationen

fulminante Hepatitis mit Leberzerfallskoma

**Diagnostik**

- **Anamnese:** soziale Anamnese, Kontakt zu Erkrankten, Reisen in Entwicklungsländer
- **Palpation:** druckempfindliche Hepatomegalie, evtl. Splenomegalie
- **Labor:** Transaminasen ↑ (de-Ritis-Quotient < 1), Nachweis von HAV im Stuhl und IgM-Antikörpern im Serum, Bilirubin ↑ bei ikterischem Verlauf, evtl. Quick-Wert ↓
- ! De-Ritis-Quotient = GOT : GPT

Differentialdiagnose

- Hepatitis durch andere Viren (Hepatitis B und C, Zytomegalie-Virus, Epstein-Barr-Virus, Herpes-simplex-Virus)
- Hepatitis durch Bakterien (Typhus abdominalis, Leptospiren, Brucellosen)

- Hepatitis durch Parasiten (Malaria, Amöben)
- Autoimmunhepatitis
- toxisch/metabolisch bedingte Hepatitis (Medikamente, Alkohol, M. Wilson)
- akute Stauungsleber

**Therapie**

- **keine spezifische Therapie**, nur bei bekannter Vorschädigung der Leber oder drohender Komplikation
- **keine Isolierung**, außer bei Kleinkindern und stuhlinkontinenten Patienten
- **Hygienemaßnahmen:** separate Hygieneartikel und -orte
- aktive und passive **Immunisierung** zur **Prävention** möglich

Prognose

- keine chron. Verläufe, **Ausheilung** in 4–8 Wochen
- **protrahierte Verläufe** bei vorgeschädigter Leber

> Der **Quick-Wert** kann als **prognostischer Marker** herangezogen werden: Bei einem Abfall unter 30 % droht ein (seltenes) Leberzerfallskoma.

# 5.6.2 Hepatitis B

> **Definition**
> **Ätiologie:** Hepatitis-B-Virus · parenteral · Inkubationszeit
> **Klinik:** asymptomatisch · uncharakteristische Beschwerden · Ikterus · chron. Infektion · Leberzirrhose · Leberzellkarzinom
> **Diagnostik:** Transaminasen ↑ · HBs-Ag · HBc-Ag · HBe-Ag
> **Therapie:** symptomatisch · Interferon-α · postexpositionelle passive Immunisierung · aktive Immunisierung · Lebertransplantation

**Definition**

Die Hepatitis B ist eine meldepflichtige diffuse, nichteitrige Leberzellentzündung durch das Hepatitis-B-Virus (Hepadnavirus).

Epidemiologie

- weltweit **häufigste virale Hepatitis**
- Mensch ist einziger Wirt
- Prävalenz in Industriestaaten 1–5 %, in Entwicklungsländern bei Kindern 20 % und bei Erwachsenen 60–80 %

**Ätiologie**

- Übertragungswege: **parenteral**, durch Sexualverkehr, Blutprodukte, perinatal, Spritzen
- Virusvermehrung in der Leberzelle
- **Inkubationszeit: 4–20 Wochen**
- erhöhtes Infektionsrisiko bei Patienten mit Down-Syndrom, CLL und Immunschwäche

**Klinik**
Symptome

- Mehrzahl der Infektionen verläuft **asymptomatisch**
- **uncharakteristische Beschwerden** wie Übelkeit und Brechreiz, Unwohlsein, Müdigkeit, Appetitlosigkeit, Gelenkschmerzen
- **Ikterus** in 2/3 der Fälle

Komplikationen

- **chron. Hepatitis B** (Persistenz von HBs-Ag über mehr als 6 Monate)
- in 1 % fulminanter Verlauf
- **Leberzirrhose**
- **Leberzellkarzinom**
- Hepatitis mit intrahepatischem Gallenwegsverschluss-Syndrom
- Superinfektion mit dem Delta-Virus (Hepatitis D)
- *!* Ohne Hepatitis B keine Hepatitis D.
- Gianotti-Syndrom: infantile papulöse Akrodermatitis
- chron. membranöse Glomerulonephritis

**Diagnostik**

- **Labor: Transaminasen** ↑, Bilirubin ↑, Quick-Wert ↓, Erfassung von HBV-Trägern durch HBs-Ag
- *!* Normale Transaminasenwerte schließen eine akute Hepatitis aus.
- *!* **Serologie: HBs-Ag** = Surface-Antigen, **HBc-Ag** = Core-Antigen, **HBe-Ag** = Envelope-Antigen
- *!* Je nach Vorhandensein dieser Antigene und deren Antikörper kann auf die Infektiosität, den Infektionsablauf und die klinischen Verlaufsformen geschlossen werden.

| Nachgewiesene Antigene bzw. Antikörper | Aussage |
|---|---|
| Anti-HBs | Schutz vor Neuinfektion bei ausreichendem Titer |
| Anti-HBc | • frühe Infektionsphase<br>• Rekonvaleszenz (Anti-HBc-IgM)<br>• Carrier-Status |
| HBs-Ag | HBV-Träger |
| HBs-Ag, HBe-Ag und Anti-HBc-IgM | beweisend für akute Hepatitis B |
| HBe-Ag | nachweisbar in der Frühphase, Marker für die Infektiosität |
| Anti-HBe | nachweisbar gegen Ende der akuten Periode |
| Anti-HBc-IgG | Durchseuchungsmarker |
| HBs-Ag und Anti-HBs-IgM gleichzeitig | chron. Infektion |

**Tab. 5.16:**   Wichtige Laborparameter der Hepatitis B

- evtl. **Leberbiopsie** zur Abklärung der DD

Differentialdiagnose

- Hepatitis durch **andere Viren** (Hepatitis A und C, Zytomegalie-Virus, Epstein-Barr-Virus, Herpes-simplex-Virus)
- Hepatitis **durch Bakterien** (Typhus abdominalis, Leptospiren, Brucellosen)
- Hepatitis durch Parasiten (Malaria, Amöben)
- **Autoimmunhepatitis**
- **toxisch/metabolisch** bedingte Hepatitis (Medikamente, Alkohol, M. Wilson)
- akute Stauungsleber

**Therapie**
konservativ

- **symptomatisch** bei der akuten Form
- **Interferon-α** bei der chron. Form (Erfolgsrate 50 %)
- Absetzen von hepatotoxischen Substanzen, Bettruhe, leichte Kost
- Laborkontrollen (Transaminasen, HBs-Ag, Anti-HBs)

- **postexpositionelle passive Immunisierung** mit Hepatitis-B-Hyperimmunglobulin innerhalb von 6–12 h, nach 4 Wochen **aktive Immunisierung**
- keine Isolierung

**operativ**

evtl. **Lebertransplantation** bei rascher Progredienz der chron. Hepatitis oder Leberzirrhose

**Prognose**

- hohes HBe-Ag gilt als Hinweis für schlechte Prognose
- geringe Heilungsaussicht bei Superinfektion eines HbsAg-Trägers mit dem Hepatitis-D-Virus
- 3–10 % der Infektionen bei Erwachsenen und 90 % der perinatalen Infektionen verlaufen chron.

## 5.6.3 Hepatitis C

> **Definition**
> **Ätiologie:** Hepatitis-C-Virus · mehrere Subtypen · Risikogruppen · Inkubationszeit
> **Klinik:** asymptomatisch · Ikterus · chron. Hepatitis C · Leberzirrhose · Leberzellkarzinom
> **Diagnostik:** Labor · HCV-RNA · Anti-HCV · Anti-HCV-IgM · Transaminasen ↑
> **Therapie:** frühzeitige Gabe von Interferon und Ribavirin · keine Impfung

**Definition**

Die Hepatitis C ist eine meldepflichtige diffuse, nichteitrige Leberzellentzündung durch das Hepatitis-C-Virus (Flavivirus). Es existieren weltweit mehrere Subtypen.

**Edipemiologie**

- weltweit **3.-häufigste virale Hepatitis**
- Hepatitis-C-Virus ist weniger infektiös als das Hepatitis-B-Virus
- Mensch ist einziger Wirt
- kann bei 0,5–1,5 % aller Blutspender nachgewiesen werden

**Ätiologie**

- **Übertragungswege:** durch Sexualverkehr, Blutprodukte, perinatal, Spritzen
- **Risikogruppen:** Drogenabhängige, medizinisches Personal, Transplantat- und Blutproduktempfänger, Personen mit sexuellem Kontakt zu Virusträgern
- Virusvermehrung in der Leberzelle
- **Inkubationszeit: 2–25 Wochen**

**Klinik**
**Symptome**

- Mehrzahl der Infektionen verläuft **asymptomatisch**
- **Ikterus** in $1/4$ der Fälle

**Komplikationen**

- **chron. Hepatitis C in über 80 %**
- selten fulminanter Verlauf (außer bei HIV-Patienten)
- **Leberzirrhose**
- **Leberzellkarzinom**
- aplastische Anämie
- Agranulozytose
- Kryoglobulinämie
- periphere Neuropathie
- Autoimmun-Thyreoiditis
- Sjögren-Syndrom

| | |
|---|---|
| **Diagnostik** | • **Labor: Transaminasen** ↑ <br> **!** **Serologie:** <br>   • **HCV-RNA:** Nachweis der Infektiosität, Diagnosesicherung <br>   • **Anti-HCV:** wird erst nach 1–5 Monaten positiv und eignet sich deshalb nicht zum sicheren Ausschluss einer Hepatitis C <br>   • **Anti-HCV-IgM:** zur Aktivitätsbestimmung <br>   • keine Verfahren zum Nachweis von HCV-Proteinen vorhanden <br> • evtl. **Leberbiopsie** zur Abklärung der DD |

**Diagnostik**

- **Labor: Transaminasen** ↑
- **!** **Serologie:**
  - **HCV-RNA:** Nachweis der Infektiosität, Diagnosesicherung
  - **Anti-HCV:** wird erst nach 1–5 Monaten positiv und eignet sich deshalb nicht zum sicheren Ausschluss einer Hepatitis C
  - **Anti-HCV-IgM:** zur Aktivitätsbestimmung
  - keine Verfahren zum Nachweis von HCV-Proteinen vorhanden
- evtl. **Leberbiopsie** zur Abklärung der DD

**Differentialdiagnose**

- Hepatitis **durch andere Viren** (Hepatitis A und B, Zytomegalie-Virus, Epstein-Barr-Virus, Herpes-simplex-Virus)
- Hepatitis **durch Bakterien** (Typhus abdominalis, Leptospiren, Brucellosen)
- Hepatitis **durch Parasiten** (Malaria, Amöben)
- **Autoimmunhepatitis**
- **toxisch/metabolisch** bedingte Hepatitis (Medikamente, Alkohol, M. Wilson)
- akute Stauungsleber

**Therapie**

- Absetzen von hepatotoxischen Substanzen, Bettruhe, leichte Kost
- Durch **frühzeitige Gabe von Interferon und Ribavirin** kann bei der akuten Hepatitic C oft eine Ausheilung erreicht werden (Anhebung der Heilungsrate von 15 % auf > 50 %).
- **!** Es existiert **keine Impfung** gegen Hepatitis C.
- Laborkontrollen (Transaminasen, Anti-HCV-IgM)

**Prognose**

- 20–40 % der Patienten mit chron. Hepatitis C entwickeln eine Leberzirrhose, davon entwickeln etwa 4 % ein Leberzellkarzinom.
- Die Prognose ist von Begleiterkrankungen abhängig (z. B. HIV-Infektion).

## 5.6.4 Leberzirrhose

> **Definition**
>
> **Ätiologie:** Alkohol · Virushepatitis
>
> **Pathogenese:** Leberzellnekrose · Bindegewebsvermehrung · Parenchymregeneration · Verlust der Läppchenstruktur
>
> **Einteilung:** makroskopisches Erscheinungsbild · Klassifikation nach Child
>
> **Klinik:** unspezifische Symptome · Leberhautzeichen · hormonelle Störungen · portale Hypertension · hepatische Enzephalopathie · Aszites · hepatorenales Syndrom · Leberzellkarzinom
>
> **Diagnostik:** Palpation · Labor · Koller-Test · Sono · Duplexsono · Endoskopie · Laparoskopie mit Biopsie
>
> **Therapie:** Ballontamponade · Sklerotherapie/Gummibandligatur · Shunt-OP · Lebertransplantation · schlechte Prognose

**Definition**

Bei der Leberzirrhose handelt es sich um ein fortgeschrittenes Stadium verschiedener Lebererkrankungen. Es kommt zu einem **irreversiblen bindegewebigen Umbau** des Leberparenchyms mit **Regeneratknoten**, die das makroskopische Erscheinungsbild des Organs prägen. Funktionelle Folgen sind **Leberinsuffizienz** und **portale Hypertension**.

Epidemiologie
- Häufigkeit: Inzidenz in den westlichen Industrieländern 250:100 000
- Geschlechterverhältnis: m:w = 2:1

**Ätiologie**
- **Alkohol:** am häufigsten in den Industrienationen
- **Virushepatitis:** am häufigsten in den Entwicklungsländern
- Toxine und Medikamente: Tetrachlorkohlenstoffe, Methotrexat, INH (Isoniazid), Drogen, Amiodaron
- Gallenwegserkrankungen: chron. Cholangitis
- autoimmune Ursachen: primär sklerosierende Cholangitis, primär biliäre Zirrhose
- Stoffwechselerkrankungen: M. Wilson, Hämochromatose, $\alpha_1$-Antitrypsin-Mangel, Mukoviszidose
- zirkulatorische Ursachen: chron. Rechtsherzinsuffizienz, Budd-Chiari-Syndrom
- Parasiten: Schistosomen, Leberegel, Bilharziose

**Pathogenese**
- **Makro- und Histopathologie:**
  - **Leberzellnekrose** mit Parenchymschwund mit konsekutiver Leberinsuffizienz
  - **Bindegewebsvermehrung** mit narbiger Septenbildung und Bildung von Pseudolobuli
  - klein- bis grobknotige **Parenchymregeneration** mit Zellatypie
  - **Verlust der** ursprünglichen **Läppchenstruktur**, Kollageneinlagerung und Gallengangswucherungen
- Durch den zirrhotischen Umbau der Leber kommt es zu gestörten Strömungsverhältnissen mit Widerstandserhöhung im Pfortaderbereich und somit zu Umgehungskreisläufen

**Einteilung**
- Klassifikation nach dem **makroskopischen Erscheinungsbild:**
  - mikronoduläre Form (häufig bei alkoholtoxischer Ursache)
  - makronoduläre Form (häufig bei hepatitischer Ursache)
  - gemischtknotige Form
- **Klassifikation nach Child**

| | 1 Punkt | 2 Punkte | 3 Punkte |
|---|---|---|---|
| Bilirubin | < 2,0 mg/dl | 2,0–3,0 mg/dl | > 3,0 mg/dl |
| Albumin | > 3,5 g/dl | 3,0–3,5 g/dl | < 3,0 g/dl |
| Quick | > 70 % | 40–70 % | < 40 % |
| Aszites | keiner | wenig | viel |
| Enzephalopathie | keine | gering | fortgeschritten |

*Auswertung:*
**Child A** → 5–6 Punkte
**Child B** → 7–9 Punkte
**Child C** → 10–15 Punkte

**Tab. 5.17:** Klassifikation nach Child

**Klinik**
Symptome
- **unspezifische Symptome:** leichte Ermüdbarkeit, Appetitlosigkeit, Leistungsschwäche
- **Leberhautzeichen:** Spider naevi, Palmarerythem, Zungenatrophie, Lackzunge, Weißnägel, Dupuytren-Kontraktur, warme Haut, Ödeme, evtl. Ikterus mit Pruritus, Caput medusae (portale Hypertension)
- **hormonelle Störungen:** verminderte Libido und Potenz, Gynäkomastie, gestörter Menstruationszyklus, Hodenatrophie, Bauchglatze

| | |
|---|---|
| Komplikationen | • **portale Hypertension** und dadurch entstehende Umgehungskreisläufe mit der Folge von<br>– Ösophagus- und Fundusvarizen<br>– hepatogenem Ulkus<br>– Splenomegalie<br>• **alkoholtoxische Folgen:**<br>– Pankreatitis<br>– Diabetes mellitus<br>• **hepatische Enzephalopathie:** zentralnervöse Störungen in vier Stadien (Prodromalstadium, drohendes Koma, Stupor, tiefes Koma)<br>• **Aszites** durch verminderten kolloidosmotischen Druck aufgrund von Hypoalbuminämie und Natriumretention<br>• **hepatorenales Syndrom:** reversible Niereninsuffizienz mit Azotämie, Oligurie, Natriumretention und Hyponatriämie<br>• **Leberzellkarzinom**<br>• megaloblastäre Anämie durch Folsäuremangel |

Komplikationen

• **portale Hypertension** und dadurch entstehende Umgehungskreisläufe mit der Folge von
  – Ösophagus- und Fundusvarizen
  – hepatogenem Ulkus
  – Splenomegalie
• **alkoholtoxische Folgen:**
  – Pankreatitis
  – Diabetes mellitus
• **hepatische Enzephalopathie:** zentralnervöse Störungen in vier Stadien (Prodromalstadium, drohendes Koma, Stupor, tiefes Koma)
• **Aszites** durch verminderten kolloidosmotischen Druck aufgrund von Hypoalbuminämie und Natriumretention
• **hepatorenales Syndrom:** reversible Niereninsuffizienz mit Azotämie, Oligurie, Natriumretention und Hyponatriämie
• **Leberzellkarzinom**
• megaloblastäre Anämie durch Folsäuremangel

**Diagnostik**

• **Palpation: Leber derb, höckrig**, anfangs vergrößert, später verkleinert
• **Labor:**
  – Transaminasen, Bilirubin, AP, Ammoniak, Eisen, Kupfer ↑
  – Albumin, Cholinesterase, Kalium, Thrombos, Quick-Wert ↓
  – evtl. positive Virusserologie

> **Koller-Test:** nach Vitamin-K-Gabe erhöht sich der Quick-Wert nicht

• bildgebende Verfahren: **Sono** und **Duplexsono**, Abdomen-CT, MR-Angio
• **Endoskopie**
• invasiv: **Laparoskopie mit Biopsie**

Differentialdiagnose

• **Pfortaderthrombose**
• **Stauungsleber**
• Metastasenleber
• **benigne und maligne Lebertumoren** (fokal noduläre Hyperplasie, Hämangiome, hepatozelluläres Karzinom, Gallengangskarzinom)
• Leberhautzeichen in der Schwangerschaft

**Therapie**
konservativ

• Vitaminsubstitution, Einschränkung der Kochsalzzufuhr und evtl. der Eiweißzufuhr
• **Behandlung der einzelnen Ursachen und deren Komplikationen**: z. B. Verzicht auf alle Toxine, Viruselimination, Immunsuppression, Aderlässe, Beseitigung von Aufstauungen
• Senkung des Pfortaderdrucks durch Nitroglycerin oder β-Blocker
• **Kontrolle**: Sono und α-Fetoprotein zur rechtzeitigen Erkennung eines Leberzellkarzinoms
• **prophylaktische Impfung** gegen Hepatitis B

endoskopisch

• **Ballontamponade:** Sengstaken-Blakemore-Sonde bei Ösophagusvarizen, Linton-Nachlass-Sonde bei Fundusvarizen
• **Sklerotherapie** oder **Gummibandligatur** einer Varizenblutung

operativ

• **Shunt-OPs**, evtl. Devaskularisierung des Magens
• **Lebertransplantation**

Prognose

- **schlechte Prognose**, abhängig von Ursache und Komplikationen
- häufigste Todesursachen sind Leberinsuffizienz und Varizenblutung
- Letalität der akuten Ösophagusvarizenblutung 25–50 %

## 5.6.5 Hämochromatose

Synonym: Bronzediabetes

> **Definition**
> **Einteilung:** primär · adulte Form · sekundär
> **Ätiologie/Pathogenese:** Eisenspeicherkrankheit · pathologische Eisenresorption ·
> Fibrose · Zirrhose · hereditär · HLA-A3, -B7, -B14
> **Klinik:** Leberzirrhose · Diabetes mellitus · Hautpigmentierung · unspezifische
> Frühsymptome · sekundäre Kardiomyopathie · Arthropathie · Endokrinopathie
> **Diagnostik:** Labor · gastroskopische Schleimhaut-Biopsie · Leberbiopsie mit
> Eisenbestimmung · Dichtemessung
> **Therapie:** verminderte Eisenzufuhr · Aderlässe · normale Lebenserwartung

**Definition**

Die Hämochromatose ist eine **Eisenspeicherkrankheit**. Die **pathologische Eisenresorption** erfolgt unabhängig vom Bedarf des Körpers.

Epidemiologie

- Häufigkeit: relativ häufige Krankheit mit einer Prävalenz von 1:4000
- 1:20 heterozygote Träger

**Einteilung**

Es existiert eine primäre und eine sekundäre Form:
- **primäre Hämochromatose:** angeboren
  - **adulte** Form: betrifft vorwiegend Männer von 40–60 Jahren
  - perinatale Form: verläuft immer letal
- **sekundäre Hämochromatose:** Eisenüberlastung bei Hämolyse oder erhöhter Eisenzufuhr, es werden keine so hohen Eisenwerte erreicht

**Ätiologie/ Pathogenese**

- **hereditär:** adulte Form ist autosomal-rezessiv
- Assoziation mit **HLA-A3, -B7 und -B14**
- Eisenresorption auf das 3fache gesteigert
- Die Leber nimmt vermehrt Eisen auf, die Zellen des RES fangen weniger Eisen ab, sodass der Gesamteisengehalt des Körpers auf das 10fache ansteigen kann.
- Das Eisen zerstört die lysosomalen Membranen und stimuliert die Kollagensynthese. Es resultiert eine **Fibrose**, aus der sich eine **Zirrhose** entwickelt.

**Klinik**
Symptome

! Die Hämochromatose ist gekennzeichnet durch die **Trias**
- Leberzirrhose
- Diabetes mellitus und
- vermehrte Hautpigmentierung
- **unspezifische Frühsymptome:** Oberbauchschmerzen, Inappetenz, Übelkeit, Gewichtsverlust, Müdigkeit, Libidoverlust
- **sekundäre Kardiomyopathie**
- **Arthropathie**
- **Endokrinopathie**

Komplikationen

portale Hypertension, Leberzellkarzinom

| Diagnostik | |
|---|---|
| | • **Labor:** Eisen, Ferritin im Serum und Eisenausscheidung im Urin ↑, Transferrin übersättigt |
| | • **Endoskopie:** gastroskopische Biopsie der Schleimhaut |
| | • **bildgebende Verfahren:** Leberbiopsie mit quantitativer Eisenbestimmung, Abdomen-CT mit Dichtemessung der Leber |

> Die Familienmitglieder eines Hämochromatosekranken können mittels **HLA-Typisierung** untersucht werden.

Differentialdiagnose
• erhöhte Ferritinwerte anderer Genese: Entzündungen, Tumoren
• Leberzirrhose anderer Genese

**Therapie**
• **verminderte Eisenzufuhr**
• **Aderlässe** unter regelmäßiger Ferritinkontrolle
• evtl. vermehrte Eisenausscheidung durch Deferoxamin-Therapie
• regelmäßige sonographische Kontrollen zum Ausschluss eines Leberzellkarzinoms

Prognose
• Die Fibrose ist im Ggs. zur Zirrhose reversibel.
• **normale Lebenserwartung** bei rechtzeitiger Therapie

## 5.6.6 Primäres hepatozelluläres Karzinom

> **Definition**
> **Ätiologie:** Leberzirrhose · chron. Hepatitis B und C · Aflatoxine · Nitrosamine · Schwermetalle
> **Klinik:** unspezifische Symptome · paraneoplastische Symptome · Leberzirrhose-Symptome
> **Diagnostik:** $\alpha$-Fetoprotein · bildgebende Verfahren
> **Therapie:** Chemotherapie · Leberteilresektion · Lebertransplantation · schlechte Prognose

**Definition**
Es handelt sich um eines der häufigsten Leberkarzinome. Es metastasiert frühzeitig.

Einteilung
• nodulärer Typ
• massiver Typ
• diffuser Typ

Epidemiologie
• Häufigkeit: in den westlichen Industrienationen wesentlich seltener als in Asien und Afrika (tritt dort auch in früherem Lebensalter auf)
• Geschlechterverhältnis: m : w = 3:1

**Ätiologie**
Risikofaktoren:
• (alkoholische) **Leberzirrhose**
• **chron. Hepatitis B und C** (besonders bei neonataler Hepatitis B)
• **Aflatoxine, Nitrosamine, Schwermetalle**
• anabole Steroide, Thorotrast
• $\alpha_1$-Antitrypsin-Mangel, Hämochromatose
• Schistosomen und Leberegel

| | |
|---|---|
| **Klinik** | • **unspezifische Symptome:** Inappetenz, Unwohlsein, Druckschmerz im rechten Oberbauch, Gewichtsabnahme, Leistungsknick, Ikterus als Spätsymptom<br>• häufig **paraneoplastische Symptome:** Hyperkalzämie, Hypoglykämie, Polyglobulie<br>• **Symptome der Leberzirrhose:** z.B. Aszites, Ösophagusvarizenblutung |
| **Diagnostik** | • **Labor:** α-Fetoprotein-Werte über 200–300 ng/ml<br>• **bildgebende Verfahren:** Sono, Abdomen-CT, Angiographie<br>• invasiv: evtl. Laparoskopie mit Biopsie |
| Differentialdiagnose | • Lebermetastasen, benigne und maligne Lebertumoren<br>• Leberzysten und -abszesse, Echinokokken<br>• erhöhtes α-Fetoprotein bei Hodentumor, Bronchialkarzinom, Hepatitis und Leberzirrhose sowie physiologisch in der Schwangerschaft |
| **Therapie**<br>konservativ | • **Chemotherapie**<br>• prophylaktische Impfung gegen Hepatitis B |
| minimal-invasiv | palliativ: Tumorembolisation, Tumorverödung mittels Alkohol, Laser, Kryotherapie |
| operativ | • **Leberteilresektion**<br>• **Lebertransplantation** |
| Prognose | **schlechte Prognose** durch frühzeitige Metastasierung und meist schlechtem Ausgangszustand der Patienten |

# 5.7 Gallenblase und Gallenwege

## 5.7.1 Cholelithiasis

**Definition**
**Ätiologie:** female · fat · forty · fertile · fair · Östrogene · Cholesterinsteine · Bilirubin-Pigmentsteine · verkalkte Steine
**Klinik:** symptomlos · Druckgefühl · Völlegefühl · Meteorismus · Kolikschmerz
**Diagnostik:** Sono · Beurteilung der Gallenblasenwand · Dichtemessung im CT · Abdomenübersicht
**Therapie:** Spasmolytika · Analgetikagabe · orale Lyse · Gallensäuren · ESWL · lokale Litholyse · ERC · laparoskopische/operative Cholezystektomie

| | |
|---|---|
| **Definition** | Das Vorhandensein von **Konkrementen in den Gallenwegen** nennt man Cholelithiasis. |
| Epidemiologie | • Geschlechterverhältnis: w : m = 2:1<br>• Zunahme mit dem Alter |
| **Ätiologie** | ! **5-F-Regel**, die den „typischen" Gallenstein-Patienten beschreibt:<br>• **female** (weiblich)<br>• **fat** (adipös) |

- **forty** (40)
- **fertile** (fruchtbar)
- **fair** (blond/hellhäutig)
- Risikofaktoren:
  - Behandlung mit **Östrogenen**
  - cholesterinreiche, ballaststoffarme Kost
- Steinzusammensetzung:
  - etwa 90 % **Cholesterinsteine:** meist bei Frauen
  - etwa 10 % **Bilirubin-Pigmentsteine:** bei Patienten mit chron. Hämolyse
  - **verkalkte Steine:** bei entzündlichen Prozessen

**Klinik**

Symptome

- Die Hälfte der Gallensteinträger ist **symptomlos.**
- Ein Teil der Patienten klagt über **postprandiales epigastrisches Druckgefühl, Völlegefühl** oder **Meteorismus.**
- Bei Steineinklemmung imponiert ein charakteristischer **Kolikschmerz**, besonders nach fettreichen Mahlzeiten.

> Der Kolikschmerz strahlt vom rechten Oberbauch in die Flanke und das rechte Schulterblatt aus.

Komplikationen

- **akute Cholezystitis**
- **Cholangitis**
- Gallenblasenhydrops bei Zystikusverschluss

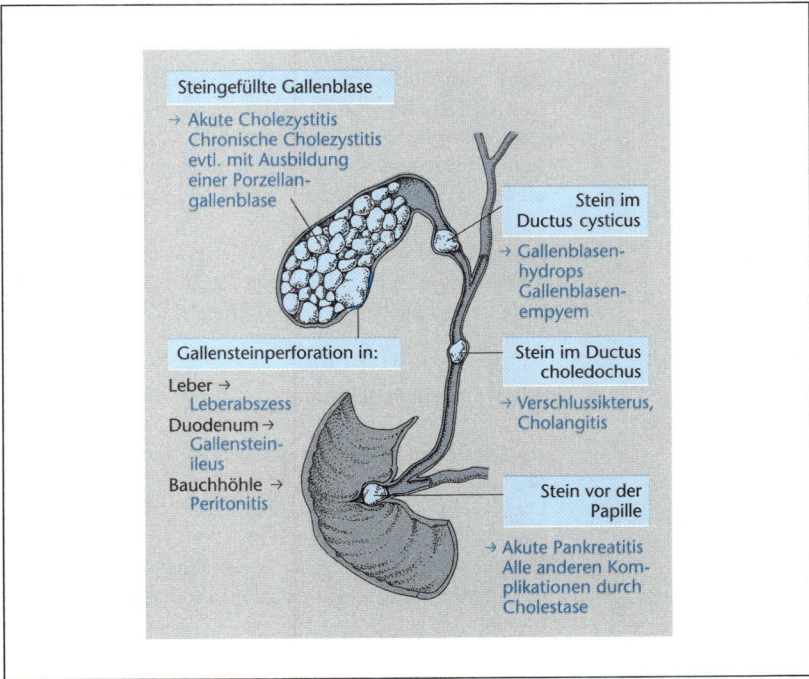

**Abb. 5.14:** Komplikationen der Cholelithiasis [1]

- **Gallenblasenempyem**
- **akute biliäre Pankreatitis**
- **Perforation**
- Mirizzi-Syndrom: steingefüllte Gallenblase drückt auf Ductus choledochus und bedingt mechanischen Ikterus

**Diagnostik**

- **Sono:** Darstellung der Gallensteine samt Schallschatten und **Beurteilung der Gallenblasenwand**
- **Dichtemessung im CT**
- **Abdomenübersichtsaufnahme:** nur verkalkte Steine darstellbar
- MRCP (Magnetresonanz-Cholangio-Pankreatikographie) Endoskopie: ERCP (eher bei Choledocholithiasis)

Differentialdiagnose

- Ulkusleiden
- Nierensteine
- Lebererkrankungen
- Pankreaskarzinom, chron. Pankreatitis
- Gallenblasenkarzinom

**Therapie**
konservativ

- Außer der Porzellangallenblase (Karzinomrisiko) behandelt man stumme Gallensteine nicht.
- bei **Gallenkolik:** Nahrungskarenz, i.v. Gabe von **Spasmolytika** bei leichter Kolik, **Analgetikagabe** bei schwerer Kolik
- **!** Morphinderivate können einen **Sphinkterspasmus** hervorrufen. Ausnahme: Pethidin
- **orale Lyse:** nur bei kleinen Cholesterinsteinen, orale Gabe von **Gallensäuren** über 1–2 Jahre

minimal-invasiv

- **ESWL:** für Cholesterinsteine bis 2 cm Größe, kombiniert mit einer halbjährlichen lokalen Litholyse, um Restkonkremente aufzulösen
- **laparoskopische Cholezystektomie** = Methode der Wahl
- **lokale Litholyse** durch perkutane Instillation von MTBE (Methyl-tert-Buthyl-ether) in die Gallenblase, kombiniert mit einer systemischen Litholyse

endoskopisch

Nur bei Choledochussteinen **ERC** (endoskopische retrograde Cholangiographie) mit Papillotomie: Die Steine werden mit einem Endoskop über die Papilla Vateri mittels eines Ballons oder eines Dormia-Körbchens aus dem Ductus choledochus entfernt.

operativ

**operative Cholezystektomie**

Prognose

- Die medikamentöse Litholyse gelingt in etwa 60 % der Fälle, die Rezidivrate liegt bei 40 %
- Die Kombination ESWL/Chemolitholyse hat eine Erfolgsrate von bis zu 80 % und eine Rezidivrate von etwa 40 %
- Elektive operative Eingriffe haben eine geringe Letalität (< 1 %), im Komplikationsstadium kann sie bei über 10 % liegen

## 5.7.2 Cholezystitis

> **Definition**
> **Ätiologie:** abakteriell · Abflussbehinderung · ischämisch
> **Pathogenese:** Wandverdickung · Schrumpfgallenblase · Porzellangallenblase
> **Klinik:** akute Oberbauchschmerzen · Übelkeit und Erbrechen · Fieber · Meteorismus · Unverträglichkeit schwer verdaulicher Speisen
> **Diagnostik:** Palpation · Abwehrspannung · Murphy-Zeichen · schmerzfreier Douglasraum · Entzündungsparameter ↑ · Abdomensono
> **Therapie:** Analgetika und Spasmolytika · Antibiose · Nahrungskarenz · Frühcholezystektomie

**Definition**

Die Cholezystitis ist eine akute oder chron. Entzündung der Gallenblasenwand.

**Ätiologie**

- in den meisten Fällen **abakteriell** durch eine **Abflussbehinderung** (meist durch Steine) bedingt, in der Folge Keimbesiedlung
- **seltener ischämisch** bedingt

**Pathogenese**

- Bedingt durch rez. Entzündungen infolge chron. mechanischer und chemischer Irritation kommt es zu einer **Wandverdickung mit bindegewebigem Umbau der Muskulatur.**
- Entstehung einer **Schrumpfgallenblase**
- Durch Kalkeinlagerung in die Gallenblasenwand kommt es zu einer **Porzellangallenblase.**

**Klinik**
Symptome

- akute Cholezystitis:
  - akut auftretende **Oberbauchschmerzen**
  - Übelkeit und Erbrechen
  - Fieber
  - Meteorismus
  - Ikterus durch Leberbeteiligung
- chron. Cholezystitis:
  - Druckgefühl und Schmerzen im rechten Oberbauch
  - **Unverträglichkeit von schwer verdaulichen Speisen**, Meteorismus
  - Übelkeit und Erbrechen

Komplikationen

- paralytischer Ileus
- Gallenblasenempyem
- Gallenblasengangrän
- Perforation

**Diagnostik**

- **Palpation** bei akuter Cholezystitis: **Abwehrspannung im rechten Oberbauch, schmerzfreier Douglasraum** bei digital-rektaler Untersuchung
- **Murphy-Zeichen:** Palpation des rechten Oberbauchs in Exspiration, dann Patient einatmen lassen. Dabei stößt die Gallenblase an die Fingerspitzen. Durch den akut ausgelösten Schmerz hält der Patient kurz den Atem an.
- **Labor** bei akuter Cholezystitis: **Entzündungsparameter** ↑, evtl. Erhöhung von AP, γ-GT, Transaminasen, ggf. Bilirubin ↑
- ! Labor bei chron. Cholezystitis unauffällig
- bildgebende Verfahren: **Abdomensono**, CT bei Verdacht auf Komplikationen
- Endoskopie: **ERCP** bei Vorliegen eines Ikterus

| | |
|---|---|
| Differentialdiagnose | • Ulkusleiden<br>• akute Appendizitis<br>• Nierensteine<br>• akute Porphyrie<br>• Lebererkrankungen<br>• Pankreaskarzinom, chron. Pankreatitis<br>• Gallenblasenkarzinom |
| **Therapie**<br>konservativ | • zunächst **Analgetika und Spasmolytika** und **evtl. Antibiose**<br>• **Nahrungskarenz** |
| operativ | • **Frühcholezystektomie** bei jeder akuten Cholezystitis und OP-fähigem Patienten nach 24-48 Stunden (nach Beginn der konservativen Therapie)<br>• **Elektive Cholezystektomie** bei der chronischen Cholezystitis |
| Prognose | • sehr gute Prognose bei operativer Entfernung<br>• Operationsrisiko steigt bei Komplikationen |

## 5.7.3 Cholangitis

> **Definition**
> **Einteilung/Ätiologie:** akute bakterielle Cholangitis · Abflussbehinderung · chron. nichteitrige destruierende Cholangitis · chron. sklerosierende Cholangitis
> **Klinik:** Charcot-Trias
> **Diagnostik:** Entzündungsparameter ↑ · Abdomensono · ERCP
> **Therapie:** Antibiose · Nahrungskarenz · Sphinkterotomie und Steinextraktion · chirurgische Sanierung des Gallengangs · Präkanzerose für Cholangiokarzinome

**Definition**

Bakterielle oder seltener abakterielle Entzündung der Gallenwege auf dem Boden eines Verschlusses der extrahepatischen Gallenwege

**Einteilung/Ätiologie**

| Einteilung | Ursache |
|---|---|
| **akute bakterielle Cholangitis** | meist Abflussbehinderung durch Choledocholithiasis oder Striktur |
| **chron. nichteitrige destruierende** (primär biliäre) **Cholangitis** | seltene Autoimmunerkrankung |
| **chron. sklerosierende Cholangitis** | bei chron. entzündlichen Darmerkrankungen |

**Tab. 5.18:** Einteilung und Ätiologie der Cholangitis

**Klinik**
Symptome

• **Charcot-Trias:**
  – rechtsseitige kolikartige Oberbauchschmerzen
  – Fieber
  – Ikterus
• meist Hepatomegalie
• lokale Abwehrspannung mit Zwerchfellhochstand

Komplikationen

• chron. rez. Cholangitis
• sekundäre biliäre Zirrhose

| | |
|---|---|
| **Diagnostik** | • **Labor: Entzündungsparameter** ↑, AP, γ-GT, Transaminasen ↑, evtl. Bilirubin ↑, positive Blutkultur<br>• bildgebende Verfahren: **Abdomensono** (Abflusshindernis, Hepatomegalie), evtl. CT<br>• Endoskopie: **ERCP** |
| Differentialdiagnose | Hepatitis, Leberzirrhose, Leberabszess |
| **Therapie**<br>konservativ | • **Antibiose** bei mild bis moderat verlaufenden Cholangitiden<br>• **Nahrungskarenz**<br>• ggf. Analgetika und Spasmolytika |
| endoskopisch | **Sphinkterotomie** und **Steinextraktion** |
| operativ | **chirurgische Sanierung** des Gallengangs |
| Prognose | • Wird das Abflusshindernis nicht beseitigt, kann sich die Entzündung zur Leber hin ausbreiten, außerdem kann eine chron. rez. Cholangitis und schließlich eine sekundäre biliäre Zirrhose entstehen.<br>• Rezidive können nur durch chirurgische Sanierung des Gallengangs vermieden werden.<br>• Die chronisch-sklerosierende Cholangitis ist eine **Präkanzerose für Cholangiokarzinome** |

## 5.7.4 Gallenblasen- und Gallengangskarzinom

> **Definition**
> **Einteilung:** Adenokarzinom · Tumoren des oberen/mittleren/unteren Drittels · Klatskin-Tumor
> **Klinik:** fortgeschrittene Stadien · Courvoisier-Zeichen · unspezifische Symptome
> **Diagnostik:** Labor · Cholestaseparameter ↑ · Sono · Abdomen-CT · ERC
> **Therapie:** Drainagekatheter · Leberteilresektion und Lymphadenektomie

| | |
|---|---|
| **Definition** | Bei maligner Entartung der Gallenblase oder Gallenwege handelt es sich in über 90 % der Fälle um ein Adenokarzinom. |
| Epidemiologie | • etwa **1,5 % aller GI-Karzinome** befinden sich in den Gallenwegen und der Gallenblase<br>• Zufallsbefund bei Cholezystektomien<br>• **Gallenblasenkarzinom:**<br>  – Geschlechterverhältnis: **w > m = 3:1**<br>  – in ca. 80 % gleichzeitige Cholezystolithiasis<br>• **Gallengangskarzinom**<br>  – Geschlechterverhältnis: **m > w = 1,2:1**<br>  – in ca. 30–50 % gleichzeitige Cholezystolithiasis |
| **Ätiologie** | • Gallenblasenkarzinom: bisher keine kausalen Faktoren nachgewiesen, jedoch lässt die Häufigkeit, mit der gleichzeitig Gallensteine gefunden werden, einen Zusammenhang vermuten<br>• Gallenwegskarzinom: Risikofaktor Choledochuszyste |

| | |
|---|---|
| **Einteilung** | Gallengangstumoren werden anatomisch wie folgt eingeteilt:<br>• **Tumoren des oberen Drittels:** Hepatikusgabel bis Einmündung Ductus cysticus = Klatskin-Tumor<br>• **Tumoren des mittleren Drittels:** Einmündung des Ductus cysticus bis Oberkante Duodenum<br>• **Tumoren des unteren Drittels:** Oberkante des Duodenums bis Papille |
| **Klinik** | Symptome finden sich meist erst in **fortgeschrittenen Stadien**<br>• **Courvoisier-Zeichen:** Ikterus und schmerzlose Schwellung der Gallenblase<br>• **unspezifische Symptome** wie Oberbauchschmerzen, Übelkeit, Erbrechen, Völlegefühl, B-Symptomatik |
| **Diagnostik** | • **Labor: Cholestaseparameter** ↑<br>• bildgebende Verfahren: **Sono, Abdomen-CT**<br>• **Endoskopie: ERC** zur Erfassung einer Gallengangsbeteiligung |
| Differentialdiagnose | • Pankreaskopfkarzinom, Papillenkarzinom, Leberkarzinom, Lebermetastasen<br>• Cholezystolithiasis, Cholangitis, Gallenblasenpolypen<br>• Mirizzi-Syndrom |
| **Therapie**<br>konservativ | Strahlentherapie und Zytostatika sind wenig erfolgversprechend |
| minimal-invasiv | externe und interne Galleableitung durch **Drainagekatheter** als Palliativmaßnahme |
| operativ | Die operative Therapie hängt vom TNM-Stadium ab.<br>• Liegen Metastasen in beiden Leberlappen vor, so handelt es sich um ein nicht resektables Tumorstadium.<br>• **Leberteilresektion und Lymphadenektomie** bei auf den rechten Leberlappen beschränkten Metastasen (ggf. Resektion angrenzender befallener Organe) |
| Prognose | sehr schlecht, Überlebensrate von wenigen Monaten |

# 5.8 Pankreas

| | |
|---|---|
| Anatomie | • Länge: 15–23 cm<br>• Gewicht: 70–150 g<br>• Das **Caput** schmiegt sich in das duodenale C und liegt ventral der V. cava inferior, der **Corpus** kreuzt die A. und V. mesenterica superior, die **Cauda** reicht bis zur Milz.<br>• **Ductus pancreaticus** (Ductus Wirsungianus): mündet in die Papilla duodeni major (Vateri)<br>• **Ductus pancreaticus accessorius** (Ductus Santorini): mündet in die Papilla duodeni minor |
| Physiologie | • exokrines Pankreas:<br>  – **stärkespaltendes Enzym:** Amylase<br>  – **fettspaltende Enzyme:** Lipase, Colipase, Phospholipase $A_s$, Carboxyesterhydrolase |

– **proteolytische Enzyme:** Trypsinogen, Chymotrypsinogen A und B, Procarboxypeptidase, Kallikreinogen
– **nukleolytische Enzyme:** Ribonuclease, Desoxyribonuclease
- endokrines Pankreas:
  – **Langerhans-Inseln**

| Zellen | Häufigkeit | produzierte Hormone |
|--------|-----------|---------------------|
| A-Zellen | 20 % | Glukagon |
| B-Zellen | 75 % | Insulin |
| D-Zellen | 5 % | Somatostatin |
| APUD-Zellen | vereinzelt | • pankreatisches Polypeptid (PP) <br> • vasoaktives intestinales Polypeptid (VIP) |

**Tab. 5.19:** Zusammensetzung und Funktion der Langerhans-Zellen

# 5.8.1 Akute Pankreatitis

**Definition**
**Ätiologie:** Viren · Bakterien · chemisch-toxisch · Gallenwegserkrankungen · Alkohol
**Klinik:** gürtelförmige Oberbauchschmerzen · Übelkeit, Erbrechen · Meteorismus · Darmparese · Gummibauch · Aszites · Fieber · Schock · Subikterus · Gesichtsrötung · Cullen-Zeichen · Grey-Turner-Zeichen
**Diagnostik:** (Iso)Amylase und Lipase · Oberbauchsono · CT · ERCP · Rö-Thorax · Abdomenleeraufnahme · akutes Abdomen
**Therapie:** Nahrungskarenz · Magensonde · i.v. Flüssigkeits- und Elektrolytzufuhr · Analgetika · Ulkusprophylaxe · Antibiose · Sphinkterotomie · Zysten-/Abszessdrainage · Nekrosektomie

**Definition**

Virale, bakterielle oder chemisch-toxisch induzierte Bauchspeicheldrüsenentzündung, die mit Störungen der exokrinen und endokrinen Funktion einhergeht. Interstitiell freigesetzte Enzyme führen zur Selbstandauung des Pankreas.
- häufigste Form: **akute interstitielle** (ödematöse) **Pankreatitis**
- **akute nekrotisierende Pankreatitis** mit Teil- oder Totalnekrose

**Epidemiologie**

- Häufigkeit: 15–20:100 000 Einwohner
- Prädispositionsalter: bei Männern 20.–40. Lj., bei Frauen 50.–60. Lj.

**Ätiologie**

| Häufigkeit | Ursache |
|-----------|---------|
| 40–50 % | **Gallenwegserkrankungen** |
| 30–40 % | **Alkohol** |
| 10–20 % | idiopathisch |
| selten | Medikamente, Traumen, Viren, Hyperkalzämie |

**Tab. 5.20:** Ätiologie der akuten Pankreatitis

## Klinik
Symptome

- **gürtelförmige heftige Oberbauchschmerzen** einige Stunden nach einem reichhaltigen Mahl oder Alkoholexzess
- **Übelkeit und Erbrechen, Meteorismus, Darmparesen**
- elastische Bauchdeckenspannung = „**Gummibauch**"
- **Aszites**
- **Fieber**
- **Schock** mit Auswirkungen auf andere Organe
- **Subikterus**
- **Gesichtsrötung** (Rubeosis faciei)
- selten periumbilikale (**Cullen-Zeichen**) oder laterale Blutungen (**Grey-Turner-Zeichen**), beide prognostisch ungünstig

Komplikationen

- intestinale und abdominelle Blutungen
- Organnekrosen mit bakterieller Infektion derselben und septischem Verlauf
- multiples Organversagen
- Abszedierung, Zystenbildung
- Milz- und Pfortaderthrombose, Thrombophlebitis der Mesenterialvenen

## Diagnostik

- **Labor:** erhöhte Werte für (**Iso**)**Amylase und Lipase** und evtl. CRP, LDH, $\alpha_1$-Antitrypsin (nekrotisierende Pankreatitis), $\gamma$-GT, AP, direktes Bilirubin (Choledochusobstruktion)

  ! Die **Gesamtamylase** setzt sich aus der Pankreasamylase und der Speichelamylase zusammen. Erhöhte Werte der Gesamtamylase finden sich daher auch bei diversen extrapankreatischen Erkrankungen, wie z.B. Parotitis, Tumoren. Da die Enzyme renal eliminiert werden, steigen sie auch bei Niereninsuffizienz an. Die Höhe von Amylase und Lipase sagt nichts über Schwere und Prognose aus!
- **Oberbauchsono:** Ausmaß der Drüsenschädigung
- **CT**
- **Rö-Thorax:** Atelektasen, linksseitiger Pleuraerguss
- **Abdomenleeraufnahme:** Gallensteinschatten, Subileus mit typischer Luftverteilung
- Endoskopie: **ERCP**

Differentialdiagnose

- alle Krankheiten, die ein **akutes Abdomen** hervorrufen können (z.B. Gastroenteritis, Divertikulitis, Nieren-/Gallenkolik, Perforation, mechanischer Ileus, Appendizitis, Extrauteringravidität)
- Myokardinfarkt
- Lungenembolie
- Aneurysma dissecans
- basale Pneumonie

## Therapie
konservativ

- Überwachung
- orale Nahrungskarenz (Nulldiät)
- Magensonde
- parenterale Flüssigkeits- und Elektrolytzufuhr
- Analgetika, Ulkusprophylaxe, evtl. Antibiotika

> Morphinderivate verbieten sich, da sie einen Spasmus des Sphinkter Oddi hervorrufen.

- Therapie der Komplikationen

| | |
|---|---|
| endoskopisch/<br>minimal-insasiv | • ERCP in Kombination mit der **endoskopischen Sphinkterotomie** bei akuter biliärer Pankreatitis<br>• **Zystendrainage**<br>• **Abszessdrainage** |
| operativ | **Nekrosektomie** |
| Prognose | Die Letalität liegt bei<br>• ödematöser Pankreatitis bei ca. 6%<br>• hämorrhagisch-nekrotisierenden Formen mit Teilnekrose bei ca. 15–20%<br>• Totalnekrose bei 80–100%. |

## 5.8.2 Chronische Pankreatitis

> **Definition**
> **Ätiologie:** alkoholinduziert
> **Klinik:** konstanter/intermittierender Oberbauchschmerz · Nahrungsintoleranz · Diabetes mellitus · Ikterus · Gewichtsverlust · Diarrhoe · Steatorrhoe · Meteorismus · Pankreaspseudozysten
> **Diagnostik:** Labor · Stuhlgewicht und Fettausscheidung · Abdomenleeraufnahme · Sono · CT · ERCP
> **Therapie:** Alkoholkarenz · diätetische Maßnahmen · fettlösliche Vitamine · Pankreasferment · Schmerztherapie · Lipase · Insulin · Zystendrainage · Stenteinlage · Steinentfernung · Drainage-OP · Pankreasteilresektion

| | |
|---|---|
| **Definition** | Die chron. Pankreatitis ist durch **persistierende funktionelle und morphologische Veränderungen** und **rez. Schmerzepisoden** gekennzeichnet.<br>• mit fokaler Nekrose<br>• mit segmentaler und diffuser Fibrose<br>• kalzifizierend<br>• Sonderform: obstruktive Form (Pankreasatrophie infolge Obstruktion im Gangsystem) |
| Epidemiologie | • Häufigkeit: 2–4:100 000 Einwohner, steigende Tendenz<br>• betrifft mehr Männer als Frauen, Prädispositionssalter zwischen 30 und 40 Jahren |
| **Ätiologie** | • meist **alkoholinduziert**<br>• idiopathisch<br>• seltenere Ursachen: Medikamente, Hyperparathyreoidismus, Pancreas divisum, Hyperlipidämie, Trauma, Mukoviszidose |

**Klinik**
Symptome

| Symptome der chron. Pankreatitis | Symptome der exkretorischen Pankreasinsuffizienz |
|---|---|
| **konstanter oder intermittierender Oberbauchschmerz** | **Gewichtsverlust** |
| Übelkeit und Erbrechen | **Diarrhoe** |
| **Nahrungsintoleranz**, besonders gegenüber fetthaltigen Speisen | **Steatorrhoe** |
| **Diabetes mellitus** | **Meteorismus** |
| Depression | Ödeme |
| **Ikterus** | Osteomalazie |

**Tab. 5.21:** Symptome der chron. Pankreatitis sowie der exkretorischen Pankreasinsuffizienz

Komplikationen

- **Pankreaspseudozysten** sind in 95 % postpankreatitischer Natur. Sie bestehen aus einer Ansammlung von altem Blut, Enzymen, Gewebsflüssigkeit und nekrotischem Gewebe in einer Wand aus narbigem Bindegewebe.
- Abszess, Fistelbildung
- Pankreas- und Gallengangsstenosen
- Milz- und Pfortaderthrombose

**Diagnostik**

- **Labor:**
  - Amylase und Lipase
  - **Stuhlgewicht und Fettausscheidung**
  - Nachweis der exokrinen Insuffizienz durch diverse Tests: Sekretin-Pankreozymin-Test, Chymotrypsin- und Elastasebestimmung im Stuhl, PABA-Test, Pankreolauryl-Test
- **Abdomenleeraufnahme:** ausgedehnte Pankreasverkalkungen
- **Sono/CT:** vergrößertes Pankreas mit Verkalkungen, Pseudozysten, Abszessen, Tumoren
- Endoskpie: **ERCP** (Gallengangsveränderungen, Steine)

Differentialdiagnose

- akute rez. Pankreatitis
- Ulkus, Magenkarzinom
- Cholezystolithiasis
- Mukoviszidose
- Hämochromatose
- Sprue

**Therapie**
konservativ

- **absolute Alkoholkarenz** bzw. Beseitigung der auslösenden Erkrankung
- Gewichtszunahme, Reduktion des Stuhlgewichts und der Fettausscheidung durch
  - **diätetische Maßnahmen:** proteinreiche, fettarme Kost, verteilt auf viele kleine Mahlzeiten
  - Substitution der **fettlöslichen Vitamine**
  - Zufuhr von **Pankreasferment**
- **Schmerztherapie** nach dem Stufenschema
- bei exokriner Pankreasinsuffizienz: Substitution von **Lipase** bei einer täglichen Fettausscheidung von über 15 g
- bei endokriner Pankreasinsuffizienz (meist erst nach exokriner Pankreasinsuffizienz manifest): **Insulin**

| endoskopisch | • **Zystendrainage**<br>• **Stenteinlage**<br>• **Steinentfernung** |
|---|---|
| operativ | • **Drainage-OP**<br>• **Pankreasteilresektion** |
| Prognose | Im Verlauf der Krankheit nehmen die Schmerzen nach Jahren kontinuierlich ab, nach etwa 15 Jahren kommt es zu einem „Ausbrennen" der Drüse. Die Letalität liegt bei 30–40 % innerhalb von 10 Jahren. |

## 5.8.3 Hormonell aktive Pankreastumoren

| Tumor | Pathogenese | Symptome | Diagnostik | Therapie |
|---|---|---|---|---|
| **Insulinom** | • 90 % solitäres Adenom, das Insulin bildet<br>• in 4 % MEN I<br>• 90 % benigne | • Neuroglukopenie<br>• Insulinmast<br>• Whipple-Trias (= Spontanhypo-glykämien bei Nahrungskarenz, hypoglykämische Symptome, prompte Besserung auf Glukosegabe) | • Hungerversuch<br>• Insulinprovokations- und –suppressions-test<br>• Proinsulinbestim-mung<br>• Angiographie und Angio-CT zur Lokalisation<br>• erhöhter C-Peptid-Spiegel | • OP<br>• bei Inoperabilität Versuch einer Insulinsekretions-hemmung mittels Diazoxid oder Streptozotocin und 5-FU (B-Zell-Zer-störung) |
| **Gastrinom** (Zollinger-Ellison-Syndrom) | • Bildung von Gastrin<br>• 60–70 % maligne<br>• 20 % MEN I | • therapieresistente Magen- und Duo-denalulzera durch exzessive Säure-produktion<br>• Steatorrhoe und Durchfälle durch irre-versible Inaktivierung der Lipase | • Magensekretions-analyse<br>• Serumgastrin-bestimmung<br>• Sekretinprovo-kationstest<br>• histologischer Nach-weis einer Beleg-zellhyperplasie | • Tumorresektion<br>• hochdosiert Protonenpumpen-hemmer<br>• totale Gastrektomie |
| **Vipom** (Verner-Morrison-Syndrom, pankreatische Cholera) | Überproduktion von vasoaktivem intestinalen Po-lypeptid (VIP) | • wässrige Durchfälle<br>• Hypokaliämie<br>• Achlorhydrie<br>• pathologische Glukosetoleranz<br>• Hypomagnesiämie<br>• Hyperkalzämie<br>• Flush-Attacken | Plasma-VIP-Bestim-mung | • Tumorenukleation<br>• symptomatische Therapie mit Somatostatin oder Streptozotocin |
| **Glukagonom** | Glukagon sezer-nierender A-Zell-Tumor (selten) | • nekrotisches Erythema migrans<br>• Hypaminoazidämie<br>• atrophische Glossitis<br>• Stomatitis<br>• pathologische Glukosetoleranz | erhöhter Serum-glukagonspiegel | Tumorresektion |
| **Somatostatinom** | • Überprodukti-on von Soma-tostatin aus den D-Zellen<br>• sehr selten | • pathologische Glukosetoleranz<br>• gastrale Hypo-chlorhydrie<br>• erhöhte Inzidenz von Gallensteinen | Serumsomatostatin-spiegel nach Tolbutaminstimulation | |

**Tab. 5.22:** Hormonell aktive Pankreastumoren

## 5.8.4 Pankreaskarzinom

> **Definition**
> **Einteilung/Pathogenese:** Adenokarzinome · duktales Karzinom · azinäres Karzinom · Caputbereich
> **Klinik:** in den Rücken ausstrahlende Schmerzen · Gewichtsverlust · Verschlussikterus · paraneoplastisches Syndrom · spät symptomatisch
> **Diagnostik:** Labor · ERCP · Sono-/Endosono · CT mit Feinnadelpunktion
> **Therapie:** Bestrahlung · innere Galleableitung · transhepatische Cholangio-drainagen · Pankreaskopfresektion · palliative Eingriffe

**Definition**

Maligner, schnell wachsender Tumor mit schlechter Prognose, der meistens vom Gangepithel ausgeht.

**Epidemiologie**

- 3.-häufigster Tumor des GIT
- Häufigkeit: 10:100 000 Einwohner
- Prädispositionsalter: 60.–80. Lj.

**Ätiologie**

Ätiologie unbekannt, Noxen wie Nikotin, Kaffee und Alkohol werden diskutiert

**Einteilung/ Pathogenese**

- meist **Adenokarzinome** mit früher lymphogener und hämatogener Metastasierung
- in 90 % ist das Epithel der kleinen Pankreasgänge Ausgangspunkt (**duktales Karzinom**), in 10 % das Azinusepithel (**azinäres Karzinom**)
- 80–90 % aller Pankreaskarzinome liegen im **Caputbereich**

**Klinik**
Symptome

- **in den Rücken ausstrahlende Schmerzen**
- **anhaltender Gewichtsverlust**, Appetitlosigkeit, Übelkeit, Erbrechen
- **Verschlussikterus**
- rez. Thrombophlebitiden und Thrombosen (**paraneoplastisches Syndrom**)

> Das Pankreaskarzinom ist relativ **spät symptomatisch**, da die Kapsel erst ab einer Größe von etwa 2 cm durchbrochen wird.

**Komplikationen**

Duodenalstenose

**Diagnostik**

- **Labor:** erhöhte Werte für AP, Serum-Bilirubin, evtl. Transaminasen, LDH, BSG, evtl. Anämie, Bestimmung des CA 19-9 (in 80 % bei Pankreaskarzinomen, in 20 % bei akuten und chron. Gallenwegs- und Lebererkrankungen erhöht)
- **Endoskpie:** Die **ERCP** ist das aussagekräftigste Verfahren, da die meisten Pankreaskarzinome vom Gangepithel ausgehen.
- bildgebende Verfahren: **Sono-/Endosono**, **CT mit Feinnadelpunktion**

**Differentialdiagnose**

chron. sklerosierende Pankreatitis

**Therapie**
konservativ

- Schmerztherapie nach dem Stufenschema
- Das Pankreaskarzinom ist wenig strahlen- und chemotherapiesensibel, die **Bestrahlung** kann jedoch **zur Schmerzreduktion** eingesetzt werden.

| | |
|---|---|
| endoskopisch/<br>minimal-invasiv | • **innere Galleableitung** durch Stents oder Drainagen<br>• **transhepatische Cholangiodrainagen** |
| operativ | • Eine kurative Therapie (**Pankreaskopfresektion nach Whipple**) ist wegen der häufig späten Diagnosestellung nur bei wenigen Patienten möglich.<br>• **palliative Eingriffe** wie biliodigestive Anastomosen, Gastroenterostomien |
| Prognose | • Zum Zeitpunkt der Diagnosestellung bestehen fast immer regionäre LK-Metastasen; die 5-JÜR liegt unter 1 %.<br>*!* Schwierige Diagnose, schwierige Therapie, schlechte Prognose!<br>• bei kurativer Resektion 5-JÜR von 5–25 % |

# 6 Nephrologie

## 6.1 Niere

**Anatomie**
- Von außen nach innen folgen der **Fasziensack**, die **Fettkapsel** und die **Organkapsel**.
- Das Nierenparenchym wird in Rinde und Mark unterteilt.
- Der **Hilus renalis** sinister steht in Höhe LWK 1, der rechte Hilus steht durch die Leber um einen halben Wirbelkörper tiefer (1.–2. LWK).

**Physiologie**

Der **Primärharn** wird aus den Nierenkapillaren im Nierenkörperchen abgepresst. Im **proximalen Tubulus** werden harnpflichtige Substanzen abgegeben und Wasser rückresorbiert. Im **distalen Tubulus** erfolgt die Feinregulation des Wasser- und Elektrolythaushaltes.

Das **spezifische Gewicht** des Urins liegt zwischen 1009–1024 g/l, die Osmolalität zwischen 50–1200 mosmol/kg. Der **pH-Wert** liegt – je nach zugeführter Nahrung – bei 4,8–7,6.

**harnpflichtige Stoffe**
- **Kreatinin** (Krea) entsteht im Muskel und wird glomerulär filtriert.
- *!* Der Krea-Wert steigt erst an, wenn das Glomerulumfiltrat um mehr als die Hälfte vermindert ist (Norm: 0,7–1,5 mg/dl).
- **Harnstoff** ist das Endprodukt des Eiweißstoffwechsels. Die Filtration ist abhängig von Eiweißzufuhr, Katabolismus, glomerulärer Filtrationsrate (GFR) und Harnstoffrückdiffusion.
- *!* Der Harnstoff steigt erst an, wenn das Glomerulumfiltrat mehr als 75 % vermindert ist (Norm: 11–55 mg/dl).

**Terminologie**
- **Polyurie:** > 2000 ml/Tag bzw. > 1500 ml/m$^2$ Körperoberfläche/Tag
- **Oligurie:** < 500 ml/Tag bzw. < 200 ml/m$^2$ Körperoberfläche/Tag
- **Anurie:** < 100 ml/Tag bzw. < 50 ml/m$^2$ Körperoberfläche/Tag
- **Pollakisurie:** häufiger Harndrang (z. B. bei Zystitis)
- Algurie: Schmerzen beim Wasserlassen (z. B. bei Zystitis)
- Strangurie: mit starken, krampfartigen Blasenschmerzen einhergehende Miktion (z. B. bei Zystitis)
- Nykturie: verstärkte Harnproduktion in der Nacht (z. B. bei Diabetes mellitus, Herzinsuffizienz)
- **Dysurie:** erschwertes Wasserlassen bei Blasenentleerungsstörungen
- Pneumaturie: Luftabgang beim Wasserlassen durch GI-Fistel
- Enuresis: ungewollter Harnabgang bei Kindern

**Urindiagnostik**
- **Proteinurie:** > 150 mg Eiweiß/24 h oder Abweichung vom physiologischen Proteinmuster (z. B. Mikroalbuminurie)

| Proteinurie | Proteintyp | Ursachen |
|---|---|---|
| 30–300 mg/d | Albumin (Mikroalbuminurie) | diabetische und hypertensive Nephropathie |
| < 1,5 g/d | niedermolekulare Proteine | Tubulopathien |
| | hochmolekulare Proteine | Glomerulopathien |
| 1,5–3,0 g/d | nieder- und hochmolekulare Proteine | chron. GN, Transplantatnieren, Nephrosklerose |
| > 3,0 g/d | hochmolekulare Proteine | nephrotisches Syndrom |

**Tab. 6.1:** Ursachen der Proteinurie

> Bei der **orthostatischen Proteinurie** findet sich ein Proteinverlust nur am Tag, der Nachturin ist eiweißfrei. Harmloser Befund, meist bei jüngeren Männern vorkommend.

- **Glukosurie:** > 160–180 mg Glukose/dl beim Überschreiten der **Nierenschwelle** (z. B. Diabetes mellitus)
- **Hämaturie:** > 5 Erys/μl = Mikrohämaturie, sichtbare Rotfärbung des Urins = Makrohämaturie. Mit der 3-Gläser-Probe kann man die Blutungsquelle auf Urethra, Blase und Prostata eingrenzen.
- *!* Der **Schnelltest** auf Hämaturie („Urinstick") unterscheidet nicht zwischen Hämaturie, Hämoglobinurie oder Myoglobinurie, da diese alle eine positive Peroxidase-Reaktion auslösen.
- **Leukozyturie:** > 10 Leukos/μl bei Harnwegsinfekten, sterile Leukozyturie z. B. bei interstitieller Nephritis, Gonorrhö, Urogenital-Tbc, Reiter-Syndrom. Leukozytenzylinder sprechen für einen renalen Ursprung der Leukos (z. B. Pyelonephritis).
- verschiedene **Zylinder:** hyaline Zylinder, Ery-, Leuko-, Epithel-, Pigment-Zylinder

## 6.1.1 Interstitielle Nephritiden

> **Definition**
> **Einteilung/Ätiologie:** akute/chron. abakterielle/bakterielle interstitielle Nephritis · Hypersensitivitätsreaktion · Analgetika-Nephropathie · Phenacetin · Pyelonephritis · aszendierende Infektion · Harnabflussstörung · infektiös
> **Klinik:** Flankenschmerz mit Ausstrahlung · progrediente Niereninsuffizienz · Hämaturie/Proteinurie/Bakteriurie · Urosepsis
> **Diagnostik:** Medikamentenanamnese · Nierenlager-Klopfschmerz · Labor · Sono · i.v.-Urogramm
> **Therapie:** auslösende Medikamente weglassen · viel Flüssigkeit · i.v.-Antibiose nach Antibiogramm · Obstruktion beheben

**Definition**

Es handelt sich um eine ein- oder beidseitige eitrige oder nichteitrige Entzündung des Interstitiums der Niere.

Epidemiologie

Etwa 3 % der Hämodialyse-Patienten haben eine Niereninsuffizienz auf dem Boden eines Analgetika-Abusus. NSAR (insbesondere das früher eingesetzte Phenazetin in Kombipräparaten) führen nach 2–25 Anwendungsjahren (= 1000–26 000 Tabl.) in bis zu 60 % zur Einschränkung der Nierenfunktion.
*!* Eine Hypersensitivitätsreaktion ist im Ggs. dazu dosis**un**abhängig!

## Einteilung/Ätiologie

| Einteilung | Ursache | Ätiopathogenese |
|---|---|---|
| **akute abakterielle interstitielle Nephritis** | Hypersensitivitätsreaktion | allergische und toxische Medikamentenschäden (Schwermetalle, Antibiotika, Diuretika), Pflanzentoxine |
| **chron. abakterielle interstitielle Nephritis** | Analgetika-Nephropathie | langjähriger Analgetika-Abusus (**Phenacetin,** Paracetamol) |
| | Viren | z. B. Hantaviren |
| | Balkannephritis | endemische Nephritis ohne geklärte Ätiopathogenese |
| | Strahlennephritis | Tubulusepithelschäden ab 24 Gy |
| | vaskulär | bei Sichelzellanämie, arteriellen Embolien, akuter Tubulusnekrose |
| | Neoplasien | Lymphome, Leukämien, multiples Myelom |
| | Systemerkrankungen | Sjögren-Syndrom, Amyloidose, HIV-Nephropathie, Transplantat-Abstoßung |
| akute bakterielle Nephritis = **Pyelonephritis** | aszendierende Infektionen | **Harnabflussstörungen**, hämatogene Infektion selten (z. B. bei Endokarditis) |
| **chron. bakterielle interstitielle Nephritis** | infektiös | z. B. E. coli, Enterokokken, Proteus, Pseudomonas, Staph. aureus bei vesiko-urethralem Reflux, Diabetes, Obstruktion |
| | parainfektiös | bei bakteriellen Infektionen (z. B. Streptokokken, Diphtherie) |

**Tab. 6.2:** Einteilung der Nephritiden

## Klinik

Symptome

- variable Symptomatik: meist **Flankenschmerz mit Ausstrahlung in die Leisten- und Genitalregion** durch Reizung der nach lateral kreuzenden Nn. iliohypogastricus und ilioinguinalis
- bei Analgetika-Nephropathie langsam **progrediente Niereninsuffizienz** mit Azotämie und Urämie, Papillenverkalkungen, Schrumpfniere, ggf. chron. Schmerzen, GI-Ulzera, Anämie
- **Hämaturie, Proteinurie, Bakteriurie**
- evtl. Erhöhung der Retentionswerte
- evtl. (Medikamenten-)allergische Symptome: Exanthem, Fieber, Arthralgien, Eosinophilie, Komplementabfall von C3 und C4

Komplikationen

- Analgetika-Nephropathie ist assoziiert mit uroepithelialen Tumoren (13-mal häufiger)
- akute Pyelonephritis kann lebensbedrohliche **Urosepsis** auslösen

| | |
|---|---|
| **Diagnostik** | • **Medikamentenanamnese**<br>• Palpation: **klopfschmerzhaftes Nierenlager**<br>• **Labor:** CRP, Leukozytose, BSG, Nierenretentionswerte, Blutkultur<br>• **Sono** z.A. Harnstau, Abszess, Schrumpfniere, Papillenverkalkung<br>• ggf. CT z.A. Tumor, Verkalkungen<br>• **i.v.-Urogramm** zur Obstruktionssuche<br>• ggf. Nierenbiopsie: lymphoplasmazelluläre Infiltrate im Interstitium der Nierenrinde<br>• Zystoskopie mit Spülzytologie |
| Differentialdiagnose | postinfektiöse akute GN, immunologisch durch Gold verursachte GN |
| **Therapie**<br>konservativ | • **auslösende Medikamente weglassen**<br>• Bettruhe<br>• **viel Flüssigkeit**, wenn keine KI<br>• **i.v.-Antibiose nach Antibiogramm**, Urinkultur nach 5 Tagen (Urin muss steril sein)<br>• evtl. Gabe von Kortikosteroiden bei Hypersensitivitätsreaktion |
| operativ | **Obstruktion** bzw. prädisponierende Faktoren **beheben** |
| Prognose | bei Analgetika Nephropathie nach Absetzen der Schmerzmittel Erholung bei kompensierter Niereninsuffizienz möglich |

# 6.1.2 Glomerulonephritiden

> **Definition**
> **Ätiologie/Pathogenese:** Immunkomplexnephritis · Antibasalmembran-GN
> **Einteilung:** primär · sekundär · Systemerkrankungen · akut · chron. ·
> Leitsymptome

| | |
|---|---|
| **Definition** | Nicht-infektiöse, ätiologisch heterogene Erkrankungen der Glomeruli. |
| Epidemiologie | Nur etwa 10 % aller chron. Niereninsuffizienzen werden durch eine GN verursacht. |
| **Ätiologie/<br>Pathogenese** | • **Immunkomplexnephritis** = Antigen-AK-Komplement-Komplex-GN: 75 % idopathisch, sekundär bei Infekten (Streptokokken, Hepatitis B), Neoplasien (Lunge, GIT), medikamentös-toxisch (z. B. Gold, Penicillamin)<br>• **Antibasalmembran-GN** = rapid progressive Glomerulonephritis (rpGN): AK gegen Typ-IV-Kollagen der glomerulären Basalmembran, häufig postinfektiös, ätiologisch ungeklärt |
| **Einteilung** | • primär oder sekundär<br>  – **primäre** GN = direkt an den Glomeruli sich abspielend<br>  – **sekundäre** GN = renale Beteiligung bei verschiedenen **Systemerkrankungen** wie Lupus erythematodes, M. Wegener, Purpura Schoenlein-Henoch, Tumoren, M. Hodgkin<br>• **akut** oder **chron.** |

- nach **Leitsymptomen:**

| Gruppe | Leitsymptom | histologische Einteilung |
|---|---|---|
| I | mit Hämaturie und milder Proteinurie | Ia intrakapilläre mesangioproliferative akute diffuse proliferative GN |
| | | Ib mesangioproliferative GN (IgA-Nephritis) |
| II | mit nephrotischem Syndrom | IIa minimal proliferierende interkapilläre GN (Minimal-change-GN) |
| | | IIb fokal-segmental sklerosierende GN |
| | | IIc membranöse GN |
| | | IId membranoproliferative GN |
| III | rapid progressiver Verlauf | IIIa mesangioproliferative extrakapilläre GN |

**Tab. 6.3:** Einteilung der Glomerulonephritiden

## Akute Glomerulonephritis

**Ätiologie:** Immunkomplexnephritis · β-hämolysierende A-Streptokokken · parainfektiös · Autoimmunerkrankungen · Schulalter
**Klinik:** 50 % asymptomatisch · Allgemeinsymptome · Ödeme · Hypertonie
**Diagnostik:** Urin · Mikrohämaturie · Proteinurie · Ery-Zylinder · Labor · Streptokokken-AK
**Therapie:** Penicillin i.v. · Flüssigkeitsrestriktion · eiweißarme Diät

**Ätiologie**

- **Immunkomplexnephritis** nach Infekt mit β-**hämolysierenden A-Streptokokken** mit Ablagerung von Immunkomplexen ("humps") an der Außenseite der Basalmembran mit diffuser mesangialer/endothelialer Entzündung und Proliferation
- selten **parainfektiös** (Endokarditis, Hepatitis B, Malaria)
- bei **Autoimmunerkrankungen**

Epidemiologie

meist im **Schulalter** nach Infekten mit β-hämolysierenden Streptokokken

**Klinik**
Symptome

meist 1–4 Wochen nach Streptokokkeninfekt, **50 % asymptomatisch**
- **Allgemeinsymptome:** Kopf-, Gliederschmerzen, subfebrile Temperaturen
- fakultativ: (morgendliche Lid-)**Ödeme**, Oligurie, Makrohämaturie, arterielle **Hypertonie**, Dyspnoe, Nierenkapselschmerz, GFR ↓

Komplikationen

- hypertensive Enzephalopathie
- selten Übergang in RPGN

**Diagnostik**

- **Urin:**
  - obligat: **Mikrohämaturie, Proteinurie, Ery-Zylinder**
  - Fibrinspaltprodukte und doppelbrechende Substanzen im Harn
- evtl. Nierenbiopsie
- **Labor:** C3-Fraktion als Verlaufsindikator, **Streptokokken-AK** (ASL und/oder Anti-DNAse-B-Titer ↑), Krea und Harnstoff gering ↑

| Differentialdiagnose | • IgA-Nephritis, andere GN, Herdnephritiden |
| | • Purpura Schoenlein-Henoch |
| | • Pyelonephritis, Zystitis |
| | • Urolithiasis |
| | • polyzystische Nierenerkrankungen |
| | • Nephroblastom |

**Therapie**
konservativ
• bei gesichertem Infekt **Penicillin i.v.** über 4 Wochen
• oligurisches Stadium: **Flüssigkeitsrestriktion**
• salz- und **eiweißarme Diät**
• medikamentös: Furosemid, Antihypertonika, Digitalisierung (bei Herzinsuffizienz)

minimal-invasiv
evtl. Peritonealdialyse

Prognose
Kontrollen über Jahre erforderlich, epidemische Form: Heilung > 80 %, sporadische Form: 50 % Ausheilung in 2 Jahren, 40 % unvollständige Remission, 10 % rasch progredient

## IgA-Nephropathie (M. Berger)

**Definition**
**Ätiologie:** virale Infekte · sekundär
**Pathogenese:** mesangioproliferative GN · Ablagerungen von IgA/C3/IgM
**Klinik:** Infekte des oberen Respirationstraktes · Makrohämaturie · Mikrohämaturie · Hypertonie · nephrotisches Syndrom
**Diagnostik:** Ery-Zylinder · erhöhter IgA-Spiegel i.S. · Proteinurie
**Therapie:** ACE-Hemmer · Fischölgabe · Kortikosteroide · eiweißarme Diät in Kombination mit glutenfreier Kost

**Definition**
Der IgA-Nephropathie liegt möglicherweise eine MALT-Fehlfunktion zugrunde mit Überproduktion von IgA, sodass im Blut zirkulierende Immunkomplexe auftreten.

Epidemiologie
• Häufigkeit: in verschiedenen Ländern (Japan, Frankreich, Deutschland) mit 15–35 % aller primären GN die **häufigste Form beim Erwachsenen**
• Geschlechterverhältnis: m:w = 2–3:1
• Prädispositionsalter: 20.–30. Lj.

**Ätiologie**
• unklar
• **Assoziation mit viralen Infekten** (Epstein-Barr-Virus, Zytomegalie-Virus), Zöliakie und Rezidiven in Transplantatnieren
• **sekundär** bei äthyltox. Leberzirrhose, hepatorenalem Syndrom, SLE

**Pathogenese**
**Mesangioproliferative GN** mit immunhistologisch nachweisbaren diffusen mesangialen **Ablagerungen von IgA** und weniger ausgeprägte, fokal-segmentale Ablagerungen von **C3 und IgM** beim Erwachsenen

**Klinik**
Symptome
• 1–2 Tage nach **unspezifischen Infekten des oberen Respirationstraktes** auftretend
• in 70 % rekurrierende **Makrohämaturie 2-3 Tage nach Infekten**, häufiger (80 %) **Mikrohämaturie**, die spontan sistiert
• arterielle **Hypertonie** in 30–50 %

241

| | |
|---|---|
| Komplikationen | in 10% **nephrotisches Syndrom:** Proteinurie, Hypoproteinämie, Ödeme, Hyperlipoproteinämie |

**Diagnostik**

- **Urinsediment:**
  - **Ery-Zylinder**, dysmorphe Erys (= renale Genese der Blutung)
  - evtl. unselektive glomeruläre **Proteinurie** (Proteinurie kennzeichnet schlechte Prognose)
- **Labor:** in 40% **erhöhter IgA-Spiegel i.S.**, bei nephrotischem Syndrom auch Hypoproteinämie, Hyperlipoproteinämie

**Differentialdiagnose**

andere GN, Ausschluss sekundärer Formen

**Therapie**

- keine spezifische Therapie bekannt
- verschiedene Ansätze, wie:
  - bei Proteinurie < 1 g/24 h und normalem Serum-Krea: keine
  - bei Proteinurie > 1 g/24 h mit/ohne Hypertonie: **ACE-Hemmer** (antiproteinurisch und progressionsverzögernd)
  - bei Proteinurie > 1 g/24 h und fortschreitender Niereninsuffizienz: **Fischölgabe** (12 g/Tag), **Kortikosteroide** und Azathioprim oder Cyclophosphamid
  - bei rascher Progredienz: ggf. hochdosierte Immunglobuline
  - **eiweißarme Diät in Kombination mit glutenfreier Kost**

**Prognose**

Innerhalb von 25 Jahren entwickeln 20–30% der Patienten eine terminale Niereninsuffizienz.

## Minimal-change-Glomerulonephritis
Synonym: Lipoidnephrose

> **Definition**
> **Ätiologie:** idiopathisch · sekundär · Kindesalter
> **Klinik:** nephrotisches Syndrom · plötzlicher Beginn
> **Diagnostik:** selektive Proteinurie · Nierenbiopsie · Elektronenmikroskopie
> **Therapie:** Prednisolon · stufenweise Dosisreduktion · Cyclosporin A ·
> gute Prognose

**Definition**

Es handelt sich um eine idiopathische Form der GN mit reversibler Störung der T-Lymphozytenfunktion und Freisetzung glomerulotoxischer Lymphokine, so dass es zu einer gesteigerten Durchlässigkeit der glomerulären Basalmembran kommt.

**Epidemiologie**

- Häufigkeit: mit 80% häufigste Ursache des nephrotischen Syndroms im **Kindesalter**, kann aber auch Erwachsene betreffen
- Geschlechterverhältnis: m:w = 2,5:1
- Prädispositionsalter: meist 6.–8. Lj.

**Ätiologie**

- primäre Verlaufsform: **idiopathisch**
- **sekundär** z.B. bei Malignomen (Hodgkin-Lymphom), paraneoplastisch, Assoziation mit Infekten, HLA B12 und DR7

**Klinik**
Symptome

- **nephrotisches Syndrom:** Hypoproteinämie durch selektive Proteinurie und Hyperaldosteronismus; Hyperlipidämie durch verminderte Lipoproteinlipase, Ödeme, ggf. Aszites, Hypogammaglobulinämie

- **plötzlicher Beginn** mit Abgeschlagenheit, Müdigkeit, Kopfschmerzen, arterieller Hypertonie (20%), variablen Ödemen (typisch: Augenlider)

**Komplikationen**    Übergerinnung mit Gefahr der Thrombembolie

**Diagnostik**

- Labor: **selektive Proteinurie**, Malteserkreuze im Urinsediment, Serumeiweiß, Serum-/Lipid-Elektrophorese, Krea, Harnstoff, Cholesterin, Triglyceride (siehe auch Kap. 8.1.3)
- **Nierenbiopsie:** lichtmikroskopisch unauffällig
- **Elektronenmikroskopie:** Verschmelzung und Verflachung der Podozyten der Epithelzellen

**Differentialdiagnose**    andere GN

**Therapie**

- **Prednisolon** 1 mg/kg KG/Tag über 6 Wochen bzw. bis 14 Tage nach Proteinurie < 1 g/24 h, wegen dauerhafter Überschreitung der Cushing-Schwelle **stufenweise Dosisreduktion** um eine NNR-Insuffizienz zu vermeiden, bei Rezidiv wiederholen
- bei Steroidresistenz bzw. häufigen Rezidiven erneute Nierenbiopsie zur Bestätigung der Diagnose; dann evtl. **Cyclosporin A** oder Cyclophosphamid + Prednisolon, alternativ Chlorambucil + Prednisolon
- wegen der Gefahr von Thrombembolien ggf. Marcumarisierung

> Keine Albuminsubstitution unter Kortisontherapie, da dadurch die Remission verzögert wird.

**Prognose**

- **gute Prognose:** unter Steroiden in 95% komplette Remission bei Kindern, in 60% nach 8 Wochen bei Erwachsenen
- evtl. Rezidive nach Absetzen der Steroide
- extrem selten Progression zur terminalen Niereninsuffizienz, oft bei frühem Beginn und familiärer Häufung

### Fokal sklerosierende Glomerulonephritis

**Definition**
**Klinik:** nephrotisches Syndrom · Hämaturie · Hypertonie · terminale Niereninsuffizienz
**Diagnostik:** Labor · Nierenbiopsie
**Therapie:** Prednisolon · Cyclosporin A oder Cyclophosphamid · ungünstige Prognose

**Definition**    Diese Form der GN ist gekennzeichnet durch herdförmige subendotheliale **segmentale IgM/C3-Ablagerungen**, Verwachsungen zwischen Kapillarschlingen und Bowman-Kapsel mit nachfolgender **Sklerosierung**. Sie wird als Spätform bzw. Variante der Minimal-change-GN diskutiert.

**Epidemiologie**    mit 15% 3.-häufigste glomeruläre Erkankung im Rahmen des nephrotischen Syndroms

**Ätiologie**
- primäre Verlaufsform: Ätiologie unbekannt
- selten sekundäre Formen: z.B. bei HIV-Infektion, Drogenmissbrauch, als Folge eines Nephronverlustes wie Transplantatabstoßung

**Klinik**
Symptome
- **nephrotisches Syndrom** mit ausgeprägter Entgleisung des Fettstoffwechsels, **Hämaturie**, arterielle **Hypertonie**
- langsames Fortschreiten bis zur **terminalen Niereninsuffizienz**

**Diagnostik**
- **Labor:** s. 8.1.3
- **Nierenbiopsie** mit fokal-segmentaler Glomerulosklerose

Differentialdiagnose
andere GN

**Therapie**
- **Prednisolon** für mindestens 3 Monate, bei Ansprechen langsame Dosisreduktion
- **Cyclosporin A oder Cyclophosphamid bei Therapieresistenz** (nephrotisches Syndrom > 4 Monate)
- alternativ Chlorambucil + Prednisolon in geringerer Dosis
- bei Therapieversagen symptomatisch mit Reduktion der Eiweißzufuhr und antihypertensiver Therapie (zur Reduktion der Proteinurie)

Prognose
**ungünstig**, da meist Fortschreiten ohne Remission

### Membranöse Glomerulonephritis

> **Definition**
> **Ätiologie:** idiopathisch · sekundär
> **Klinik:** nephrotisches Syndrom · generalisierte Ödeme · Hämaturie
> **Diagnostik:** Nierenbiopsie · Labor · Ausschluss sekundärer Formen
> **Therapie:** symptomatisch · Marcumarisierung · Therapie der Malignome · Immunsuppression · 20–30% komplette Remissionen

**Definition**
Bei dieser Form der GN lassen sich Ablagerungen von Antigen-AK-Immunkomplexen (IgG-C3) an der Außenseite der glomerulären Basalmembran nachweisen.

Epidemiologie
- macht etwa 15–20% aller GN aus
- **häufigste Ursache für ein nephrotisches Syndrom** im Erwachsenenalter

**Ätiologie**
- **idiopathisch** in 75%
- **sekundär**
  - bei Autoimmunerkrankungen (SLE)
  - medikamentös-toxisch (Gold, Penicillamin)
  - Malignome (Bronchial-, Kolon-, Mamma-, Magenkarzinom)
  - postinfektiös (Hepatitis B und C, Malaria)
  - Schwermetallexposition
  - Assoziation mit HLA DR3, B8, DR2

**Klinik**
Symptome
- **nephrotisches Syndrom** mit **generalisierten Ödemen**
- (Mikro-)**Hämaturie**, arterielle Hypertonie erst bei Rückgang der GFR

Komplikationen
Übergang in die rasch progrediente GN möglich

| | |
|---|---|
| **Diagnostik** | • **Nierenbiopsie:** In der Silberfärbung Nachweis subepithelialer Immundepots, "spikes" (= Basalmembran-Septen), Immundepots in der Basalmembran oder Vakuolisierung der Basalmembran. |
| | • **Labor:** s. 8.1.3, außerdem Hepatitis-Serologie, Lupusdiagnostik, Tumorsuche zum **Ausschluss sekundärer Formen** |
| Differentialdiagnose | Suche nach Grunderkrankung (sekundäre Formen), andere GN |
| **Therapie** | • **symptomatische Therapie**, wegen hoher Spontanremission der primären Form von einigen Autoren empfohlen |
| | • ggf. **Marcumarisierung bei Hyperkoagulabilität** |
| | • bei sekundärer Form Absetzen auslösender Medikamente |
| | • durch **Therapie der Malignome** kann es zur Rückbildung der tumorassoziierten GN kommen |
| | • bei Progression oder schwerem nephrotischen Syndrom **Immunsuppression** mit Chlorambucil/Prednisolon, alternativ Cyclosporin/Prednisolon nach Ponticelli-Schema. |
| Prognose | • **20–30 % komplette Remissionen** |
| | • 20 % partielle Remissionen |
| | • 50–60 % Progression zur terminalen Niereninsuffizienz |

## Membranoproliferative Glomerulonephritis

**Definition**
**Ätiologie/Pathogenese/Einteilung:** Immunkomplexnephritis · subendotheliale Ablagerungen · Ablagerungen in der Lamina densa
**Klinik:** nephrotisches Syndrom · akutes nephritisches Syndrom · oligosymptomatisch
**Diagnostik:** Nierenbiopsie · Labor · Komplementfaktoren · C3-Nephritisfaktor
**Therapie:** Progressionsverzögerung mit Dipyramidol + ASS · Prednisolon allein oder in Kombination · 40–50 % dialysepflichtig

| | |
|---|---|
| **Definition** | Es handelt sich um eine seltene Immunkomplexnephritis mit Mesangiumproliferation und diffuser Basalmembranverdickung. |
| Epidemiologie | vorwiegend im jugendlichen Alter |
| **Ätiologie/ Pathogenese/ Einteilung** | Ätiologie unbekannt |
| | • Typ I zeigt **subendotheliale Ablagerungen** mit Zeichen einer chron. Immunkomplexerkrankung. |
| | • Typ II weist **Ablagerungen in der Lamina densa** mit Nachweis eines C3-Nephritisfaktors auf. |
| **Klinik** | • in 50 % mit **nephrotischem Syndrom** |
| | • in 20 % mit einem **akuten nephritischen Syndrom** |
| | • evtl. **oligosymptomatisch** mit Hämaturie, arterieller Hypertonie |

**Diagnostik**

- **Nierenbiopsie:**
  - Typ I mit Verbreiterung des Mesangiums und scheinbarer Verdoppelung der Basalmembran
  - Typ II mit "dense deposits" aus C3-Komplement
- **Labor:**
  - Typ I: **Komplementfaktoren** C1q und C4, evtl. auch C3 ↓
  - Typ II: pathognomonischer Nachweis von IgG-Auto-AK gegen C3-Konvertase (Synonym: **C3-Nephritisfaktor**, C3NeF), C3 ↓↓

**Differentialdiagnose**

andere GN

**Therapie**

- **Progressionsverzögerung mit Dipyramidol + ASS** 500 mg/Tag oral bei schlechter Prognose
- **Prednisolon allein oder in Kombination** mit Azathioprin oder Chlorambuzol oder Cyclophosphamid

**Prognose**

- häufig Progression zur terminalen Niereninsuffizienz (**40–50 % der Patienten dialysepflichtig** nach 5 Jahren)
- bei Typ II in 10 % rapid progressiver Verlauf und 85 % Rekurrenz nach Nierentransplantation
- bei Typ I 25 % Rekurrenz nach Nierentransplantation

## Rapid progressive Glomerulonephritis (RPGN)

**Definition**
**Ätiologie/Einteilung:** Antibasalmembran-Typ · Goodpasture-Syndrom · Immunkomplex-Typ · ohne Immunphänomene
**Klinik:** Hypertonie · unspezifische Symptome · Hämoptysen · Hämaturie
**Diagnostik:** serologische Untersuchungen · Nierenbiopsie · lineare Fluoreszenz · granuläre Fluoreszenz · ANCA-Titer/-Muster · rasch ansteigende Retentionswerte · schmetterlingsförmige Verschattungen
**Therapie:** Plasmapherese · Kortikoide · Cyclophosphamid

**Definition**

Glomeruläre Erkrankung mit ausgeprägter extrakapillärer Proliferation und Halbmondbildung sowie raschem Abfall der GFR.

**Epidemiologie**

Goodpasture-Syndrom betrifft meist Männer um 30 Jahre

**Ätiologie/Einteilung**

idiopathisch, postinfektiös, sekundär bei Systemerkrankungen

- Typ I **Antibasalmembran**-RPGN
  - Sonderform: **Goodpasture-Syndrom** bei Lungenbeteiligung
- Typ II rapid progressive **Immunkomplex**-GN (z. B. SLE)
- Typ III GN **ohne Immunphänomene:** idiopathisch, ANCA-assoziiert (z. B. Wegener-Granulomatose)

**Klinik**

- **Hypertonie** und hypertone Krisen (durch RAAS-Aktivierung), Ödeme, Herzinsuffizienz, Urämie, Azotämie
- **unspezifische Symptome** wie subfebrile Temperaturen, Kopf-, Gliederschmerzen, Leistungsknick, Blässe

> **Goodpasture-Syndrom: Hämoptysen**, Lungenblutungen, Luftnot, Eisen-
> mangelanämie, Proteinurie, (Makro-)**Hämaturie**, Azotämie, subkapsuläre
> Petechien und Blutungen ins Nierenbecken

**Diagnostik**

- Infektionsdiagnostik/**serologische Untersuchungen** zur Sicherung bzw. zum
  Ausschluss einer Systemerkrankung
- **sofortige Nierenbiopsie** mit Histologie und Fluoreszenz-Immunhistochemie
  - Typ I zirkulierende Anti-Basalmembran-AK, hypochrome Anämie, **lineare
    Fluoreszenz**
  - Typ II ggf. Nachweis zirkulierender Immunkomplexe, **granuläre Fluoreszenz**
  - Typ III **ANCA-Titer bzw. ANCA-Muster** (antineutrophile zytoplasmatische
    AK), ANA (antinukleäre AK), Anti-ds-DNS-AK (anti-double strand DNS-
    AK, AK gegen Doppelstrang DNS)
- Urindiagnostik, Retentionswerte: **rasch ansteigende Retentionswerte** mit Pro-
  teinurie bis 30 g/Tag
- bildgebende Diagnostik: große Nieren

> Beim Goodpasture-Syndrom im Rö-Bild **schmetterlingsförmige**, von den Hili
> ausgehende **Verschattungen**, außerdem Proteinurie, Hämaturie

Differentialdiagnose — andere GN

**Therapie**
konservativ

- Typ I: **Plasmapherese** über mindestens 10 Tage, zusätzlich **Kortikoide** als
  Stoßtherapie, ggf. **zusätzlich Cyclophosphamid,** das nach 3–6 Monaten durch
  Azathioprim ersetzt wird; Therapie bis 12 Monate nach Remission fortsetzen
- Typ II u. III: Wert der Plasmapherese nicht gesichert, sonst wie Typ I

operativ — Transplantation

Prognose

- unbehandelt infauste Prognose, selten Spontanheilungen
- ca. 1/3 der Patienten bleibt dialysepflichtig, 1/3 behält teils über Jahre eine eingeschränkte GFR < 30 ml/Min., 1/3 zeigt eine bessere bis normale GFR.

# 6.1.3 Nephrotisches Syndrom

**Definition**
**Ätiologie:** extrem durchlässige Glomerulummembran
**Einteilung:** Ausheilung · Rezidivneigung · eingeschränkte Nierenfunktion ·
rasche Progredienz
**Klinik/Pathogenese:** Proteinurie · Infektneigung · Hyperkoagulabilität ·
Hypoproteinämie · hypalbuminämische Ödeme · Hypertonie ·
Hyperlipoproteinämie · hepatische Proteinsynthese
**Diagnostik:** typische Klinik · Serumelektrophorese · Urin
**Therapie:** eiweiß-/kochsalzarme Diät · Diuretika · Bilanzierung · Kortikoide
bei Kindern

| | |
|---|---|
| **Definition** | Die 4 Leitsymptome **Proteinurie, Hypoproteinämie, Ödeme** und **Hyperlipoproteinämie** charakterisieren das nephrotische Syndrom. |
| Epidemiologie | tritt zu 80 % bei GN auf |
| **Ätiologie** | **Extrem durchlässige Glomerulummembran:** |

- GN
- Diabetes mellitus
- Plasmozytom
- Amyloidose
- Kollagenosen
- Nierenvenenstauung
- toxisch (Penicillamin, Oxazolidine)
- paraneoplastisch (z. B. Plasmozytom)
- immunologische Systemerkrankungen

**Einteilung**

Typ I: **Ausheilung** nach einem Schub
Typ II: **Rezidivneigung** mit vollständigen Remissionen
Typ III: **eingeschränkte Nierenfunktion** trotz partieller Remission
Typ IV: **rasche Progredienz**, schlechte Prognose

**Klinik**

| Symptome | Ursachen und Folgen |
|---|---|
| starke **Proteinurie** (> 3 g/Tag, normal: < 150 mg/Tag) | • renaler IgG-Verlust mit **Infektneigung** durch starken Eiweißmangel<br>• renaler Verlust von AT III, Protein C und S, Produktion von Fibrinogen Faktor V und X ↑ ⇒ Thromboseneigung **(Hyperkoagulabilität)** |
| **Hypoproteinämie/ hypalbuminämische Ödeme** (Serumalbumin < 2,5 g/dl) | Verminderung des kolloidosmotischen Drucks ⇒ Flüssigkeitsverschiebung vom Plasma ins Interstitium ⇒ Plasmavolumen ↓ ⇒ Hypovolämie ⇒ Aktivierung des RAAS ⇒ **arterielle Hypertonie** ⇒ ADH ↑, ANP und BNP ↓ ⇒ symmetrische Ödembildung (Augenlider!), Pleuraerguss, Aszites (Transsudat) |
| **Hyperlipoproteinämie** | Stimulation der **hepatischen Proteinsynthese** ⇒ Cholesterin und Triglyzeride ↑ ⇒ Lipidurie |

**Tab. 6.4:** Klinik und Pathogenese des nephrotischen Syndroms (ANP = atriales natriuretisches Peptid, BNP = brain-natriuretic peptide)

| | |
|---|---|
| Symptome | ggf. Flankenschmerzen, Hämaturie, Oligo- bis Anurie |
| Komplikationen | akute Nierenvenenthrombose |
| **Diagnostik** | |

- **typische Klinik** mit den 4 Leitsymptomen
- **Serumelektrophorese:** Albumin und γ-Globulin ↓, relative Zunahme von $\alpha_2$- und β-Globulinen
- **Urin** mit hyalinen Zylindern, Malteser-Kreuzen (Cholesterin), ausgeprägte Proteinurie
- **Labor:** siehe Tab. 6.2, bei Niereninsuffizienz Harnstoff und Krea ↑, Krea-Clearance ↓, Cholesterin und Triglyzeride ↑
- Nierenbiopsie

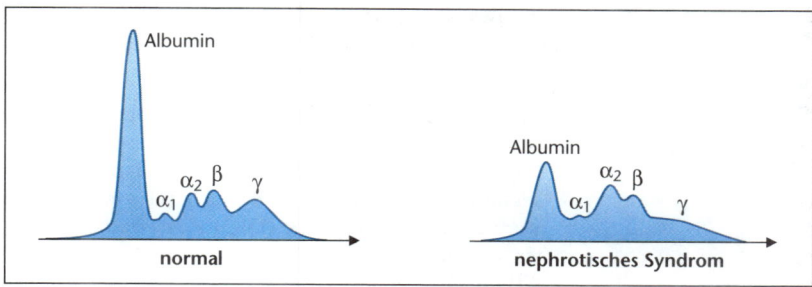

**Abb. 6.1:**   Serumelektrophorese bei nephrotischem Syndrom [11]

Differentialdiagnose   nephritisches Syndrom (Leitsymptom: Hämaturie)

Therapie
- **eiweiß- und kochsalzarme Diät**
- **Diuretika, Bilanzierung**
- evtl. Antibiose
- Hochdrucktherapie: ACE-Hemmer, bei fortgeschrittener Niereninsuffizienz kontraindiziert
- **Kortikoide bei Kindern:** wenn Proteinurie zum Stillstand kommt keine Nierenbiopsie nötig
- *!* Steroidresistenz bei nicht-selektiver Proteinurie

## 6.1.4 Hämolytisch-urämisches Syndrom (HUS)

**Definition**
**Ätiologie/Pathogenese:** infektiös-toxisch · Mikroangiopathie
**Klinik:** unspezifische Symptome · Mikrothrombosierungen · Verbrauchskoagulopathie · hämolytische Anämie · ANV · thrombotisch-thrombozytopenische Purpura
**Diagnostik:** Diff.-BB · Fragmentozyten · Retikulozyten · Thrombozytopenie · Hämolyse-/Gerinnungs-Parameter · Urin · Stuhl
**Therapie:** Methylprednisolon · Prophylaxe der DIC · Plasmapherese · keine Thrombozytensubstitution · Mortalität 5–20 %

Definition   Das HUS ist durch eine Coombs-negative Anämie mit Fragmentozyten, eine Thrombozytopenie und Funktionsstörungen verschiedener Organe bis hin zum ANV charkterisiert.

Epidemiologie
- tritt v.a. im Kindesalter auf
- verläuft bei Erwachsenen ungünstiger

Ätiologie/
Pathogenese
- **infektiös-toxisch** durch Endothelschädigung der Nierenarteriolen
  Auslöser sind: Infekte der Luftwege (Pneumokokken) oder des GIT (Diarrhoe), häufig bei Kleinkindern E. coli der Serogruppe 0157 (EHEC-Enterotoxine)
- selten bei **Systemerkrankungen** oder **medikamentös-toxisch**

Es kommt zu einer **Mikroangiopathie mit intravasaler Gerinnung**, die zur Bildung von Fragmentozyten, Hämolyse und Thrombozytopenie führt. Die genannten Veränderungen entstehen durch die mechanische Schädigung der Zellen bei der Passage durch partiell thrombosierte Gefäße (mechanische Hämolyse).

**Klinik**

Symptome

- ca. 1–14 Tage nach Infekt **unspezifische Symptome** wie Müdigkeit, Kopfschmerzen, Sehstörungen, Nausea
- Dysurie, arterielle Hypertonie, Diarrhö, Purpura
- **sekundär Mikrothrombosierungen** mit Aktivierung des Gerinnnungssystems, **Verbrauchskoagulopathie** (DIC), akute **hämolytische Anämie** mit fragmentierten Erys und Urämie bei **ANV**
- fließender **Übergang zur thrombotisch-thrombozytopenischen Purpura** (TTP) mit ZNS-Symptomen, fakultativem Leberschaden (Anstieg des direkten + indirekten Bilirubin), ischämiebedingte Angina abdominalis, Herzrhythmusstörungen bei Myokardbeteiligung

**Diagnostik**

Labor:
- Elektrolyte, BB, **Diff.-BB (Fragmentozyten, Retikulozyten)**, **Thrombozytopenie**, **Hämolyse-Parameter** (LDH, HBDH, indirektes Bilirubin, Serumeisen ↑), Retentionswerte, **Gerinnungs-** bzw. Fibrinolyse-**Parameter**
- von-Willebrand-Faktor-Multimere (pathologisch)
- **Urinstatus** mit Sediment, 24-h-Sammelurin
- **Stuhl** auf pathogene Keime

**Therapie**

- **Methylprednisolon** als Pulstherapie
- **Prophylaxe der DIC** durch Heparingabe
- Anämiekorrektur
- antihypertensive Therapie
- bei schwerem Verlauf: **Plasmapherese**, ggf. Hämodialyse, Peritonealdialyse
- bei Therapieresistenz nach Kortisonbehandlung: Versuch mit Vincristin oder ASS + Dipyridamol alle 8 h
- **!** **Keine Thrombozytensubstitution**, da sonst DIC ausgelöst werden kann!

Prognose

lebensbedrohlich, Mortalität von 5–20 %

## 6.1.5 Akutes Nierenversagen (ANV)

> **Definition**
>
> **Ätiologie/Einteilung:** prärenal · renal · postrenal ·
>
> **Pathogenese:** ischämische Schädigung der Tubulusepithelien
>
> **Klinik:** Grunderkrankung · Nierenschädigung · oligo-anurische Phase · Erholungsphase · Restitution · Überwässerung · Hyperkaliämie · Hypokaliämie in polyurischer Phase
>
> **Diagnostik:** Medikamentenanamnese · Krea/Harnstoff/Elektrolyte · Proteinurie/Ery-Zylinder · Sono · Rö-Thorax
>
> **Therapie:** Volumensubstitution · Bilanzierung · eiweiß-/kalium-/natriumarme Kost · Nierenbiopsie · Beseitigung des Auslösers · hochkalorische Ernährung · Dialyse · fluid lung · Hirnödem

**Definition**

Beim ANV handelt es sich um eine rasche, anhaltende, jedoch prinzipiell reversible Abnahme der glomerulären Filtrationsrate (GFR) mit Anstieg der harnpflichtigen Substanzen im Blut.

| | |
|---|---|
| Epidemiologie | Häufigkeit: 10/100 000 Einwohner/Jahr |

**Ätiologie/Einteilung**
- **prärenal** (45 %): **renale Minderperfusion** infolge Kreislaufzentralisation bei Blutdruckabfall, Hypovolämie, Schock, Exsikkose, Intoxikation
- **renal** (45 %): Entzündung, Hypoperfusion, HUS, **Medikamente** (KM, Antibiotika, NSAR, ACE-Hemmer, Chemotherapeutika, Ciclosporin A), Hämolyse, Myolyse (Myoglobin = endogenes Nierentoxin)
- **postrenal** (10 %): **Abflussbehinderung** durch Steine, Tumoren, Prostatavergrößerung, Blasenatonie, M. Ormond (retroperitoneale Fibrose)

**Pathogenese**

**ischämische Schädigung der Tubulusepithelien** mit mangelhafter $Na^+$-Rückresorption $\Rightarrow$ $Na^+$-Konzentration an der Macula densa $\uparrow$ $\Rightarrow$ Renin-Sekretion $\downarrow$ $\Rightarrow$ Glomerulumfiltrat $\downarrow$ $\Rightarrow$ Oligurie

**Klinik**
Symptome
- je nach **Grunderkrankung**, z. B. Exsikkose, Kolik bei Steinen
- bei akuter Tubulusnekrose **Stadien I–IV**

| Stadium I | Nierenschädigung |
|---|---|
| **Stadium II** | **oligo-anurische Phase:** <br>• Dauer ca. 12 Tage <br>• Gefahr der **Überwässerung** (fluid lung, periphere Ödeme, arterieller Hypertonus) <br>• Hyperkaliämie (Kammerflimmern), Hirnödem, metabolische Azidose, Urämie <br>• Proteinkonzentration i.S. ↓ durch Proteinurie <br>• Retention harnpflichtiger Stoffe mit Übelkeit, Erbrechen, Durchfällen durch Gastroenteritis |
| **Stadium III** | polyurische bzw. **Erholungsphase:** <br>Gefahr des Wasser-, Na+-, **K+-Verlustes,** da Tubulusfunktion sich später erholt als Glomerulumfunktion und ADH-Refraktärität der distalen Tubuli und der Sammelrohre besteht |
| **Stadium IV** | **Restitution** der GFR mit Normurie nach etwa ½ Jahr |

**Tab. 6.5:** Die 4 Stadien das ANV

- selten non-oligurische Phase ohne Abfall der Urinausscheidung, jedoch mit gestörter Konzentrationsfähigkeit. Bessere Prognose und kürzere Dauer (1–3 Wochen)

**Komplikationen**
- in Stadium II:
  - GI-Blutung
  - **Hyperkaliämie** (Herzrhythmusstörungen)
  - Infektion
  - **Überwässerung** (Hypertonie, Lungenaffektion, Hirnödem)
- in Stadium III: **Hypokaliämie**

**Diagnostik**
- **Anamnese:** Ursache bei prärenalem ANV meist offensichtlich (Trauma, Sepsis, OP), **Medikamentenanamnese**, Volumenverlust
- **Klinik:** Suche nach der Grunderkrankung
- **Labor:** Krea, Harnstoff, Elektrolyte, Blutbild, Harnsäure, LDH, CK
- **Urin:** tubuläre/glomeruläre Proteinurie, Ery-Zylinder, Granulozyten bei interstitieller Nephritis
- **Sono:** Harnstau mit großen, geschwollenen Nieren, kleine Nieren bei chron. Schädigung

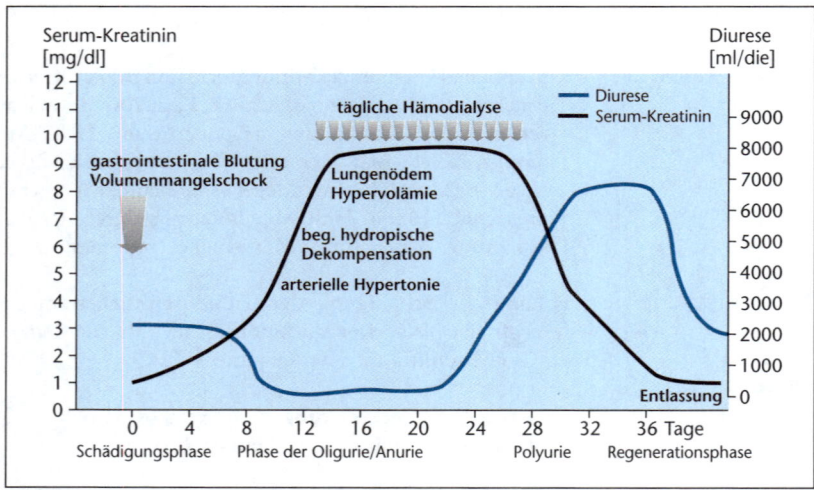

**Abb. 6.2:** Der phasenhafte Verlauf des ANV [12]

- **Rö-Thorax:** fluid lung, Schocklunge, Pneumonie

**Differentialdiagnose**   prärenales Nierenversagen bei Leberinsuffizienz

**Therapie**   • je nach Ursache:

| prärenal | • **Volumensubstitution** mit 0,9 % NaCl-Gabe (cave: Herzinsuffizienz)<br>• ggf. Humanalbumin, Kolloide unter ZVD-Kontrolle |
|---|---|
| renal | • Prophylaxe bzw. Absetzen auslösender Medikamente<br>• **Bilanzierung** bei andauernder Oligurie<br>• Gewichtsabnahme max. 0,5 kg/Tag<br>• **eiweiß-, kalium- und natriumarme Kost**<br>• Zufuhr = extrarenale Verluste + 600 ml, Gewichtsverlust von 300 ml = ausgeglichene Bilanz<br>• ggf. Furosemid (1 g/Tag) je nach Ausscheidung<br>• evtl. Dopamin-Perfusor (Erfolg nicht gesichert) |
| glomerulär | z. B. RPGN: nach **Nierenbiopsie** spezifische Therapie |
| postrenal | z. B. durch Harnstau, Stein: **Beseitigung des Auslösers** |

**Tab. 6.6:** Therapie des ANV

- **symptomatische Therapie:**
  - **hochkalorische Ernährung:** 40 kcal/kg, 50 %ige Glukose, 15 %ige Aminosäure-Lsg.
  - **Dialyse:** frühe Indikation stellen, bei Serumharnstoff > 150 mg/dl, Hyperkaliämie, Azidose, **fluid lung**, Lungenödem, **Hirnödem**, urämische Perikarditis
  - ggf. Hochdrucktherapie (Diazoxid, Nifedipin), Digitalis, Diazepam, $Ca^{2+}$ oder Insulin gegen Hyperkaliämie

**Prognose**   • abhängig von Grundkrankheit, Alter und Anzahl der zusätzlich versagenden Organe
- Letalität bei chirurgischen Patienten bis 70 %

## 6.1.6 Chronische Niereninsuffizienz und Urämie

> **Definition**
>
> **Ätiologie:** GN · diabetische Nephropathie
>
> **Einteilung:** kompensiertes Dauerstadium · kompensierte Retention · dekompensierte Retention · terminale Niereninsuffizienz
>
> **Klinik/Pathogenese:** symptomlos · Allgemeinsymptome · urämischer Fötor · Haut · Urin · ZNS · Lunge · Herz · GIT · Blut · Erythropoetin-Mangel · Arteriosklerose · Knochen · renale Osteopathie
>
> **Diagnostik:** Identifikation reversibler Ursachen · Anamnese · Labor · bildgebende Verfahren
>
> **Therapie:** Beeinflussung der Progression · Kontrolle des Wasser-/Elektrolythaushaltes · Erythropoetin-Gabe · Phosphatbinder · Dialyse

**Definition**

Bei der chron. Niereninsuffizienz handelt es sich um eine dauernde Funktionseinschränkung beider Nieren durch Verlust der exkretorischen (Ausscheidung harnpflichtiger Substanzen) und endokrinen Funktion (Vit. $D_3$, Erythropoetin, Prostaglandin, Renin).

**Ätiologie**

- **GN** (25 %)
- **diabetische Nephropathie** (25 %)
- interstitielle Nephritis (15 %)
- Nephrosklerose bei Hypertonie (10 %)
- polyzystische Nierenerkrankungen (10 %)
- Systemerkrankungen (5 %)
- sonstige (10 %): Anomalien, Pyelonephritis, Analgetikanephropathie

**Einteilung**

1. **kompensiertes Dauerstadium:** GFR > 50 %, ⇒ Serum-Krea normal
2. **kompensierte Retention:** Azotämie, Serum-Krea < 8 mg/dl, Serum-Harnstoff < 150 mg/dl
3. **dekompensierte Retention:** Präurämie, Serum-Krea 8–15 mg/dl, Serum-Harnstoff 150–300 mg/dl
4. **terminale Niereninsuffizienz: Urämie,** Serum-Krea > 15 mg/dl

**Klinik/Pathogenese**
Symptome

- **oft lange symptomlos**, wenn keine Beschwerden durch Grundkrankheit
- **Allgemeinsymptome: urämischer Fötor,** Abgeschlagenheit, Schwäche, Konzentrationsschwäche, Impotenz, Amenorrhö
- **Haut:** Pruritus, Café-au-lait-Farbe (Urochrome + Anämie), Ekchymosen
- **Urin:** Polyurie, Nykturie, helle Harnfarbe
- **ZNS:** Konzentrationsschwäche, Polyneuropathie, Restless-legs-Syndrom, Krämpfe, Verwirrtheit, Apathie, Koma
- **Lunge:** Fluid lung, Pleuraerguss, Pneumonie, Kussmaul-Atmung
- **Herz:** Hypertonie, urämische Perikarditis, Rhythmusstörungen
- **GIT:** Emesis, Diarrhoe, Blutung
- **Blut:** renale hyperchrome Anämie durch gesteigerte Hämolyse infolge gestörten Ery-Stoffwechsels und Retention toxischer Substanzen, **Erythropoetin-Mangel,** Hyperkaliämie bei metabolischer Azidose
- **Arteriosklerose:** KHK, pAVK, Insulte!

- **Knochen: renale Osteopathie** durch Hypokalzämie mit Stimulation der Nebenschilddrüse ⇒ ossäre Kalziummobilisation ⇒ Osteodystrophie fibrosa und metastatische Gewebeverkalkungen

| | |
|---|---|
| Komplikationen | koronare und zerebrale Komplikationen |

**Diagnostik**
- **Identifikation reversibler Ursachen**
- **Anamnese**
- gründliche Untersuchung des Patienten
- **Labor**, Urinanalyse
- **bildgebende Verfahren:** Sono Abdomen, Rö-Aufnahme der Hände bei renaler Osteopathie, Rö-Thorax (Stauung, Erguss), Herz-Echo (Perikarderguss)

Differentialdiagnose  ANV, verschiedene Formen der CNV

**Therapie**
- Therapie der Grunderkrankung
- **Beeinflussung der Progression** durch Senkung des Hypertonus, ACE-Hemmer, eiweißarme Kost
- je nach Stadium **Kontrolle des Wasser- und Elektrolythaushaltes** über Bilanzierung, Trinkmengenbegrenzung, Diuretika, K$^+$-arme Kost, Ausgleich der metabolischen Azidose z. B. mit Hydrogenkarbonaten
- Therapie der Anämie: Eisensubstitution, **Erythropoetin-Gabe**, ggf. Ery-Konzentrate
- bei renaler Osteopathie: **Phosphatbinder**, phosphatarme Kost

Prognose  Die konservative Therapie kann die **Dialysetherapie** oder **Nierentransplantation** meist nur hinauszögern.

## 6.1.7 Nephro- und Urolithiasis

> **Definition**
> **Ätiologie:** Lösungsgleichgewicht · lithogene Substanzen · Urinvolumen ↓ · steinhemmende Substanzen · Urin-pH · physiologische Engen
> **Einteilung:** Kalziumoxalat-/Kalziumphosphat-/Harnsäure-/Magnesium-Ammonium-Phosphat-/Zystin-/Xanthinsteine
> **Klinik:** nicht-obstruierende Steine oft asymptomatisch · Kolik · paralytischer Ileus
> **Diagnostik:** Urin · Mikrohämaturie · Steinanalyse · Sono · Labor
> **Therapie:** Spasmolytika und Analgetika · Steinprophylaxe · ESWL · Schlingenextraktion · operative Steinentfernung

**Definition**  Durch Verschiebung des Lösungsgleichgewichtes kommt es zur Steinbildung.

Epidemiologie  Geschlechterverhältnis: m:w = 2:1

**Ätiologie**
- Übersättigung des Urins mit **lithogenen Substanzen**
- **Verminderung des Urinvolumens** mit hohem spezifischem Uringewicht
- **Fehlen steinhemmender Substanzen**
- **Veränderung des Urin-pH**, kritischer pH: < 5,5 sowie > 7
- Multifaktoriell, Wohlstandserkrankung, Infekte
- Urolithiasis: **3 physiologische Engen**
  - Abgang aus Nierenbecken
  - Gefäßkreuzung der Vasa iliaca communes
  - Insertionsstelle in die Blase

## Einteilung

| Harnsteinart | Ätiologie | Rö-Befund |
|---|---|---|
| **Kalziumoxalatsteine** (70%) | M. Crohn, Kurzdarm, Hyperkalzurie, Hyperoxalurie (oxalatreiche Ernährung) | • hart, unregelmäßig<br>• gut schattengebend |
| **Kalziumphosphatsteine** (14%) | bei alkalischem Urin, Hyperkalzurie | • bröckelig<br>• gut schattengebend |
| Uratsteine, **Harnsäuresteine** (13%) | bei Hyperurikosurie | • glatt begrenzt<br>• nicht schattengebend = Aussparung im Urogramm |
| Struvite (**Magnesium-Ammonium-Phosphat-Steine**) = Infektsteine | • bei alkalischem Urin<br>• bei renal tubulärer Azidose (RTA)<br>• bei HPT | • röntgendicht<br>• hexagonale Kristalle im Sediment |
| **Zystinsteine** | auch bei normalem Urin-pH | schattengebend |
| **Xanthinsteine** | bei Stoffwechselstörungen | |

**Tab. 6.7:** Einteilung, Ätiologie und Rö-Befund der Konkremente

**Klinik**
- **Nephrolithiasis:**
  - bei **nicht-obstruierenden Steinen oft asymptomatisch**, unspezifische GI-Symptome und chron. Rückenschmerzen
  - **bei Obstruktion Kolik**, Brechreiz, **paralytischer Ileus**, Hämaturie, Fieber
- **Urolithiasis:** evtl. Makrohämaturie, heftige Koliken, Schmerz in den Hoden/Schamlippen bei intramural liegenden Steinen, paralytischer Ileus, Darmatonie

**Diagnostik**
- **Urin:** Schnelltest, Urinbilanzierung, **Steinanalyse**
- ! Eine **Mikrohämaturie** ist in fast allen Fällen nachweisbar, eine Makrohämaturie in etwa 30%.
- bildgebende Verfahren: **Sono**, Urographie
- **Labor** mit Blutbild, Diff-BB, CRP, Krea, Harnstoff, Harnsäure, Elektrolyte, Gesamteiweiß, alkalische Phosphatase

Differentialdiagnose
- Tumoren
- Papillennekrose, Niereninfarkt (Vorhofflimmern!), Nierenvenenthrombose
- Appendizitis, Ileus, Pankreatitis, Divertikulitis
- LWS-Syndrom
- Hodentorsion, gyn. Erkrankungen

**Therapie**

konservativ

- bei Urolithiasis: viel trinken, Diuresesteigerung, Bewegung, feuchte Wärme, ggf. Antibiose
- **Spasmolytika und Analgetika** (Buscopan + ASS, Morphin kontraindiziert)
- Spontanabgang abwarten
- **Steinprophylaxe je nach Steinart:**
- **$Ca^{2+}$-Oxalatstein:** abklären HPT, Skelettmetastasen?, Thiazide sowie simultan $Na^+$- und eiweißarme, $Ca^{2+}$-reiche Diät
- **Phosphatstein:** abklären Hyperparathyreoidismus?, Aluminium-Gabe
- **Harnsäurestein:** Uralyt-U® (Urinalkalisierung), Allopurinol (Urikostatikum), Urikosurikum (Benzbromaron KI), purin-/fleischarme Kost, Alkoholkarenz, viel Flüssigkeit bei Zytostatikatherapie
- **Zystinstein:** Diurese, Urinalkalisierung ($Na^+$-Bikarbonat), Vitamin C, D-Penicillamin, Pyridoxin
- **Magnesium-Ammonium-Phosphat** (Infektstein): Ansäuern des Urins

minimal-invasiv

- **ESWL** (extrakorporale Stoßwellenlithotripsie) nur bei intaktem Harnabfluss, evtl. zuvor innere Harnleiterschiene (Splint)
- Zeiss-**Schlingenextraktion** bei < 1 cm im unteren Teil des Ureters
- Uretherendoskopie

operativ

**operative Steinentfernung** bei infizierten Steinen im Nierenbecken oder oberen Ureter

Prognose

- bei $Ca^{2+}$-Oxalatstein und Phosphatstein häufig Rezidive
- bei Cystinstein häufig Progression zur terminalen Niereninsuffizienz

## 6.1.8 Nierentumoren

**Definition**
**Ätiologie:** Kanzerogene · embryonale Fehlbildung
**Einteilung:** Hypernephrom · Mischtumoren · Wilms-Tumor · Nierenbecken-tumoren
**Klinik:** keine Frühsymptome · Unterbauchtumor · Appetitlosigkeit · schmerzlose Hämaturie · Flankenschmerz · Metastasen · Paraneoplasie
**Diagnostik:** bildgebende Verfahren · Metastasensuche
**Therapie:** Chemotherapie bei Wilms-Tumor · radikale En-bloc-OP · Nephrektomie · Adrenalektomie

**Definition**

Nierentumoren sind meist epitheliale Tumoren des Nierenparenchyms.

Epidemiologie

- Wilms-Tumor:
  - Häufigkeit: 7,5 % aller Neoplasien im Kindesalter, z. T. autosomal dominant
  - Prädispositionsalter: 2.–4. Lj.
  - hochmaligne, in 5 % beidseits vorkommend

- Nierenzellkarzinom:
  - Inzidenz 10/100.000 Einwohner, familiäre Häufung bei Hippel-Lindau-Syndrom
  - Prädispositionsalter: nach dem 50. Lj.
  - Geschlechterverhältnis: m:w = 2:1

**Ätiologie**

- **Nierenzellkarzinom: Kanzerogene** wie aromatische Amine, Kadmium, Nikotin, Trichlorethen
- **Wilms-Tumor: embryonale Fehlbildung,** mesodermaler Ursprung
- Nierenbeckentumoren: Infekte, Anilin, Tryptophan, Nikotin, Phenacetin, lymphogene und kanalikuläre Metastasen

**Einteilung**

- **mesenchymale** Tumoren: selten
- **epitheliale** Tumoren
  - benigne: Nierenrindenadenome
  - maligne: Nierenzellkarzinom = syn. **Hypernephrom,** Grawitz-Tu.

  Stadium I: Tumor innerhalb der Nierenkapsel
  Stadium II: Tumor durchbricht die Nierenkapsel
  Stadium IIIa: Tumor infiltriert Nierenvene oder V. cava
  Stadium IIIb: Befall regionärer Lymphknoten
  Stadium IIIc = Stadium IIIa + b
  Stadium IV: Fernmetastasen

- **Mischtumoren**
  - benigne: Angiomyolipom
  - maligne: **Nephroblastom** = syn. **Wilms-Tumor,** Sarkom, Hämangiom
- **Nierenbeckentumoren**
  - papilläres Karzinom
  - Urothelkarzinom, Plattenepithel- oder Adenokarzinom

**Klinik**
Symptome

| Wilms-Tumor | Hypernephrom/Nierenbeckentumoren |
|---|---|
| • **Unterbauchtumor** sichtbar/palpabel<br>• Abdominalschmerzen<br>• **Appetitlosigkeit**<br>• Erbrechen<br>• **schmerzlose Hämaturie**<br>• Fieber<br>• Lungenmetastasen<br>• Aniridie und Wachstumsverzögerung (bei autosomal dominanter Form)<br>• Hypertonie | • in 60% **keine Frühsymptome** (Zufallsbefund)<br>• **schmerzlose Hämaturie**<br>• **Flankenschmerz**<br>• Tumorfieber<br>• BSG ↑<br>• linksseitige Varikozele<br>• Tumorzapfen in der V. cava rechts<br>• **Metastasen** in Lunge, Nebenniere (häufig), Knochen (osteolytisch), Hirn<br>• **Paraneoplasien:** Hyperkalzämie, Hypertonie, Polyglobulie, Leberfunktionsstörungen, Hypoglykämie<br>• Stauffer-Syndrom, Leberdysfunktion mit Erhöhung der alkalischen Phosphatasen, Hypalbuminämie, $\alpha_2$-Hyperglobulinämie, Hypoprothrombinämie |

**Tab. 6.8:** Symptome der wichtigsten Nierentumoren

**Komplikationen**

*!* Cave **Ruptur** des Wilms-Tumors bei Palpation! Daher äußerst vorsichtig palpieren.

Diagnostik
- **bildgebende Verfahren:**
  - Urogramm: Ektasie, Spreizung und Kompression der Kelche
  - Farbdoppler-Sono, Angio-CT, MRT, ggf. Angiographie
- **Metastasensuche bei Hypernephrom:** Rö-Thorax, Skelettszintigraphie, Sono/CT der Leber, kontralaterale Niere, Nebenniere + CT Gehirn

Differentialdiagnose
- benigne Tumoren (z. B. Angiomyolipom)
- Nephrolithiasis

**Therapie**
konservativ
- interdisziplinär mit **prä-/postoperativer Chemotherapie bei Wilmstumor**
- Bestrahlung nur bei mehreren Metastasen
- Chemotherapie bei Hypernephrom erfolglos, bei Nierenbeckenkarzinom möglich

operativ
- Wilms-Tumor: **radikale En-bloc-OP**
  - bei kleinem Tumor sofortige OP
  - bei großem Tumor zur Verkleinerung präoperative Chemotherapie mit Vincristin und Cytarabin (AraC)
  - solitäre Metastasen werden reseziert
- **Nephrektomie, Adrenalektomie,** Lymphonodektomie.

Prognose
- schmerzlose Hämaturie bei Wilms-Tumor prognostisch ungünstig, ansonsten 5-JÜR ca. 90 %
- Hypernephrom: 5-JÜR je nach Stadium (I 70–80 %, II 50–65 %, IIIa 25–50 %, IIIb 5–15 %, IV < 5 %)

# 6.2 Harnwege, Harnblase und Harnröhre

Anatomie
- Der Harnleiter (**Ureter**) ist ca. 25–30 cm lang, beginnt retroperitoneal und endet an der Rückseite der Blase.
- **Physiologische Uretherengen** sind
  - am Übergang vom Nierenbecken,
  - die Überquerung durch die A. iliaca communis bzw. externa und
  - beim Durchtritt durch die Blasenwand.
- Die **Harnblase** liegt extraperitoneal im kleinen Becken. Die **Blasenkontinenz** erfolgt durch die unwillkürliche Kontraktion der Mm. sphincter vesicae externus und internus sowie die Beckenbodenmuskulatur.
- Die anatomische Einteilung der Harnröhre (**Urethra**):

| weibliche Harnröhre | männliche Hamröhre |
| --- | --- |
| Pars intramuralis | Pars intramuralis |
| Pars cavernosa | Pars prostatica |
| Ostium urethrae | Pars membranacea |
| | Pars spongiosa mit dem Ostium urethrae |

**Tab. 6.9:** Anatomische Einteilung der Urethra

Terminologie

- **Ureter duplex:** gedoppelter Harnleiter mit 2 Ostien
- **Ureter fissus:** aus 2 getrennten Nierenbecken entspringende separate Harnleiter, die auf ihrem Weg verschmelzen und in ein gemeinsames Blasenostium münden
- **Ureterozele:** ballonartige Vorwölbung des Harnleiters in die Blase
- Megaureter: aganglionäres und damit extrem erweitertes Uretersegment
- Urachusfistel, -zyste = Vesikoumbilikalfistel, -zyste
- **Ekstrophie** = Verlagerung der Blasenwand nach außen
- **Epispadie** = Fehlbildung mit oberer Harnröhrenspalte beim Mann

## 6.2.1 Infektionen der ableitenden Harnwege

**Definition**
**Ätiologie:** Harnabflussstörungen · Blasenkatheter · Unterkühlung · E. coli · Enterobakterien · gonorrhoische Urethritis · Chlamydia trachomatis
**Pathogenese:** meist aszendierend
**Einteilung:** Urethritis · HWI · Bakteriurie · Zystitis · Pyelonephritis
**Klinik:** asymptomatisch · Zufallsbefund · Harnröhrenausfluss · Klopfschmerz · hämorrhagische Zystitis · Sterilität · eitrige Nephritis
**Diagnostik:** Leukozyturie · Keimzahl von $10^5$ Keimen/ml · Erreger-/Antigennachweis · sterile Leukozyturie · bildgebende Verfahren
**Therapie:** kausal · symptomatisch · Breitband-Antibiose · Antibiogramm · Langzeitprophylaxe · Antirefluxplastik

**Definition**

Infektiöse Erreger im Harntrakt distal (Urethritis) oder proximal (HWI, z. B. Zystitis oder Pyelonephritis) vom Spincter urethrae internus.

Epidemiologie

- im Säuglings- und Kleinkindesalter bei vesikourethralem Reflux
- **häufig bei Frauen:** Jede 2. Frau erkrankt einmal im Leben an einer Zystitis
! In 5 % tritt eine asymptomatische Bakteriurie auf, die bei 30 % der Schwangeren zur Pyelonephritis führen kann.
- bei Männern im hohen Alter aufgrund obstruktiver Ursachen (Prostata)
- bei Urethritis hohe Dunkelziffer

Ätiologie

- **prädisponierende Faktoren** wie
  - **Harnabflussstörungen:** anatomisch, Obstruktionen, Reflux, Blasenfunktionsstörungen, Strikturen
  - **Blasenkatheter**
  - Analgetikaabusus, Stoffwechselstörungen, Schwangerschaft, Immunsuppression
- **auslösende Faktoren** wie
  - **Unterkühlung**, Oligurie und Kohabitation
- **häufigste Keime** bei HWI:
  - **E. coli.** unkomplizierte HWI 70–85 %, sonst bis 50 %
  - **Enterobakterien** (z. B. Klebsiella, 15 %), Proteus mirabilis (10–15 %), Enterokokken (10 %), Pseudomonas aeruginosa (5 %), Staphylokokken (5–10 %)
- **Urethritis**
  - **gonorrhoisch**
  - nicht-gonorrhoische und postgonorrhoische Urethritis: **Chlamydia trachomatis** (40–80 %), Ureaplasma urealyticum (20 %), Mycoplasma hominis, Trichomonas vaginalis (4 %)

| | |
|---|---|
| **Pathogenese** | meist **aszendierend** (98 %), selten hämatogen |
| **Einteilung** | • **Urethritis**<br>• **Harnwegsinfektionen:**<br>  – asymptomatische **Bakteriurie**<br>  – akute **Zystitis**<br>  – akute/chron. **Pyelonephritis** |
| **Klinik**<br>Symptome | • **asymptomatische Bakteriurie** als **Zufallsbefund** bei normalem Harnsediment, Behandlung bei Schwangeren, Kindern und vorliegender Obstruktion<br>• **Urethritis: Harnröhrenausfluss**, „Bonjour-Tröpfchen", Jucken, Brennen oder Schmerzen beim Wasserlassen<br>• **Zystitis:** Dysurie (erschwertes Wasserlassen), Pollakisurie (häufiger Drang + geringe Mengen), suprapubische Schmerzen, kein Fieber<br>• **akute Pyelonephritis:** Fieber, Schüttelfrost, Dysurie, **Klopfschmerz** im Nierenlager<br>• **chron. Pyelonephritis** bei **vesikourethralem Reflux:** meist beginnend im Kindesalter mit uncharakteristischen Beschwerden wie Kopfschmerzen, Brechreiz, Gewichtsabnahme, Müdigkeit |

> Die **Ausstrahlung der Schmerzen** erfolgt in die Leisten- und Genitalregion durch Reizung der nach lateral kreuzenden Nn. iliohypogastricus und ilioinguinalis.

| | |
|---|---|
| Komplikationen | • Zystitis: **hämorrhagische Zystitis** mit Makrohämaturie, Aszension<br>• Urethritis: Entzündung von Prostata, Samenblase, Uterus, Eileitern, Ovarien, **Sterilität**, reaktive Arthritis, Reiter-Syndrom<br>• Pyelonephritis: **eitrige Nephritis** bis hin zu Urosepsis und paranephritischem Abszess, Obstruktion der Harnwege mit Ausbildung einer Hydro- oder Pyonephrose, Schrumpfniere, Niereninsuffizienz, renaler Hypertonus |
| **Diagnostik** | • Anamnese<br>• typische Klinik bei akutem Harnwegsinfekt<br>• **Urin:**<br>  – **Leukozyturie** ggf. mit Leuko-Zylindern bei Pyelonephritis, Bakteriurie mit 2-maligem Nachweis einer **Keimzahl von $10^5$ Keimen/ml Urin**; Bakteriogramm<br>**!** Bei Blasenpunktionsurin ist jeder Keimnachweis als pathologisch einzustufen. |

> Eine **sterile Leukozyturie** findet sich bei anbehandeltem Infekt, Gonorrhö, nicht- und postgonorrhoischer Urethritis, Urogenital-Tbc, Reiter-Syndrom, Analgetikanephropathie.

• Urethral- oder Zervixabstrich mit **Erreger- oder Antigennachweis** bei Urethritis
• **Blut:** BSG und CRP ↑, Retentionswerte (Harnstoff, Krea) und Krea-Clearance
• **bildgebende Verfahren:** Sono, Zystoskopie, Urographie oder Miktionszystourethrographie zum Nachweis anatomischer Anomalien, Reflux, Obstruktionen z.B. durch Stauung, Steine

| | |
|---|---|
| Differentialdiagnose | • Zystitis: tuberkulös, parasitär, radiogen, medikamentös |
| | • sonstiges: Tumoren, Steine, Fremdkörper, Lumbago |
| | • andere Entzündungen: z.B. Adnexitis, Prostatitis |
| | • Pyelonephritis/Urethritis |
| | ! Cave: **Urinkontamination bei Uringewinnung!** Mittelstrahlurin vor Antibiose abnehmen und sofortiger Transport unter Kühlung ins Labor. |

**Therapie**

konservativ
- **kausal:** bei vesikourethralem Reflux (VUR) Grad I + II innerhalb von 5 Jahren unter Langzeitchemoprophylaxe in 60% Spontanheilung
- **symptomatisch:** Bettruhe, Flüssigkeit, Regulierung der Darmtätigkeit, Spasmolytika
- erst „blinde" **Breitband-Antibiose, nach Antibiogramm evtl. Umstellen** auf z.B. Cotrimoxazol, Amoxicillin, Gyrasehemmer für ca. 1 Woche
- evtl. **Langzeitprophylaxe bei mehr als 3 Reinfektionen** alle 6 Monate
- bei Chlamydia trachomatis, Ureaplasma und Mycoplasmen:
  - Doxycylin (alternativ Fluorchinolone)
  - bei Schwangerschaft Makrolide für mindestens 2 Wochen, ggf. bis 3 Monate, da Chlamydien intrazellulär überleben
  - bei Trichomonaden Metronidazol
  - bei Gonorrhö Penicillin oder Tetrazykline bei Resistenz

operativ
- kausal durch Beseitigung der Abflussstörung
- **Antirefluxplastik** bei vesikourethralem Reflux Grad III

Prognose
- akuter HWI: gut, Ausheilung unter Antibiose
- rez. HWI: Solange keine Obstruktion vorliegt, ist die Gefahr einer chron. Pyelonephritis klein.
- chron. Pyelonephritis: keine Ausheilung zu erwarten

## 6.2.2 Urothel- und Blasenkarzinom

> **Definition**
> **Ätiologie:** chron. Zystitiden mit Steinen · Anilin-Derivate · Tabakteer
> **Einteilung:** Urothelkarzinom
> **Klinik:** häufig asymptomatisch · schmerzlose Mikro- oder Makrohämaturie · Harnaufstau · hämatogene Metastasen
> **Diagnostik:** Hämaturie · Sono · Zystoskopie · Staging
> **Therapie:** lokale Instillation von Zytostatika · Zystektomie · transurethrale Resektion

**Definition**
Papillärer oder solider (maligner) Tumor des Übergangsepithels des Urogenitaltraktes.

Epidemiologie
- hauptsächlich **Männer um 60. Lj.** betroffen
- zu 90% Übergangszellkarzinome
- gehäuft an der lateralen und posterioren Blasenwand

**Ätiologie**
- **chron. Zystitiden mit Steinen**
- Leukoplakie
- **Anilin-Derivate**, Naphthylamin, Tryptophan, **Tabakteer**
- Bilharziose

| | |
|---|---|
| **Einteilung** | • benigne Papillome (< 6 Zellschichten, differenziert)<br>• **Urothelkarzinome** (> 6 Zellschichten, undifferenziert)<br>• selten Plattenepithelkarzinome (v.a. bei Schistosomiasis), Adenokarzinome, Rhabdomyosarkome |
| **Klinik**<br>Symptome | • **häufig asymptomatisch**<br>! Leitsymptom **schmerzlose Mikro- oder Makrohämaturie**<br>• weitere Symptome: Dysurie (erschwertes Wasserlassen), Pollakisurie (häufiges Wasserlassen), HWI, **Harnaufstau**, Befall lokaler LK, **hämatogene Metastasen** in Leber, Lunge, Knochenmark |
| Komplikationen | Blockierung der Uretherostien |
| **Diagnostik** | • Urin: **Hämaturie**<br>• bildgebende Verfahren: **Sono**, i.v.-Urogramm<br>• **Zystoskopie:** mit Biopsie, bei multiplen Läsionen 5-ALA-Instillation, das unter violettem Licht fluoresziert<br>• **Staging** mit Rö-Thorax, Sono-Abdomen, CT, Skelettszintigraphie |
| Differentialdiagnose | Blasenverletzung mit Makrohämaturie, z.B. stumpfes Bauchtrauma, Beckenfraktur |
| **Therapie**<br>konservativ | • keine einheitlichen Konzepte<br>• systemische Chemotherapie oder **lokale Instillation von Zytostatika**<br>• Radiotherapie |
| endoskopisch | **transurethrale Resektion** (TUR), Tumor-Koagulation |
| operativ | totale **Zystektomie** |
| Prognose | • häufig Rezidive<br>• 5-JÜR: pT1/pT2 70–80 % (bis in oberflächliche Muskulatur), pT3a 50 % (Befall der tiefen Muskulatur), pT3b 15 % (durch die Blasenwand) |

# Wasser- und Elektrolythaushalt

Physiologie

- Der **Wassergehalt** beträgt beim erwachsenen Mann 60 %, bei einer Frau 50 % und beim Säugling 75 % des Körpergewichtes. 2/3 davon sind **intra-**, 1/3 **extrazellulär** (= **interstitielle** und **intravasale** Flüssigkeit).
- Zu den **Kationen** zählen $Na^+$, $K^+$, $Ca^{2+}$ und $Mg^{2+}$. Die **Anionen** sind v.a. $Cl^-$, $HCO_3^-$ und die restlichen Anionen, die auch als **Anionenlücke** (organische und anorganische Säuren, Sulfat, Phosphat, anionische Eiweiße) bezeichnet werden.
- In der **Flüssigkeitsbilanz** erhält ein gesunder Erwachsener 1000–1500 ml durch Flüssigkeitsaufnahme, 700 ml durch feste Nahrung und 300 ml durch Oxidationswasser. Gleichzeitig gibt er 1000–1500 ml über die Niere, 900 ml über Haut und Lunge (= **Perspiratio insensibilis**) und 100 ml über den Darm wieder ab.

## Elektrolyte

| Normalwert | Bedarf | Kreislauf | Wirkung |
|---|---|---|---|
| **Chlorid** 97–108 mmol/l | | • 85 % EZR, 15 % IZR • Resorption zusammen mit $Na^+$ im Ileum • Aldosteron-abhängig | • Hauptanion des EZR (Gegenion zu $Na^+$) • Erhaltung des osmotischen Drucks im EZR |
| **Kalium** < 3,5 mmol/l | 3–4 g/Tag | • 98 % IZR • $K^+$-Aufnahme durch Aldosteron • Ausscheidung zu 90 % über Niere und 10 % Darm | • Ladungstransport • Enzymaktivierung |
| **Kalzium** ionisiertes $Ca^{2+}$ 4,6–5,4 mmol/l Gesamt-$Ca^{2+}$ 8,8–10,6 mmol/l | 1000–1500 mg/Tag | • 55 % im Plasma ionisiert, 40 % an Eiweiß, 5 % an organische Säuren gebunden • Vit.-D-gesteuerte Resorption im Ileum • Ausscheidung über Niere | • mechanische Funktion (99 % im Knochen) • Blutgerinnung • Zellmembranstabilisator • Muskelkontraktion • positiv inotrop • Antagonist von $K^+$ u. $Mg^{2+}$ |
| **Magnesium** Frauen 1,9–2,5 mmol/l Männer 1,8–2,6 mmol/l | 300 mg/Tag | • 95 % IZR in Knochen, Leber, ZNS, Muskulatur • verminderte Resorption durch Pyridoxinmangel, proteinreiche Kost, Alkohol • Ausscheidung über Niere | • DNS/RNS-Synthese • oxidative Phosphorylierung • Reaktionen mit Phosphat (ATP-$Mg^{2+}$-Komplex) • Antagonist zu $Ca^{2+}$ • Einfluss auf $K^+$-Verteilung |
| **Natrium** 135–145 mmol/l | 2–6 g/Tag | • 90 % EZR • Aufnahme über Ileum • reguliert über $Na^+$/$K^+$-ATPase, RAAS, ANP • Ausscheidung v.a. über Urin, wenig über Stuhl | • Ladungstransport • Erhaltung des osmotischen Drucks • Bioelektrizität der Zellmembran |
| **Phosphat** 0,8–1,5 mmol/l | 800–900 mg/Tag | • 85 % in Knochen/Zähnen, 14 % Körperzellen, 1 % EZR • intestinale Aufnahme gefördert von PTH, Vit. D, STH, gehemmt durch Aluminium • Ausscheidung über Schweiß und Stuhl | ATP für Stoffwechselreaktionen |

**Tab. 7.1:**  Elektrolyte und deren Verteilung

Terminologie

- **Osmolarität:** Anzahl der gelösten Teilchen pro Liter (Norm: 280–296 mosmol/l)
! Berechnungsformel: 2 x (Serum-Na$^+$ + K$^+$) + Glukose + Harnstoff in mmol/l
- **Osmolalität:** Anzahl der gelösten Teilchen pro Kilogramm Wasser
- Der **osmotische Druck** ist proportional zur Anzahl der gelösten Teilchen im Plasma. Der kolloid-osmotische oder **onkotische Druck** ist ein Spezialfall des osmotischen Drucks und tritt nur an kolloid-undurchlässigen Membranen wie z. B. Blutkapillaren auf. Der onkotische Druck im venösen Schenkel ist hauptsächlich durch Albumin bedingt. Im arteriellen Schenkel überwiegt der hydrostatische Druck.

# 7.1 Regulationsmechanismen, Hyper- und Hypovolämie

> **Definition**
> **Einteilung:** isotone/hypertone/hypotone Dehydratation bzw. Hyperhydratation
> **Physiologie:** Hyperglykämie · Harnstoffanstieg · Plasmaosmolarität · Volumenmangel · ADH-Sekretion · RAAS · atriales natriuretisches Peptid · brain-natriuretic peptide

Definition

Da die **Serumosmolarität** hauptsächlich von der **Natriumkonzentration** abhängig ist, unterscheidet man je nach Höhe des Serumnatriums die **isotone, hyper- oder hypotone Dehydratation** bzw. **Hyperhydratation**.

| | | EZV | Hkt, Hb, Eiweiß | IZV/MCV | Na$^+$, Osmolarität, MCHC |
|---|---|---|---|---|---|
| **Dehydratation** | hypotone | ↓ | ↑ | ↑ | ↓ |
| | isotone | ↓ | ↑ | - | - |
| | hypertone | ↓ | ↑↑ | ↓ | ↑ |
| **Hyperhydratation** | hypotone | (↓) | (↓) | ↑ | ↓ |
| | isotone | ↑ | ↓ | - | - |
| | hypertone | ↑ | ↓↓ | ↓ | ↑ |

**Tab. 7.2:**   Einteilung der De- und Hyperhydratation

Einteilung

Bei der Dehydratation zeigen Hkt, Hb, Eiweiß einen zunehmenden Anstieg mit der Osmolarität. Entsprechend findet sich umgekehrt ein Abfall bei der Hyperhydratation.
Kombinierte Störungen des Wasser- und Natriumhaushaltes sind eindeutig häufiger als isolierte.
! Die **häufigsten Störungen** sind die hypertone Dehydratation und die hypotone Hyperhydratation.

Physiologie

Neben der Natriumkonzentration steigern starke **Hyperglykämien** und **Harnstoffanstiege** auch die Osmolarität.
Die Erhöhung der **Plasmaosmolarität** und/oder ein **Volumenmangel** steigert die **ADH-Sekretion** der Hypophyse. Dadurch wird Wasser in der Niere retiniert und über das Durstgefühl die Wasseraufnahme gesteigert. Das Renin-Angio-

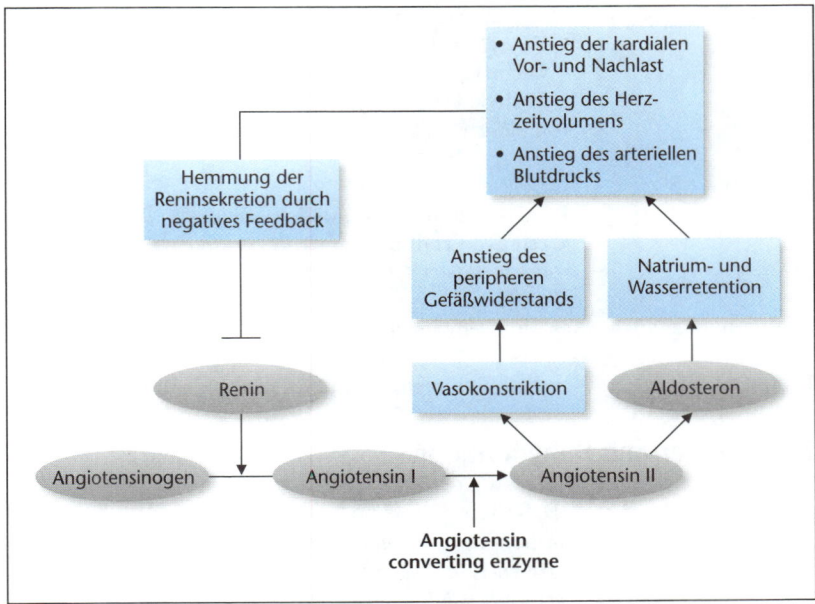

**Abb. 7.1**:    Renin-Angiotensin-Aldosteron-System [11]

tensin-Aldosteron-System (**RAAS**) sowie **atriales natriuretisches Peptid** (ANP) und **brain-natriuretic peptide** (BNP) sind für die Feinregulation der Elektrolyte zuständig.

# 7.2 Dehydratation oder Exsikkose

## 7.2.1 Isotone Dehydratation

> **Definition**
> **Ätiologie:** Verlust von Flüssigkeit über den GIT · über die Haut · über die Niere · Blutverlust
> **Klinik:** Durst · Oligurie · Tachykardie · Kollapsneigung
> **Diagnostik:** $Na^+$ i.S. normal · relative Erhöhung von Hkt + Hb
> **Therapie:** isotone Volumensubstitution

**Definition**

Der Verlust von **isotonischen** Körperflüssigkeiten ($Na^+$ und Wasser) führt zur isotonen Dehydratation.

**Ätiologie**

- **Verlust** oder verminderte Aufnahme **von Flüssigkeit über den GIT** (chron. Erbrechen, chron. Diarrhoe, Ileus)
- Verlust **über die Haut** (Verbrennungen, große Wunden)
- Verlust **über die Niere** (z.B. durch ANV, CNV, NN-Insuffizienz, M. Addison, Diuretika)
- **Blutverlust**, Aszites- und Pleurapunktionen, Fistelableitungen

| | |
|---|---|
| **Klinik** | Hypovolämie-Symptome: |

- **Durst**, trockene Schleimhäute
- **Oligurie**
- **Tachykardie**, Hypotonie
- niedriger ZVD mit **Kollapsneigung**

**Diagnostik**

**Labor:**
- **Na$^+$ i.S.** 130–150 mmol/l (= **normal**)
- **relative Erhöhung** von **Hkt**, Serumeiweiß, **Hb** und Harnstoff
- bei normaler Nierenleistung Erhöhung des spezifischen Uringewichts

Differentialdiagnose  andere Dehydratationsformen

**Therapie**  isotone Volumensubstitution (z.B. mit Ringer-Lösung)

## 7.2.2 Hypertone Dehydratation

> **Definition**
> **Ätiologie:** unzureichende Wasserzufuhr · Störung der Konzentrationsfähigkeit der Niere · Wasserverluste
> **Klinik:** starker Durst · ZNS-Störungen · Oligurie · Frühgeborene
> **Diagnostik:** Na$^+$ i.S. > 150 mmol/l · Hkt + Hb ↑
> **Therapie:** Volumensubstitution · Bilanzierung · keine Plasmaexpander

**Definition**  Der Verlust von freiem Wasser ohne Elektrolytverlust (**Wasserverlust** > **Salzverlust**) führt zur intrazellulären hypertonen Dehydratation.

**Ätiologie**
- **unzureichende Wasserzufuhr** (Wassermangel, Wüste, Sport)
- renale Wasserverluste durch **Störung der Konzentrationsfähigkeit der Niere** (Diabetes insipidus, osmotische Diurese, Medikamente, Zystennieren, Pyelonephritis, Elektrolytstörungen)
- **Wasserverluste über Haut** (Verbrennungen, Schwitzen, Fieber), **Lunge** (Fieber, Hyperventilation), **Niere** (chron. Niereninsuffizienz) und **Magen-Darm-Trakt** (Erbrechen, Diarrhoe, Fisteln)
- sonstiges/iatrogen (fehlendes Durstgefühl, ADH-Mangel, Cholera, sekundärer Hyperaldosteronismus, hypertone Lösungen i.v.)

**Klinik**
- **starker Durst**
- trockene Haut und Schleimhäute, halonierte Augen
- Fieber
- **ZNS-Störungen:** soporös, bewusstlos, Hyperreflexie, Krämpfe
- **Oligurie**
- gefährdet sind v.a. **Frühgeborene**
- *!* Cave: Die **Kreislauffunktionen** bleiben relativ lange stabil!

**Diagnostik**

**Labor:**
- **Na$^+$ i.S.** > **150 mmol/l** = Hyperosmolariät des Plasmas
- **Anstieg von Hkt**, Serumeiweiß und **Hb**
- Hyperosmolariät des Urins bei normaler Nierenfunktion
- Hypoosmolarität des Urins bei Diabetes insipidus

| | |
|---|---|
| Differentialdiagnose | andere Dehydratationsformen |
| **Therapie** | • Behandlung der Grunderkrankung |
| | • symptomatisch: **Volumensubstitution**, Substitution von elektrolytfreiem Wasser (Glukose 5%) |
| | • Überwachung: **Bilanzierung**, Wiegen |

> **Keine Plasmaexpander**, da sie das extravasale Defizit verstärken!
> Bei Herz- oder Niereninsuffizienz langsame Substitution unter ZVD-Kontrolle wegen Lungenödem-Gefahr!

## 7.2.3 Hypotone Dehydratation

> **Definition**
> **Ätiologie:** verminderte Reabsorption · massives Erbrechen/Diarrhoe · zerebral bedingter Salzverlust · Intoxikation
> **Klinik:** Kollapsneigung · zerebrale Symptome · Delir · Somnolenz · eingesunkene Fontanelle
> **Diagnostik:** Na$^+$ i.S. < 130 mmol/l · Hkt + Hb ↓
> **Therapie:** langsame Volumensubstitution · Bilanzierung

**Definition**

Der Verlust kochsalzreicher Flüssigkeit (**Salzverlust > Wasserverlust**) führt zur hypotonen Dehydratation und einem intrazellulären Ödem.

**Ätiologie**

• **verminderte Reabsorption** von Natrium durch die Niere (Niereninsuffizienz, polyurische Phase des Nierenversagens, M. Addison, Hypoaldosteronismus, NN-Insuffizienz)
• verschiedene Ursachen (**massives Erbrechen/Diarrhoe**, Verlust durch Schweiß, z. B. bei Mukoviszidose, Salzmangelexsikkose, Diuretika, Duodenalsekret, Gallenblasen- oder Pankreasfistel, chron. entzündliche Darmerkrankungen mit Hemmung der Natriumrückresorption, nach Aszitespunktion, Steatorrhoe mit Bindung von Natrium an Fettsäuren, adrenogenitales Syndrom)
• **zerebral bedingter Salzverlust** (Hirntumoren, Polio, Enzephalitis)
• **Intoxikation** (Vit. D, Sublimat)

**Klinik**

• Hypovolämie-Symptome mit **ausgeprägter Kollapsneigung**, Gefahr des Schocks, Durst, Tachykardie
• **zerebrale Symptome:** Benommenheit, **Delir**, Krampfanfälle
• bei Kindern: **Somnolenz, eingesunkene Fontanelle**, Tachykardie mit schnellem, kaum tastbarem Puls, verminderte Urinproduktion

**Diagnostik**

**Labor:**
• **Na$^+$ i.S. < 130 mmol/l** = Hypoosmolariät des Plasmas
• **Abfall von Hkt**, Serumeiweiß und **Hb**
• Urin-Na$^+$ < 20 mmol/l bei extrarenalen Verlusten
• Urin-Na$^+$ > 20 mmol/l bei renalen Verlusten

Differentialdiagnose   andere Dehydratationsformen

**Therapie**

- **Volumensubstitution** mit isotoner und/oder hypertoner NaCl-Lösung
- *!* **Cave:** Der **Anstieg des Serumnatriums** darf maximal 20 mmol/l in 24 h betragen (auf maximal 125–130 mmol/l), da sonst ein lebensgefährlicher osmotischer Gradient zwischen Liquorraum und EZR entsteht mit der Gefahr einer zerebralen Schädigung.
- Überwachung: **Bilanzierung**, Wiegen

# 7.3 Hyperhydratation

## 7.3.1 Isotone Hyperhydratation

> **Definition**
> **Ätiologie:** Überbilanzierung · Rechtsherzinsuffizienz
> **Pathogenese:** Ödeme
> **Klinik:** Ödeme · Herzinsuffizienz · respir. Insuffizienz
> **Diagnostik:** $Na^+$ i.S. normal · EZV ↑ · Hkt ↓
> **Therapie:** Furosemid · Trinkmengenbeschränkung

**Definition**

Die Retention isotoner Körperflüssigkeiten führt zur isotonen Hyperhydratation.

**Ätiologie**

- **Überbilanzierung**
- Niereninsuffizienz
- Hypoproteinämie
- **Rechtsherzinsuffizienz**

**Pathogenese**

erhöhter hydrostatischer Druck ⇒ venöse Abflussstörung ⇒ arterielles Blutvolumen sinkt ⇒ Aldosteron steigt ⇒ maximale Wasser- und Natriumretention ⇒ **Ödeme**

**Klinik**

- Ödeme
- Herzinsuffizienz
- respir. Insuffizienz

**Diagnostik**

**Labor:**
- **$Na^+$ i.S. und IZV in der Norm**
- **EZV ↑, Hämatokrit ↓**

Differentialdiagnose

andere Hyperhydratationsformen

**Therapie**

- **Trinkmengenbeschränkung**
- medikamentös: **Furosemid**, Nitroglyzerin

## 7.3.2 Hypotone Hyperhydratation

> **Definition**
> **Ätiologie:** Überinfundierung · Schwartz-Bartter-Syndrom
> **Klinik:** Dyspnoe · Lungen-/Hirnödem · Herzinsuffizienz · Ödeme
> **Diagnostik:** IZV ↑ · Na$^+$ i.S. ↓
> **Therapie:** hyperosmolare Lösungen

**Definition**

Die Retention von Körperflüssigkeiten unter Verlust von Elektrolyten führt zur hypotonen Hyperhydratation.

**Ätiologie**

- **Überinfundierung**
- Spülungen
- **Schwartz-Bartter-Syndrom** (inadäquate ADH-Sekretion) mit intrazellulärer Hyperhydratation

**Klinik**

- **Dyspnoe**
- **Herzinsuffizienz**
- periphere **Ödeme**
- **Lungen-, Hirnödem**

**Diagnostik**

**Labor:**
- **IZV** ↑, **Na$^+$ i.S.**/Osmolarität ↓
- EZV kann erhöht sein, Hkt kann erniedrigt sein

Differentialdiagnose

andere Hyperhydratationsformen

**Therapie**

**hyperosmolare Lösungen** mit Mannit, Natrium

## 7.3.3 Hypertone Hyperhydratation

> **Definition**
> **Ätiologie:** · Niereninsuffizienz · Herzinsuffizienz · Conn-Syndrom · Cushing-Syndrom
> **Klinik:** Koma · Ödeme · Herzinsuffizienz
> **Diagnostik:** IZV erniedrigt · Natrium hoch · EZV hoch · Hkt niedrig
> **Therapie:** Bilanzierung · Diuretika · Dialyse

**Definition**

Die Retention von Körperflüssigkeiten unter vermehrter Retention von Elektrolyten führt zur hypertonen Hyperhydratation.

**Ätiologie**

- **Niereninsuffizienz**, Hypoproteinämie
- **Herzinsuffizienz**
- Regulationsstörung bei chron. Steroidzufuhr, **Conn-Syndrom, Cushing-Syndrom**

**Klinik**

- Koma, Fieber
- Ödeme
- Herzinsuffizienz

| Diagnostik | **Labor:** |
|---|---|
| | • **IZV erniedrigt**, **Natrium** / Osmolarität **hoch** |
| | • **EZV hoch, HK niedrig** |

| Differentialdiagnose | Andere Hyperhydratationsformen |
|---|---|

| Therapie | • Bilanzierung |
|---|---|
| | • Diuretika, Dialyse |

# 7.4 Störungen des Elektrolythaushaltes

**Definition**  Störungen des Elektrolythaushaltes mit Verminderung oder Erhöhung von positiv oder negativ geladenen Ionen.

Einteilung/Ätiologie

| Ätiologie | klinische Symptome | Diagnostik | Therapie |
|---|---|---|---|
| **Achlorhydrie** (Referenzbereich für Cl⁻: 97–108 mmol/l) | | | |
| • perniziöse Anämie<br>• atrophische Gastritis<br>• funikuläre Spinalerkrankung<br>• Z.n. Magen-Bestrahlung<br>• Medikamente (z. B. Furosemid) | fehlende Salzsäure im Magen im Sinne einer Anazidität | ausbleibende oder verminderte Salzsäure-bildung auf Penta-gastrin-Test | • Therapie der Grundkrankheit<br>• ggf. Substitution der Säure |

**Tab. 7.3:**  Störungen des Chloridhaushaltes

| Ätiologie | klinische Symptome | Diagnostik | Therapie |
|---|---|---|---|
| **Hypokalzämie** (Referenzbereich für Ca²⁺: 8,8–10,8 mg/dl) | | | |
| **endokrine Erkrankungen:**<br>• Hypoparathyreoidismus<br>• Pseudo-Hypoparathyreoidismus<br>• sHPT<br><br>**erhöhter Verlust:**<br>• chron. Niereninsuffizienz<br>• nephrotisches Syndrom<br>• Alkoholabusus<br><br>**verminderte Aufnahme:**<br>• Malabsorption<br>• Maldigestion<br>• Kurzdarmsyndrom<br>• Vit.-D-Mangel<br><br>**Medikamente:**<br>• Diuretika<br>• Laxantien<br><br>**sonstiges:**<br>• Paraneoplasien<br>• Pankreatitis<br>• Leberzirrhose<br>• Oxalate | • Rachitis<br>• Übererregbarkeit, Chorea, Dystonie<br>• Tetanie (Chvostek-Zeichen, Trousseau-Zeichen)<br>• Stimmritzenkrampf<br>• Pfötchenstellung<br>• Zahnschmelzdefekte<br>• trockene, rissige Haut, Haarausfall<br>• Durchfall<br>• Depression, Aphasie, Konfusion, Stamm-ganglienverkalkung<br>• bilaterale Katarakt, Papillenödem | **EKG:**<br>• Arrhythmie<br>• ST-Verlängerung<br>• QT-Verlängerung | • Therapie der Grund-krankheit<br>• ggf. Absetzen von Medikamenten<br>• Substitution mit Milchprodukten, Kalziumkarbonat oral<br>• ggf. Kalzium-glukonat 10 % lang-sam i.v. (cave: Digitalis)<br>• Vit.-D-Präparate bei Rachitis, Mangel-ernährung, Malabsorption, sHPT, Niereninsuffizienz |

| Ätiologie | klinische Symptome | Diagnostik | Therapie |
|---|---|---|---|
| **Hyperkalzämie** | | | |
| **vermehrte Aufnahme:**<br>• Vit.-D-Intoxikation<br>• Milch-Alkali-Syndrom<br><br>**endokrine Störungen:**<br>• pHPT oder tHPT (90 %)<br>• Hyperthyreose<br>• NNR-Insuffizienz<br>• M. Cushing<br>• Akromegalie<br>• VIPom<br>• Phäochromozytom<br><br>**Paraneoplasien, Osteolyse:**<br>• (Knochen-)Tumor<br>• Fraktur, Immobilisation<br>• M. Paget<br>• Osteoporose<br>• Plasmozytom<br><br>**Medikamente:** z. B.<br>• Tamoxifen<br>• Thiaziddiuretika<br>• Lithium<br><br>**ektopische Kalzitriolproduktion:**<br>• Sarkoidose<br>• Tbc | • Anorexie<br>• Ulzera<br>• Nausea<br>• Obstipation<br>• Meteorismus<br>• Durst<br>• Polyurie<br>• Fieber<br>• Konjuktivitis<br>• Arthralgie<br>• Knochenschmerzen<br>• Muskelhypotonie<br>• verminderte neuromuskuläre Erregbarkeit | **EKG:**<br>• Arrhythmie<br>• ST-Verkürzung | • Therapie der Grundkrankheit<br>• Absetzen von Medikamenten<br>• Verbesserung der $Ca^{2+}$-Aufnahme in die Knochen durch Kalzitonin, Biphosphonate und bei tumorbedingter Hyperkalzämie durch Prednisolon (Unterdrückung der $Ca^{2+}$-Freisetzung)<br>• ggf. Hämodialyse |

**Tab. 7.4:** Störungen des Kalziumhaushaltes

| Ätiologie | klinische Symptome | Diagnostik | Therapie |
|---|---|---|---|
| **Hypokaliämie** (Referenzbereich für $K^+$: 3,5–5 mmol/l) | | | |
| **verlustbedingt:**<br>• Diarrhoe (Laxantien?)<br>• Erbrechen<br>• renal<br>• Alkohol<br>• Bartter-Syndrom<br>• Hyperaldosteronismus<br>• Cushing-Syndrom<br>• Medikamente<br><br>**verteilungsbedingt:**<br>• Umverteilung aus dem EZR in den IZR bei Alkalose<br><br>**verminderte Zufuhr:**<br>• Fasten<br>• einseitige Ernährung<br>• Anorexie | • oft symptomlos!<br>• Muskelschwäche<br>• Hyporeflexie<br>• schlaffe Lähmungen<br>• paralytischer Ileus<br>• Obstipation<br>• Polyurie<br>• Nephropathie<br>• tetanisches Syndrom<br>• Digitalisunverträglichkeit<br>• Tachykardie<br>• Rhythmusstörungen | **Labor**<br>**EKG:**<br>• ST-Senkung<br>• T-Abflachung<br>• U-Welle<br>• Extrasystolen<br>• PQ-Verkürzung | • Abführmittel absetzen<br>• Therapie der Grundkrankheit<br>• Ernährung mit viel Obst (Bananen), Gemüse, Säften und orale $K^+$-Substitution<br>• ggf. Infusion<br>• kaliumsparende Diuretika |

| Ätiologie | klinische Symptome | Diagnostik | Therapie |
|---|---|---|---|
| **Hyperkaliämie** | | | |
| **extern:**<br>• übermäßige Zufuhr<br>• verminderte renale Aus-scheidung (Niereninsuffizienz)<br>• Medikamente<br><br>**intern:**<br>• Verteilungshyperkaliämie bei Azidose<br>• Insulinmangel<br>• Digitalisintoxikation<br>• Zellschäden<br>• Reperfusion ischämischer Extremitäten<br><br>• Pseudohyperkaliämie bei Hämolyse | • häufig symptomlos!<br>• Areflexie<br>• Parästhesien<br>• Muskel-, Atem-lähmung<br>• Bradykardie<br>• AV-Blockierung<br>• Kammerflimmern<br>• Asystolie | **Labor** (cave: zu langes Stauen, Hämolyse, lange Lagerung ⇒ zu hohe Werte!)<br>**EKG:**<br>• P-Abflachung<br>• PQ-Verlängerung<br>• QT-Verkürzung<br>• zeltförmiges T<br>• schenkelblockartige Deformierung des QRS-Komplexes<br>• AV-Block | • Therapie der Grundkrankheit<br>• kaliumarme Kost<br>• Furosemid<br>• Glukose und Insulin (fördern K⁺-Einstrom in die Zellen)<br>• Na-bikarbonat<br>• Ca²⁺ i.v.<br>• orale oder rektale Gabe von Ionen-austauschern<br>• Dialyse |

**Tab. 7.5:** Störungen des Kaliumhaushaltes

| Ätiologie | klinische Symptome | Diagnostik | Therapie |
|---|---|---|---|
| **Hypomagnesiämie** (Referenzbereich für Mg²⁺: Frauen 1,9–2,5, Männer 1,8–2,6 mmol/l) | | | |
| **primär:**<br>• autosomal-rezessiv<br><br>**sekundär:**<br>• einseitige Ernährung<br>• Alkohol<br>• Malabsorption<br>• Schwangerschaft<br>• Diuretika<br>• Steatorrhoe | • Muskelkrämpfe<br>• Lethargie<br>• Depression<br>• Tetanie<br>• Tremor<br>• Ataxie<br>• Darmspasmen<br>• Extrasystolen<br>• Koronarspasmen | **EKG** wie bei Hypokaliämie | • Ernährung mit viel Obst, Gemüse, Nüssen<br>• Mg²⁺-Salze oral<br>• bei schwerem Mangel i.v. in Glukoselösung |
| **Hypermagnesiämie** | | | |
| • Niereninsuffizienz<br>• Azidose<br>• Hypoaldosteronismus<br>• HPT<br>• Hypokalzämie | • Apathie<br>• Hyporeflexie<br>• Flush<br>• Ateminsuffizienz<br>• Obstipation<br>• Bradykardie | **EKG** wie bei Hypokaliämie | • Mg²⁺-arme Diät<br>• Furosemid<br>• ggf. Glukose-Insulin-therapie<br>• Ca²⁺-Gabe bei schweren neuromuskulären Störungen |

**Tab. 7.6:** Störungen des Magnesiumhaushaltes

| Ätiologie | klinische Symptome | Diagnostik | Therapie |
|---|---|---|---|
| **hypoosmolare Hyponatriämie** (Referenzbereich für Na$^+$: 135–145 mmol/l) | | | |
| **hypotone Hyperhydratation:**<br>• Herzinsuffizienz, Leberzirrhose<br>• nephrotisches Syndrom<br>• Niereninsuffizienz | absoluter oder relativer Wasserüberschuss durch Wasserretention mit ADH-Freisetzung | **Urin:**<br>Na$^+$ < 20 mmol/l | • Furosemid in Kombination mit hochprozentiger NaCl-Lsg.<br>• Flüssigkeitsrestriktion |
| **hypotone Dehydratation:**<br>• Diarrhoe<br>• Emesis<br>• Trauma<br>• Peritonitis<br>• Pankreatitis<br>• Diuretika<br>• Mineralokortikoidmangel | extrazellulärer Volumenmangel durch renalen oder extrarenalen Natrium- und Flüssigkeitsverlust | **Urin:**<br>• extrarenale Ursache: Na$^+$ < 20 mmol/l<br>• renale Ursache Na$^+$ > 20 mmol/l | Behandlung der Ursache |
| **normales Na$^+$ und Wasser:**<br>• Hypothyreose<br>• psychogene Polydipsie<br>• SIADH als Paraneoplasie oder bei ZNS-Erkrankungen<br>• Medikamente | • bei Euvolämie durch Störungen der ADH-Sekretion/-wirkung<br>• keine Ödeme<br>• Appetitlosigkeit<br>• Übelkeit<br>• Muskelschwäche<br>• Bewusstseinstrübung, Lethargie, Koma<br>• Grand-mal-Anfälle | **Urin:**<br>Na$^+$ > 20 mmol/l | • Absetzen der auslösenden Medikamente<br>• langsames Anheben des Na$^+$ i.S. um 1–2 mmol/l pro h durch hypertone 5%ige NaCl-Lösung |
| **isoosmolare Hyponatriämie (Pseudohyponatriämie)** | | | |
| • bei stark erhöhten Plasmalipiden oder -proteinen (z. B. Plasmozytom, M. Waldenström)<br>• bei Hyperglykämie | • normale Plasmaosmolalität<br>• erhöhte Plasmaosmolalität bei Hyperglykämien | BZ-Erhöhung um 62,5 mg/dl = Absinken der Na$^+$-Konzentration um 1 mmol/l | Behandlung der Ursache, also z. B. BZ einstellen |
| **hyperosmolare Hyponatriämie** | | | |
| • bei hypertonen Infusionen<br>• Hyperglykämie | • Kopfschmerz<br>• Krämpfe<br>• Papillenödem<br>• Koma | | Na$^+$-Gabe und Wasserentzug |
| **Hypernatriämie** | | | |
| **Wasserverlust:**<br>• Schwitzen<br>• Diabetes insipidus<br>• osmotische Diurese<br>**oder Natriumretention:**<br>• Infusion hypertoner NaCl-Lsg.<br>• orale Na$^+$-Zufuhr | • Reizbarkeit<br>• Lethargie<br>• Koma<br>• Durst<br>• Ödeme | **Labor:**<br>• Na$^+$ i.S. > 150 mmol/l<br>• niedriges K$^+$ und Ca$^{2+}$ i.S. | • Na$^+$-freies Wasser trinken<br>• Diuretika<br>• Aldosteron-Antagonisten |

**Tab. 7.7:** Störungen des Natriumhaushaltes

| Ätiologie | klinische Symptome | Diagnostik | Therapie |
|---|---|---|---|
| **Hypophosphatämie** (Referenzbereich für Phosphat: 2,5–5,0 mg/dl) | | | |
| **verminderte GI-Absorption:**<br>• Malabsorption<br>• Malnutrition<br>• Alkoholismus<br>• Verbrennung<br>• Phosphatbinder<br><br>**vermehrter renaler Verlust:**<br>• Vit.-D-resistente Rachitis<br>• Fanconi-Syndrom<br>• ANV<br>• HPT<br><br>**Verschiebung vom EZR in den IZR:**<br>• Alkalose<br>• parenterale Ernährung ohne Phosphatzufuhr<br>• Diabetes mellitus (in Erholungs-phase der Ketoazidose) | • Herzinsuffizienz<br>• (Kardio-)Myopathie<br>• respir. Störungen (Zwerchfell)<br>• Rhabdomyolyse<br>• Muskelschwäche<br>• Übelkeit, Erbrechen<br>• Anorexie<br>• Knochenschmerzen<br>• pathologische Frakturen<br>• Reizbarkeit<br>• Parästhesien<br>• Polyneuropathie | **Labor:**<br>• ggf. PTH<br>• 1,25-(OH)2-Vit D<br>• Säure-Basen-Status<br>• Schilddrüsen-hormone<br>• Immunelektropho-rese<br>• renale Phosphat-ausscheidung | Phosphatgabe vorzugsweise oral, z. B. in Milch |
| **Hyperphosphatämie** | | | |
| • akute und chron. Niereninsuffizienz<br>• (Pseudo-) Hypoparathyreoidis-mus<br>• Akromegalie<br>• Azidose<br>• Neoplasien<br>• Rhabdomyolyse<br>• Leukämien<br>• osteolyt. Metastasen | • metastatische Verkalkungen<br>• Tetanie<br>• Pruritus<br>• Red-eye-Syndrom | **Labor** (erforderliche Laborparameter s. unter Hypophosphatämie)<br>• Ca²⁺ i.S. ↓ | **akut:**<br>• NaCl + Natrium-bikarbonat<br>• Azetolamid<br>**chron.:**<br>• Phosphatbinder<br>• Diät (wenig Eiweiß = wenig Phosphat) |

**Tab. 7.8:** Störungen des Phosphathaushaltes

# 7.5 Säure-Basen-Haushalt

**Definition**

Schwankungen des Blut-pH-Wertes bezeichnet man bei pH < 7,35 als Azidose, bei pH > 7,45 als Alkalose. Diese können durch metabolische oder respiratorische Kompensation ausgeglichen werden.

**Physiologie**

• Das **metabolische System** hält den Blut-pH über die Ausscheidung der $H^+$-Ionen, die Rückresorption des Natriumbikarbonats in den Nierentubuli sowie die Ammoniakbildung in der Niere konstant.
• Zusätzlich erfolgt eine Absicherung über das **respiratorische System**, bei der ein sinkender pH-Wert über die Chemorezeptoren und den Anstieg des $pCO_2$ (Normalwert 35–45 mmHg) zu einem Anstieg des Atemminutenvolumens und einer gesteigerten Abatmung von $CO_2$ führt. Das respiratorische System springt nur ein, wenn das metabolische System überlastet ist.

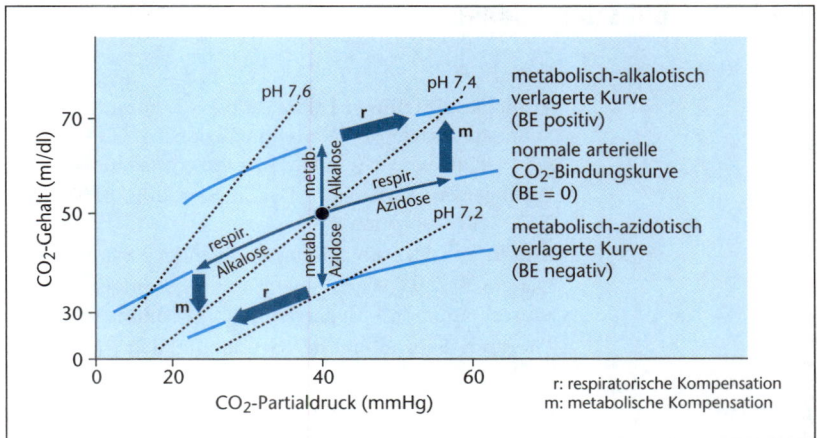

**Abb. 7.2**:   Regulation des Säure-Basen-Haushaltes [13]

- Im Blut selbst wirken verschiedene chemische **Puffersysteme**, von denen die wichtigsten sind:
  - **Bikarbonat** ($CO_2 + H_2O \Leftrightarrow H_2CO_3 \Leftrightarrow H^+ + HCO_3^-$),
  - **Proteine** (Albumin, oxygeniertes und desoxygeniertes Hb)
  - **Phosphat** ($H_2PO_4^{4-} + HPO_4^{2-}$).
- Der **Basenüberschuss** (BE = base excess) ist die Abweichung vom Normalwert der Pufferbasen (±3 mmol/l), um den pH-Wert des Blutes bei normalem $pCO_2$ und 37 °C wieder auf den Normalwert von 7,40 einzustellen (Titration). Bei Zugabe von Säure ist er positiv.
- ! Berechnung und Normwert der **Anionenlücke** (nicht gemessene Anionen): $Na^+ - (HCO_3^- + Cl^-) = < 12$ mmol/l
- **Normalwerte im Blut:**
  - **Blut-pH-Wert** = 7,36–7,44 (> pH 8,0 und < pH 6,8 letal)
  - **$pCO_2$** = 35–45 mmHg
  - **$pO_2$** = 65–105 mmHg
  - **Standardbikarbonat** = 22–25 mmol/l
- Die Abweichungen in pH-Wert, $pCO_2$ und BE beeinflussen und regulieren sich gegenseitig.

| Störung | | pH-Wert | $pCO_2$ | BE |
|---|---|---|---|---|
| metabolische | Azidose | ↓ | kompensatorisch ↓ | negativ |
| | Alkalose | ↑ | kompensatorisch ↑ | positiv |
| respiratorische | Azidose | ↓ | ↑ | kompensatorisch positiv |
| | Alkalose | ↑ | ↓ | kompensatorisch negativ |

**Tab. 7.9**:   Typische Laborparameter bei Störungen des Säure-Basen-Haushaltes

## 7.5.1 Metabolische Azidose

**Definition**
**Ätiologie/Einteilung:** Laktatazidose · Ketoazidose · Intoxikationen ·
Subtraktionsazidose · Verteilungsazidosen · Retentionsazidose · glomeruläre
Azidose · proximal-tubuläre Azidose · distal-tubuläre Azidose · nicht primär renal
**Pathogenese:** Kussmaul · Dekompensation, pH-Wert ↓ · $H^+$-Ausscheidung ↑ ·
$HCO_3^-$-Reabsorption ↑
**Klinik:** je nach Ätiologie unterschiedliche Symptome
**Diagnostik:** pH-Wert ↓, niedriger BE, kompensatorisch $pCO_2$ ↓ · renale
Säureelimination · Hyperventilation · Anionenlücke · Enzymausfälle
**Therapie:** Behandlung der Grundkrankheit · Infusion von Natriumbikarbonat

**Definition**

Die dekompensierte metabolische Azidose ist durch eine Abnahme der Bikarbonat-
konzentration im arteriellen Plasma bei primär ungestörter Atmungsfunktion und
normalem $pCO_2$ charakterisiert.

**Epidemiologie**

häufigste und wichtigste Störung des Säure-Base-Haushaltes

**Ätiologie/Einteilung**

• **Additionsazidose** ($H^+$-Ionenkonzentration ↑) durch
  – periphere Hypoxidose und Laktatbildung (= **Laktatazidose**, z.B. bei Schock,
    Verbrennung, Peritonitis, hoher Muskelarbeit)
  – **Ketoazidose** (bei Diabetes, Hunger, Fieber, Thyreotoxikose)
  – **Intoxikationen**, z.B. mit Salicylaten (⇒ Ammoniumchlorid), Methanol (⇒
    Ameisensäure), Äthylenglykol (⇒ Oxalsäure), Paraldehyd (⇒ Essigsäure)
• **Subtraktionsazidose** durch gesteigerten Alkali-Verlust (= $HCO_3^-$), z.B. Diarrhoe,
  Pankreasfistel, Ileus
• **Verteilungsazidosen** (Hyperkaliämie führt zum Austausch von $K^+$ gegen $H^+$,
  einer Dilutionsazidose durch Infusion iso- oder hypertoner Infusionen folgt
  ein Absinken von $HCO_3^-$)
• **Retentionsazidose** ($H^+$-Elimination ↓) durch vorwiegend:

| | |
|---|---|
| **glomeruläre Azidose** | Beeinträchtigung der Bildung von $NH_4^+$, unzureichende $H^+$-Sekretion und $HCO_3^-$-Reabsorption:<br>• akute oder terminale Niereninsuffizienz (= urämische Azidose) |
| **proximal-tubuläre Azidose** | unzureichende $H^+$-Elimination und proximal-tubuläre $HCO_3^-$-Reabsorption, z.B. bei:<br>• Fanconi-Syndrom<br>• Proteinstoffwechselstörungen (Amyloidose, Myelom, nephrotisches Syndrom)<br>• genetischen Defekten (Galaktosämie, M. Wilson, Zystennieren)<br>• Intoxikation (Antibiotika, Karboanhydrasehemmer)<br>• Sjögren-Syndrom<br>• sHPT<br>• nach Nierentransplantation |
| **distal-tubuläre Azidose** | unzureichender $H^+$-Konzentrationsgradient primär oder als Begleiterscheinungen bei:<br>• genetischen Defekten (Sichelzellanämie, M. Fabry)<br>• Autoimmunerkrankungen (SLE, primär biliäre Zirrhose)<br>• toxischen Ursachen (Blei, Toluol)<br>• Nephrokalzinosen (pHPT, Vit.-D-Überdosis)<br>• chron. Pyelonephritis |

| **nicht primär renal** | reduzierte Sekretion von H$^+$ und K$^+$ im distalen Nephron mit häufig eingeschränkter NH$_4$$^+$-Bildung bei:<br>• Aldosteronmangel (M. Addison)<br>• verminderter Aldosteronwirkung (Aldosteronantagonisten, Nebenwirkung anderer Medikamente) |

**Tab. 7.10:** Ätiologie der Retentionsazidose

**Pathogenese**

- Zunächst Kompensation durch vertiefte und beschleunigte Atmung (**Kussmaul**) zur Abatmung von $CO_2$, nach Aufbrauchen der Pufferkapazität **Dekompensation und sinkender pH-Wert**

Bis auf die Retentionsazidosen werden alle Azidosen über die Niere kompensiert z. B. durch:
- **H$^+$-Ausscheidung** ↑ im Austausch gegen Na$^+$ oder K$^+$
- **HCO$_3$$^-$-Reabsorption** ↑
- Steigerung der NH$_4$$^+$-Bildung nach einer Latenz von 1–3 Tagen (Glutaminase-aktivierung)
- Steigerung des H$_2$PO$_4$$^-$/HPO$_4$$^{2-}$-Verhältnisses im Harn (= saurer Harn)
- vermehrte Ausscheidung von Cl$^-$ und HSO$_4$$^-$

**Klinik**

**Je nach Ätiologie unterschiedliche Symptome:**
- Hypotonie, Bradykardie, negative Inotropie (durch Verminderung der Aktivität des Sinusknoten aufgrund des Ca$^{2+}$-Abfalls)
- Tachykardie (wegen reaktiver Katecholamin-Freisetzung), RR ↓
- Hyperkaliämie
- ZNS-Auffälligkeiten (Unruhe, Schwindel, Koma)
- verminderte Reaktivität der Gefäßmuskulatur auf Katecholamine, Minderdurchblutung der Niere

**Diagnostik**

**Labor:**
- **pH-Wert** ↓, **niedriger BE, kompensatorisch pCO$_2$** ↓
- Anstieg des Serumkaliums parallel zum Laktatanstieg
- **renale Säureelimination:** Urin-pH bei < 6 durch Ausscheidung titrierbarer Säuren, Ammoniak-Ausscheidung ↑
- respir. Kompensation mit Folge der **Hyperventilation**
- Der Anionentest (**Anionenlücke**) gibt differentialdiagnostische Hinweise auf die Genese, z. B. bleibt er bei Verlustazidosen durch die verstärkte intestinale Reabsorption normal.
- **Enzymausfälle** mit verschiedenen Folgen: Hyperglykämie, relative Insulinresistenz, Hyperkoagulabilität durch Ausfall der Leberenzyme

**Therapie**

- **Behandlung der Grundkrankheit**, Medikamente absetzen
- bei Laktatazidose ggf. Beatmung, Volumengabe, positiv inotrope Medikamente (Dopamin, Dobutamin)
- **Infusion von Natriumbikarbonat** (H$^+$-Ionen werden in die Zelle aufgenommen, Gefahr der Hypokaliämie durch H$^+$/K$^+$-Austauscher)

## 7.5.2 Metabolische Alkalose

> **Definition**
> **Ätiologie/Pathogenese:** Additionsalkalosen · Subtraktionsalkalosen · Verlust von Chlorid und Volumen
> **Klinik:** Tetanie-Symptomatik · Kalium-Mangel-Symptomatik · vermehrte Atemarbeit
> **Diagnostik:** pH-Wert ↑, positiver BE, kompensatorisch $pCO_2$ ↑ · Kaliurie · Hypokaliämie · kompensatorische Hypoventilation
> **Therapie:** Behandlung der Grundkrankheit · Ausgleich des Volumenmangels · Therapie der Elektrolytentgleisungen

**Definition**

Der Verlust von $H^+$ und/oder die Retention oder Zufuhr basischer Äquivalente führen zur metabolischen Alkalose.

**Ätiologie/Pathogenese**

- **Additionsalkalosen:** gesteigerte Zufuhr von Salzen organischer Säuren in Obst und Gemüse ($Na^+$-Laktat, $Na^+$-Zitrat, $Na^+$-Azetat) oder iatrogen durch Überkompensation einer metabolischen Azidose durch Bikarbonat.
- **Subtraktionsalkalosen** (Verlust von $H^+$-Ionen): bei primärem und sekundärem Hyperaldosteronismus, Hypokaliämie durch Kompetition von $H^+$ und $K^+$ bei der $Na^+$-Reabsorption, Diuretika, Hyperkortizismus, Phäochromozytom
- überproportionaler **Verlust von Chlorid und Volumen** (Chloridmangel- bzw. Kontraktionsalkalose) bei Magensaftverlust (starkes Erbrechen, Dauerabsaugen des Magens)

**Klinik**

- **Tetanie-Symptomatik** durch Absinken des ionisierten $Ca^{2+}$ durch den pH-Abfall in der Extrazellularflüssigkeit bei $H^+$-Ionenverlusten
- **Kalium-Mangel-Symptomatik** mit gesteigerter neuromuskulärer Erregbarkeit, Angstzuständen, Verwirrung, Krämpfen, Schwindel und Sehstörungen
- **vermehrte Atemarbeit** durch Bronchospastik und Gewebshypoxie wegen erhöhter Affinität des Hb an Sauerstoff

**Diagnostik**

**Labor:**
- **pH-Wert ↑, positiver BE, kompensatorisch $pCO_2$ ↑**
- Standardbikarbonat ↑, erhöhtes $CO_2$-Bindungsvermögen des Blutes, pH-Wert im Urin um 7,5
- **Kaliurie** über mehrere Tage mit der Folge der **Hypokaliämie**
- **kompensatorische Hypoventilation** mit Anstieg des $pCO_2$, die jedoch aufgrund der notwendigen Sauerstoffaufnahme durch zusätzliche Einschränkung der $HCO_3^-$-Ausscheidung der Niere unterstützt wird

**Therapie**

- **Behandlung der Grundkrankheit**
- **Ausgleich des Volumenmangels** und **Therapie der Elektrolytentgleisungen** (NaCl-Lösung, KCl, Ammoniumchlorid, Argininhydrochlorid)
- bei Hypervolämie selten Azetazolamid
- bei Hyperaldosteronismus Versuch mit Spironolakton
- bei Säureverlust über Magensonde $H_2$-Blocker oder Protonenpumpenhemmer

## 7.5.3 Respiratorische Azidose

> **Definition**
> **Ätiologie:** zentranervös · neurologisch · neuromuskulär · knöchern · pulmonal · fehlgesteuerte mechanische Beatmung
> **Klinik:** Dyspnoe und Zyanose · Kompensation erfolgt ausschließlich renal · Freisetzung von Kalzium · Rückgang der Herzfrequenz · Schocksituation · Zeichen der Hirndrucksteigerung
> **Diagnostik:** $pCO_2\uparrow$, pH-Wert $\downarrow$, kompensatorisch positiver BE · EKG-Veränderungen
> **Therapie:** Beseitigung der respiratorischen Störung · Intubation · häufig Kaliumgabe nötig

**Definition**

Einschränkung der Ventilation mit verminderter Abatmung von $CO_2$, Anstieg freier $H^+$-Ionen und $H_2CO_3$ sowie Abfall von $HCO_3^-/H_2CO_3$.

**Ätiologie**

- **zentranervös** bei Hirntumor, Schädelhirntrauma, Ezephalitis, durch herabgesetzte Chemosensibilität des Atemzentrums bei Vergiftungen (z. B. Schlaftabletten, Narkotika, Alkohol)
- **neurologisch** bei Phrenikusparesen, hohem Querschnitt, Poliomyelitis, Polyneuropathie
- **neuromuskulär** bei Myasthenien, Botulismus, Muskelrelaxantien
- **knöchern** bei Einschränkungen der Thoraxbeweglichkeit (Deformität, Rippenfraktur, Pickwick-Syndrom)
- **pulmonal** bei obstruktiven und restriktiven Lungenerkrankungen (Fremdkörper, Larynxödem, obstruktives Schlafapnoe-Syndrom, Asthma, Pneumonie, Lungenfibrose, Lungenödem, ARDS)
- **fehlgesteuerte mechanische Beatmung**

**Klinik/Pathogenese**

Symptome

*!* Leitsymptom: **Dyspnoe** und **Zyanose**
- eingeschränkte Ventilation $\Rightarrow$ $pCO_2$-Erhöhung $\Rightarrow$ Ansäuerung des Blutes. Die **Kompensation erfolgt ausschließlich renal** durch Steigerung der Säureausscheidung und $HCO_3^-$-Retention sowie Abpufferung der entstandenen $H^+$-Ionen durch Nicht-Bikarbonatpuffer. Durch die metabolische Kompensation steigt der BE an. Bei partieller Kompensation zeigt sich eine arterielle Hyperkapnie.
- Das aus der Hydratation von $CO_2$ freigesetzte Wasserstoffion reagiert mit Kalziumkarbonat aus dem Knochen unter Bildung von $HCO_3^-$ und **Freisetzung von Kalzium** (Nephrokalzinose, Kalzium- und Phosphorverlust aus dem Knochen, Skelettveränderungen).
- **Rückgang der Herzfrequenz**, Verlängerung der AV-Überleitung, Verminderung der Kontraktionskraft und Auswurfleistung
- **Schocksituation** mit Minderdurchblutung von Leber und Niere
- Papillen- und Hirnödem mit **Zeichen der Hirndrucksteigerung** (Asterixis, Muskelzuckungen, Benommenheit, Somnolenz, Koma)

Komplikationen

- bei akuter Ateminsuffizienz rasche Dekompensation möglich, da die renalen Mechanismen eine gewisse Anlaufzeit brauchen
- durch Hypoxie zusätzliche Laktatazidose möglich

| | |
|---|---|
| **Diagnostik** | • $pCO_2$ ↑, pH-Wert ↓, kompensatorisch positiver BE<br>• EKG-Veränderungen |
| Differentialdiagnose | metabolische Azidose (keine Hyperkapnie) |
| **Therapie** | • **Beseitigung der respiratorischen Störung**<br>• **ggf. Intubation** und Beatmung<br>• ggf. Bikarbonatgabe und **häufig Kaliumgabe nötig** |

## 7.5.4 Respiratorische Alkalose

> **Definition**
> **Ätiologie/Pathogenese:** funktionell · hormonell · medikamentös-toxisch · Hypoxie · organische Erkrankungen des ZNS · mechanische Beeinflussung
> **Klinik:** neuromuskuläre Erregbarkeit · Hyperventilation · zerebrale Hypoxie · Spasmus der Bronchiolen · EKG-Veränderungen
> **Diagnostik:** $pCO_2$ ↓, pH-Wert ↑, kompensatorisch negativer BE · EEG · EKG
> **Therapie:** Sedierung · Rückatmung · Therapie der Grundkrankheit

**Definition**

Durch die gesteigerte Abatmung von $CO_2$ kommt es zu einem Abfall von $H^+$-Ionen/ $H_2CO_3$ und dem Anstieg von $HCO_3^-/H_2CO_3$. Die Kompensation erfolgt ausschließlich renal.

**Ätiologie/Pathogenese**

Durch Hyperventilation oder Sepsis mit konsekutiver Verminderung des $pCO_2$ sinkt kompensatorisch die Konzentration der Pufferbasen im Blut durch Erhöhung der $HCO_3^-$-Ausscheidung über die Nieren. Die respiratorische Kompensation kann zur Bewusstlosigkeit führen, da der $pCO_2$ direkt mit der Hirndurchblutung korreliert. Ursachen sind:

• **funktionell:** vegetative Übererregbarkeit, Angst, Schmerz, Hysterie
• **hormonell:** Progesteron, Katecholamine bei Phäochromozytom, Thyreotoxikose, Schwangerschaft
• **medikamentös-toxisch:** bakterielle Toxine, Analgetika, Salizylate, Katecholamine, Leberinsuffizienz mit toxischen Metaboliten
• **Hypoxie:** bei Lungenerkrankungen, Herzfehlern (Rechts-Links-Shunt), Höhenaufenthalt, Herzinsuffizienz
• **organische Erkrankungen des ZNS:** abnorme Reizung des Atemzentrums durch Enzephalitis, hepatische Enzephalopathie, Schädelhirntrauma, Meningitis, Hirnödem
• **mechanische Beeinflussung:** falsche mechanische Beatmung.
• reflektorisch durch Kältereiz oder Lungenembolie

**Klinik**

• **Hyperventilationstetanie: neuromuskuläre Erregbarkeit**, Abfall des ionisierten $Ca^{2+}$, Unruhe, Hypotension
• **Hyperventilation** mit Hypokapnie zusammen mit erschwerter Sauerstoff-Abgabe des Hb induziert eine **zerebrale Hypoxie** (Schwindel, Sehstörungen, Bewusstseinsverlust)
• bei starker Senkung des $pCO_2$ **Spasmus der Bronchiolen**
• **EKG-Veränderungen:** ST-Streckensenkungen, AV-Überleitung verlängert, ventrikuläre Arrhythmien, Zunahme der Herzfrequenz bei leichter Hypokapnie, Abfall bei weiterer Abnahme des $pCO_2$

**Diagnostik**

- $pCO_2$ ↓, **pH-Wert** ↑, **kompensatorisch negativer BE**
- Phosphatdepletion, kein wesentlicher Kaliumverlust bei initialer Kaliurese
- **EEG** mit langsamen Wellen und hoher Voltage
- **EKG** (s. oben)

**Therapie**

- **Sedierung**
- **Rückatmung** z. B. in Plastiktüte
- **Therapie der Grundkrankheit**
- Azetazolamid bei Höhenkrankheit
- Dauerprophylaxe mit Atemgymnastik und autogenem Training

## 7.5.5 Kombinierte Störungen

> **Definition**
> **Einteilung/Ätiologie:** additiv · kompensatorisch

**Definition**

Das Zusammentreffen von metabolischen und respiratorischen Störungen kann entweder **additiv oder kompensatorisch** wirken.

**Einteilung/Ätiologie**

| additiv |
|---|
| metabolische Azidose (z. B. renale Insuffizienz) + respiratorische Azidose (z. B. Emphysem) |
| metabolische Alkalose (z. B. Leberzirrhose) + respiratorische Alkalose (z. B. Hyperventilation) |
| **kompensatorisch** |
| metabolische Azidose + respiratorische Alkalose |
| metabolische Alkalose (z. B. $K^+$-Mangel) + respiratorische Azidose (z. B. Emphysem) |
| metabolische Azidose (z. B. renale Insuffizienz) + metabolische Alkalose (z. B. chron. Erbrechen) |

**Tab. 7.11:** Einteilung und Ätiologie der kombinierten Störungen

# 8 Stoffwechsel

## 8.1 Diabetes mellitus Typ 1 und Typ 2

> **Definition**
> **Ätiologie:** genetische Disposition · exogene Faktoren
> **Pathogenese:** Autoimmuninsulitis · gestörte Insulinsekretion · Insulinresistenz
> **Klinik:** Polyurie · Polydipsie · Leistungsknick · Pruritus · metabolisches Syndrom · Mikro- und Makroangiopathie · Polyneuropathie · Ketoazidose · hyperosmolares Koma
> **Diagnostik:** Familienanamnese · Blutzucker · Glukosurie · Azetonurie · Inselzellantikörper
> **Therapie:** Diät · Gewichtsreduktion · konventionelle/intensivierte Insulintherapie · orale Antidiabetika · Diabetikerschulung

**Definition**

Der Diabetes mellitus ist eine Stoffwechselerkrankung, die mit einer chron. Hyperglykämie einhergeht. Schlecht eingestellt, führt der Diabetes auf Dauer zu Schäden an Nerven und Gefäßen.

**Einteilung**

- **Typ-1-Diabetiker**
- **Typ-2-Diabetiker**
- **andere spezifische Typen:**
  - genetische Defekte in der β-Zellfunktion
  - genetische Defekte der Insulinwirkung
  - Krankheiten des exokrinen Pankreas: Pankreatitis, Pankreas-Karzinom, Mukoviszidose, Hämochromatose
  - Endokrinopathien: Akromegalie, Cushing-Syndrom, Phäochromozytom, Hyperthyreose, Glucagonom
  - medikamentös induziert: Glukokortikoide, Schilddrüsenhormone, Thiazide, β-adrenerge Agonisten
  - andere genetische Syndrome, die mit einem Diabetes vergesellschaftet sind: Down-Syndrom, Klinefelter-Syndrom, Turner-Syndrom, Porphyrie, Prader-Willi-Syndrom

**Epidemiologie**

- Häufigkeit: ca. **4 % der Deutschen**.
- Manifestation:
  - **Typ 1** manifestiert sich meist akut bei **schlanken Jugendlichen und jungen Erwachsenen**
  - **Typ 2** manifestiert sich schleichend bei **adipösen älteren Menschen**

**Ätiologie**

- genetische Disposition
- exogene Faktoren

| | |
|---|---|
| **Pathogenese** | • **Typ-1-Diabetes:** Zerstörung der B-Zellen der Langerhans-Inseln durch Autoimmuninsulitis. Bei Zerstörung von 80–90 % der B-Zellen manifestiert sich der Typ-1-Diabetes. Über 90 % haben die HLA-Merkmale DR3 und/oder DR4.<br>• **Typ-2-Diabetes:**<br>  – gestörte Insulinsekretion<br>  – herabgesetzte Insulinwirkung (Insulinresistenz) durch einen Insulinrezeptordefekt und eine gestörte Glukoseverwertung in der Zelle |
| **Klinik**<br>Symptome | • **Polyurie**<br>• **Polydipsie**<br>• **Leistungsknick, Antriebslosigkeit**<br>• **Pruritus**<br>• Libido- und Potenzminderung<br>• Sehstörungen |

> **Metabolisches Syndrom:** Adipositas, Dysproteinämie, Hyperurikämie, essentielle Hypertonie, Glukosetoleranzstörung (Typ-2-Diabetes)

| | |
|---|---|
| Komplikationen | • **Mikro- und Makroangiopathie**<br>• diabetische Nephropathie<br>• diabetische Retinopathie<br>• diabetische **Polyneuropathie**<br>• diabetisches Fußsyndrom<br>• diabetische **Ketoazidose** (meist Typ-1-Diabetiker)<br>• **hyperosmolares Koma** (meist Typ-2-Diabetiker) |
| **Diagnostik** | • **Familienanamnese**<br>• **Labor:** (Nüchtern-)**Blutzuckerwerte** ↑, **Glukosurie**, (**Azetonurie** besonders bei Typ 1), positiver oraler Glukosetoleranztest, evtl. Mikroalbuminurie, HbA$_{1c}$ ↑, evtl. **Inselzellantikörper** |
| Differentialdiagnose | • renale Glukosurie (mit normalen Blutzuckerwerten)<br>• renale Schwangerschaftsglukosurie<br>• Patienten mit Z.n. Magenresektion<br>• akute Hepatitis<br>• akute Stresssituationen |
| **Therapie**<br>konservativ | • **Typ-1-Diabetes: Diät, Sport, Insulintherapie**<br>! Bei der **konventionellen Insulintherapie** wird nach einem festen Schema Insulin verabreicht. Die Mahlzeiten müssen dabei an dieses Schema angepasst werden. Bei der **intensivierten Insulintherapie** werden die Insulineinheiten individuell an die Nahrungszufuhr angepasst.<br>• **Typ-2-Diabetes-Stufenplan:**<br>  – zunächst Diät, Sport und **Gewichtsreduktion**<br>  – dann zusätzlich **orale Antidiabetika** (α-Glukosidasehemmer, Metformin, Glitazone, Sulfonylharnstoffe)<br>  – dann erst Insulin<br>• **Diabetikerschulung**<br>• Prophylaxe und Therapie von Komplikationen<br>• evtl. Insulinpumpe |

operativ

- evtl. **Pankreas-** und **Nierentransplantation** bei Typ-1-Diabetikern mit terminaler Niereninsuffizienz
- evtl. Inselzelltransplantation

Prognose

abhängig von den Komplikationen

# 8.2 Störungen des Lipidstoffwechsels

Terminologie

- **Chylomikronen:** transportieren die exogen mit der Nahrung aufgenommenen Triglyzeride
- **VLDL** (very low density lipoproteins): transportieren endogen in der Leber gebildete Triglyzeride
- **LDL** (low density lipoproteins): „schlechtes Cholesterin", transportieren den Hauptteil des Cholesterins
- **HDL** (high density lipoproteins): „gutes Cholesterin", transportieren 20 % des Cholesterins
- **Xanthome:** hellgelbe, durch Lipidablagerungen hervorgerufene Knötchen in der Haut
- **Xanthelasmen:** hellgelbe, durch Cholesterinablagerungen hervorgerufene Plättchen im Bereich der Augenlider

## 8.2.1 Hyperlipoproteinämien

**Definition**
**Pathogenese:** exogenes Fett · endogenes Fett
**Klinik:** Xanthome, Xanthelasmen, Arcus lipoides · KHK und Herzinfarkt · pAVK · Schlaganfall
**Diagnostik:** Gesamtcholesterin, HDL, LDL, Triglyzeride
**Therapie:** Gefäßrisikofaktoren · Gewichtsreduktion und Diät · lipidsenkende Medikamente

**Definition**

Wenn die Blutfette im Nüchternserum erhöht sind, spricht man von Hyperlipoproteinämien.
- **Primäre Form:** genetisch determiniert
  - Familiäre Hypercholesterinämie: Fehlfunktion der LDL-Rezeptoren
  - Familiäre Hypertriglyzeridämie
  - Kombinierte Hyperlipidämie: Triglyzeride und Cholesterin erhöht
- **Sekundäre Form:** wird bei zahlreichen Erkrankungen beobachtet (z.B. endokrinologischen Erkrankungen)

Epidemiologie

In den westlichen Industrieländern hat die Hälfte der über 40-Jährigen erhöhte Cholesterinwerte

**Pathogenese**

- **Kreislauf des exogenen Fettes:**
  Nahrungsfette ⇒ Umbau zu Chylomikronen ⇒ Spaltung durch Lipoproteinlipasen ⇒ Speicherung der frei werdenden Fettsäuren im Fettgewebe ⇒ Anlage-

rung der verbleibenden triglyceridarmen Lipoproteine, die u.a. aus Cholesterin bestehen, an HDL ⇒ Verstoffwechselung in der Leber (antiatherogene Wirkung von HDL) ⇒ teilweise Umwandlung des Cholesterins in Gallensäuren ⇒ Dünndarm ⇒ enterohepatischer Kreislauf

- **Kreislauf des endogenen Fettes:**
Synthese von VLDL in der Leber aus überschüssigen Kalorien ⇒ IDL und cholesterinreiches LDL ⇒ Aufnahme des Cholesterins in die Zellen über Rezeptoren ⇒ bei Rezeptordefekten andere Abbauwege über Makrophagen ⇒ Entartung an Gefäßwand und Bildung von Schaumzellen ⇒ Atherosklerose

| | |
|---|---|
| **Klinik** | |
| Symptome | Xanthome, Xanthelasmen, Arcus lipoides |
| Komplikationen | KHK und Herzinfarkt, pAVK, Schlaganfall |
| **Diagnostik** | **Labor:** Gesamtcholesterin, HDL, LDL, Triglyzeride |
| Differentialdiagnose | einzelne Formen untereinander |
| **Therapie** | • Reduktion der **Gefäßrisikofaktoren**<br>• Beseitigung auslösender Ursachen bei sekundären Formen<br>• **Gewichtsreduktion und Diät**<br>• **Lipidsenkende Medikamente** |
| Prognose | durch Komplikationen bestimmt |

# 8.3 Porphyrien

**Definition**

Porphyrien sind **vererbbare Stoffwechselerkrankungen**, denen eine **Störung der Hämbiosynthese** zugrunde liegt. Jeder einzelne Syntheseschritt kann von einem partiellen Gendefekt betroffen sein.

**erythropoetische Porphyrie**

| Einteilung | Ätiologie/Pathogenese | Klinik | Diagnostik | Therapie |
|---|---|---|---|---|
| **kongenitale erythropoetische Porphyrie** (M. Günther) | • autosomal-rezessiv-vererbte verminderte Aktivität der Uroporphyrinogen-III-Cosynthetase<br>• dadurch Anhäufung von Uroporphyrinogen | • Fotodermatose<br>• roter Urin<br>• verfärbte Zähne<br>• hämolytische Anämie<br>• Splenomegalie | Uroporphyrinogen im Urin und Stuhl | • Lichtschutz<br>• keine kausale Therapie |
| **erythropoetische Protoporphyrie** | • autosomal.-dominant vererbte verminderte Aktivität der Ferrochelatase<br>• dadurch Anhäufung von Protoporphyrin | • Fotodermatose<br>• Gallensteine<br>• Cholestase<br>• Leberzirrhose | erhöhte Konzentration von freiem Protoporphyrin im Blut, Urin und Stuhl | • Beta-Karotin<br>• Lichtschutz |

**Tab. 8.1:** Erythropoetische Porphyrie

## hepatische Porphyrie

| Einteilung | Ätiologie/Pathogenese | Klinik | Diagnostik | Therapie |
|---|---|---|---|---|
| akute intermittierende Porphyrie | • autosomal-dominant vererbte verminderte Aktivität der Porphobilinogen-Desaminase<br>• dadurch Anhäufung von Porphobilinogen<br>• auslösende Faktoren sind z. B. Medikamente, Stress, Hypoglykämie | • abdominelle, neurologisch-psychiatrische und kardiovaskuläre Symptome<br>• häufig Fehldiagnosen<br>• rötlicher, nachdunkelnder Urin | Porphobilinogen im Urin bzw. Enzymaktivität im Blut bestimmen | • Absetzen der auslösenden Faktoren<br>• Glukose- und Hämatininfusionen |
| chron. hepatische Porphyrie (Porphyria cutanea tarda) | • häufigste Porphyrie<br>• autosomal dominant vererbter Mangel an Uroporphyrinogen-III-Decarboxylase in der Leber<br>• auslösende Faktoren sind Alkoholabusus, Östrogene, Hepatitis-C-Infektion, AIDS und Hämodialyse | • Fotodermatose<br>• dunkler Urin<br>• Leberschäden | • Anamnese<br>• Porphyrin im Urin<br>• Leberbiopsie | • Absetzen der auslösenden Faktoren<br>• Aderlässe oder Erythrozytophorese<br>• Chloroquin |

**Tab. 8.2:** Hepatische Porphyrie

# 8.4 Morbus Wilson

Synonym: hepatolentikuläre Degeneration

> **Definition**
> **Ätiologie:** autosomal rezessiv · Kupferstoffwechseldefekt · Kupferüberladung · Coeruloplasminmangel
> **Klinik:** Frühsymptome · Kayser-Fleischer-Kornealring · hepatozerebrale Symptome · hepatische Symptome · neurologische Symptome
> **Diagnostik:** Familienanamnese · Coeruloplasminspiegel ↓ · Gesamtkupfergehalt im Plasma ↓ · Kupferausscheidung im Urin ↑ · Leberbiopsie · MRT
> **Therapie:** kupferarme Diät · D-Penicillamin · Lebertransplantation · unbehandelt letal

**Definition**

Es handelt sich um eine autosomal rezessiv vererbte Erkrankung, die durch einen Defekt im Kupferstoffwechsel bedingt ist. Dieser Defekt führt zu einer **Kupferüberladung** von Leber, Gehirn, Augen, Nieren und anderen Organen.

**Epidemiologie**

Häufigkeit: 1–3 Patienten auf 100 000 Einwohner, heterozygote Träger 1:200

| | |
|---|---|
| **Ätiologie/ Pathogenese** | Bei Patienten mit M. Wilson kommt es zu einem **Coeruloplasminmangel**. Coeruloplasmin speichert normalerweise 95 % des Serumkupfers. Durch den Mangel kann nur wenig Kupfer gespeichert werden. Das somit **freie Kupfer ist zytotoxisch** und gelangt aus der Blutbahn in die Gewebe, wo es sich in Massen ablagert und Schäden hervorruft. |

**Klinik**

Symptome

- **Frühsymptome:** flüchtige ikterische Schübe, Hämolyse, Anämie, Leukopenie, Thrombopenie, Hepatomegalie
- **Augensymptome: Kayser-Fleischer-Kornealring** (goldbraun-grünliche Verfärbung durch Kupferablagerung, in späteren Stadien mit bloßem Auge zu erkennen), evtl. Katarakt
- **hepatozerebrale Manifestation: parkinsonähnliche Symptome**, Dysarthrie, Hypersalivation, Konzentrationsstörungen, psychische Störungen
- **hepatische Manifestation:** von chron. **Hepatitis** bis schwer verlaufender aktiver Hepatitis mit fulminanten Verläufen und **Leberzirrhose**
- **neurologische Manifestation:** chron. progrediente neurologische Ausfälle mit Intentionstremor, unkoordinierter Bewegungsablauf, skandierte Sprache, zunehmende Hilflosigkeit
- in fortgeschrittenen Stadien: Veränderungen an Nieren, Herz, Bewegungsapparat, Skelettsystem und Haut

Komplikationen

- Tod im Leberversagen
- Osteomalazie
- Nephrolithiasis
- kardiale Arrhythmien
- Amenorrhoe
- spontane Aborte bei Schwangeren

**Diagnostik**

- **Familienanamnese**
- **Spaltlampenuntersuchung** des Auges: Kayser-Fleischer-Kornealring
- **Labor:** Coeruloplasminspiegel ↓, Gesamtkupfergehalt im Plasma ↓, Kupferausscheidung im Urin ↑, evtl. Koagulopathie, Hämolyse, Thrombopenie, Leukopenie
- **minimal-invasiv: Leberbiopsie** mit Histologie und Kupferanalyse
- bildgebende Verfahren: **MRT**
- **Genetik:** Nachweis der Mutation des Wilson-Gens

Differentialdiagnose

- Leberzirrhosen anderer Genese
- M. Parkinson
- Multiple Sklerose
- nephrotisches Syndrom
- Chorea minor
- Postenzephalitis
- Malabsorptionssyndrome

**Therapie**

konservativ

- **kupferarme Diät** (keine Meeresfrüchte, Innereien, Nüsse, Rosinen, Schokolade, Pilze)
- **D-Penicillamin** unter regelmäßigen Blutbild- und Urinkontrollen
- bei Nebenwirkungen unter D-Penicillamin: Triäthylen-Tetramin-Dihydrochlorid oder Zinksulfat

operativ          **Lebertransplantation** bei terminaler Leberzirrhose

Prognose
- gut bei frühzeitiger Therapie
- Heilung durch Lebertransplantation, da der primäre metabolische Defekt in der Leber lokalisiert ist
- **unbehandelt letal**

# Endokrinologie

## 9.1 Pankreas

siehe Kapitel 5.8

## 9.2 Schilddrüse

**Anatomie**

- Lage und Form: Auf Höhe des 2.–4. Trachealrings gelegene schmetterlingsförmige Drüse, bestehend aus einem **rechten und linken Lappen**, die über den **Isthmus** verbunden sind. Der manchmal vorkommende **Lobus pyramidalis** ist der entwicklungsgeschichtliche Rest des **Ductus thyreoglossus**.
- *!* Im ehemaligen Verlauf des Ductus thyreoglossus kommt vermehrt **ektopes SD-Gewebe** vor.
- Volumen = Länge x Breite x Dicke x 0,5 = < 18 ml (w) bzw. < 25 ml (m) = 20–60 g

**Physiologie**

- **Jodination:** aktive Aufnahme über Na$^+$-Jodid-Symporter
- **Jodisation:** Jod + Tyrosin ⇒ MJT + DJT

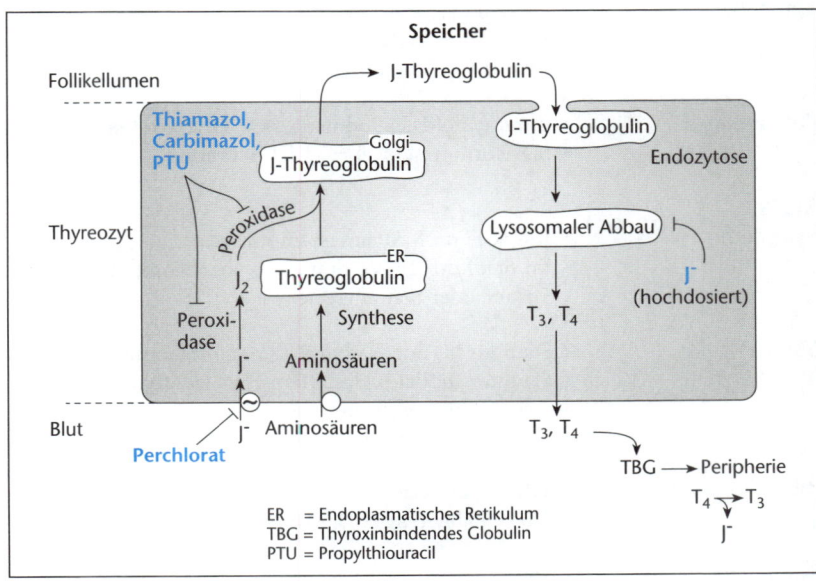

**Abb. 9.1:** Regelkreis der Jodaufnahme [14]

- **Koppelung:** MJT + DJT $\Rightarrow$ $T_3$, 2 x DJT $\Rightarrow$ $T_4$
- **Speicherung:** $T_3$ und $T_4$ werden im **Thyreoglobulin** gespeichert
- **Inkretion:** an Globuline TBG, Präalbumin TBPA und Albumin gebundenes $T_4$ wird freigesetzt und extrathyreoidal zu $T_3$ umgewandelt
- Normwerte:
  - TSH 0,3–3,0 mU/l
  - $fT_3$ 2,2–5,5 pg/ml i.S.
  - $fT_4$ 0,6–1,8 ng/dl i.S.
- **$fT_3$ ist 4 x wirksamer als $fT_4$**
- SD-Hormone beeinflussen die Glykolyse, Glukoneogenese, Osteoklasten, Osteoblasten, Fettabbau und Wärmeregulation

## 9.2.1 Struma

> **Definition**
> **Ätiologie:** endemisch · Jodmangelgebiet
> **Pathogenese:** Thyreozytenhyperplasie · TSH-Sekretion
> **Klinik:** Strumastadien · Tracheakompression · Tracheomalazie · SD-Autonomie · Stadien
> **Diagnostik:** Sono · Szintigraphie · Supressionstest · TSH basal · Feinnadelpunktion · retrosternale Struma · kalte Knoten
> **Therapie:** Jodidsubstitution · Supressionstherapie · Kombination · Radiojodtherapie · Resektion · Rekurrensparese · Prophylaxe

**Definition**

Die Struma beschreibt eine Vergrößerung der SD bei normaler Hormonproduktion.

**Ätiologie/ Epidemiologie**

- **endemisch:** bis zu 30 % im **Jodmangelgebiet** Deutschland
- sporadisch: w:m = 4:1
  Auslöser: Pubertät, Gravidität, Klimakterium, strumige Noxen wie z. B. Lithium, Thiouracil, Perchlorat

**Pathogenese**

- intrathyreoidaler Jodmangel $\Rightarrow$ **Thyreozytenhyperplasie**
- SD-Hormonmangel $\Rightarrow$ **TSH-Sekretion** $\uparrow$ $\Rightarrow$ Thyreozytenhyperplasie

**Klinik**
Symptome

- Klinik je nach **Strumastadium** (s. u.)
- im Stadium III: Verdrängung oder **Kompression der Trachea** mit Dysphagie, Stridor oder Stauungszeichen

Stadien

- Stadium Ia: nur **tastbare** (knotige) **Struma**
- Stadium Ib: bei rekliniertem Hals **sichtbare Struma**
- Stadium II: bei normaler Kopfhaltung sichtbare Struma
- Stadium III: Struma mit lokalen **Stauungs- und Kompressionszeichen**

Komplikationen

- **Tracheomalazie** = Erweichung der Knorpelspangen (inspiratorischer Stridor!)
- TSH-unabhängige **SD-Autonomie** mit fakultativer Hyperthyreose

**Diagnostik**

- **Sono**
- **Szintigraphie** mit $^{99m}$Tc-Pertechnetat bei Knotenstrumen

- ggf. Tracheazielaufnahme (Valsalva, Müller-Schnupftest, Tracheomalazie), Öso-phagusbreischluck, Rö-Thorax (intrathorakale Struma)
- **Supressionstest** z.A. einer fakultativen Hyperthyreose (unter L-T$_4$-Suppressions-dosis werden im Szintigramm autonome Areale sichtbar)
- **Labor:** TSH basal normal, fT$_3$ und fT$_4$ normal, TRH-Test in 80 % normal
- ggf. **Feinnadelpunktion:** bei echoarmen, kalten Knoten

Differentialdiagnose
- DD der **retrosternalen Struma:** Bronchialkarzinom, Lymphom, Aneurysma
- Malignome der SD
  ! Szintigraphisch **kalte Knoten**, die sonographisch nicht echoleer sind, müssen punktiert werden!

**Therapie**
konservativ
- medikamentös:
  - **Jodidsubstitution** bei jungen Patienten ohne Autonomie
  - **Suppressionstherapie** mit L-T$_4$ bei älteren Patienten ohne Autonomie
  - **Kombination** aus Jodid und L-T$_4$ bei Strumen ohne Autonomie
- **Radiojodtherapie** bei Rezidivstrumen, älteren Patienten, Inoperabilität, multifo-kaler Autonomie

operativ
(Teil-)**Resektion** bei großen Knotenstrumen, bei kalten Knoten (z.A. Malignom)

Prognose
- Bei konsequenter medikamentöser bzw. Radiojodtherapie ist eine Verkleinerung um 30–40 % des Volumens zu erreichen.
- substitutionspflichtige Hypothyreose nach Radiojodtherapie in < 10 %
- **Rekurrensparesen** bei 1–2 % der OP, teilweise passager
  ! Mittels ausreichender **Prophylaxe** (z. B. Jodierung des Speisesalzes) lässt sich die Häufigkeit von Strumen, funktionellen Autonomien und jodinduzierten Hyper-thyreosen signifikant senken.

## 9.2.2 Hypothyreose

**Definition**
**Ätiologie:** angeboren/erworben · primär/sekundär/tertiär
**Klinik:** hohes Geburtsgewicht · prolongierter Ikterus neonatorum · Trinkfaulheit · Bewegungsarmut · Kretinismus · geistige Retardierung · Kälteempfindlichkeit · Myxödemkoma
**Diagnostik:** klinische Symptome · Neugeborenen-Screening · TSH-Bestimmung · Szintigramm · Sono
**Therapie:** Dauersubstitution mit Thyroxin · lebenslange Kontrollen

**Definition**
Es handelt sich um eine Unterfunktion der SD mit ungenügender oder fehlender Versorgung des Körpers mit SD-Hormonen.

Epidemiologie
angeborene Hypothyreose bei 1:3500–5000 Neugeborenen

**Ätiologie**
- **angeborene Hypothyreose:**
  - durch fehlende oder fehlgebildete SD
  - seltener durch Hormonsynthesedefekte (z. B. Peroxidasemangel)
  - noch seltener durch T$_3$-Rezeptordefekte mit peripherer Hormonresistenz am Endorgan

• **erworbene Hypothyreose:**

| Klassifikation | Ursache |
|---|---|
| **primäre,** erworbene (thyreogene) **Hypothyreose** | • Hashimoto-Thyreoiditis<br>• Strumektomie<br>• Jodmangel oder -exzess der Mutter<br>• strumige Substanzen (z. B. Lithium) |
| **sekundäre** (hypophysäre) **Hypothyreose** | TSH-Mangel durch<br>• HVL-Insuffizienz<br>• Hypophysenadenom<br>• Infarzierung |
| **tertiäre** (hypothalamische) **Hypothyreose** | TRH-Mangel |

**Tab. 9.1:**   Einteilung der Hypothyreosen nach der Ätiologie

**Klinik**
Symptome
– angeborene
Hypothyreose

• beim Neugeborenen:
  – Übertragung und **hohes Geburtsgewicht**
  – **prolongierter Ikterus neonatorum**, **Trinkfaulheit**
  – Obstipation, **Bewegungsarmut**
  – evtl. Muskelhypotonie, Reflexverlangsamung, Nabelhernie
• Vollbild: **Kretinismus**
  – in Grenzen reversible Kleinwüchsigkeit, Reifungsrückstand
  – **irreversible geistige Retardierung**, niedrige Intelligenz
  – Myxödemen an Lidern und Extremitäten
  – Schwerhörigkeit (zusammen mit Jodisationsstörung = Pendred-Syndrom)
  – Sprachstörungen
• Die Symptome treten erst nach einer **Latenz von 4–12 Wochen** auf, da Neugeborene noch durch mütterliche Hormone versorgt sind (jedoch kein diaplazentarer Übertritt von SD-Hormonen oder TSH!).
• Das gesetzlich vorgeschriebene **TSH-Screening** muss aufgrund der Irreversibilität der geistigen Retardierung in der 1. Woche erfolgen!

– erworbene
Hypothyreose:

• Leistungsabfall, **Antriebsarmut**, Verlangsamung, Desinteresse
• Kälteempfindlichkeit
• trockene, teigige und kühle Haut, trockene und brüchige Haare
• Obstipation
• langsame, raue und heisere Stimme
• Muskelkrämpfe, Reflexverlangsamung (Achillessehnenreflex)
• Myxödemherz
• Zyklusstörungen/Infertilität

**Komplikationen**

> **Myxödemkoma** (intensivpflichtig!): Hypothermie, Hypoventilation mit Hyperkapnie, Bradykardie und Hypotonie. Therapie: ggf. Beatmung, Überwachung des Elektrolythaushaltes, Gabe von L-$T_3$ oder L-$T_4$, langsame Wiedererwärmung

**Diagnostik**

• **klinische Symptome**
• **Neugeborenen-Screening** = **TSH-Bestimmung** im Fersenblut bis zum 5. Lebenstag

- **Labor:**

| Hypothyreose-Form | fT$_4$ | TSH basal | TRH-Test |
|---|---|---|---|
| primäre (thyrogene) Hypothyreose | ↓ | ↑ | pathologisch positiv |
| sekundäre (hypophysäre) Hypothyreose | ↓ | ↓ | negativ |
| latente Hypothyreose | normal bis unterer Normalbereich, ebenso fT$_3$ | hochnormal bis erhöht | hochnormal bis erhöht |

**Tab. 9.2:** DD der Hypothyreose-Formen anhand der Laborparameter

- **Sono**
- im **Szintigramm** verminderte bis fehlende, orthotope oder ektope Nuklidanreicherung in der SD

**Differentialdiagnose**
- primäre oder sekundäre Hypothyreose
- latente oder manifeste Hypothyreose
- Low-T$_3$/Low-T$_4$-Syndrom bei intensivpflichtigen Schwerstkranken (keine Therapie nötig, da reverse-T$_3$ erhöht und Patienten quasi euthyrot).

**Therapie**
- **Dauersubstitution** mit **L-T$_4$** (Thyroxin) und **lebenslange Kontrollen**
- ! Je stärker ausgeprägt die Hypothyreose, desto langsamer muss die Substitution begonnen werden.
- Eine latente Hypothyreose wird in der Regel nicht behandelt (außer z. B. bei Kinderwunsch).

**Prognose**
angeborene Hypothyreose: Kleinwuchs lässt sich auch bei verspäteter T$_4$-Gabe noch bessern, Schäden am Gehirn sind irreversibel!

# 9.2.3 Hyperthyreose

**Definition**
**Ätiologie:** M. Basedow · Autonomie · genetische Disposition · auslösendes Agens · Jodmangelstruma · exogene Jodzufuhr
**Klinik:** Struma · psychomotorische Unruhe · Sinustachykardie · warme, feuchte Haut · Wärmeintoleranz · Gewichtsverlust · Myopathie/Adynamie · endokrine Orbitopathie · thyreotoxische Krise/Koma
**Diagnostik:** Anamnese · Klinik · Labor · TSH-Rezeptorautoantikörper · Sonographie · Szintigraphie · Psychosen
**Therapie:** Thyreostatika · subtotale Resektion · Radiojodtherapie · Rezidiv · Hypothyreose · Rekurrensparese

**Definition**
Es handelt sich um eine Überfunktion der SD mit hochnormaler oder überschießender Versorgung des Körpers mit SD-Hormonen mit oder ohne Vergrößerung (Struma) der SD.

**Epidemiologie**
- M. Basedow:
  - Geschlechterverhältnis: w:m = 5:1
  - Prädispositionsalter: 2/3 nach dem 35. Lj.
- Die Hyperthyreose bei Autonomie manifestiert sich nach lang bestehender Autonomie im hohen Lebensalter.

293

**Ätiologie**

- **immunogene Hyperthyreose:**
  - ohne und mit diffuser oder Knotenstruma: **M. Basedow** (Graves disease im engl. Sprachraum)
  - **genetische Disposition** (häufig bei HLA-B8 und -DR3) zusammen mit **auslösendem Agens** (z. B. bakterielle oder virale Infektion)
- **Hyperthyreose bei Autonomie:**
  - unifokale, multifokale und disseminierte Autonomie
  - meist bei **Jodmangelstruma**, bei der sich physiologische autonome Areale extrem vergrößern können. **Exogene Jodzufuhr** (z. B. jodhaltiges Kontrastmittel) löst bei zuvor euthyreoter Stoffwechsellage dann eine Hyperthyreose aus.
- sonstige, seltene Formen der Hyperthyreose: bei Thyreoiditis, SD-Karzinom, iatrogen, selten durch Hypophysenadenom oder paraneoplastisch

**Klinik**

Symptome

- **Struma** in 70–90%
- **psychomotorische Unruhe:** feinschlägiger Tremor, Nervosität, Schlaflosigkeit
- kardial: **Sinustachykardie** mit Extrasystolen, Vorhofflimmern, Bluthochdruck
- Haut: **warme, feuchte Haut**, **Wärmeintoleranz**, Haarausfall
- GIT: **Gewichtsverlust** bei Heißhunger, Stuhlfrequenz ↑ bis Durchfall
- sonstiges: **Myopathie/Adynamie**, evtl. Osteoporose durch negative Kalziumbilanz, pathologische Glukosetoleranz, evtl. Fettleber, selten Zyklusstörungen/Infertilität
- bei M. Basedow:
  - **endokrine Orbitopathie** in ca. 40–60%: Einlagerung von Glykosaminoglykanen in Augenmuskeln mit Stellwag-, Dalrymple-, Graefe-, Möbius-, Gifford-Zeichen, Protrusio bulbi
  - Merseburger-Trias in 50% mit Struma, Exophthalmus, Tachykardie
  - prätibiales Myxödem in 5%: Einlagerung von Glykosaminoglykanen im subkutanen Gewebe
  - Schwirren über Struma
- ! **Cave:** Altershyperthyreose: Gewichtsverlust wird als Tumorkachexie fehlgedeutet!

Komplikationen

**Thyreotoxische Krise/Koma:**
- Ätiologie: spontan, Kontrastmittelgabe, Medikamente, OP in nicht euthyreotem Zustand

| Stadium | Symptome |
|---|---|
| Stadium I | • Tachykardie > 150/Min., Tachyarrhythmie bei Vorhofflimmern<br>• hohes Fieber, Schwitzen, Exsikkose<br>• psychomotorische Unruhe, Tremor, Angst<br>• Erbrechen, Durchfälle<br>• Adynamie , Muskelschwäche |
| Stadium II | • zunehmende Bewusstseinsstörungen, Somnolenz<br>• psychotische Zustände, Desorientiertheit |
| Stadium III | Koma bis hin zum Kreislaufversagen |

**Tab. 9.3:** Stadieneinteilung der Thyreotoxikose nach Hermann

- Therapie: Thiamazol, Jodid, Betablocker, Glukokortikoide, Sedativa, Lithium, Kontrolle des Elektrolythaushaltes

**Diagnostik**

- **Anamnese** (Medikamente, Kontrastmittel?)
- **Klinik** (Symptome?)
- **Labor:** TSH basal ↓, $fT_3$ meist ↑, $fT_4$ in 90 % ↑
- ! Immer $fT_3$ und $fT_4$ zusammen bestimmen, das es isolierte $fT_3$-Hyperthyreosen im Frühstadium einer Hyperthyreose gibt!
- bei M. Basedow **TSH-Rezeptorautoantikörper** (TRAK = TSH-Rezeptor-AK in 80 %, anti-TPO-AK = SD-Peroxidase-AK in 70 %)
- bei Jodkontamination ist Jod im Urin nachweisbar
- **Sono** mit diffuser oder umschriebener Echoarmut und Hypervaskularisation
- **Szintigraphie** mit erhöhtem Tc-Uptake und uni-, multifokaler oder disseminierter Radionuklidanreicherung

| Krankheit | TSH | $FT_3$ | $FT_4$ | weitere Befunde | Therapie |
|---|---|---|---|---|---|
| Hyperthyreose | ↓ | fast immer ↑ | in 90 % ↑ | | je nach Alter medikamentös, operativ oder Radiojodthera-pie |
| M. Basedow | ↓ | ↑ | ↑ | 80 % TRAK anti-TPO-AK 70 % | |
| latente Hyperthyreose | ↓ | nor-mal | nor-mal | | keine, da euthyreot keine Jodzufuhr! |
| fakultative Hyperthyreose | nor-mal | nor-mal | nor-mal | $TcTU_{supp} \geq 3\%$ | |
| Hyperthyreosis factitia (= exogene Hormonzufuhr) | ↓ | ↑↑ | ↑↑ | TcTU ↓ (= intak-ter Regelkreis) | Einstellen der exogenen Zufuhr |
| extremer Jodmangel | ↓ | ↑ | ↓ | TRH-Test posi-tiv, trotzdem keine Hyperthy-reose! | keine thyreostatische Therapie, da euthyreot |
| zentrale Hyperthyreose (z. B. Hypophysenadenom) | evtl. ↑ | ↑ | ↑ | | Tumorsuche |
| Hormonresistenz | evtl. ↑ | ↑ | ↑ | | |

**Tab. 9.4:** Differentialdiagnose und Therapie verschiedener Hyperthyreose-Formen (TcTU = Tc-Uptake; $TcTU_{supp}$ = Tc-Uptake unter L-$T_4$-Suppression)

**Differentialdiagnose**

- „echte" **Psychosen**, Drogenmissbrauch mit Somnolenz, Tachykardien anderer Genese ausssschließen
- subakute Thyreoiditis (BSG ↑)

**Therapie**
konservativ

- medikamentös:
  - **Thyreostatika** zur Blockierung der Hormonsynthese: Perchlorate hemmen die Aufnahme von Jodid, schwefelhaltige Thyreostatika (z. B. Thiamazol, Carbimazol) hemmen die MJT- u. DJT-Synthese
  - bei Tachykardie Betablocker (z. B. Propanolol), das die Umwandlung von $T_3$ zu $T_4$ hemmt
- **Radiojodtherapie** unter Vor- und Nachbehandlung mit Thyreostatika, da die Wirkung erst nach einigen Wochen einsetzt.

operativ

- **subtotale Resektion** der SD (zuvor medikamentös Euthyreose herstellen), es werden ca. 4 ml Rest-SD belassen
- bei schwerer endokriner Orbitopathie ggf. Dekompression der Orbita

Prognose

- Nach 1-jähriger Therapie einer immunogenen Hyperthyreose kommt es in 50 % nach Absetzen der Medikation zu einem **Rezidiv**.
- *!* Cave: keine Hypothyreose durch Thyreostatika riskieren, da sonst Verschlechterung der Orbitopathie droht!
- nach OP in bis zu 50 % **Hypothyreose**, in 1–2 % (z. T. passagere) **Rekurrensparese**

## 9.2.4 Thyreoiditis

**Definition**
**Ätiologie/Einteilung:** akute Thyreoiditis · Thyreoiditis de Quervain · Hashimoto-Thyreoiditis · Riedel-Struma
**Klinik:** Fieber · (Druck-)Schmerz · uncharakteristische Symptome · fließende Übergänge
**Diagnostik:** BSG/CRP ↑ · anti-TPO-AK · Thyreoglobulin-AK · Feinnadelpunktion · Radionuklidaufnahme ↓ · Sono · Ausschluss maligne Struma
**Therapie:** Antibiotika · Kortikosteroide · Spontanheilung

**Definition**

Bei der Thyreoiditis handelt es sich um eine akute, subakute oder chron. Entzündung der SD.

**Ätiologie/Einteilung**

- **akute Thyreoiditis**
  - **eitrig:** Bakterien
  - **nicht eitrig:** Viren, Bestrahlungsfolge, Traumen
  - selten
- **subakute granulomatöse Thyreoiditis de Quervain**
  - unklar, **genetische Disposition**
  - oft im Anschluss an Virus-Infektionen der Luftwege
  - HLA-B35-Assoziation
  - w:m = 5:1, v.a. Frauen im 3.–5. Lebensjahrzehnt
- **chron. lymphozytäre Thyreoiditis (Hashimoto)**
  - **Autoimmun-Thyreoiditis**
  - in 50 % Antikörper bei Verwandten
  - Assoziation mit Hepatitis C, HLA-DR3, -DR5 und -B8
  - häufigste Thyreoiditisform, v.a. Frauen im 4.–5. Lebensjahrzehnt
- seltene **Sonderformen** der Thyreoiditis:
- invasiv sklerosierende Thyreoiditis („eisenharte" **Riedel-Struma**): Fibrosierung der gesamten SD und der angrenzenden Strukturen
- postpartale Thyreoiditis, „silent thyreoiditis" ohne Schwangerschaft
- Zytokin-, Amiodaron-, HIV-induzierte Thyreoiditis

**Klinik**
Symptome

- akut einsetzendes **Fieber**
- lokaler **(Druck-)Schmerz**, LK-Schwellung
- **uncharakteristische Symptome** wie Müdigkeit, Krankheitsgefühl
- bei Thyreoiditis de Quervain initial Zeichen der Hyperthyreose, nach Abklingen hypothyreote Phase

- bei Hashimoto-Thyreoiditis oft Hypothyreose mit entsprechenden Symptomen, z. T. zusammen mit anderen Autoimmunkrankheiten (Myasthenie, perniziöse Anämie)

**Komplikationen**

Es gibt **fließende Übergänge** zwischen den einzelnen Formen, so kann eine Basedow-Hyperthyreose in eine Hashimoto-Thyreoiditis übergehen.

**Diagnostik**

- **Labor: BSG** und **CRP** ↑, evtl. Leukozytose, Euthyreose
  - bei Hashimoto-Thyreoiditis initial **anti-TPO-AK** in 95 %, **Thyreoglobulin-AK** in 70 %
- **Feinnadelpunktion:**
  - eitrige Thyreoiditis: Granulozyten
  - Thyreoiditis de Quervain: Riesenzellen
  - Hashimoto-Thyreoidits: diffuse lymphozytäre und plasmazelluläre Infiltration
- **Szintigraphie:** Radionuklidaufnahme ↓
- **Sono:** echoarme Areale oder homogen echoarmes Binnenmuster

**Differentialdiagnose**

Struma anderer Genese, insbesondere **maligne Struma ausschließen**

**Therapie**

- bei bakterieller Genese: **Antibiotika**, ggf. Eiterherde punktieren zur Erregerbestimmung
- bei Thyreoiditis de Quervain: ggf. **Kortikosteroide bei schwerem Verlauf**, keine Thyreostatika
- bei Hashimoto-Thyreoiditis: L-T$_4$-Substitution bei Hypothyreose (keine Immunsuppressiva oder Steroide)

**Prognose**

in 2/3 der Fälle **Spontanheilung** bei Thyreoiditis de Quervain

# 9.2.5 Schilddrüsenkarzinom

**Definition**
**Ätiologie:** genetische Faktoren · Strahlenexposition
**Einteilung:** papilläres Ca. · follikuläres Ca. · anaplastisches Ca. · medulläres C-Zell-Karzinom · Metastasen
**Klinik:** derber Strumaknoten · Heiserkeit · Stridor · Schluckbeschwerden · obere Einflussstauung · Horner-Syndrom
**Diagnostik:** Sono · Szintigraphie · Feinnadelpunktion · Kalzitonin · MEN
**Therapie:** immer kombiniert · Thyroxin · radikale Thyreoidektomie · ablative Radiojodtherapie · perkutane Strahlentherapie · enge Nachsorge · Thyreoglobulin · Kalzitonin · akute Leukämie

**Definition**

SD-Karzinome sind die häufigsten endokrinen Neoplasien. Malignomverdacht besteht insbesondere bei schnell wachsender Struma.

**Epidemiologie**

- Häufigkeit: 2/100 000 Einwohner/Jahr
- Geschlechterverhältnis: w > m = 3:1 beim differenzierten Karzinom

**Ätiologie**

- **genetische Faktoren** beim medullären Ca.
- **Strahlenexposition** (Hiroshima, Tschernobyl)
- unbekannte Faktoren

**Einteilung**
- differenziertes Ca.:
  - **papilläres** Ca. (50–60%) mit **lymphogener Metastasierung**
  - **follikuläres** Ca. (20–30%) mit **hämatogener Metastasierung** in Lunge, Leber, Knochen
- undifferenziertes **anaplastisches** Ca. (5–10%)
- **medulläres C-Zell-Ca.** (5%): sporadisch in 85%, familiär im Rahmen einer MEN in 15% (davon 70% bei MEN IIa, s. Tab. 9.5)
- seltene Tumoren wie Lymphome, Sarkome
- **Metastasen**

**Klinik**
Symptome
- harter, **derber** und höckriger **Strumaknoten** evtl. mit fixierter Haut und Befall lokaler LK
- **Heiserkeit** durch Rekurrensparese, **Stridor**, **Schluckbeschwerden**, **obere Einflussstauung**
- **Horner-Syndrom** (Miosis, Ptosis, Enophthalmus)

Komplikationen
medulläres Ca.: Cushing-Syndrom durch ektope ACTH-Bildung, Hypokalzämie, therapierefraktäre Durchfälle

**Diagnostik**
- **Sono:** unregelmäßige, echoarme Formationen
- **Szintigraphie:** kalte, nicht Nuklid-speichernde Knoten
- CT, MRT, Rö-Thorax, Knochenszintigraphie oder PET zur Ausdehnung bzw. Metastasensuche
- **Feinnadelpunktion**
- **Kalzitonin-Bestimmung** als Tumormarker beim medullären Karzinom

Differentialdiagnose
- verschiedene histologische Tumorentitäten (papillär, follikulär etc.)
- **multiple endokrine Neoplasien** (MEN): alle Formen werden autosomal-dominant vererbt

| Form | Altersgipfel | auftretende Neoplasien |
|------|-------------|------------------------|
| **MEN I** (Wermer-Syndrom) | meist im Erwachsenenalter | primärer Hyperparathyreoidismus (pHPT, 90%) + HVL-Adenom (20%) + Pankreastumor, z.B. Inselzellneoplasie |
| **MEN IIa** (Sipple-Syndrom) | 20.–30. Lj. | C-Zell-Ca. + Phäochromozytom (50%) + pHPT (20%) |
| **MEN IIb** (Gorlin-Syndrom) | 10.–20. Lj. | C-Zell-Ca. (70%) + Phäochromozytom (50%) + multiple Neurinome + Veränderungen des Bewegungsapparates (marfanoider Habitus) |
| **Non-MEN** | 40.–50. Lj. | C-Zell-Ca. |

**Tab. 9.5:** Überblick über die verschiedenen Formen der MEN

! Genetisches **Screening** der Familienmitglieder bei MEN II und jährlich Pentagastrin-Belastungstest, Katecholamine, $Ca^{2+}$ und PTH i.S. sowie Katecholamine im Urin bestimmen. Ggf. prophylaktische Threoidektomie im Vorschulalter nach Diagnose der RET-Protoonkogen-Mutation.

**Therapie**
konservativ
- **immer kombiniert** medikamentös, chirurgisch, strahlentherapeutisch und nuklearmedizinisch

- **Thyroxin** zur Unterdrückung von TSH-Wirkung auf evtl. noch vorhandene Metastasen (TSH-Zielwert < 0,1 mU/l)
- 10–14 Tage nach Operation $^{131}$J-Ganzkörperscan z.A. von Metastasen oder SD-Resten, dann **ablative Radiojodtherapie** mit $^{131}$J in mehreren Fraktionen, bis keine Anreicherung mehr nachweisbar ist
- **perkutane Strahlentherapie** bei undifferenzierten Karzinomen, wegen fehlender Radiojodspeicherung.

*!* Keine Gabe von jodhaltigem Kontrastmittel, da sonst keine Radiojodtherapie wegen Absättigung der SD möglich!

**operativ**

Auch bei negativer Zytologie ist die histologische Diagnostik mittels OP (**radikale Thyreoidektomie** + neck dissection) erforderlich.

**Prognose**

- **enge Nachsorge:**
  - ggf. mit $^{131}$J-Szintigraphie nach Gabe von TSH i.m., Knochenszintigraphie
  - **Thyreoglobulin** als Tumormarker (Anstieg nach radikaler Thyreoidektomie = Metastase oder Rezidiv eines differenzierten Karzinoms), **Kalzitonin** bei C-Zell-Ca.
- papilläres Ca.: mit 85 % die beste 10-JÜR (Tumor wächst langsam)
- follikuläres Ca.: 65 % 10-JÜR (je jünger die Patienten, desto besser die Prognose)
- medulläres Ca.: 50 % 10-JÜR
- anaplastisches Ca.: schlechteste Prognose mit einer mittleren Überlebenszeit von ca. 6 Monaten (sehr maligne, spricht nicht auf Radiojodbehandlung an, da es nicht am Jodstoffwechsel teilnimmt)
- nach ablativer Radiojodtherapie in 1 % **akute Leukämie**

# 9.3 Nebenschilddrüse

**Anatomie**

4 Nebenschilddrüsen = **Epithelkörperchen** werden versorgt durch A. thyroidea inferior

**Physiologie**

- Die Sekretion von **Parathormon** (PTH) wird in einer **negativen Feedback**-Schleife durch **Hypokalzämie** stimuliert. Eine leichte Hypomagnesiämie erhöht im Ggs. zur starken Hypomagnesiämie ebenfalls die PTH-Sekretion.
- In den Nieren wird **Phosphat ausgeschieden** und **$Ca^{2+}$ reabsorbiert**. Entsprechend erhöht ein hohes Phosphat bei Urämie die PTH-Sekretion.
- Als **Antagonist** wirkt das **Kalzitonin**, welches die Osteoklastentätigkeit hemmt.

| Erfolgsorgan | Wirkung |
| --- | --- |
| Knochen | PTH + Vit. D führen zur $Ca^{2+}$-Freisetzung aus dem Knochen und Erhöhung der alkalischen Phosphatase |
| Niere | vermehrte Ausscheidung von $PO_4$, erhöhte $Ca^{2+}$- und $Mg^{2+}$-Resorption |
| Darm | vermehrte $Ca^{2+}$-($Na^+$-, $Cl^-$-, S- und $NH_3$-)Resorption durch Vit.-$D_3$-Synthese |

**Tab. 9.6:** PTH-Wirkung auf die Erfolgsorgane

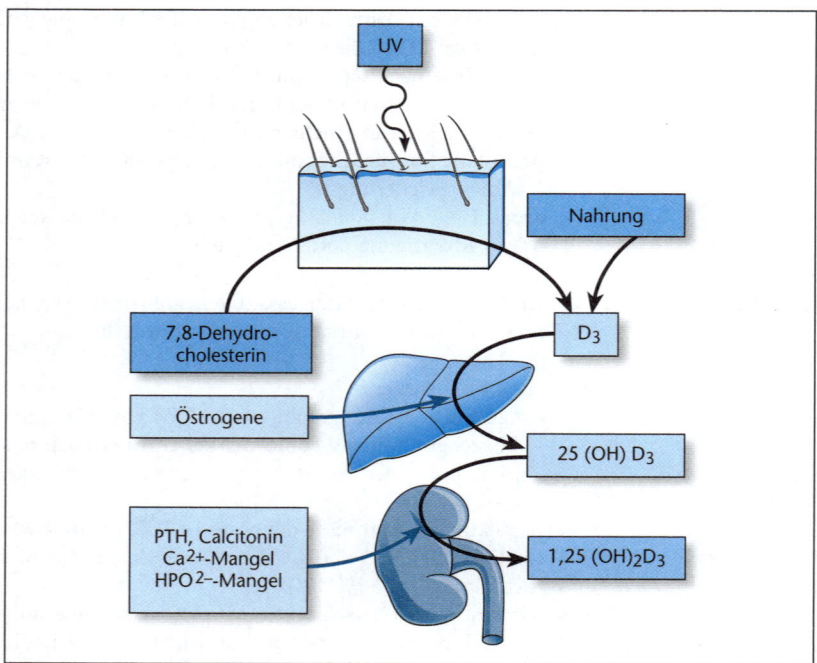

**Abb. 9.2:** Regelkreis des Parathormons (Ca²⁺ i.S. ↓ ⇒ PTH-Sekretion ↑ ⇒ Phophatausscheidung der Niere ↑ ⇒ Serum-HPO₄ ↓ ⇒ Calcitriol-(Vit. D₃-)Bildung in den Nieren ↑ ⇒ enterale Reabsorption/ossäre Mobilisation von Ca²⁺ und HPO4 ↑ ⇒ Normalisierung des Ca²⁺ i.S.) [15]

## 9.3.1 Hyperparathyreoidismus

> **Definition**
> **Ätiologie:** primärer/sekundärer/tertiärer HPT
> **Klinik:** uncharakteristisch · Stein, Bein, Magenpein · Nephrolithiasis · Nephrokalzinose · diffuse Osteopenie · Gewichtsabnahme · Ulcera ventriculi/duodeni · Ermüdbarkeit · hyperkalzämische Krise
> **Diagnostik:** Zufallsbefund · alkalische Phosphatase ↑ · PTH ↑
> **Therapie:** Grundleiden behandeln · Adenomexstirpation · Tetanie-Prophylaxe · autologe Transplantation von Epithelkörperchenresten

**Definition**

Der Hyperparathyreoidismus (HPT) ist eine Erkrankung der Nebenschilddrüsen mit vermehrter PTH-Bildung.

**Epidemiologie**

Häufigkeit: 5/100 000 Einwohner/Jahr

**Ätiologie**

- **primärer HPT** (pHPT = M. Recklinghausen, 20 % der Fälle)
  - **solitäre Adenome** (80 %)
  - **multiple Adenome** (5 %)
  - **Hyperplasie der Hauptzellen** der Epithelkörperchen (15 %)
  - seltene Karzinome der Epithelkörperchen (< 1 %)
  - **MEN** (s. Tab. 9.5)

- **sekundärer HPT** (sHPT)
  - **neonatal** bei mütterlichem HPT
  - chron. **Niereninsuffizienz:** renale Osteodystrophie mit Calcitriolmangel und PTH-Überschuss durch vermehrte $Ca^{2+}$-Ausscheidung
  - Vit.-D-Mangel-Rachitis, Malabsorption (z. B. einheimische Sprue), Steatorrhoe
- **tertiärer HPT**
  - **autonomes Adenom** auf dem Boden eines sHPT

**Klinik**

Symptome

- meist ($> 50\%$) keine oder **uncharakteristische Symptome**
- klassische Symptomentrias: „**Stein, Bein, Magenpein"**

| betroffenes Organ(system) | Symptome |
|---|---|
| **Niere**<br>(in 40–50%) | • Nierenkoliken (v.a. pHPT)<br>• **Nephrolithiasis** mit Kalziumphosphat- oder -oxalatsteinen und Harnstau<br>• **Nephrokalzinose**<br>• eingeschränkte, ADH-unabhängige Konzentrierungsfähigkeit der Niere mit Polyurie und Polydipsie bis hin zur Niereninsuffizienz |
| **Knochen**<br>(in ca. 50%) | • **diffuse Osteopenie** von Hand, Wirbelsäule und Schädel durch negative Knochenbilanz, subperiostale Resorptionszonen, Akroosteolysen<br>• Skelettverformungen, Spontanfrakturen<br>• **selten braune Tumoren** (Ostedystrophica cystica generalisata Recklinghausen)<br>• Wirbelsäulen- und Gliederschmerzen<br>• Osteomalazie |
| **GIT**<br>(in ca. 50%) | • **Gewichtsabnahme** durch Appetitlosigkeit<br>• Übelkeit, Brechreiz<br>• Obstipation, Meteorismus<br>• selten rez. **Ulcera ventriculi oder duodeni** sowie Pankreatitiden |
| **ZNS**<br>($< 10–20\%$) | • **Ermüdbarkeit**<br>• Muskelschwäche bis hin zur –atrophie<br>• zerebrale Funktionsstörungen (vom Affekt bis zum Koma) |
| **Herz** ($< 20\%$) | QT-Verkürzung im EKG |

**Tab. 9.8:**  Symptome des HPT

Komplikationen

**Hyperkalzämische Krise:**
- Auslöser: oft Störung des $Ca^{2+}$-Haushaltes, z. B. Bettlägrigkeit, $Ca^{2+}$- oder Vit.-D-Zufuhr, Thiazide
- Symptome: Polyurie, Polydipsie, Erbrechen, Exsikkose, Adynamie durch neuromuskuläre Untererregbarkeit, psychotische Manifestationen mit Somnolenz bis hin zum Koma
- innerhalb kurzer Zeit metastatische Verkalkung verschiedener Organe (z. B. Kornea, Pseudogicht), evtl. letal endende Herzrhythmusstörungen

**Diagnostik**

pHPT
- **Hyperkalzämie oft Zufallsbefund**
- **Labor:**
  - **PTH** i.S. ↑ (in 90%)
  - Hyperkalzämie, Hyperkalzurie, Hypophosphatämie (70%) und Hyperphosphaturie
  - **alkalische Phosphatase** ↑ (in 30–60%) und Hydroxyprolinausscheidung
- **Rö** der Hand (Looser-Umbauzonen), ggf. Knochenbiopsie
- **Sono** Abdomen (Steine?)
- **SD-Sono** (Adenomnachweis in 60–80%)
- EKG

sHPT
zusätzlich Krea und Harnstoff ↑, renale Anämie, PTH intakt

Differentialdiagnose
- **Paraneoplasie** (z.B. bei Bronchialkarzinom) oder tumorinduzierte Hyperkalzämie (z.B. osteolytische Knochenmetastasen) mit Suppression des PTH
- Osteomalazie bei sHPT: Rachitis, Vit.-D-Resistenz, renal-tubuläre Azidose
- **Osteoporose**, Altersatrophie, Immobilisation
- endokrine Ursachen (pHPT): Hyperthyreose, NNR-Insuffizienz
- medikamentös bedingter HPT
- Sarkoidose
- Aluminium-bedingte Osteopathie und dialysebedingte Amyloidose bei sHPT

**Therapie**

konservativ
- bei sHPT **Behandlung des Grundleidens**
- Osteopathieprophylaxe bei ansteigendem Serum-Phosphat (> 1,5 mmol/l) mit $Ca^{2+}$-Phosphatbindern (Kalziumkarbonat, -glukonat, -laktat, -zitrat) und zusätzlich eiweiß- und phosphatarme Kost (keine Leberwurst, kein Schmelzkäse)
- Substitution von Vit. $D_3$ = Calcitriol als Alternative zu $Ca^{2+}$-haltigen Phosphatbindern

> Bei Kombination von **Cacitriol** und **Phosphatbindern** besteht die Gefahr einer Hyperkalzämie und die Ausfällung von Kalziumphosphat in extraossären Organen wie z.B. der Niere (Nephrokalzinose). Deshalb muss das erhöhte Phosphat i.S. erst durch Phosphatbinder in den Normbereich gesenkt werden, bevor Calcitriol gegeben wird.

operativ
- **Adenomexstirpation** oder subtotale Parathyreoidektomie (3 $^1/_2$ Epithelkörperchen) nach präoperativer Senkung des Serum-$Ca^{2+}$ (< 3 mmol/l) und unter **postoperativer Tetanie-Prophylaxe** mit $Ca^{2+}$ oder Vit. D
- Kryokonservation der Epithelkörperchen zur ggf. zweizeitigen **autologen Transplantation von Epithelkörperchenresten** in den M. brachioradialis oder M. sternocleidomastoideus mit Clipmarkierung, damit bei erneuter Hyperplasie einfacher nachoperiert werden kann

Prognose
- in ca. 1% Hypoparathyreoidismus nach OP, 0,5–4% Rekurrensparesen, persistierender HPT in 7%

## 9.3.2 Hypoparathyreoidismus

> **Definition**
> **Ätiologie:** nach OP · Di-George-Syndrom · Kearns-Sayre-Syndrom ·
> polyglanduläre Autoimmuninsuffizienz
> **Klinik:** hypokalzämische Tetanie · Parästhesien · Pfötchenstellung ·
> Karpopedalspasmen · tetanische Äquivalente · psychische Veränderungen
> **Diagnostik:** Anamnese · Chvostek-/Trousseau-Zeichen · Hypokalzämie ·
> Hyperphosphatämie · Kalzi-/Phosphaturie · SD-Sono · EKG ·
> Pseudohypoparathyreoidismus
> **Therapie:** bei Tetanie i.v.-Injektion von Kalziumglukonat · Vit. D + Kalzium oral ·
> Phosphatbinder

**Definition**

Es handelt sich um eine Unterfunktion der Nebenschilddrüse mit verminderter Produktion oder ungenügender biologischer Wirksamkeit von PTH.

**Ätiologie**

- sekundär **nach OP** der SD, Nebenschilddrüse oder nach Kehlkopf-OP (in 1–4 %)
- idiopathisch oder angeboren:
  - **Di-George-Syndrom** (Thymus- und Nebenschilddrüsen-Aplasie, Herzfehler)
  - **Kearns-Sayre-Syndrom** (Ophthalmoplegie, Retinadegeneration, Ataxie, Myopathie)
  - **polyglanduläre Autoimmuninsuffizienz** (Hypothyreose, M. Addison, Vitiligo, Alopezie, perniziöse Anämie)

**Klinik**

- Leitsymptom: **hypokalzämische Tetanie**
  - Krampfanfälle bei Bewusstsein
  - **Parästhesien** der Hände, Füße und perioral
  - **Pfötchenstellung**, **Karpopedalspasmen**, „Karpfenmund", Stimmritzenkrampf
- **tetanische Äquivalente:** Spasmen von Bronchial-, Kardia- und Blasenmuskulatur mit entsprechenden (Schmerz-)Symptomen
- Haar- und Nagelwuchsstörungen, trockene Haut, Kataraktbildung, **psychische Veränderungen**, Basalganglienverkalkung, Osteosklerose

**Diagnostik**

- Eigen- und Familien-**Anamnese** (Z.n. OP im Halsbereich?, Autoimmunerkrankungen?)
- Tetaniezeichen:
  - **Chvostek-Zeichen:** Beklopfen des N. facialis löst Zucken des Mundwinkels aus
  - **Trousseau-Zeichen:** nach Aufpumpen einer Blutdruckmanschette am Arm bis zum Mitteldruck Pfötchenstellung auslösbar
- Labor: **Hypokalzämie,** Hypomagnesiämie, **Hyperphosphatämie** bei normalem Krea und Albumin
- Urin: **Kalzi- und Phosphaturie**
- **Sono der SD**
- QT-Verlängerung im **EKG**

**Differentialdiagnose**

- **Pseudohypoparathyreoidismus** mit erhöhtem PTH, niedrigem Serum-$Ca^{2+}$ und Skelettveränderungen bei PTH-Rezeptordefekt
- Pseudo-Pseudohypoparathyreoidismus: Symptome ohne gleichzeitige PTH-Resistenz, Therapie wie Hypoparathyreoidismus

- Hypokalzämie anderer Genese: z. B. Pankreatitis, Malabsorption, Niereninsuffizienz
- normokalzämische Tetanie durch respiratorische Alkalose mit $Ca^{2+}$-Verlust

**Therapie**

- **bei Tetanie sehr langsame i.v.-Injektion von** 20 ml 10 %iger **Kalziumglukonatlösung**
- ! **Cave:** kein $Ca^{2+}$ bei gleichzeitiger Digitalisgabe wegen synergistischer Wirkung
- Dauerbehandlung: **Vit. D + $Ca^{2+}$ oral** unter regelmäßiger Kontrolle von $Ca^{2+}$ und Phosphat i. S.
- ggf. **Phosphatbinder**

Prognose

Di-George-Syndrom: hohe Letalität im Kindesalter, v. a. aufgrund der Herzfehler

# 9.4 Nebenniere

Anatomie

- **Nebennierenrinde**
  - Zona glomerulosa produziert **Mineralokortikoide** (Aldosteron)
  - Zona fasciculata produziert **Glukokortikoide** (Kortisol)
  - Zona reticularis produziert **Androgene** (Dehydroepiandrosteron)
- **Nebennierenmark**
  - 2. sympathisches Neuron: Produktion von **Noradrenalin, Adrenalin**

Physiologie

- Mineralokortikoide: **$Na^+$-Retention**, $K^+$-Abgabe der Zelle, **Flüssigkeitsretention**
- Glukokortikoide: **Glukoneogenese** mit Hyperglykämie und Proteinabbau, Verhinderung des Wassereintritts in die Zelle
- Androgene: **Proteinsynthese, Virilisierung**

## 9.4.1 Hyperaldosteronismus (Conn-Syndrom)

**Definition**
**Ätiologie:** Conn-Syndrom · Adenom · NNR-Hyperplasie · Stimulierung des RAAS · Nierenarterienstenose · funktionelle Hyponatriämie · verminderter Aldosteronmetabolismus
**Klinik:** hypokaliämische Hypertonie · EKG-Veränderungen · Diabetes insipidus renalis · metabolische Alkalose · Reninwerte ↓ · periphere Ödeme
**Diagnostik:** Leitsymptome · bildgebende Verfahren · Captopriltest · Orthostasetest · Formen der hypokaliämischen Hypertonie
**Therapie:** medikamentös · Spironolakton · einseitige Adrenalektomie

**Definition**

Der Hyperaldosteronismus ist gekennzeichnet durch eine **Überproduktion von Aldosteron in der NNR**, die meist durch einseitige NN-Adenome, beidseitige Hyperplasie oder ein Karzinom verursacht wird.

Epidemiologie

- Häufigkeit: < 0,5 % aller Hypertoniker zeigen einen primären Hyperaldosteronismus
- Geschlechterverhältnis: **w > m**
- Prädispositionsalter: 3.–5. Lebensjahrzehnt

**Ätiologie**

- **primärer Hyperaldosteronismus = Conn-Syndrom**
  - **Adenom** in Zona glomerulosa (70–80 %, vorwiegend Männer)
  - idiopathischer Hyperaldosteronismus: **NNR-Hyperplasie** (20–30 %)
  - Dexamethason-supprimierbare Aldosteronüberproduktion durch seltenen genetischen Defekt
  - sehr **selten Karzinome**
- **sekundärer Hyperaldosteronismus**
  - **Stimulierung des RAAS durch renale Ischämie: Nierenarterienstenose,** maligne Hypertonie, reninproduzierender Tumor
  - Stimulierung des RAAS durch **funktionelle Hyponatriämie** (Salzverlust-Nephropathie), Hypovolämie, Ödeme verschiedener Genese, Bartter-Syndrom (Hyperprostaglandinismus)
  - relativer Hyperaldosteronismus durch **verminderten Aldosteronmetabolismus,** z. B. durch Leberzirrhose, kardiale, hepatische oder renale Ödeme

**Klinik**
Symptome
– primärer
Hyperaldosteronismus

- **hypokaliämische Hypertonie** mit Hypernatriämie
- Hypokaliämie mit Muskelschwäche, Obstipation, **EKG-Veränderungen** (ST-Senkung, U-Welle), Polyurie, Polydipsie, Hyposthenurie (= **Diabetes insipidus renalis**), Parästhesien, tetanischer Anfall durch Hypokaliämie
- milde **metabolische Alkalose und verminderte Reninwerte** (DD sekundäre Form)
- keine Ödeme wegen Atrophie des juxtaglomerulären Apparates

– sekundärer
Hyperaldosteronismus

- **periphere Ödeme** mit Abnahme des Blutvolumens
- konsekutive Aldosteronerhöhung und gesteigerte Plasmareninaktivität

**Diagnostik**

Flussschema der Diagnostik bei hypokaliämischer Hypertonie (s. Abb. 9.4): nach Absetzen von Diuretika, ACE-Hemmern und Betablockern K$^+$ im Urin bestimmen
**!** **Leitsymptome**
  - primärer Hyperaldosteronismus: hypokaliämische Hypertonie + Renin ↓ + Aldosteron ↑
  - sekundärer Hyperaldosteronismus: Hypokaliämie + Renin ↑ + Aldosteron ↑

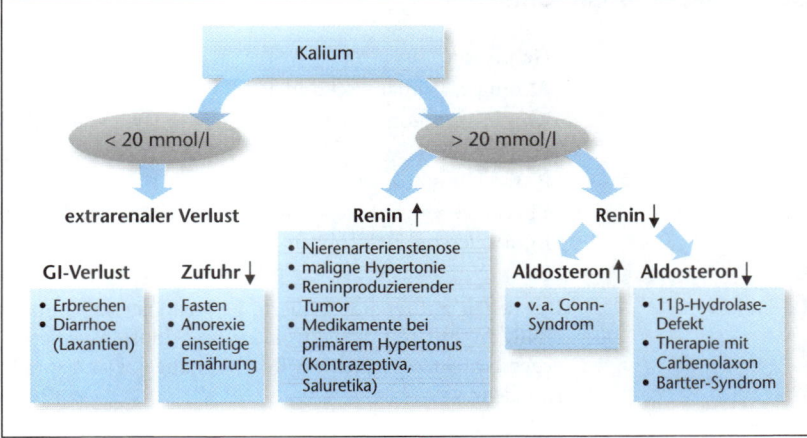

**Abb. 9.3:**   Differentialdiagnose bei Kaliumstoffwechselstörungen [16]

- Labor: Hypernatriämie in 50 %, Kaliurie
- **bildgebende Verfahren:** Sono, CT, MRT, ggf. NNR-Szintigraphie
- **Captopriltest:** nach Gabe von 25 mg Captopril
  - Aldosteron unverändert = Aldosteronom
  - abgesunken = idiopathischer Hyperaldosteronismus
  - angestiegen = renovaskuläre Hypertonie
- **Orthostasetest:** nach 2 h Umhergehen
  - Aldosteron angestiegen = idiopathischer Hyperaldosteronismus
  - unverändert oder gesunken = Aldosteronom

_!_ Hormonbestimmungen nur nach Absetzen von Diuretika, Aldosteronantagonisten und ACE-Hemmern sinnvoll!

**Differentialdiagnose**

- andere Formen der **hypokaliämischen Hypertonie**
  - **renale Formen** wie Nierenarterienstenose mit renovaskulärem Hochdruck, Nephroangiosklerose, benigne Nierentumoren mit Reninstimulation
  - **adrenokortikale Formen** wie Cushing-Syndrom, primäres Conn-Syndrom
  - **exogene Formen** durch Thiaziddiuretika, Carbenoloxontherapie (Pseudo-Conn-Syndrom)
- sonstige Ursachen wie
  - adrenogenitales Syndrom
  - Glukokortikoid-supprimierbarer Hyperaldosteronismus (selten, Familienanamnese)
  - DD der Hypokaliämie

**Therapie**

**konservativ**

- bei bilateraler idiopathischer **NNR-Hyperplasie nur medikamentöse Langzeitbehandlung** mit Antihypertensiva und Aldosteronantagonisten (**Spironolakton**)
- bei sekundärem Hyperaldosteronismus Therapie der Grundkrankheit, Saluretika und Spironolakton zur Behandlung der Ödeme

**operativ**

- **einseitige Adrenalektomie** bzw. Exstirpation des Adenoms nach 4–8-wöchiger **Vorbehandlung mit Spironolacton** (bei postoperativer Hyperkaliämie und Hypotonie: Fludrokortison)
- sofortige Exstirpation bei Karzinomverdacht und Chemotherapie

## 9.4.2 Hypoaldosteronismus

> **Definition**
> **Ätiologie:** primär · sekundär
> **Klinik:** Hypotonie · lebensbedrohende Hyperkaliämien
> **Diagnostik:** Hyponatriämie · Hyperkaliämie · metabolische Azidose · Plasmaaldosteron ↓ · Renin ↑ bzw. ↓
> **Therapie:** Mineralokortikoide · auslösende Medikamente absetzen · Kontrolle von Elektrolyten und Plasmarenin

**Definition**

Der selten auftretende isolierte Hypoaldosteronismus ist eine Unterfunktion der NNR, die nur mit dem Absinken des Aldosteronspiegels einhergeht. Häufiger dagegen besteht zusätzlich ein Kortisolmangel. Dann spricht man von einer NNR-Insuffizienz.

**Ätiologie**

- **primärer Hypoaldosteronismus mit erhöhtem Reninspiegel**
  - primäre NNR-Insuffizienz (M. Addison)
  - defekte Aldosteronsynthese
  - passager nach Entfernung eines aldosteronproduzierenden Adenoms mit Suppression der kontralateralen Nebenniere
- **sekundärer Hypoaldosteronismus mit erniedrigtem Reninspiegel** (= hyporeninämischer Hypoaldosteronismus)
  - Diabetes mellitus
  - medikamentös induziert: Mineralokortikoide, ACE-Hemmer, Prostaglandinsynthesehemmer, Heparin-Langzeittherapie

**Klinik**

Symptome

evtl. **Hypotonie** mit entsprechenden Symptomen

Komplikationen

lebensbedrohende Hyperkaliämien

**Diagnostik**

**Labor:**
- Hyponatriämie, Hyperkaliämie, metabolische Azidose
- Plasma-Aldosteron ↓, Plasma-Renin ↑ (primär) bzw. ↓ (sekundär)

Differentialdiagnose

Pseudohypoaldosteronismus (= Rezeptordefekt im distalen Tubulus)

**Therapie**

- **Mineralokortikoide bei primärer Form**
- bei sekundärer Form **auslösende Medikamente absetzen**, ggf. auch Gabe von Mineralokortikoiden
- ständige **Kontrolle von Elektrolyten und Plasma-Renin**

## 9.4.3 Hyperkortisolismus (Cushing-Syndrom)

**Definition**

**Ätiologie:** Mikro-/Makroadenom der Hypophyse · Glukokortikoidbehandlung · paraneoplastisch · NNR-Adenom/-karzinom · NNR-Hyperplasie

**Klinik:** Stammfettsucht · „Mondgesicht" · „Büffelnacken" · pathologische Glukosetoleranz · Hautatrophie · Striae rubrae · Hirsutismus · Psyche · Geschlechtsfunktionen

**Diagnostik:** Cushing-Symptomatik · Kortisol im 24-h-Urin · Dexamethason-Hemmtest · MRT Schädel/NN · NN-Szintigraphie · Octreotidszintigraphie · Pseudo-Cushing

**Therapie:** palliativ Mitotane · einseitige Adrenalektomie · Behandlung des Primärtumors · Prognose bei Karzinomen schlecht

**Definition**

Der chron. Glukokortikoidexzess führt zum Cushing-Syndrom mit den typischen Symptomen wie Stammfettsucht, „Mondgesicht" und „Büffelnacken".

**Ätiologie**

| Einteilung | Ätiologie | Epidemiologie |
|---|---|---|
| **ACTH-abhängige Formen** | | |
| M. Cushing | ACTH bildendes **Mikro- oder Makroadenom der Hypophyse** | beim Erwachsenen 70–80 % der endogenen Cushing-Formen |
| hypothalamischer CRH-Exzess oder ektope ACTH-Bildung | **paraneoplastisch** bei kleinzelligem Bronchial-Ca. (50 %), Karzinoid, Insulinom, Hypernephrom, medullärem SD-Ca. | sehr selten |
| **ACTH-unabhängige Formen** | | |
| exogene Glukokortikoidgabe | **Langzeitbehandlung mit Glukokortikoiden** oder ACTH | häufigste Ursache |
| **NNR-Adenom/-karzinom** | • langsamer Verlauf beim Adenom<br>• rapider Progress beim Ca. | ca. 15 % der endogenen Cushing-Formen |
| **idiopathische bilaterale NNR-Hyperplasie** | | selten |

**Tab. 9.8:**   Einteilung des Hyperkortisolismus nach der Ätiologie

**Klinik**

Symptome

! typische **Cushing-Symptomatik = Stammfettsucht, „Mondgesicht", „Büffel-nacken"**, Muskelschwäche und Atrophie der proximalen Muskulatur, Hypertonie und **pathologische Glukosetoleranz**
- **Hautsymptome: Hautatrophie**, Ekchymosen, **Striae rubrae** (Abdomen, Rücken, Oberschenkel, Axilla), **Hirsutismus**, Akne
- **Stoffwechsel:** Hyperglykämie bis Diabetes mellitus, Hypokaliämie
- **Psyche:** Antriebs-, Affekt-, Angst-, Panikstörungen bis zur depressiven Psychose
- **Geschlechtsfunktionen:** Oligo-/Amenorrhoe, Libido- und Potenzstörungen

Komplikationen

bei ektoper ACTH-Produktion oft **fulminanter Verlauf** mit hypokaliämischer Hypertonie, Myopathie, AZ-Verschlechterung ohne typische Cushing-Zeichen

**Diagnostik**

- **Cushing-Symptomatik**
- Nachweis des Hyperkortisolismus: **Kortisol im 24-h-Urin**, Kortisoltagesprofil, **Dexamethason-Hemmtest**, ggf. CRH-Test
- Lokalisationsdiagnostik mittels **MRT Schädel und/oder NN:** ACTH-abhängige Formen mit bilateraler NN-Hyperplasie, ACTH-unabhängige Formen meist unilaterale NN-Hyperplasie
- ggf. **NN-Szintigraphie** (endokrin aktive NNR-Tumore), **Octreotidszintigraphie** (ACTH-produzierende Tumore)

Differentialdiagnose

**Pseudo-Cushing** bei Adipositas, endogener Depression, Alkoholabusus (Dexamethasontest normal)

**Therapie**

konservativ

bei Versagen der Primärtherapie: **palliative Therapie mit Mitotane**, Ketoconazol, Aminoglutethimid

operativ
- NNR-Tumor: **einseitige Adrenalektomie**
- M. Cushing: transsphenoidale Adenomentfernung, postoperativ Hydrokortisonsubstitution
- .ektopes ACTH-Syndrom: **Behandlung des Primärtumors**
- bei Versagen der Primärtherapie: beidseitige Adrenalektomie

Prognose
- Patienten mit Adenomen haben nach OP sehr gute Heilungsraten.
- Prognose **bei Karzinomen schlecht**, Überlebensrate von 1–3 Jahren, da meist bereits bei Diagnose Mikrometastasen der Lunge und Leber bestehen

## 9.4.4 Hypokortisolismus (NNR-Insuffizienz)

**Definition**
**Ätiologie:** primäre/sekundäre/tertiäre NNR-Insuffizienz · Stadien
**Klinik:** rasche Ermüdbarkeit · Hyperpigmentation · Gewichtsverlust · niedriger RR · abdominelle Symptome · Verlust der Sekundärbehaarung · akute Dekompensation · lebensbedrohliche Addison-Krise · endokrines Koma
**Diagnostik:** ACTH-Test · Plasma-ACTH · NNR-Auto-AK · $K^+$ ↑, $Na^+$ ↓ · bildgebende Verfahren
**Therapie:** Glukokortikoide · Mineralokortikoide

**Definition**

Bei der NNR-Insuffizienz besteht eine verminderte Produktion oder sogar ein kompletter Ausfall der Produktion von Glukokortikoiden, Mineralkortikoiden (Symptomatik weniger ausgeprägt) und/oder NNR-Androgen.

**Ätiologie**

| primäre NNR-Insuffizienz | |
| --- | --- |
| **M. Addison** | ACTH ↑, Kortisol ↓, Aldosteron ↓ |
| **erworben** | • Entzündungen, CMV-Infektion, Tbc (30%)<br>• **Metastasen** (10%)<br>• **autoimmun** (60%) |
| **angeboren** | Enzymdefekte der Kortisolbiosynthese |
| **akut** | • **Blutung**<br>• Adrenalektomie<br>• **Waterhouse-Friderichsen-Syndrom** = hämorrhagische Infarzierung aufgrund einer Meningokokkensepsis |
| sekundäre NNR-Insuffizienz | |
| **ACTH-Mangel** | Insuffizienz von Hypothalamus, Hypophyse |
| **Langzeitbehandlung mit Kortikosteroiden** | Unterdrückung der körpereigenen Kortisolproduktion |
| tertiäre NNR-Insuffizienz | |
| **CRH-Mangel** im Hypothalamus | mit konsekutiver Verminderung von ACTH |

**Tab. 9.10:** Ätiologie und Einteilung der NNR-Insuffizienz

**4 Stadien** der NNR-Insuffizienz:
- latente NNR-Insuffizienz
- manifeste NNR-Insuffizienz
- endokrine Krise
- endokrines Koma (Addison-Krise)

## Klinik

Symptome

- klinische Symptome meist erst ab einer **Zerstörung von ca. 90 % der NNR**, evtl. schleichender Beginn mit Müdigkeit und Adynamie

> **Leitsymptome**
> - Schwäche und **rasche Ermüdbarkeit**
> - **Hyperpigmentierung** (durch Kortisolmangel steigt die Produktion von MSH = Melanozyten-stimulierendem Hormon an), evtl. Vitiligo
> - **Gewichtsverlust** und Dehydratation
> - **arterieller RR niedrig**

- **abdominelle Symptome:** Übelkeit, Durchfall, Obstipation, Anorexie, Hypoglykämieneigung
- Haut: **Verlust der Sekundärbehaarung** bei der Frau (Androgenmangel)

Komplikationen

Bei latenter NNR-Insuffizienz kann es unter Belastung zur **akuten Dekompensation** mit Ausbildung einer **lebensbedrohlichen Addison-Krise** kommen. Zusätzlich zu obigen Symptomen finden sich:
- Schock, Oligurie
- Pseudoperitonitis
- Hypoglykämie, metabolische Azidose
- zu Beginn erniedrigte Temperatur, später Exsikkose, Fieber
- Delir, **Koma**

## Diagnostik

- **ACTH-Test** (Serumkortisol-Bestimmung vor und nach Gabe von ACTH): bei M. Addison Kortisol ↓ bis niedrig normal, kein Anstieg nach ACTH
- **Plasma-ACTH:** bei primärer NNR-Insuffizienz ↑, bei sekundärer NNR-Insuffizienz ↓ bis niedrig normal
- **NNR-Auto-AK:** bis 80 % positiv
- typische Elektrolytverschiebung: $K^+$ ↑, $Na^+$ ↓, $Ca^{2+}$ in 30 % ↑
- Lymphozytose, Eosinophilie
- **bildgebende Verfahren:** Sono, Abdomen-Leeraufnahme (Verkalkungen bei Tbc), CT, MRT

Differentialdiagnose

- **Abdominalerkrankungen**, Gewichtsverlust anderer Genese
- **akutes Abdomen** bei Addison-Krise
- **AGS** bei Kindern

## Therapie

- Substitution von **Glukokortikoiden** (30 mg Kortisol/Tag)
- bei M. Addison zusätzlich Substitution der **Mineralokortikoide** (Fludrokortison bis Normalisierung der Plasmareninaktivität)
- bei allen belastenden Umständen (Infekt, OP) Erhöhung der Tagesdosis um das 2–5fache
- Patientenschulung, Notfallausweis, regelmäßige Therapiekontrolle

> **Addison-Krise:**
> - 0,9 % NaCl und 5 % Glukose-Lösung nach ZVD und BZ
> - keine $K^+$-haltigen Lösungen
> - ggf. Ausgleich der metabolischen Azidose
> - Hydrokortison (am 1. Tag 100 mg alle 8 h)

Prognose in der Regel günstig, Addison-Krise lebensbedrohend

# 9.4.5 Adrenogenitales Syndrom (AGS)

**Definition**
**Ätiologie:** autosomal-rezessiv · 21-Hydroxylasedefekt · Salzverlustsyndrom · 11β-Hydroxylasedefekt · Tumor
**Pathogenese:** Kortisolsynthesestörung · Überproduktion von Hormonvorstufen der Androgene
**Klinik:** Pseudopubertas praecox bei Jungen · Pseudohermaphroditismus · Virilisierung · Beschleunigung von Wachstum und Knochenreifung · Salzverlustsyndrom · Addison-Krise
**Diagnostik:** Symptome der Virilisierung · Chorionzottenbiopsie · Nachweis der Hormonvorstufen · ACTH-Test · HLA-Typisierung
**Therapie:** Glukokortikoid-Substitution · Antiandrogene · Aldosteron

**Definition** Beim AGS handelt es sich um einen Mangel an Kortikoiden und Überschuss von Androgenen aufgrund eines autosomal-rezessiv vererbten Enzymdefektes.

Epidemiologie
- Prävalenz der klassischen Form: 0,1
- Heterozygotenhäufigkeit 2 %

**Ätiologie**
- **autosomal-rezessiv** vererbter, angeborener **Enzymdefekt:**
  – zu 90 % **21-Hydroxylasedefekt** mit und ohne **Salzverlustsyndrom** (klassische, „late onset" und Cryptic-Form)
  – in 5 % **11β-Hydroxylasedefekt**
- selten erworben durch **Tumor**

**Pathogenese** **Kortisolsynthesestörung** (NNR-Insuffizienz) ⇒ erhöhte ACTH-Ausschüttung mit konsekutiver NNR-Hyperplasie ⇒ **Überproduktion von Hormonvorstufen der Androgene** ⇒ Virilisierung

**Klinik**
Symptome
- Kortikoidmangel mit Virilisierung
- **Pseudopubertas praecox bei Jungen** mit klein bleibenden Hoden (Hypogonadismus)
- **Pseudohermaphroditismus** mit Klitorishypertrophie bei der Geburt eines Mädchens, in der Pubertät **Virilisierung**, primäre Amenorrhoe und fehlende Brustentwicklung
- **Beschleunigung von Wachstum und Knochenreifung:** als Kind groß, als Erwachsener klein durch frühzeitigen Schluss der Epiphysenfugen
- **Salzverlustsyndrom** (Aldosteronmangel) beim 21-Hydroxylasedefekt mit Erbrechen, Gewichtsverlust, Hyperkaliämie und Hyponatriämie ab der 2. Lebenswoche

Komplikationen Gefahr der **Addison-Krise bei Stresssituationen**

| | |
|---|---|
| **Diagnostik** | • klinische **Symptome der Virilisierung**<br>• **pränatal: Chorionzottenbiopsie** zur HLA-Typisierung oder Bestimmung des 21-Hydroxylasedefektes, 17α-Hydroxyprogesteron im Fruchtwasser<br>• Labor: Kortisol ↓, ACTH ↑<br>   – **Nachweis der Hormonvorstufen:** beim 21-Hydroxylasedefekt 17α-Hydroxyprogesteron ↑, beim 11β-Hydroxylasedefekt 11-Desoxykortisol ↑<br>   – **ACTH-Test:** Anstieg der 17α-Hydroxyprogesteron-Vorstufe<br>   – **HLA-Typisierung** |
| Differentialdiagnose | • **Stein-Leventhal-Syndrom** (= Syndrom der polyzystischen Ovarien)<br>• androgenbildende Tumoren der Ovarien oder NNR |
| **Therapie** | • **lebenslange Glukokortikoid-Substitution**, Behandlung der Virilisierung (**Antiandrogene**)<br>• synthetisches Mineralkortikoid bei Salzverlust (**Aldosteron**)<br>• pränatal Dexamethasongaben ab der 6. Schwangerschaftswoche |
| Prognose | gute Prognose unter Behandlung |

## 9.4.6 Phäochromozytom

> **Definition**
> **Ätiologie:** intra-extraadrenale Lage · Adenom · Bronchial-Ca.-Metastase · 90 % benigne · 90 % einseitig · MEN IIa/b · Phakomatose
> **Klinik:** Tachykardie · paroxysmale/persistierende Hypertonie · pulssynchrone Kopfschmerzen · Schweißausbrüche · Palpitationen · innere Unruhe · sekundärer Diabetes mellitus · Blutdruckkrisen
> **Diagnostik:** Klinik · Vanillin-Mandelsäure · Katecholamine i.S. · Clonidin-Hemmtest · Glukagon-Provokation · bildgebende Verfahren
> **Therapie:** α-Blocker · Radiotherapie mit $^{131}$J-MIBG · OP in „no-touch"-Technik · iatrogener M. Addison

| | |
|---|---|
| **Definition** | Das Phäochromozytom ist ein katecholaminsezernierender Tumor des NNM oder der Paraganglien (chromaffines Gewebe) des sympathischen Nervensystems. |
| Epidemiologie | • Prävalenz: 1/1000 Hypertoniker<br>• Prädispositionsalter: 3.–5. Lebensjahrzehnt |
| **Ätiologie** | • meist **Adenome** (chromaffines Gewebe) oder **Metastasen von Bronchialkarzinomen**<br>• **90 % intraadrenale Lage** beim Erwachsenen, davon 2–5 % maligne<br>• **10 % extraadrenale Lage**, davon 30 % maligne<br>• **90 % benigne**, 10 % maligne<br>• **90 % einseitig**, 10 % doppelseitig<br>• in ca. 10 % im Zusammenhang mit **MEN IIa/b** (Sipple-Syndrom) oder einer **Phakomatose** |

**Klinik**

Symptome

| vermehrte **Produktion** von | **Symptome** | **Besonderheiten** |
|---|---|---|
| **Adrenalin** | v.a. **Tachykardie** | |
| **Adrenalin** und **Noradrenalin** | • **paroxysmale Hypertonie mit Blutdruckrisen** (bei Erwachsenen in 50%) • **persistierende Hypertonie** (bei Kindern 90% der Fälle) | vermehrte Noradrenalin-Produktion v.a. bei extra-adrenalen Tumoren oberhalb des Zwerchfells |
| Dopamin | Erbrechen, Tachyarrhythmie, psychotische Episoden | bei malignen Tumoren |

**Tab. 9.11:**   Klinische Symptomatik bei Phäochromozytom

- Blutdruckkrisen mit starken, teilweise **pulssynchronen Kopfschmerzen**, Sehstörungen, Ohrensausen, Schwindel, **Schweißausbrüche**, **Palpitationen**, Tachykardie, Tremor, **innere Unruhe**, evtl. Abdominal- oder Flankenschmerzen, Übelkeit, Erbrechen, Gewichtsverlust, blasse Haut, Leukozytose
- **sekundärer Diabetes mellitus** mit Hyperglykämie und Glukosurie (Katecholamine wirken kontrainsulinär und damit BZ-steigernd)

Komplikationen

> **Blutdruckkrisen** sind z. T. **durch Palpation des Abdomens**, durch Bücken oder den Einsatz der Bauchpresse auslösbar!

**Diagnostik**

- **Klinik** mit Blutdruckkrisen (24-h-Blutdruckmessung)
- **Labor:**
  - Vanillin-Mandelsäure (Katecholaminmetabolit) im 24-h-Urin
  - Katecholamine i.S. während akuter Blutdruckkrise
- **Clonidin-Hemmtest:** trotz zentraler Suppression weiter erhöhte Katecholaminwerte wegen autonomer Produktion
- **Glukagon-Provokationstest:** massiver Blutdruckanstieg
- **bildgebende Verfahren:** Sono, CT, MRT
  - ggf. Venographie mit selektiver Katecholaminbestimmung der V. cava und der NN-Venen
  - ggf. Szintigraphie oder SPECT mit [131]J-MIBG z.A. extraadrenaler Phäochromozytome

Differentialdiagnose

RR-Krisen anderer Genese, Diabetes mellitus, Hyperthyreose, Betäubungsmittel-Missbrauch

**Therapie**

konservativ

- medikamentös: bei Inoperabilität und präoperativ mit α-**Blocker** (Phenoxybenzamin) beginnen, nach Ansprechen dann ggf. β-**Blocker** (z.B. Propranolol) hinzugeben.
- bei Metastasierung **Radiotherapie mit** [131]J-MIBG

operativ

nach zwingend erforderlicher medikamentöser α-Blockade (ggf. plus β-Blocker) und Volumenauffüllung **OP in „no-touch"-Technik**

Prognose
- bei frühzeitiger Diagnose meist noch keine hypertoniebedingten Gefäßschäden
- bei beidseitiger Adrenalektomie postoperativ **iatrogener M. Addison**
- schlechte Prognose des malignen Phäochromozytoms

# 9.5 Hypothalamus und Hypophyse

Anatomie
- Die Hypophyse liegt am Boden des 3. Ventrikels in der **Sella turcica** der knöchernen Schädelbasis. Sie ist über den **Hypophysenstiel** direkt mit dem **Hypothalamus** verbunden und bildet mit diesem eine **morphologische und funktionelle Einheit**.
- Die Hypophyse wird aus **mehreren Kernen** gebildet (**Nucleus supraopticus**, Nucl. ventromedialis, paraventricularis, dorsomedialis, tuberomamillaris, posterior hypothalami, tuberales laterales, infundibularis, Corpus mamillare und Area praeoptica)

Physiologie
- Im Hypothalamus werden **Releasing-Hormone** freigesetzt, die die Ausschüttung von Hormonen regulieren.
- Im Hypophysenvorderlappen (**HVL**) werden **Gonadotropine** (LH, FSH), thyreotropes Hormon **TSH**, adrenokortikotropes Hormon (**ACTH**), Wachstumshormon (**STH**) und **Prolaktin** gebildet. Die beiden letzten sind direkt wirksam, während die übrigen die Funktion anderer Hormone regulieren.
- Im **Hypophysenzwischenlappen**, der beim Menschen nur rudimentär angelegt ist, wird Melanozyten-stimulierendes Hormon (**MSH**) produziert.
- Im Hypophysenhinterlappen (**HHL**), der sog. **Neurohypophyse**, werden die im Hypothalamus gebildeten Hormone Vasopressin (**ADH**) und **Oxytozin** gespeichert und durch Exozytose freigesetzt.

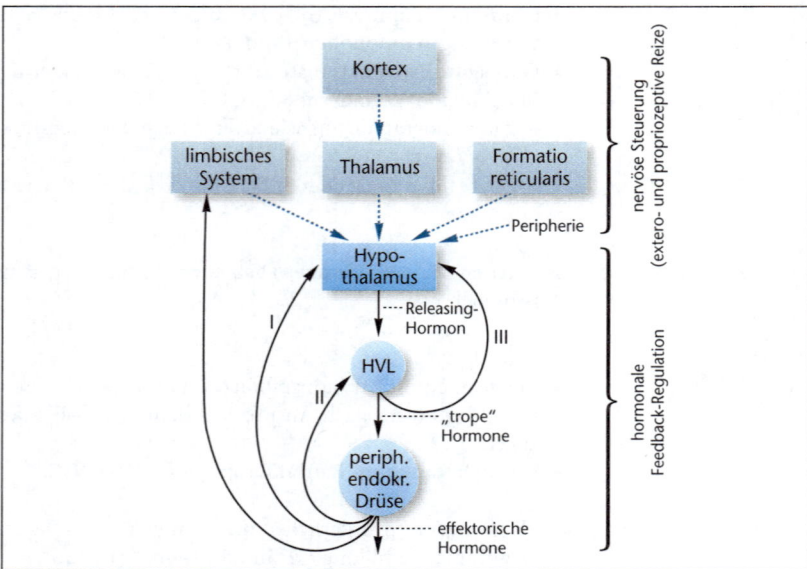

**Abb. 9.4:** Regelkreis der Hypothalamus-Hypohysen-Achse [10]

## 9.5.1 HVL-Insuffizienz

Synonym: komplette HVL-Insuffizienz = **Hypopituitarismus** = M. Simmonds

> **Definition**
> **Ätiologie:** Z.n. OP · Trauma · Tumor · Z.n. Bestrahlung · Sheehan-Syndrom · empty-sella-Syndrom
> **Klinik:** Zerstörung von 75–80% · akuter Ausfall · hypophysäres Koma · chron. Ausfall in typischer Reihenfolge · Zwergwuchs · Amenorrhö · Apathie · Adynamie · alabasterfarbene Blässe · Agalaktie · bitemporale Hemianopsie
> **Diagnostik:** ungenügende Stimulation durch Releasing-Hormone · bildgebende Diagnostik
> **Therapie:** Substitution verminderter Hormone · Anpassung an Stress-situationen · OP

**Definition**

Bei der HVL-Insuffizienz besteht ein teilweiser oder kompletter Ausfall der Sekretion adenotroper Hormone des HVL.

**Ätiologie**

- **Z.n. OP** (z.B. eines Hypophysenadenoms), **Trauma, Tumor**
- vaskuläre und granulomatöse Erkrankungen
- **Z.n. Bestrahlung** im Bereich der Hypophyse
- **Sheehan-Syndrom:** postpartale Ischämie durch Mikrothrombosierung, Symptome: Blässe, Ausdruckslosigkeit, fehlende Sekundärbehaarung
- **empty-sella-Syndrom:** nach intrasellär reichendes Divertikel des Arachnoidalraumes

**Klinik**
Symptome

! Symptome treten **erst bei Zerstörung von 75–80% des HVL** auf!
- **akuter Ausfall**
  - **hypophysäres Koma** bei Belastung durch ACTH- und/oder TSH-Mangel
  - Symptome: Hypotonie, Bradykardie, Hypothermie, Hypoglykämie, Hypoventilation mit Hyperkapnie, Blässe, fehlende Sekundärbehaarung
- **chron. Ausfall oft in typischer Reihenfolge** (s. Tab. 9.11)

> **typischer Aspekt:** ausdrucksloses Gesicht, fehlende laterale Augenbrauen, kühle und trockene Haut, in 25% auch Gewichtsverlust

- bei **Tumoren mit suprasellärem Wachstum:** temporale obere Quadrantenanopsie, später **bitemporale Hemianopsie**, Optikusatrophie

Komplikationen

hypophysäres Koma mit häufig letalem Ausgang

**Diagnostik**

- **Anamnese** und **klinische Symptome**
- **ungenügende Stimulation durch entsprechende Releasing-Hormone** (TRH, CRH, GHRH, LHRH)
- **bildgebende Verfahren:** MRT, CT

Differentialdiagnose

polyendokrine Autoimmunsyndrome, **DD Gewichtsverlust** (z.B. Anorexie)

| ausgefallenes Hormon | Symptome | Therapie |
|---|---|---|
| 1. STH | Wachstumshormonmangel: bei Kindern **Zwergwuchs** | gentechnisch hergestellte Wachstums-hormone |
| 2. Gonado-tropine | Hypogonadismus: **Amenorrhö**, Libidoverlust, eunuchoider Habitus, Abnahme der Sekundärbehaarung | Testosteron, Östrogen-Gestagen-Kombination |
| 3. TSH | Hypothyreose: **Apathie** | L-Thyroxin |
| 4. ACTH | sekundäre NNR-Insuffizienz ohne Hyperpigmentierung: • **Adynamie**, Hypoglykämie • Aldosteronmangel wenig ausgeprägt, da überwiegend durch RAAS reguliert | Hydrokortison |
| 5. MSH | **alabasterfarbene Blässe** | nicht erforderlich |
| 6. Prolaktin | **Agalaktie** bei Stillenden | nicht möglich |

**Tab. 9.11:**   Hormonmangelsymptome bei HVL-Insuffizienz und deren Therapie

**Therapie**

konservativ

**Substitution** verminderter Hormone (s. Tab. 9.11) sowie Anpassung an Stresssituationen (z. B. OP)

**bei hypophysärem Koma:** schnelle Substitution von Glukokortikoiden und Glukose, danach erst SD-Hormone, da diese eine partielle HVL-Insuffizienz verschlimmern können

operativ

kausale Therapie: **OP** des Hypophysentumors

Prognose

• ohne Behandlung Lebenserwartung 10–15 Jahre, unter Hormonsubstitution normal
• Gefahr des hypophysären Komas unter Stress

## 9.5.2 Diabetes insipidus (ADH-Mangel)

**Definition**
**Ätiologie:** renaler/zentraler Diabetes insipidus · ADH-Mangel/Transportstörung · postoperativ · Diabetes insipidus hypersalaemicus · Durstempfindungsstörung
**Klinik:** schlagartiger Beginn · Trink- und Urinmengen oft > 10 l/Tag
**Diagnostik:** Durstversuch zur DD · farbloser, zucker- und eiweißfreier Urin
**Therapie:** Desmopressin · Bilanzierung

**Definition**

Durch fehlende ADH-Sekretion des HHL kommt es zu einem vermehrten Wasserverlust und einer verringerten Urinkonzentration im distalen Nierentubulus.

**Ätiologie**

| Form | Ursache |
|------|---------|
| zentraler Diabetes insipidus | • **ADH-Mangel**<br>• **ADH-Transportstörung** zum Hypophysenhinterlappen (HHL)<br>• **postoperativ** nach Entfernung des HHL, Tumoren, SHT, Bestrahlungsfolge<br>• idiopathisch<br>• sehr selten bei granulomatösen Erkrankungen oder basalen Meningitiden |
| renaler Diabetes insipidus | • inadäquates Ansprechen der Niere auf ADH (angeboren oder erworben) |
| Diabetes insipidus hypersalaemicus | • ADH-Mangel bei **Durstempfindungsstörung** (Hypernatriämie!) |

**Tab. 9.12:**  Ätiologie der verschiedenen Formen des Diabetes insipidus

**Klinik**

- immer **schlagartiger Beginn** (DD psychogene Polydipsie)
- **Trink- und Urinmengen übersteigen oft 10 l/Tag**
- nächtliches Trinken

**Diagnostik**

**Labor:**
- **Durstversuch zur DD:** alle 2 h Urinmenge, -osmolarität, Gewicht, RR, Serumosmolarität, Serum-Na$^+$ und ADH bestimmen
- nahezu **farbloser, zucker- und eiweißfreier Urin** mit niedrigem spezifischem Gewicht ($<$ 1008 g/l)

**Differentialdiagnose**

Diabetes mellitus, polyurische Nierenerkrankung, Hyperkalzämie, Hypokaliämie, psychogene Polydipsie

**Therapie**

- **Desmopressin** intranasal bei Diabetes insipidus centralis
- **Bilanzierung** der Ein- und Ausfuhr bei Diabetes insipidus hypersalaemicus
- Hydrochlorothiazid mit/ohne Amilorid (ggf. zusätzlich Indometacin) bei Diabetes insipidus renalis

**Prognose**

unter Desmopressin sind die Patienten meist beschwerdefrei

# 9.5.3 Schwartz-Bartter-Syndrom (SIADH)

Synonym: Syndrom der inadäquaten **ADH**-Sekretion (= SIADH)

**Definition**
**Ätiologie:** hypothalamisch · zentralnervöse/pulmonale Erkrankungen · Medikamente · extrazerebral · Paraneoplasie
**Klinik:** langsame Abnahme · beschwerdefrei · Kopfschmerzen · Schläfrigkeit · Apathie · schnelle Abnahme · Appetitlosigkeit · keine Ödeme/Aszites · hypertoner Urin · Hirnödem
**Diagnostik:** Serumosmolarität ↓ · Urinosmolarität ↑ · ADH normal/↑ · Aldosteron ↓ · Renin ↓
**Therapie:** Flüssigkeitsrestriktion · Behandlung des Grundleidens · Demeclocyclin · 5 %ige NaCl-Lösung i.v. bei akuter Hyponatriämie

| | |
|---|---|
| **Definition** | Beim Schwartz-Bartter-Syndrom besteht eine pathologisch erhöhte ADH-Sekretion mit Wasserretention und Verdünnungshyponatriämie und Ausscheidung eines inadäquat konzentrierten Urins ($> 300$ mosm/l). |

**Ätiologie/Einteilung**

- orthotope = **hypothalamische** Sekretion als Folge **zentralnervöser und pulmonaler Erkrankungen** oder medikamentös bedingt:
  - SHT, intra-/supraselläre Tumoren, Meningitis, Blutungen, Thrombosen
  - mechanische Beatmung, Entzündungen
  - **medikamentös:** Chlorpropamid, Vincristin, Cyclophosphamid, Anästhetika, Morphin, Indometacin, Carbamazepin und trizyklische Antidepressiva
- ektope = **extrazerebrale** Sekretion als **Paraneoplasie** bei Tumoren, z. B. kleinzelligem Bronchial-Ca., Pankreas-Ca.

**Klinik**

Symptome

- bei **langsamer Abnahme** der Serumosmolarität meist bis zu einem Serum-Na$^+$ von 120 mmol/l **beschwerdefrei,** teilweise **Kopfschmerzen, Schläfrigkeit und Apathie**
- bei **schneller Abnahme** Symptome von **Appetitlosigkeit** und Brechreiz bis hin zum Erbrechen
- Ausscheidung eines **hypertonen Urins** trotz hypotoner Extrazellularflüssigkeit

*!* **Keine Ödeme oder Aszites** trotz Hypervolämie!

Komplikationen

bei Serum-Na$^+$ $< 120$ mmol/l **Hirnödem** mit Unruhe, Verwirrtheit, Krämpfen bis hin zum Koma

**Diagnostik**

**Labor:**
- **Serumosmolarität** ↓ ($< 270$ mosm/kg), **Urinosmolarität** ↑ ($> 300$–$400$ mosm/kg), d. h. Urinosmolarität $>$ Serumosmolarität
- niedrige Harnstoff- und Harnsäurewerte
- **ADH** i.S. **nicht supprimiert oder** ↑
- **Aldosteron** und **Renin** ↓

Differentialdiagnose

Hyponatriämie anderer Genese (z. B. Herzinsuffizienz, Leberzirrhose)

**Therapie**

- **Flüssigkeitsrestriktion** auf 800–1000 ml/Tag
- bei ektoper ADH-Sekretion **Behandlung des Grundleidens**
- **Demeclocyclin** zur Blockierung von ADH am distalen Tubulus
- **5 %ige NaCl-Lösung i.v. bei akuter Hyponatriämie** ($< 125$ mmol/l) bis zu einem Serum-Na$^+$ von 125 mmol/l

*!* Achtung: **wegen Gefahr der hypotonen Enzephalopathie langsame Anhebung** des Serum-Na$^+$ um $< 1$mmol/l/h und $< 12(–20)$ mmol/l/24 h!

# 9.5.4 Hypophysentumoren (Prolaktinom, Akromegalie)

> **Definition**
> **Ätiologie:** endokrin aktive/okkult aktive/nicht aktive Tumoren ·
> Mikro-/Makroadenome · Prolaktinom · Akromegalie
> **Klinik:** Hyperprolaktinämie · Amenorrhoe · nachlassende Libido ·
> Galaktorrhö · Gigantismus · Akromegalie · Wachstum der Akren ·
> Hemianopsie · Hypophyseninsuffizienz
> **Diagnostik:** Labor · bildgebende Verfahren
> **Therapie:** Prolaktinom mit Dopaminagonisten · Akromegalie mit Octreotid ·
> stereotaktische Bestrahlung · transsphenoidale Hypophysen-OP

**Definition**

Hypophysentumoren sind gut- oder bösartige geschwulstartige Vergrößerungen der Hypophyse mit oder ohne endokrine Aktivität.

**Epidemiologie**

- **10–20 % aller intrakraniellen Tumoren**
- **meist gutartig**, ansonsten meist maligne Prolaktinome

**Ätiologie**

- **endokrin aktive Tumoren** sind **meist Mikroadenome** (< 1 cm), außer Prolaktinome beim Mann und bei der postmenopausalen Frau:
  - **Prolaktinom** (PRL) oder basophiles Adenom in 30–50 %
  - **Akromegalie** (Hyperpituitarismus): STH-Überproduktion oder sekundäre STH-Überproduktion aufgrund einer Überproduktion von GHRH in 20 %
  - ACTH (5–10 %), selten FSH oder LH
- **okkult aktive Tumoren** (mittels Immunzytologie nachzuweisen):
  - FSH, LH, TSH (Raritäten)
  - selten STH, PRL, ACTH
- **nicht aktive Tumoren** (Nullzelladenome, **meist Makroadenome** > 1 cm) in 20–40 %

**Klinik**

- *endokrin aktive Tumoren:* Symptome je nach produziertem Hormon
  - Prolaktin: **Hyperprolaktinämie** mit sekundärer **Amenorrhoe, nachlassender Libido**, später Kopfschmerzen, absinkender Östrogenspiegel, **Galaktorrhö**, Zyklusstörungen
  - STH: **Gigantismus** oder nach abgeschlossenem Skelettwachstum **Akromegalie** mit **Wachstum der Akren**, Zunahme der Schuh- und Handgröße
  - M. Cushing (s. 9.4.3)
- *endokrin inaktive Tumoren:* Symptome durch Tumorausdehnung
  - Quadrantenanopsie, temporale **Hemianopsie**, Augenmuskelparese
  - **Hypophyseninsuffizienz**

**Diagnostik**

- **Labor:** Prolaktin, IGF-1 (oraler Glukosetoleranztest zur Diagnosesicherung), STH, freies Kortisol im 24-h-Urin, (Dexamethasontest)
- **bildgebende Verfahren:** MRT, CCT

**Differentialdiagnose**

- **Hyperprolaktinämie anderer Genese** (primäre Hypothyreose, Stress, Schwangerschaft, Medikamente)
- Prolaktinom im Rahmen eines **MEN-I-Syndroms**

## Therapie
konservativ

- **Prolaktinom:** bevorzugt medikamentös mit **Dopaminagonisten**
  - Dauertherapie mit Bromocriptin, Metergolin, Quinagolid, alternativ Lisurid oder Cabergolin
- **Akromegalie:** bei nicht operablen Patienten, Tumorrest oder Rezidiv Behandlung mit **Octreotid** (Somatostatinanalogon)
- **bei Inoperabilität stereotaktische Bestrahlung** mittels Linearbeschleuniger oder „γ-knife"

operativ

**transsphenoidale Hypophysen-OP**
- bei Versagen der medikamentösen Therapie bzw. fehlender Tumorverkleinerung
- bei **V.a. Malignität**
- bei **Gefahr des Visusverlustes**

Prognose

- bei **Mikroadenomen 90 % Heilungsrate**, bei Makroadenomen 50 %
- bei Prolaktinom hohe Rezidivhäufigkeit nach OP, oft HVL-Insuffizienz bei Totalexstirpation

# 10 Rheumatologie, Kollagenosen und Vaskulitiden

> **Definition**
> **Einteilung:** degenerativ-rheumatische Gelenkerkrankung · entzündlich-rheumatische Gelenkerkrankung · rheumatische Weichteilerkrankung
> **Rheumafaktoren:** Auto-AK · IgM gegen Fc-Fragment des IgG · Latex-Fixationstest · Waaler-Rose-Test
> **Ätiologie:** genetische Disposition

**Definition**

„Rheuma" ist ein Sammelbebegriff für etwa 100 verschiedene Erkrankungen des Stütz- und Bewegungsapparates mit ca. 300–400 verschiedenen Krankheitsbildern.

**Einteilung**

- degenerativ-rheumatische Gelenkerkrankungen
- entzündlich-rheumatische Gelenkerkrankungen
- rheumatische Weichteilerkrankungen

**Rheumafaktoren (RF)**

- **IgM gegen Fc-Fragment des IgG, Auto-AK**, Produktion in Synovialmembran aufgrund Kreuzantigenität mit Knorpelkollagen
- Nachweis mit **Latex-Fixationstest, Waaler-Rose-Test:** auch bei gesunden Personen nachweisbar, pathologisch ist ein Titer $> 1{:}40$
- können unter Goldbehandlung negativ werden
- Marker der chron. Polyarthritis, SLE, Sklerodermie

**Ätiologie**

**genetische Disposition** durch Beteiligung des HLA-Systems

| Erkrankung | HLA-Assoziation | Häufigkeit |
|---|---|---|
| rheumatoide Arthritis (RA) | HLA-DR4 | bis 70% |
| juvenile RA (M. Still) | HLA-B27 | 25% |
| juvenile RA mit Sakroileitis | HLA-B27 | 75% |
| Spondylitis ankylosans (M. Bechterew) | HLA-B27 | 80–95% |
| M. Reiter | HLA-B27 | 80–90% |
| reaktive Arthritis (z.B. Yersinien, Shigellen) | HLA-B27 | 60–80% |
| Psoriasis-Arthritis | HLA-B27 | 30% |
| Psoriasis-Arthritis mit Sakroileitis | HLA-B27 | 70% |
| chron. Polyarthritis | HLA-B27 | 10% |
| M. Behçet | HLA-B5, -B12, -B27 | erhöht |
| Felty-Syndrom | HLA-DR4 | 95% |
| SLE | HLA-DR2, -DR3 | erhöht |
| Polymyositis/Dermatomyositis | HLA-B8, HLA-DR3 | erhöht |
| gesunde Bevölkerung | HLA-B27 | 5–7% |

**Tab. 10.1:** HLA-Muster bei Erkrankungen des rheumatischen Formenkreises

# 10.1 Degenerativ-rheumatische Erkrankungen

Synonym: Arthrosen

## 10.1.1 Arthrosis deformans (Polyarthrose)

> **Definition**
> **Ätiologie:** primär · sekundär
> **Klinik:** Anlauf- und Ermüdungsschmerz · Bewegungsschmerz · Ruheschmerz · Kontrakturen · Ankylosierung · Rhizarthrose · Heberden-/Bouchard-Arthrose · Gonarthrose · Koxarthrose · Wirbelsäulenarthrose
> **Diagnostik:** Arthrose-typische Veränderungen im Rö-Bild
> **Therapie:** kontinuierliche Ergotherapie · Wärme-/Kälteapplikation · lokale Maßnahmen · OP · Totalendoprothese

**Definition**

Bei der Polyarthrose handelt es sich um eine Degeneration des Knorpelgewebes mit sekundärer Knochenläsion und Ankylose.

Epidemiologie

- **primäre Form** = Auftreten meist nach dem 60. Lj.
- **sekundäre Form** = frühzeitiges Auftreten
! Jeder Mensch entwickelt Arthrosen, sofern er sie erlebt.

**Ätiologie**

- primär: Ursache unbekannt
- sekundär: **Missverhältnis zwischen mechanischer Belastung und lokaler Beanspruchung**. Die Ursachen lassen sich nochmals unterteilen:
  - Überlastung: Gelenkdysplasien, Achsenfehler, Instabilitäten, erworbene Formstörungen
  - Traumen: Gelenkfrakturen, Luxationen
  - entzündliche Gelenkprozesse: bakterielle Arthritiden, chron. Polyarthritis
  - metabolische Erkrankungen: Gicht, Chondrokalzinose, Ochronose
  - endokrine Erkrankungen: Hyperparathyreoidismus, Hypothyreose

**Klinik**

- *Stadium I:* belastungsabhängige Schmerzen, **Anlauf- und Ermüdungsschmerz**
- *Stadium II:* **Bewegungsschmerz** mit Bewegungseinschränkung, Bewegungsreiben (Krepitationen)
- *Stadium III:* Dauer- und **Ruheschmerz** mit Funktionseinschränkung, **sekundären Kontrakturen**, **Ankylosierung** und Fixierung des Gelenks in Fehlstellung, Instabilitätsgefühl, Steifigkeitsgefühl

| Deformität | Lokalisation und Klinik |
|---|---|
| **Rhizarthrose** | • Daumensattelgelenk, fast immer doppelseitig<br>• bei 10 % der Bevölkerung, meist postmenopausale Frauen |
| **Heberden-Arthrose** | • Fingerendgelenke<br>• meist postmenopausale Frauen |
| **Bouchard-Arthrose** | • Fingermittelgelenke<br>• meist mehrere Gelenke gleichzeitig |
| **Gonarthrose** | • bis zum 70. Lj. hat nahezu jeder eine Gonarthrose |
| **Koxarthrose** | • sekundäre Sonderformen: infektiöse Koxitis, M. Perthes, Hüftkopfnekrose, angeborene Hüftluxation, Beinlängendifferenz |
| **Wirbelsäulenarthrose** | • Bandscheibenprolaps<br>• Gelenkarthrosen (Unkovertebral-, ISG-Gelenke)<br>• Wirbelkörperdeformierungen mit sekundärer Einengung des Spinalkanals<br>• Spondylitis hyperostotica (M. Forestier oder „Zuckergusswirbelsäule") |

**Tab. 10.2:** Typische Deformitäten mit Lokalisation und Symptomatik

**Diagnostik**

- **Labor:** keine RF, BSG normal
- Suche nach sekundärer Ursache
- **Rö/CT/MRT:** Arthrose-typische Veränderungen im Rö-Bild wie
  - Höhenminderung des Gelenkspaltes
  - subchondrale Spongiosasklerose
  - osteophytäre Knochenanbauten
  - Spondylophyten
  - Geröllzysten durch Schwund der Spongiosabälkchen
  - Gelenkdeformierungen
  - Spaltbildung im Gelenkknorpel

**Differentialdiagnose**

- zur Gonarthrose: Meniskus-, Bänderriss, Osteochondrosis dissecans
- zur Wirbelsäulenarthrose: chron. entzündliche Erkrankungen, Polyneuropathie, Multiple Sklerose, ALS, Vit.-B$_{12}$-Mangel

**Therapie**

konservativ

- **kontinuierliche Ergotherapie:** dauerhafte und dosierte Belastung
- je nach Empfinden **Wärme-** oder **Kälteapplikation**
- **lokale Maßnahmen:** perkutane NSAR-Salbe, intraartikuläre Steroide, Röntgen-schmerzbestrahlung
- medikamentös: niedrig dosierte NSAR + Magenschutz, Osteoporoseprophylaxe

arthroskopisch/
operativ

- bei jungen Patienten: Umstellungsosteotomie
- bei älteren Patienten: frühzeitiger Gelenkersatz (**Totalendoprothese**), -resektion oder Arthrodese (Gelenkversteifung) wegen OP-Risiko
- Synovialektomie: entfernt den Dauerreiz
- Pridie-Bohrung: regt die Bildung von Faserknorpel an
- Denervierungsoperation: v.a. Hand- und Ellenbogengelenke

# 10.2 Entzündlich-rheumatische Erkrankungen

Synonym: Arthritiden

> **Definition**
> **Ätiologie/Einteilung:** Anzahl betroffener Gelenke · Verlauf · Ursache
> **Klinik:** Schmerzen · Schwellung · Überwärmung · Bewegungseinschränkung · Gelenkerguss/-empyem · Destruktion · Fehlstellung · Ankylosen
> **Diagnostik:** Symptomatik · HLA-Assoziation · Rö · Gelenkpunktion
> **Therapie:** je nach Ausprägung bzw. Ursache

**Definition**

Es handelt sich um **postinfektiöse, reaktive oder entzündlich-rheumatische** Er-krankungen.

Epidemiologie

Am häufigsten ist die RA (ca. 1 % der Weltbevölkerung).

**Ätiologie/Einteilung**

- verschiedene Einteilungen, wie z.B. nach
  - **Anzahl betroffener Gelenke** (Mono-, Oligo-, Polyarthritis)
  - **Verlauf** (akut, subakut, chron.)
  - **Ursache** (postinfektiöse, reaktive oder entzündlich-rheumatische Erkrankun-gen im engeren Sinn)
- Die Einteilung nach Schoenthal vereint 2 dieser Einteilungen.

| Verlauf | Ursache | Erreger bzw. Auslöser |
|---|---|---|
| **akute Arthritis** | Arthralgien viraler Genese | Hepatitis A, B, C, Grippe, Röteln, HIV-AIDS, Mononukleose, Katzenkratzkrankheit, Gelbfieber, Dengue-, Marburg-, Ebola-Fieber |
| | reaktive bakterielle Arthritis | rheumatisches Fieber, postenteritische Arthritis (Yersinien 30%, Salmonellen, Brucellen), postvenerische Arthritis (Chlamydien mit M. Reiter, Mykoplasmen), Borrelien (Lyme-Arthritis) |
| | septisch-bakterielle Arthritis | Staphylokokken (40–70%), Streptokokken (bis 30%), Gonokokken, gramnegative Keime (meist große Gelenke), Tbc (Spondylodiszitis oder ISG-Arthritis), HiB bei Kindern |
| | toxisch-allergische Arthritis | Serumkrankheit, nach Jod, Penicillin, Hydantoin, nach Kontrastmittelgabe |
| **Arthritis ohne Infekt** | lokale Erkrankung | Trauma, aseptische Nekrose, „aktivierte" Arthrose, Tumor, Metastasen |
| | Systemerkrankung | Arthritis urica (Gicht), Chondrokalzinose (Pseudogicht), Psoriasis, Sarkoidose, RA, Spondylitis ankylosans, Kollagenose/Immunvaskulitis, Purpura Schoenlein-Henoch, Primärtumor, gelenknahe Metastase |
| **chron. Arthritis** | RA | klassischer Typ, juveniler Typ, Felty-Syndrom, Caplan-Syndrom, Still-Syndrom, assoziiert mit Vaskulitiden, M. Reiter, M. Behçet |
| | Spondylitis ankylosans | zentrale klassische Form (M. Bechterew), seltene periphere Form, chron. Enteritis: M. Crohn, Tbc, Lues, Gonorrhoe |
| | Kollagenose, Immunvaskulitis | progressive Sklerodermie, Sharp-Syndrom, CREST-Syndrom, Dermatomyositis, Peri-/ Panarteriitis nodosa, Mikropolyarteriitis nodosa, Wegner-Granulomatose, Polymyalgia rheumatica, Sjögren-Syndrom, Löfgren-Syndrom, SLE |

**Tab. 10.3:** Einteilung der Arthritiden nach Schoenthal

**Klinik**

**Schmerzen, Schwellung, Überwärmung, Bewegungseinschränkung, Gelenkerguss** bzw. **-empyem,** Rötung, **Destruktion, Fehlstellung,** Kontrakturen und **Ankylosen** der Gelenke

**Diagnostik**

- **Symptomatik, HLA-Assoziation und Rö**
- ggf. **Gelenkpunktion** zur Analyse des Punktats auf Keime

Differentialdiagnose

| | Arthritis | Arthrose |
|---|---|---|
| **befallene Gelenke** | • MCP<br>• PIP<br>• Handwurzel | • DIP (Heberden-Knötchen)<br>• PIP (Bouchard-Knötchen)<br>• MCP<br>• Rhizarthrose |
| **Rö-Zeichen** | • periartikuläre Synovialiszysten und Osteoporose<br>• Weichteilschwellung<br>• Konturenschwund der knöchernen Grenzlamelle<br>• Randusuren<br>• Luxationen, Gelenkdeformität (Schwanenhalszeichen)<br>• Ankylose | • Osteophyten<br>• Sklerosierung der gelenknahen Knochenabschnitte<br>• Geröllzysten<br>• Gelenkspaltverschmälerung |

**Tab. 10.4:** Differentialdiagnostische Unterschiede zwischen Arthritis und Arthrose

**Therapie**

**je nach Ausprägung bzw. Ursache** mit Antibiotika, NSAR, Steroiden und/oder Methotrexat behandelbar.

## 10.2.1 Rheumatoide Arthritis (RA)

Synonym: chron. Polyarthritis (CPA)

> **Definition**
> **Ätiologie:** unbekannte Genese · genetische Disposition
> **Klinik:** Arthralgien/Arthritiden · symmetrische Polyarthritis · Gelenkschwellung · Morgensteifigkeit · Gelenkdestruktion · Subluxation · Rheumaknoten
> **Diagnostik:** ARA-Kriterien · Rö-Veränderungen · unspezifische Entzündungszeichen · Sono
> **Therapie:** Wärme-/Kälteanwendung · Krankengymnastik, Ergotherapie · NSAR · Basistherapeutika · Methotrexat · Glukokortikoide · Radiosynoviorthese · Synovektomie

**Definition**

Es handelt ich um eine chron. entzündliche Systemerkrankung des Bindegewebes, die sich vorwiegend an der Gelenksynovia abspielt und sich auch extraartikulär manifestieren kann.

**Epidemiologie**

- Häufigkeit: **häufigste rheumatische Erkrankung**, von der 1% der Bevölkerung betroffen ist
- Geschlechterverhältnis: w:m = 3:1
- Prädispositionsalter: Gipfel 30.–50. Lj., Frauen v.a. im Klimakterium

**Ätiologie**

chron. (abakterielle) Entzündung **unbekannter Genese** (multifaktoriell, Mykoplasmen?, Virus?) mit **genetischer Disposition** und Beteiligung von Autoimmunmechanismen (z.B. HLA-DR4 bis 70%)

**Einteilung**

- klassischer Typ
- juveniler Typ
- Sonderformen: Felty-Syndrom, Caplan-Syndrom, Still-Syndrom, assoziiert mit Vaskulitiden

**Klinik**
**Symptome**

- **Frühzeichen:**
  - rez. **Arthralgien/Arthritiden**
  - Sehnenscheidenentzündungen ohne Risikofaktoren
  - leichte Morgensteife
  - Gänslen-Zeichen: MCP-Gelenkschmerz bei Händedruck
  - unspezifische Allgemeinsymptome
- **akute Erkrankung:**
  - akute **symmetrische Polyarthritis** hauptsächlich kleiner Gelenke
  - **Gelenkschwellung** (Erguss, Synovialitis)
  - Handkraft und Faustschluss vermindert, Thenaratrophie
  - Sehnenscheidenschwellung: Karpaltunnelsyndrom durch Kompression des N. medianus durch Tendosynovitis
- **Vollbild:**
  - zentripetal fortschreitend, Bewegungsschmerz, ulnare Deviation, **Morgensteifigkeit**
  - **Gelenkdestruktionen, Subluxationen** (Schwanenhalsdeformität, Knopflochdefekt durch Sehnenrupturen, schnellender Finger)
  - **Rheumaknoten** an den Streckseiten der Gelenke

– extraartikuläre Symptome wie Heiserkeit (bei Befall des Krikoarytaenoid-gelenks) oder Kauschmerzen (bei Befall des Temporomandibulargelenks)

**Komplikationen**

- Funktionsverlust und Fehlstellung von Gelenken
- Notfall bei HWS-Befall (Zervikalarthritis) mit Gefahr der Dislokation im Atlantoaxialgelenk mit akuten Nacken- und Schläfenschmerzen, Dysästhesien, Schwindel, Nystagmus und Bulbärsymptomen
- häufig Nebenwirkungen der antirheumatischen Therapie

**Diagnostik**

- 4 von 7 sog. **ARA-Kriterien** der American Rheumatism Association müssen erfüllt sein, wobei die ersten 4 der in Tab. 10.5 genannten Kriterien für mindestens 6 Wochen vorliegen müssen

| Kriterium | nähere Beschreibung |
|---|---|
| **Morgensteifigkeit** | mindestens 1 h bis zum Abklingen |
| **Arthritis von mindestens 3 Gelenkbereichen** gleichzeitig | Weichteilschwellung oder Erguss an 14 möglichen Gelenkregionen: PIP, MCP, MTP, Hand-, Ellenbogen-, Knie-, Sprung-Gelenke jeweils rechts und/oder links |
| mindestens **eine Arthritis der Hand- oder Fingergelenke** | Handwurzel, PIP, MCP |
| **symmetrische Arthritis** | an gleichen Gelenken beider Körperseiten |
| subkutane **Rheumaknoten** | über Knochenvorsprüngen, streckseitig oder Gelenkbereich |
| typische **Röntgenveränderungen** in der p.a.-Aufnahme der Hand | gelenknahe Osteoporose und/oder Erosionen |

**Tab. 10.5:** ARA-Diagnosekriterien der RA

- **Labor:** unspezifische **Entzündungszeichen** wie BSG, CRP und Kupfer i.S. ↑, Anämie, Serumeisen ↓, RF (90 %), ANA, Immunglobuline, -komplexe, Komplementfaktoren, ggf. HLA-Typ
- **Sono** von Schulter (oft nicht palpabler Erguss und Rotatorenmanschettenruptur), Hüfte (Erguss), Knie (dorsale Baker-Zyste mit Gefahr der Ruptur)
- ggf. Gelenkpunktionen zur Abgrenzung von infektiösen und Kristallarthropathien: sterile Gelenkergüsse mit Nachweis von Granulozyten
- **Rö:** verschmälerte Gelenkspalten, gelenknahe Osteoporose, unscharfe Gelenkflächen, Zystenbildung, Randusuren, Exostosen

| Stadium | Rö-Befund |
|---|---|
| **Stadium 0** | ohne sichere Röntgenbefunde, Wirbelsäulenschmerz, Fersenschmerz, Iritis |
| **Stadium I** | evtl. gelenknahe Osteoporose, Schlottergelenke durch Kapselüberdehnung |
| **Stadium II** | zusätzlich beginnende Knorpel- und Knochendestruktion, Muskelatrophie |
| **Stadium III** | zusätzlich beginnende Subluxationen/Fehlstellungen |
| **Stadium IV** | Gelenkzerstörungen und -deformierungen, Gelenkluxationen, Ankylosen |

**Tab. 10.6:** Stadieneinteilung nach Steinbroker anhand des Rö-Befundes

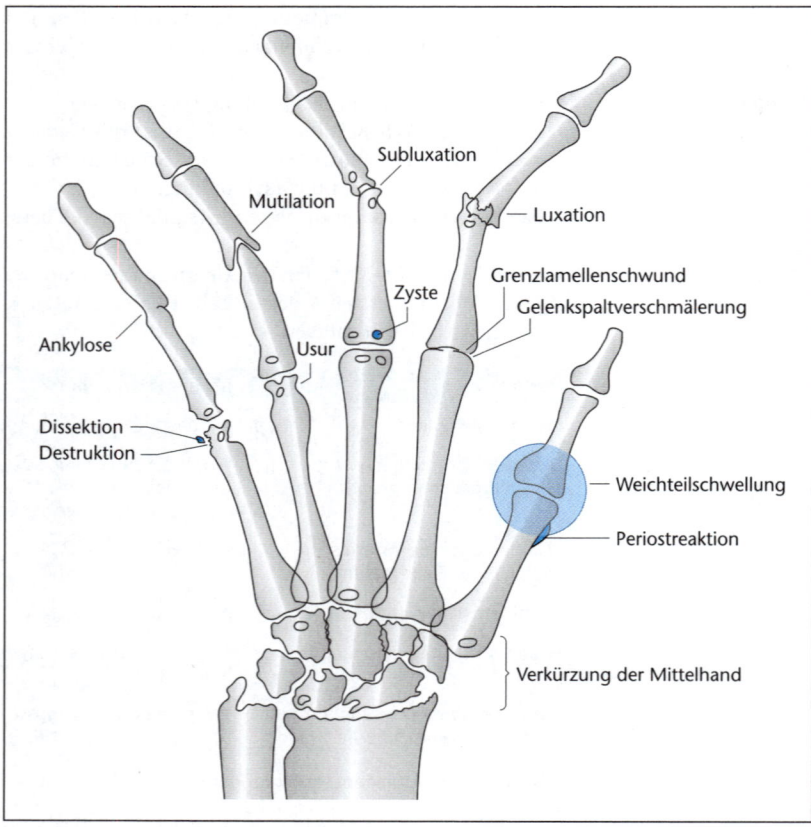

**Abb. 10.1:** Typisches Röntgenbild der rheumatoiden Arthritis [17]

**Differentialdiagnose** **Kollagenosen** (z. B. SLE), **Vaskulitiden**, sonstige Arthritiden

**Therapie**

konservativ 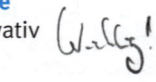 • physikalisch: im akuten Schub keine Wärme, sondern Kryotherapie, ansonsten **je nach Empfinden** des Patienten **Wärme- oder Kälteanwendung**, lebenslange **Krankengymnastik** (Durchbewegen, Belastung unter Zug) **und Ergotherapie**
• medikamentös:
  – **NSAR** + Magenschutz
  – **Basistherapeutika:** Sulfasalazin, Chloroquin, Gold, D-Penicillamin, Immunsuppressiva wie **Methotrexat** + Folsäure, Cyclophosphamid bei Vaskulitis
  – **Glukokortikoide:** als Kombination, im akuten Schub nur kurzfristig
• Lokaltherapie mit NSAR-haltigen Salben, Steroide intraartikulär

minimal-invasiv • **Radiosynoviorthese:** Injektion von Betastrahlern ins Gelenk
• chemische Synoviorthese

operativ arthroskopische oder chirurgische **Synovektomie,** Gelenkersatz

Prognose Der Verlauf ist chron.-progredient oder remittierend und kann über Rö-Verlaufskontrolle abgeschätzt werden.

- Progredienz bei Subluxationen (Bajonettstellung, ulnare Abduktion)
- Faktoren, die auf eine ungünstigere Prognose hinweisen: Beteiligung vieler Gelenke, hoher RF-Titer, hohes CRP, hohe BSG, hoher Steroid-Bedarf, HLA-DR4, höheres Alter, Frauen, Ledige, niedriger Bildungsstand
- ca. 1/3 der Patienten bekommt nach Jahren invalidisierende Gelenkveränderungen
- Mortalität vergleichbar mit Diabetes mellitus und KHK

## 10.2.2 Juvenile rheumatoide Arthritis

**Definition**
**Einteilung:** systemische Form · polyarthritische Form · oligarthritische Form
**Klinik:** intermittierendes Fieber · Milz-/Leber-/LK-Schwellungen · Mono-/Oligo-/Polyarthritis · Erythema exsudativum multiforme
**Diagnostik:** Klinik · Rheumaserologie nur in 10 % positiv · ANA · Entzündungszeichen
**Therapie:** Penicillamin · ASS · Kortikosteroide · evtl. Übergang in M. Bechterew

**Definition**

Überbegriff für 4 entzündlich-rheumatische Sonderformen der RA vor dem 16. Lj.

**Einteilung**

| Subtypen | Symptome | Befunde |
|---|---|---|
| **systemische Form** (Still-Syndrom = **M. Still**, 10 %) | • Fieber, Polyarthritis, Exantheme • Polyserositis von Perikard und Pleura • Hepatosplenomegalie • evtl. LK-Schwellung, Anämie, Leukozytose | • Kleinkindalter • RF negativ • ungünstige Prognose (Mortalität 10–20 %) |
| **polyarthritische Form** (40–50 %) – schwere Verlaufsform | • meist symmetrischer Befall von > 4 Gelenken • Organe sind kaum betroffen • leichter Verlauf | • Beginn in jedem Kindesalter • RF negativ • überwiegend Mädchen |
| – leichte Verlaufsform | • wie oben, jedoch schwere Arthritis | • Beginn in der späten Kindheit • RF positiv, ANA 70 % • Verlauf wie RA des Erwachsenen |
| **oligarthritische Form** des Kleinkindalters **Typ I** (25–30 %) | • bis zu 4 große Gelenke insbesondere der unteren Extremitäten befallen • in 50 % akute Iridozyklitis | • RF negativ, ANA 75 % • überwiegend Mädchen • Defektheilungen der Iritis beeinträchtigen die Prognose |
| **oligarthritische Form** des Schulalters **Typ II** (20–25 %) | • häufig Hüftbefall und Sakroileitis • bei 20 % Iridozyklitis | • RF negativ, HLA-B27 75 % • meist Jungen • Übergang zum M. Bechterew möglich |

**Tab. 10.7:** Ausprägungen der juvenilen RA

**Ätiologie**

unbekannt, evtl. autoimmun

**Klinik**

- **intermittierendes Fieber**
- **Milz-, Leber- und LK-Schwellungen**
- **Mono-, Oligo- oder Polyarthritis** mit Morgensteifigkeit
- kleinfleckiges Exanthem: **Erythema exsudativum multiforme**
- Peri- oder Myokarditis, Iridozyklitis, Anämie

| | |
|---|---|
| **Diagnostik** | • **Klinik**<br>• Labor: typische **Rheumaserologie nur bei ca. 10 % positiv**, je nach Subtyp keine RF nachweisbar (nur in 20 %), **ANA** bei 20–30 %, unspezifische **Entzündungszeichen** |
| Differentialdiagnose | s. unter RA |
| **Therapie** | • medikamentös: **Penicillamin**, Antiphlogistika (insbesondere **ASS**), **Kortikosteroide**<br>• physikalische Therapie |
| Prognose | bei HLA-B27-Assoziation **Übergang in M. Bechterew** möglich |

## 10.2.3 Sonderformen der rheumatoiden Arthritis

- **Caplan-Syndrom** = RA + knotige Silikose (Grubenarbeiter)
- **Felty-Syndrom** = schwere Verlaufsform der RA im Erwachsenenalter mit akutem Beginn
  - Symptome: Splenomegalie, LK-Schwellung, Granulozytopenie, Leuko- oder Panzytopenie, Rheumaknoten, Vaskulitis, bräunliche Pigmentation belichteter Hautstellen
  - Diagnose: RF positiv, in 85 % (granulozytenspezifische) ANAs hochpositiv, 95 % HLA-DR4
  - Therapie: Methotrexat
- **Alters-RA** = Beginn nach 60. Lj., 1/3 mit akuter Mono- oder Oligoarthritis zu Beginn mit oft aggressivem Verlauf
- **maligne Form der RA** = frühzeitig destruierende Gelenkveränderungen, vaskulitisch bedingte extraartikuläre Organveränderungen, massiv erhöhte Entzündungsparameter

## 10.2.4 Ankylosierende Spondylarthritis

Synonym: M. Bechterew

> **Definition**
> **Ätiologie:** familiär gehäuft · 90 % HLA-B27 · Männer · Infekt
> **Klinik:** Prodromalstadium · Kreuzschmerzen · Frühstadium · Sakroileitis · Vollbild · Spondylitis · progressive Versteifung · Endstadium · komplette Wirbelsäulen-Versteifung
> **Diagnostik:** Menell-/Schober-/Ott-Zeichen · HLA-B27 · „buntes Bild" im Rö · Bambusstabwirbelsäule
> **Therapie:** Krankengymnastik · NSAR · Kortikosteroide · Sulfasalazin · Azathioprin · Methotrexat · Strahlentherapie · Aufrichtungsosteotomie · chron. progredient

**Definition**    Die ankylosierende Spondylarthritis ist eine chron. versteifende, entzündliche Erkrankung der Wirbelsäule und ISG-Fugen.

| | |
|---|---|
| Epidemiologie | • Häufigkeit: 1–2 % der Gesamtbevölkerung, **familiär gehäuft** vorkommend, bei HLA-B27 10fach erhöhtes Risiko *genetische*
• Geschlechterverhältnis: überwiegend **Männer**, m:w = (3–)10:1
• Prädispositionsalter: Gipfel um 20.–40. Lj. |

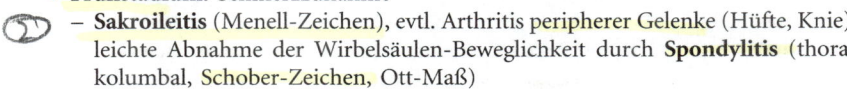

**Ätiologie**
- unbekannt, genetische Disposition, **90 % HLA-B27-assoziiert**
- evtl. getriggert durch **Infekt** des Urogenital- oder GI-Traktes

**Klinik**

Symptome
- **Prodromalstadium: Kreuzschmerzen** in der 2. Nachthälfte, Besserung beim Bewegen, unspezifische Symptome über Monate bis Jahre
- **Frühstadium:** Schmerzzunahme
  - **Sakroileitis** (Menell-Zeichen), evtl. Arthritis peripherer Gelenke (Hüfte, Knie), leichte Abnahme der Wirbelsäulen-Beweglichkeit durch **Spondylitis** (thorakolumbal, Schober-Zeichen, Ott-Maß)
  - Iritis (25 %)
  - Entzündung der Sehnenansätze (Insertionstendopathie z. B. der Achillessehne)
- **Vollbild** innerhalb von 10 Jahren: von der LWS ausgehende **progressive Versteifung** mit typischen Deformierungen (LWS-Steilstellung, BWS-Kyphose)
- **Endstadium: komplette Versteifung der Wirbelsäule**, Nachlassen der Schmerzen, Muskelkontrakturen, Osteoporose, Brustschmerzen durch **Einschränkung der Thoraxbeweglichkeit**
- selten Beteiligung innerer Organe (Amyloidose, Prostatitis)

Komplikationen
kyphosierende Versteifung der Wirbelsäule (Blockwirbelbildung)

**Diagnostik**
- **Menell-Zeichen** (ISG-Fugen-Test): Thoraxexkursion < 2,5 cm (normal > 4 cm)
- **Schober-** und **Ott-Zeichen:** Wirbelsäulen-Flexionstest bei maximalem Vornüberbeugen
- **Labor:** HLA-B27, unspezifische Entzündungszeichen, RF meist nicht erhöht
- **Rö:** „buntes Bild" mit marginaler Entkalkung, Unschärfe und reaktiver Sklerose der ISG-Fugen, Syndesmophyten der Wirbelsäule, **Endstadium:** Bambusstabwirbelsäule

Differentialdiagnose
- Osteoporose
- Bandscheibenvorfall (Nucleus-pulposus-Prolaps)
- infektbedingte Spondylitis/Spondylodiszitis

**Therapie**

konservativ
- physikalisch: **Krankengymnastik**
- medikamentös: **NSAR**, wenn möglich **Kortikosteroide nur bei akuten Schüben** wegen Osteoporose *cave*
- bei persistierender peripherer Arthritis NSAR und Basistherapie mit **Sulfasalazin** unter BB-, Leberwert- und Krea-Kontrolle
- bei Progression: NSAR und **Azathioprin** oder NSAR und **Methotrexat**
- **Strahlentherapie** schwerer Rückenschmerzen und Enthesiopathien

operativ
lordosierende **Aufrichtungsosteotomie**

Prognose
**progredient chron. verlaufend**, je nachdem, wie konsequent der Patient die Krankengymnastik durchhält

## 10.2.5 Reaktive Arthritis und Reiter-Syndrom

> **Definition**
> **Ätiologie:** Folgeerkrankung · Infektion des GIT oder der Harnwege · HLA-B27-assoziiert
> **Klinik:** Fieber · Oligoarthritis · Reiter-Dermatose · Reiter-Trias · Arthritis · Urethritis · Konjunktivitis
> **Diagnostik:** Anamnese · Reiter-Trias · typischer Gelenkbefall · Erregernachweis · Entzündungszeichen
> **Therapie:** Infektsanierung · NSAR · Steroide · Krankengymnastik

**Definition**

Die reaktive Arthritis ist Zweiterkrankung nach GI- oder urogenitalen bakteriellen Infekten. Vollbild ist das Reiter-Syndrom, gekennzeichnet durch eine Trias aus **reaktiver Mono-** oder **asymmetrischer Oligoarthritis** mit unspezifischer **Urethritis** sowie **Konjunktivitis.**

**Epidemiologie**

- Geschlechterverhältnis: m = w (1:1), Reiter-Syndrom m > w
- Prädispositionsalter: meist jüngere Patienten

**Ätiologie**

- **Folgeerkrankung** ca. 2 Wochen nach **Infektion des GIT** (z. B. Yersinien-, Salmonellen) oder der **Harnwege** (Gonorrhoe, Chlamydien, Ureaplasma urealyticum)
- zu 80–90 % **HLA-B27-assoziiert**

**Klinik**

- zu Beginn häufig lang anhaltendes, **hohes Fieber** (in 40 %)
- je nach Erreger:
  - Diarrhoe
  - Dysurie, Balanitis circinata parakeratotica, Urethritis
  - Konjuktivitis, Uveitis
  - Halsschmerzen
  - **meist asymmetrische Oligoarthritis der großen Gelenke der unteren Extremität**, Spondylitis, Sakroileitis, Insertionstendopathien
  - **Reiter-Dermatose** (Keratoma blenorrhagicum = parakeratotisches Exanthem an der Fußsohle + Handinnenfläche), subunguale Keratosen, Onycholyse, Onychodystrophie
  - Perimyokarditis (5 %)

> **Reiter-Trias** (1/3 der Fälle) bestehend aus:
> - schmerzhafter asymmetrischer (Mono-)**Arthritis** (meist Fuß- und Kniegelenke, dann Schulter mit rez. Ergüssen oder seltener Kapselschwellungen, später Wirbelsäule, ISG-Gelenke mit Sakroileitis)
> - abakterieller **Urethritis**/Trigonumzystitis
> - **Konjunktivitis** (Keratitis, Uveitis, Iritis)

**Diagnostik**

- **Anamnese** (Infekt)
- Symptomatik mit **Reiter-Trias, typischem Gelenkbefall**
- Labor: direkter **Erregernachweis**, ggf. PCR, Titer möglicher Erreger bestimmen, HLA-B27, negative RF, **Entzündungszeichen**

**Differentialdiagnose**

andere Erkrankungen des rheumatischen Formenkreises

| | |
|---|---|
| **Therapie** | • **Infektsanierung** (Antibiotika, wie z.B. Tetrazykline bei Chlamydien) |
| | • symptomatisch **NSAR, ggf. Steroide** |
| | • Sulfasalazin, Azathioprin oder Methotrexat bei protrahiertem Verlauf |
| | • je nach Gelenkbefall **Krankengymnastik** |
| | |
| Prognose | Ausheilung meist erst nach 3 Monaten, **Rezidive** nach Wochen bis Jahren |

## 10.2.6 Psoriasis-Arthritis

> **Definition**
> **Ätiologie:** HLA-B27-assoziiert
> **Einteilung:** asymmetrische Arthritis · „Wurstfinger" · symmetrische Arthritis · psoriatische Spondylitis/Sakroileitis
> **Klinik:** silberweiße Schuppung · Nagelveränderungen · Oligo-/Polyarthritis · asymmetrischer Befall von Zehen/Fingern im Strahl · Insertionstendopathien
> **Diagnostik:** klinische Trias · Entzündungsparameter · HLA-B27· Rö · Hautbiopsie
> **Therapie:** konsequente Psoriasis-Therapie · medikamentös wie RA

| | |
|---|---|
| **Definition** | Es handelt sich um eine meist seronegative, vorwiegend asymmetrisch die peripheren Gelenke betreffende Polyarthritis. |
| | |
| Epidemiologie | • Häufigkeit der Psoriasis: 1–2% der Gesamtbevölkerung leiden an Psoriasis |
| | • Geschlecht: m = w (1:1) |
| | • Manifestationsgipfel: 3. und 6. Lebensjahrzehnt |
| | • ca. 5–20% der Psoriatiker entwickeln eine Arthritis: in 20% Wirbelsäule und ISG betroffen, dann zu 70% HLA-B27-assoziiert, sonst nur 30% |
| | |
| **Ätiologie** | Psoriasis vulgaris, **HLA-B27-assoziiert** |
| | |
| **Einteilung** | • **asymmetrische Arthritis** (50%): v.a. PIP und DIP betroffen, Daktylitis mit „**Wurstfingern**" |
| | • **symmetrische Arthritis** (25%): ähnlich wie RA, z.T. RF positiv |
| | • **psoriatische Spondylitis/Sakroileitis** (23%): z.T. mit Insertionstendopathie und Beteiligung peripherer Gelenke |
| | |
| **Klinik** | • Psoriasis-Effloreszenzen: |
| |   – Hautveränderungen: rote Papeln und Plaques mit **silberweißer Schuppung** an Streckseiten der Extremitäten, Sakral-, Analregion und behaartem Kopf |
| |   – **Nagelveränderungen:** Tüpfelnägel, Ölflecken, Querfurchen, Onycholyse, Krümelnägel, fehlendes Nagelhäutchen |
| | • **Oligo- oder Polyarthritis: asymmetrischer Befall von Zehen oder Fingern im Strahl**, Wurstfinger = distales Interphalangealgelenk geschwollen, oft auch Sternokostalgelenk betroffen |
| | • **Insertionstendopathien:** druckschmerzhafte Sehnenansätze |

**Diagnostik**
- **klinische Trias** aus Papeln/Plaques mit Schuppung, Nagelveränderungen und Arthritis
- **Labor:** Entzündungsparameter, RF, HLA-B27
- **Rö** und ggf. Skelettszintigraphie zum Nachweis subklinischer Arthritiden
- **ggf. Hautbiopsie**

**Differentialdiagnose**

chron. Polyarthritis (= symmetrischer Befall)

**Therapie**
- konsequente **systemische Psoriasis-Therapie**
- **medikamentös wie RA:** NSAR, bei schwerem Verlauf Methotrexat, Kortikosteroide

**Prognose**

unregelmäßige Schübe, Verlauf aber insgesamt günstiger als bei RA

## 10.2.7 Arthritis urica und Hyperurikämie

Synonym: Gicht

---

**Definition**

**Ätiologie:** primäre familiäre Gicht · sekundäre Gicht · vermehrte Harnsäurebildung · verminderte Harnsäureausscheidung

**Pathogenese:** Ablagerung von Uratkristallen · Kininfreisetzung

**Klinik:** akuter Gichtanfall · Rötung · Überwärmung · Schwellung · Ess- oder Trinkexzesse · Tophi · Gelenkdestruktion

**Diagnostik:** Hyperurikämie · BSG ↑, Leukozytose · Gelenkpunktat · Knochentophi

**Therapie:** NSAR · Kolchizin · purinarme Diät · Urikostatika · Allopurinol · Urikosurika

---

**Definition**

Die Arthritis urica entsteht auf dem Boden eines erhöhten Serumharnsäurespiegels durch **Ablagerung von Uratkristallen** im Knorpel, in der Kapsel und im periartikulären Binde- und Stützgewebe von Großzehengrundgelenken, Finger- oder Ellenbogengelenken.

**Epidemiologie**
- Häufigkeit: der Hyperurikämie etwa 15 %, der Gicht 1–2 %
- Geschlechterverhältnis: **m > w (19:1)**
- Prädispositionsalter: mittleres Alter

**Ätiologie**
- **primäre familiäre Gicht**
  - in 99 % polygen vererbte **Störung der tubulären Harnsäuresekretion**, die zur Verringerung der Harnsäure-Clearance führt; manifestiert sich bei **purinreicher Ernährung** im Rahmen eines **metabolischen Syndroms**
  - 1 % mit gesteigerter Harnsäuresynthese bei definiertem Enzymdefekt, der zu einer vermehrten Purinsynthese und Harnsäurebildung in jungen Jahren führt (Lesch-Nyhan-Syndrom, X-chromosomal rezessiver Enzymmangel)

- **sekundäre Gicht**

| vermehrte Harnsäureproduktion | verminderte Harnsäureausscheidung |
|---|---|
| Hämoblastosen mit hohem Purinumsatz (CML, AML, Polycythämie, chron. hämolytische Anämie, Osteomyelosklerose) | chron. Nierenerkrankungen |
| Psoriasis | hoher Alkoholspiegel |
| vermehrte Zufuhr von Purinen (Fleisch, Innereien) | Azidosen (Laktazidosen, Ketoazidosen = Fasten, Diabetes) |
| vermehrter Zelluntergang bei Zytostatika- und Strahlentherapie | Arzneimittel (Saluretika, Pyrazinamid) |
| Glucose-6-Phosphat-Dehydrogenasemangel | Vergiftungen (Blei, Beryllium) |

**Tab. 10.8:** Ursachen der sekundären Gicht

**Pathogenese** Auskristallisation von **Mononatriumurat** bei erhöhtem Harnsäurespiegel ⇒ Mikrokristalle werden von Granulozyten phagozytiert ⇒ uratbeladene Leukos zerfallen und setzen **entzündungserregende Kinine** frei

**Klinik**

Symptome    Einteilung des Krankheitsverlaufes

| Stadium 1 | **asymptomatische Gicht** |
|---|---|
| Stadium 2 | **akuter Gichtanfall:** akute Monarthritis, häufigster Erstmanifestationsort ist das Großzehengrundgelenk (Podagra) sowie das Sprunggelenk |
| Stadium 3 | **interkritische Gicht** (symptomloses Intervall zwischen 2 Anfällen) |
| Stadium 4 | **chronische Gicht** |

**Tab. 10.9:** Die 4 klinischen Stadien der Gicht

- **akuter Gichtanfall:**
  - betrifft in 60 % die Großzehe (**Podagra**)
  - äußert sich durch **Rötung**, **Überwärmung**, **Schwellung** und ist **äußerst schmerzhaft**
  - Auslöser meist **Ess- oder Trinkexzesse**
  - allgemeine Entzündungszeichen, nicht obligate Hyperurikämie
  - Abklingen nach einigen Tagen bis 3 Wochen
  ! Je höher der Harnsäurespiegel, desto wahrscheinlicher der Gichtanfall.
- **chron. Stadium: Tophusbildung** in den Weichteilen (z.B. Ohr) und Knochen, Großzehe, Handgelenk (Chiragra), Kniegelenk (Gonagra) und **irreversible Gelenkdestruktion**

Komplikationen
- **Uratnephropathie, -lithiasis** (nicht schattengebende Uratsteine)
- Karpaltunnelsyndrom durch Tophi

**Diagnostik**
- **Labor:** Hyperurikämie (Harnsäure i.S. und 24-h-Urin ↑), im akuten Gichtanfall BSG ↑, Leukozytose
- **Gelenkpunktat:** Harnsäurekristalle in der Gelenkflüssigkeit, Uratablagerungen in den Weichteiltophi
- **Rö:** im (unbehandelten) Spätstadium **Knochentophi** mit scharf ausgestanzten Usuren an den Knochenenden (Lochdefekte)
- **Nierensono** (Nierensteine)

| Differentialdiagnose | • aktivierte Arthrose der Großzehe<br>• Psoriasis<br>• M. Reiter, reaktive Arthritiden<br>• akute Monoarthritis bei Gonorrhoe<br>• Sarkoidose<br>• Borreliose<br>• **Chondrokalzinose** (Pseudogicht) |
|---|---|
| **Therapie** | • im akuten Anfall: **NSAR** oder **Kolchizin** (vermindert Phagozyten-Zerfall), sofortige Kupierung des Anfalls zur DD, Ruhigstellung des betroffenen Gelenks, kühlende Umschläge<br>• Dauerbehandlung:<br>  – **purinarme Diät** (kein Kaffee, wenig Fleisch, keine Innereien)<br>  – **reichlich Flüssigkeit** (kein Alkohol, wegen reaktiver Laktazidose!)<br>  – **Urikostatika** (Xanthinoxidasehemmer, z.B. **Allopurinol**)<br>  – **Urikosurika** (Hemmung der tubulären Reabsorption, z.B. Benzbromaron, Probenezid) |
| Prognose | Gichtniere prognostisch ungünstig (Uratablagerungen, interstitielle Entzündung/Pyelonephritis, Gefäßschäden, hoher Blutdruck) |

## 10.2.8 Chondrokalzinose

Synonym: Pseudogicht

> **Definition**
> **Ätiologie:** primär · sekundär · Hyperparathyreoidismus · Hypothyreose · Gicht · Arthrose
> **Klinik:** Mono- oder Polyarthritis der großen Gelenke · schleichende Arthritis/Synovitis · Sekundärarthrose · Rö-Zufallsbefund
> **Diagnostik:** Verkalkungen · Gelenkpunktat mit Kalziumpyrophosphatkristallen · Entzündungsparameter · Harnsäure
> **Therapie:** Behandlung der Grundkrankheit · im Akutfall Kolchizin

| **Definition** | Die Chondrokalzinose ist eine durch Ablagerung von Kalziumpyrophosphaten im Knorpel ausgelöste akute Gelenkentzündung. |
|---|---|
| Epidemiologie | • deutlich seltener als Gicht<br>• Auftreten jenseits des 55. Lj. |
| **Ätiologie** | • **primär:** evtl. Enzymdefekt im Pyrophosphatstoffwechsel<br>• **sekundär:** bei Hämochromatose, **Hyperparathyreoidismus**, **Hypothyreose**, Hypomagnesiämie, M. Wilson, **Gicht**, Amyloidose, M. Paget, Akromegalie, Bartter-Syndrom, Diabetes mellitus, **Arthrose**, posttraumatisch |
| **Klinik** | • akut: **Mono- oder Polyarthritis der großen Gelenke**<br>• chron.: **schleichende Arthritis/Synovitis**, v.a. Knie-, Ellenbogen- und Handwurzelgelenke, nachfolgend **Sekundärarthrose**<br>• asymptomatisch: **Rö-Zufallsbefund** (röntgendichter Diskus) |

| | |
|---|---|
| **Diagnostik** | • Rö: **Verkalkungen der Kapsel** und Kalkinkrustationen des Knorpels, z. B. **Kalzifikation der Menisken**<br>• **Gelenkpunktat mit Kalziumpyrophosphatkristallen** (doppelbrechende kleine, rhomboide und abgerundete Kristalle)<br>• Labor: **Entzündungsparameter**, Kalzium, Phosphat, AP, Ferritin, Transferrin, je nach Ursache Schilddrüsenwerte, PTH, Glukose, **Harnsäure** (meist normal im Ggs. zur Gicht) |
| Differentialdiagnose | Gicht, aktivierte Arthrose<br>! Die Chondrokalzinose betrifft im Ggs. zur Gicht vorwiegend große Gelenke und fast nie das Großzehengrundgelenk. Die Schübe verlaufen weniger dramatisch. |
| **Therapie** | • keine kausale Therapie bekannt, **Behandlung der Grundkrankheit**<br>• symptomatisch nach den Richtlinien degenerativer Gelenkveränderungen<br>• medikamentös: **im Akutfall Kolchizin**, sonst NSAR nach Schmerzsymptomatik, ggf. Prophylaxe mit Kolchizin |

# 10.3 Kollagenosen

## 10.3.1 Systemischer Lupus erythematodes (SLE)

> **Definition**
> **Ätiologie:** Provokation durch UV-Licht · HLA-Assoziation · medikamentös induziert
> **Einteilung:** kutaner LE · subakuter LE · SLE
> **Klinik:** Erytheme · Hyperkeratosen · ARA-Kriterien · Schmetterlingserythem · Fotosensibilität · Ulzera der Mundschleimhaut · Polyarthritis · Nierenbeteiligung · ZNS-Beteiligung · BB-Veränderungen · Lymphadenopathie
> **Diagnostik:** 4 ARA-Kriterien · Lupusband · AK-Diagnostik
> **Therapie:** Auslöser meiden · NSAR · Chloroquin · Azathioprin · Steroide · Cyclophosphamid-Stoßtherapie

| | |
|---|---|
| **Definition** | Der LE ist eine chron. **Bindegewebskrankheit** mit Bildung verschiedener **Auto-AK** und **Kern-AK**, die infolge Vaskulitis viele Organe befallen kann (= schwere Multiorganerkrankung). |
| Epidemiologie | • Häufigkeit: Inzidenz 5–10/100 000 Einwohner/Jahr, Prävalenz 40/100 000 Einwohner<br>• Geschlechterverteilung und Prädispositionsalter: **meist Frauen** um 20–40 Jahre, **w > m** (10:1) |
| **Ätiologie** | • ungeklärt, evtl. Virusinfekt<br>• **Provokation durch UV-Licht**<br>• genetisch: **HLA**-A1, -B7, -B8, -DR3, Verwandte mit SLE, schwarze Hautfarbe<br>• **Medikamente** lösen „Lupus-like-Syndrome" aus ohne Anti-ds-DNS |

**Einteilung**

- **kutaner LE (LE chronicus):** auf die Haut beschränkte Formen mit guter Prognose
  - LE chronicus discoides: lokalisierte Form, meist Kopf betroffen
  - LE chronicus disseminatus (CDLE): disseminiert auftretend, meist Befall von Rumpf und Oberarmen
- **subakuter LE:** besondere Verlaufsform des CDLE, die mit einem erhöhten Risiko für einen SLE oder bereits milden systemischen Erscheinungen (z. B. Abgeschlagenheit, Arthralgien, Myalgien) einhergeht
- **SLE**
- **medikamentös induzierter** Lupus: durch z. B. Hydralazin, Procainamid, Isoniazid, Chlorpromazin, Methyldopa, möglicherweise D-Penicillamin

**Klinik**

Symptome

- Hautveränderungen: multiple diskoide, scharf begrenzte **Erytheme** und **Hyperkeratosen** im Gesicht, an Oberarmen und Stamm (lichtexponierte Areale), Berührungsempfindlichkeit, Alopezie, nach Abheilung Haut hypopigmentiert und atrophisch
- SLE, wenn 4 der folgenden 11 **ARA-Kriterien** erfüllt sind:

**ARA-Kriterien**

- Schmetterlingserythem (80 %)
- diskoide Herde
- Fotosensibilität
- Ulzera der Mundschleimhaut
- nichterosive Arthritis von 2 oder mehr Gelenken (leichte Symptome bis 80 %), Tendosynovitis, Myalgien
- Serositis: Pleuritis, Perikarditis, Pleura-/Perikarderguss
- Nierenbeteiligung: prognostisch wichtig bei Insuffizienz, „Drahtschlingenphänomen", Glomerulonephritis, Mikrohämaturie, Proteinurie, Ödeme
- ZNS-Beteiligung: Kopfschmerzen, Krampfanfälle, Wesensveränderungen, Psychosen
- BB-Veränderungen: Coombs-positive hämolytische Anämie, Thrombopenie, Leukopenie
- immunologische Befunde: Anti-ds-DNS-AK, Anti-Sm-AK, Anti-Phospholipid-AK, LE-Zellphänomen
- antinukleäre AK (ANA ↑↑)

**Tab. 10.10:**    ARA-Kriterien der SLE

- *weitere Symptome*: Allergieneigung, Teleangiektasien, Raynaud-Symptomatik, Alopezie, Pneumonien, Fieber, **Lymphadenopathie** (50 %), RF, Leistungsabfall, Gewichtsabnahme

Komplikationen

- Myokardinfarkt
- Libman-Sacks-Syndrom: im Endstadium Endokarditis, Polyserositis, Arthritis, Splenomegalie

**Diagnostik**

- Klinik, 4 **ARA-Kriterien**
- Labor:
  - **AK-Diagnostik: ANA, Anti-ds-DNS-AK, Anti-Sm-AK**, Anti-Histon-AK, Anti-Ro/La(-SSA/SSB), Anti-Phospholipid-AK, Kryoglobuline, **Lupusband** (Hautbiopsie), ENA (extrahierbares nukleäres Antigen)
  - BSG, Komplementverminderung, Hepatitisserologie, falsch positiver VDRL-Luestest, Serum- und Urineiweißelektrophorese
- bildgebende Verfahren und Funktionsdiagnostik: Rö-Thorax, Sono Abdomen, EKG, Herzecho, Lungenfunktion
- minimal-invasiv: ggf. Nierenbiopsie bei Niereninsuffizienz, ggf. Knochenmarkpunktion bei Neutropenie

**Therapie**

- **Prophylaxe:** Meiden auslösender Faktoren (Sonne, Medikamente)
- **medikamentös:**

| bei geringer Aktivität | • **NSAR** ggf. in Kombination mit **Chloroquin** (bei polyarthritischem Verlauf)<br>• niedrig dosierte **Steroide** plus Kalzium als Osteoporose-prophylaxe |
|---|---|
| bei mäßiger Aktivität | zusätzlich **Azathioprin,** alternativ Methotrexat |
| bei Organbeteiligung | Steroide plus **Cyclophosphamid-Stoßtherapie** oder Steroid-Stoßtherapie |
| als Prophylaxe | Chloroquin (cave: Retinopathie) |
| bei Hautbefall | lokales Steroid |

**Tab. 10.11:** Medikamentöse Therapie des SLE

Prognose

unbehandelt binnen weniger Jahre tödlich, behandelt **10 % Letalität** (Infekt, Urämie, Herzversagen, Blutung/Infarkt mit neurologischer Symptomatik)

## 10.3.2 Polymyositis und Dermatomyositis

> **Definition**
> **Einteilung:** Hautbeteiligung · Immunopathien · im Kindesalter · Malignom-assoziiert
> **Klinik:** Allgemeinsymptome · schmerzhafte Muskelsymptomatik · untere Extremität · Hautsymptomatik · lilac ring · Erythem · Organbeteiligung · Herz · Ösophagusbeteiligung
> **Diagnostik:** apparative Untersuchungen · CK ↑ · Haut-/Muskelbiopsie
> **Therapie:** Kontrakturprophylaxe · Steroide · Immunsuppressiva

**Definition**

Generalisierte Entzündung der quer gestreiften Muskulatur (Polymyositis) und Haut (Dermatomyositis).

Epidemiologie

- Häufigkeit: Prävalenz 1:10 000
- Geschlechterverteilung: w:m = 2:1
- kein Prädispositionsalter

Ätiologie

unklar, möglicherweise Viren oder Parasiten

**Einteilung**

Verschiedene Varianten:
- mit und ohne (< 30 %) **Hautbeteiligung**
- mit anderen **Immunopathien**
- **im Kindesalter** (< 20 %)
- assoziiert **mit Malignomen** (bei 20 % der Erwachsenen)

**Klinik**

Symptome

- **Allgemeinsymptome:** Leistungsknick, Fieber, Müdigkeit
- **schmerzhafte Muskelsymptomatik:**
  - symmetrische proximale Muskelschwäche mit Myalgien, Paresen und schwerer Atrophie, die benachbarte Haut einbeziehend
  - v.a. **untere Extremität** betroffen mit Beginn proximal und Ausbreitung zentrifugal

- **Hautsymptomatik:**
  - schmetterlingsförmiges Erythem im Gesicht bzw. an lichtexponierten Hautstellen = heliotropes Exanthem
  - „lilac ring" um die Augen ist pathognomonisch
  - variabel schuppende **Erytheme**
  - Nagelveränderungen (Keinig-Ring = erweiterte Kapillaren im Nagelbett)
  - Kollodiumflecken über Streckseiten der Gelenke mit Nagelfalzveränderungen
- variable **Organbeteiligung:** nichterosive Arthritis, **Herz**insuffizienz, Arrhythmie, Tachykardie, Raynaud-Syndrom, Schluckbeschwerden durch **Ösophagusbeteiligung**, schwere Lungenbeteiligung

| | |
|---|---|
| Komplikationen | plötzliche Todesfälle möglicherweise durch unentdeckte Herzbeteiligung |

**Diagnostik**
- umfassende apparative Untersuchungen wegen Organbeteiligung und zur Tumor-Suche: Elektromyographie (EMG), Lungenfunktion, neurologisches Konsil
- Labor: **CK** ↑, LDH, BSG und Aldolase ↑, Myoglobin im Urin, Anti-Pm/Dm-AK, Anti-Jo-1-AK
- **Haut- und Muskelbiopsie** aus schmerzhaften Arealen

Differentialdiagnose
- diabetische Amyotrophie
- Sarkoidose, Wegener-Granulomatose
- **Myositis ossificans**
- **Myasthenia gravis**
- **Myskeldystrophien**

**Therapie**
- **Kontrakturprophylaxe** durch Krankengymnastik
- medikamentös: **initial Steroide** (Prednisolon), **bei Persistenz Immunsuppressiva** (Azathioprin, Methotrexat, Cyclophosphamid oder Steroid-Stoßtherapie)

Prognose
- insbesondere bei Erwachsenen meist Progression
- Jo-1-Syndrom und nicht behandelbare Malignome mit schlechterer Prognose

## 10.3.3 Progressive systemische Sklerodermie (PSS)

> **Definition**
> **Einteilung:** diffuse Form · limitierte Form
> **Klinik:** Hautveränderungen · Hautverdickungen · Sklerodaktylie · Raynaud-Symptomatik · Madonnenfinger · Rattenbissnekrosen · Tabaksbeutelmund · Lungenfibrose · Niereninfarkte · Herzbeteiligung · Dysphagie · Arthralgien der kleinen Gelenke
> **Diagnostik:** Klinik · umfassende apparative Untersuchungen
> **Therapie:** Kälteschutz der Hände · Ergotherapie · Krankengymnastik · je nach Symptomatik

**Definition**
Bei der PSS handelt es sich um eine chron. entzündliche Systemerkrankung des Bindegewebes mit Kollagenanhäufung und Fibrose von Haut und inneren Organen und obliterierender Angiopathie.

**Epidemiologie**

- Häufigkeit: Inzidenz 5–20/100 000 Einwohner
- Geschlechterverhältnis: w:m = 4–6:1
- Prädispositionsalter: 30.–50. Lj.

**Ätiologie**

- unbekannt, mutmaßlich autoimmun
- Regulationsstörungen der Fibroblasten mit Gefäß- und Bindegewebsveränderungen

**Einteilung**

- **diffuse Form** = systemische Sklerodermie
- **limitierte Form** = CREST-Syndrom (**C**alcinosis, **R**aynaud, **E**sophageal dysphagia, **S**clerodactylia, **T**eleangiectasia)

**Klinik**

- **limitierte Form: Hautveränderungen** (Beginn an Fingern/Händen, nicht über Ellenbogen), keine oder kaum Beteiligung innerer Organe (jedoch Ösophagus zu 80 % betroffen)
- **diffuse Form:** ausgeprägte **Hautverdickungen,** Organbeteiligung und rasche Progression

| Organ bzw. Organsystem | typische Symptome |
|---|---|
| Haut | - Hautveränderungen zentripetal fortschreitend mit Ödem – Induration – Atrophie<br>- **Sklerodaktylie:** initial **Raynaud-Symtomatik,** dann Schwellung, Verhärtung und Zuspitzung der Finger (Absorption der Endphalangen = „**Madonnenfinger**") bis hin zu Mikroulzerationen = „**Rattenbissnekrosen**"<br>- Hautverhärtungen an Unterarmen, Beinen, Gesicht („**Tabaksbeutelmund**" = Mikrostomie) |
| GIT | - **Dysphagie** und Reflux durch Beteiligung von Ösophagus und Magen, Sklerose des Zungenbändchens<br>- Malabsorption durch Atrophie der Dünndarmschleimhaut, lang gestielte Divertikel der distalen Kolonhälfte |
| Bewegungsapparat | **Arthralgien der kleinen Gelenke,** leichte Arthritiden |
| Lunge | - basale **Lungenfibrose**<br>- Bronchiektasien |
| Herz | - Perikarditis<br>- **Myokardfibrose**<br>- Schwund von Zellen |
| Niere | **Niereninfarkte** mit Hypertonie |
| sonstige Organe | - Sicca-Symptomatik<br>- Hypothyreose<br>- Katarakt<br>- Kalkablagerungen in Weichteilen |

**Tab. 10.12:** Symptome der PSS

**Diagnostik**

- **Klinik**
- **Labor:** Entzündungsmarker, Blutbild, Leber-, Nieren, Schilddrüsen-Werte, RF, ANA, Anti-SCL70-AK
- **Umfassende apparative Untersuchungen** wegen Organbeteiligung:
  - Sono Abdomen/Schilddrüse
  - Rö-Thorax
  - Ösophagusbreischluck, Gastroskopie

– EKG, Herzecho
– Lungenfunktion
– neurologische Untersuchungen

**Therapie**
konservativ

- symptomatisch: **Kälteschutz der Hände, Ergotherapie, Krankengymnastik**
- **Je nach Symptomatik:**
  – im Schub Prednisolon
  – bei Arthritis/Arthralgien NSAR
  – bei Raynaud Nifedipin, Nitro-Salbe
  – bei Ösophagusbeteiligung Nitropräparate, Prokinetika, Säurehemmer
  – bei Pneumonitis/Alveolitis Cyclophosphamid-Stoßtherapie
  – bei pulmonaler Hypertonie Versuch mit ACE-Hemmer
  – bei Nierenbeteiligung Steroide und ACE-Hemmer

operativ

ggf. Herz-Lungen-Transplantation bei nicht beherrschbarer pulmonaler Hypertonie

Prognose

Niereninfarkte meist prognosebestimmend

## 10.3.4 Sjögren-Syndrom

Synonym: Sicca-Syndrom

> **Definition**
> **Ätiologie:** Immunerkrankung · Komplikation rheumatischer Erkrankungen ·
> HLA
> **Klinik:** Xerophthalmie · Xerostomie · Drüsenschwellung · Hornhautulzera ·
> Beteiligung innerer Organe · B-Zell-Lymphome
> **Diagnostik:** okuläre und/oder orale Symptome · RF in 90 % · Auto-AK ·
> Schirmer-Test · Biopsie
> **Therapie:** künstlicher Speichel/Tränen · Bromhexin · NSAR · Azathioprin

**Definition**

Das Sjögren-Syndrom ist gekennzeichnet durch eine chron. lymphozytäre Entzündung von Tränen- und Speicheldrüsen.

**Epidemiologie**

- primäre Form: w:m = 9:1, Erkrankungsgipfel 30.–60. Lj.
- sekundäre Form: 10 % der RA-Patienten, 1–3 % der SLE-Patienten

**Ätiologie**

- primäre Form: unbekannt, eigenständige **Immunerkrankung**, möglicherweise Induktion durch Viren (v.a. EBV)
- genetische Disposition: Frauen: **HLA-B8, -DR3, DRw52**; Männer: HLA-DRw52
- sekundäre Form: als **Komplikation rheumatischer Erkrankungen** wie RA, Kollagenosen, Lupus erythematodes, Polymyositis, Sklerodermie, interstitielle Pneumonie, selten bei primär biliärer Zirrhose

**Klinik**
Symptome

- Keratokonjunktivitis sicca/**Xerophthalmie:** „Austrocknung" der Augen durch Verlust von Tränenflüssigkeit
- **Xerostomie:** „Austrocknung" des Mundes durch verminderte Speichelproduktion
- **Schwellung** der Tränendrüsen, der Parotiden und Glandulae submandibularis (durch Lymphozyten-Infiltration)
- trockene (Schleim-)Haut und Nase: Rhinitis, Pharyngitis, Ösophagitis

| | |
|---|---|
| Komplikationen | • **Hornhautulzera**, Karies, **Superinfektion** (Soor) |
| | • selten **Beteiligung innerer Organe** wie Lunge und Niere, achylische Gastritis mit Hypoazidität des Magensaftes |
| | • **B-Zell-Lymphome** in 1–6% bei primärer Form |
| **Diagnostik** | • Anamnese/Klinik |
| | ! Diagnosekriterium: okuläre und/oder orale Symptome > 3 Monate |
| | • **Labor:** BSG, Leukopenie, Anämie, **RF in 90%**, La/SSB, Ro/SSA-**Auto-AK** oder ANA, Kryoglobuline, Komplementfaktoren |
| | • **Schirmer-Test:** < 5 mm/5 Min. Befeuchtung eines Filterpapiers |
| | • pathologische Speicheldrüsenszintigraphie oder Parotis-Sialographie |
| | • **Biopsie** mit mononukleären Zellen |
| Differentialdiagnose | Xerostomie und Xerophthalmie anderer Genese, z.B. medikamentös |
| **Therapie** | • Xerostomie: **künstlicher Speichel, Bromhexin** und zuckerfreier Kaugummi als Sekretionsreiz, sorgfältige Zahnpflege |
| | • Xerophthalmie: **künstliche Tränen**, Sonnenbrille, viel trinken, hohe Luftfeuchtigkeit |
| | • bei Arthralgien Therapie wie bei RA mit **NSAR**, ggf. **Azathioprin** |

# 10.4 Vaskulitiden

## 10.4.1 Vaskulitiden kleiner Gefäße

### Allergische Angiitis
Synonym: Churg-Strauss-Syndrom

> **Definition**
> **Ätiologie:** allergische Diathese · inhalative Noxen
> **Klinik:** allergisches Asthma · flüchtige Lungeninfiltrate · Polypen der NNH · Arthralgien · GI-Schmerzen · neurologische Störungen · Kardiomyopathie
> **Diagnostik:** Anamnese · unspezifische Entzündungszeichen · Hypereosinophilie · Gesamt-IgE ↑ · IgE-haltige Immunkomplexe · kleine nekrotisierende Granulome in Gefäßnähe
> **Therapie:** Kortikosteroide · Cyclophosphamid · Plasmapherese

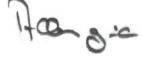

| | |
|---|---|
| **Definition** | Es handelt sich um eine systemische granulomatöse Angiitis mit den Zügen einer Atrophie. |
| Epidemiologie | • Geschlechterverteilung: w > m |
| | • Prädispositionsalter: mittleres Lebensalter |
| **Ätiologie** | • enge Assoziation mit **allergischer Diathese** |
| | • vermutlich Überempfindlichkeit gegenüber **inhalativen Noxen** |

**Klinik**

Symptome
- Atemwege: **allergisches Asthma, flüchtige Lungeninfiltrate,** Verkrustungen im Nasenrachenraum und Septumarrosionen, **Polypen der NNH**
- Haut: Petechien, palpable Purpura, subkutane knotige Infiltrationen
- Bewegungsapparat: **Arthralgien**
- GIT: **GI-Schmerzen**, Übelkeit, Diarrhoe
- Niere: Glomerulonephritis
- Herz: Hypertonie, Tachykardie, Herzrhythmusstörungen
- **neurologische Störungen:** Krämpfe, Koma, periphere motorische Ausfälle

Komplikationen
Herzversagen auf dem Boden einer **Kardiomyopathie**

**Diagnostik**
- **Anamnese:** häufig Rhinitiden, chron. Sinusitiden, Asthma bronchiale, Pneumonie oder Medikamentenallergien
- **Labor: unspezifische Entzündungszeichen,** BSG ↑, **Hypereosinophilie, Gesamt-IgE** ↑ oder **IgE-haltige Immunkomplexe,** ANCA in 40 %
- Histologie: ausgeprägte Eosinophilie, **kleine nekrotisierende Granulome in Gefäßnähe**
- Radiologie: Verschattung der NNH

Differentialdiagnose
andere Vaskulitiden, Arthralgien anderer Genese

**Therapie**

konservativ
- **Kortikosteroide**
- **Cyclophosphamid** bei ungenügender Wirkung von Kortikosteroiden
- Azathioprin und Methotrexat zur Remissionserhaltung
- **Plasmapherese**

Prognose
- Prognose relativ gut, da gut auf Kortikosteroide ansprechend
- bei konsequenter Therapie Rückbildung der Organveränderungen

## Wegener-Granulomatose

> **Definition**
> **Klinik:** chron. Sinusitis und Rhinitis · ulzerierende Tracheobronchitis · Hämoptysen · fokale Glomerulonephritis
> **Diagnostik:** unspezifische Entzündungswerte · c-ANCA · Schleimhautbiopsie · Infiltrationen/Rundherde
> **Therapie:** Kortikosteroide · Cotrimoxazol · Cyclophosphamid

Definition
Die Wegener-Granulomatose ist eine **Vaskulitis mit nekrotisierenden Granulomen**, die sich im Bereich des Kopfes, des **Respirationstraktes** und der Niere manifestieren.

Epidemiologie
- Geschlechterverteilung: m > w
- Prädispositionsalter: **mittleres Lebensalter**

Ätiologie
unbekannt, aerogene Noxe mit Immunreaktion?

| | |
|---|---|
| **Klinik** | • lokal begrenzte ulzerierende und nekrotisierende Granulome<br>• HNO: Rhinorrhoe, Epistaxis, Otorrhoe mit Hörverminderung, **chron. Sinusitis und Rhinitis**, Reizhusten, behinderte Nasenatmung, Foetor ex ore<br>• Kopf: Keratokonjunktivitis, Exophthalmus<br>• Lunge: **ulzerierende Tracheobronchitis**, **Hämoptysen**, Dyspnoe, Lungenrund-herde<br>• Niere: **fokale Glomerulonephritis** |
| **Diagnostik** | • **Labor:** unspezifische Entzündungswerte ↑, Anämie, Leukozytose, Thrombozy-tose, Serum-AK gegen zytoplasmatische Antigene von neutrophilen Granulozyten **(c-ANCA)** bei 85 %   *Wolley ⇒ Pronulose ?*<br>• **Schleimhautbiopsie** mit Histologie: granulomatöse Vaskulitis in respiratorischer Schleimhaut, nekrotisierende glomerulonephritische Veränderungen in der Niere<br>• **Bildgebende Verfahren:** Rö-Thorax (Einschmelzung der Lunge), Rö/CT der NNH (Infiltrationen, Rundherde, Granulome) |
| Differentialdiagnose | andere Vaskulitiden, infektiöse HNO- und Lungenerkrankungen |
| **Therapie** | Dauertherapie mit Kortikosteroiden und Cyclophosphamid, in milden Fällen initial Cotrimoxazol (mögliche infektbegleitende Natur)   *⇒ Plox Axa* |
| Prognose | • unbehandelt sterben 90 % der Patienten innerhalb von 2 Jahren<br>• unter Behandlung besteht die 90 %ige Chance auf Remission |

## Purpura Schoenlein-Henoch

> **Definition**
> **Ätiologie/Pathogenese:** Immunreaktion Typ III · vorausgegangener Infekt der oberen Luftwege
> **Klinik:** unspezifische Symptome · petechiale Blutungen · Polyarthralgien · Bauchschmerzen · Hämaturie · Kopfschmerzen · Niereninsuffizienz
> **Diagnostik:** positiver Rumpel-Leede-Test · normale Gerinnungsparameter · Nierenbiopsie
> **Therapie:** auslösende Noxe absetzen · symptomatisch · niedrigdosierte Steroidgabe · Immunsuppression

| | |
|---|---|
| **Definition** | Die Purpura Schoenlein-Henoch ist ein hämorrhagische Vaskulitis allergica infolge einer Immunkomplexreaktion der kleinsten Gefäße. Auslöser ist ein vorausgegan-gener Infekt der oberen Luftwege.   *⇨ Kop-Onou* |
| Epidemiologie | • Geschlechterverteilung: Jungen > Mädchen<br>• Prädispositionsalter: Vorschulalter<br>*in ztc. Zusammenhang mit I. des ob. Resp. halles* |
| **Ätiologie/Pathogenese** | • Bakterienbruchstücke, Medikamente oder Nahrungsmittel als Antigene<br>• Entzündungsreaktion durch subendothelial abgelagerte IgA-haltige Immunkom-plexe **(Immunreaktion vom Typ III)**<br>• Aktivierung des Komplementsystems |

**Klinik**

Symptome
- **unspezifische Symptome:** Fieber, schweres Krankheitsgefühl
- **Haut:** petechiale Blutungen an Streckseiten beider Unterschenkel
- **Gelenke:** Polyarthralgien, keine Gelenkblutungen
- **GIT:** kolikartige Bauchschmerzen, Erbrechen, blutige Stühle
- **Niere:** Mikro-/Makrohämaturie, Glomerulonephritis in 50 %
- **ZNS:** Kopfschmerzen, auffälliges Verhalten, pathologisches EEG

Komplikationen
progrediente **Niereninsuffizienz**

**Diagnostik**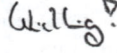
- **positiver Rumpel-Leede-Test**
- **Labor:** normale Gerinnungsparameter, Leukozytose, Eosinophilie, zirkulierende Immunkomplexe, Hämaturie, keine ANCA
- **Nierenbiopsie:** mesangioproliferative Glomerulonephritis mit mesangialen IgA-Ablagerungen
- **Hautbiopsie:** perivaskuläre Leukozytenuntergänge, vaskuläre IgA-Ablagerungen

Differentialdiagnose
Purpura bei Meningokokkensepsis

**Therapie**

konservativ
- **auslösende Noxe absetzen**, wenn medikamenteninduziert
- symptomatisch: **Antiphlogistika**
- kurzzeitige **niedrigdosierte Steroidgabe**
- **Immunsuppression** bei hartnäckigem Verlauf

Prognose
- Abklingen unter symptomatischer Therapie innerhalb von Wochen
- Rezidive möglich
- in < 5 % progrediente Niereninsuffizienz mit ungünstiger Prognose

## 10.4.2 Vaskulitiden mittelgroßer Gefäße

### Klassische Panarteriitis nodosa

**Definition**
**Klinik:** Allgemeinsymptome · Niere · Herz · GIT · Hautbeteiligung
**Diagnostik:** pANCA · Eosinophilie · Kollagenosen · Vaskulitiden
**Therapie:** Steroide, Cyclophosphamid · 5-Jahres-Überleben 90 %

Definition
Die Panarteriitis nodosa ist eine Systemerkrankung der **kleinen** und **mittleren Arterien** und **Arteriolen** und manifestiert sich an der Waden- und Unterarmmuskulatur sowie den inneren Organen. Histologisch zeigen sich eine fibrinoide Verquellung aller Wandschichten und kleinfleckige Infarkte mit sektorförmiger **Medianekrose** segmental an Gefäßaufzweigungen.

Epidemiologie
- Häufigkeit: 6–7/100 000 Einwohner
- Geschlechterverteilung: m > w
- Prädispositionsalter: 30.–50. Lj.

Ätiologie
evtl. HBs-AG, AK gegen Intima?

**Klinik**

Symptome
- **Allgemeinsymptome:** Gewichtsverlust, Nachtschweiß, Fieber
- **Niere** (85 %): Schrumpfniere, Ischämie, renale Hypertonie
- **Herz** (80 %): Myokardnekrose, knötchenförmige Verdickung der Koronararterien
- **GIT** (50 %): Bauchkrämpfe bei Beteiligung der Abdominalgefäße mit ischämischer Kolitis
- Bewegungsapparat: Polymyositis, Arthralgien
- Nerven: Polyneuritis, Parästhesien
- weitere Organe: **Hautbeteiligung** (knötchenartige Hautveränderungen), Splenomegalie, Lungeninfiltrate, hämorrhagische Hodeninfarkte und andere Organbeteiligungen

Stadien
- Stadium I: fibrinoide Nekrose
- Stadium II: akute Entzündung
- Stadium III: Granulationsgewebe, Ischämie
- Stadium IV: Vernarbung

Komplikationen
- Mesenterialarterienverschluss mit Darmgangrän
- Herzinfarkt durch Koronariitis

**Diagnostik**
- **Labor:** BSG, HBs-Ag, **pANCA**, Leukozytose, **Eosinophilie**(!)
- **Urin:** gleichzeitig Erys, Leukos, Fett- und Wachszylinder und breite Zylinder (= Glomeruli und Tubuli betroffen)
- minimal-invasiv: **Muskelbiopsie**

Differentialdiagnose
andere **Kollagenosen**, **Vaskulitiden**, Polyneuropathie und Fieber anderer Genese

**Therapie**
- **Steroide, Cyclophosphamid**
- Interferon bei Hepatitis-B-assoziierter Panarteriitis nodosa

Prognose
- unbehandelt schlecht
- unter Behandlung **5-JÜR 90 %**

### Kawasaki-Syndrom
Synonym: mukokutanes LK-Syndrom

**Definition**
**Klinik:** septische Temperaturen · konjunktivale Injektion · Palmarerythem · Schleimhautveränderungen · Exanthem · Schwellung der Hals-LK · Aneurysmen der Herzkranzgefäße
**Diagnostik:** 5 der 6 Hauptsymptome
**Therapie:** ASS · Immunglobuline · Herzinfarkt

**Definition**
Es handelt sich um eine akute fieberhafte Vaskulitis mit multiplem Organbefall.

Epidemiologie
- häufigste Vaskulitis bei **Kleinkindern** (etwa 350 Fälle/Jahr in Deutschland)
- gehäuftes Auftreten in Japan

**Ätiologie**
HLA-BW-22-assoziiert

**Klinik**

Symptome

- Hauptsymptome:
  - **septische Temperaturen** länger als 5 Tage, die nicht auf Therapie ansprechen
  - **konjunktivale Injektion** (beidseits)
  - **Palmarerythem:** starke Rötung und Verhärtung von Handflächen und oft auch Fußsohlen, die in eine feinlamellöse Schuppung übergeht
  - oropharyngeale **Schleimhautveränderungen:** hochrote, rissige Lippen, Enanthem und Himbeerzunge
  - **Exanthem**
  - **Schwellung der Hals-LK**
- Nebensymptome: abakterielle Meningitis, Urethritis, Gastroenteritis, Oligoarthritis

Komplikationen

**Aneurysmen der Herzkranzgefäße,** Herzinfarkt

**Diagnostik**

- **5 der 6 Hauptsymptome** müssen vorhanden sein
- **Labor:** unspezifische Entzündungsparameter ↑, $\alpha_2$-Globuline, Leukos und Thrombos ↑, Endothelzell-AK (AECA)
- **Histologie:** Arteriitis, umschriebene Nekrosen der LK

Differentialdiagnose

- **Scharlach, Masern,** Mononukleose
- **Staphylokokkeninfektionen**
- Erythema exsudativum multiforme

**Therapie**

- **ASS** bei leichteren Verlaufsformen über mindestens 6 Wochen
- **Immunglobuline** über 5 Tage

Prognose

Letalität < 1 %; häufigste Todesursache: **Herzinfarkt**

## 10.4.3 Vaskulitiden großer Gefäße

### Arteriitis temporalis Horton, Polymyalgia rheumatica

> **Definition**
> **Klinik:** plötzliche Kopfschmerzen · tastbare Temporalarterie · Claudicatio intermittens · Amaurosis fugax · symmetrische Schmerzen im Schulter-/Nackenbereich · Morgensteifigkeit · Erblindung
> **Diagnostik:** BSG ↑↑ · Biopsie · Funduskopie · Dopplersono
> **Therapie:** Steroide · Immunsuppressiva · Rezidivgefahr

**Definition**

Die Arteriitis cranialis ist eine **Riesenzellarteriitis** der Schädelarterien. Sie kann im Extremfall bis zum arteriellen Verschluss führen. Ist die **Arteria temporalis** betroffen, spricht man von der Arteriitis temporalis Horton. In etwa der Hälfte der Fälle ist die Erkrankung mit Symptomen einer Polymyalgia rheumatica vergesellschaftet. Hierbei handelt es sich um eine Begleitarteriitis der Schulter- und Beckenregion.

Epidemiologie

- Geschlechterverteilung: w:m = 2:1
- Prädispositionsalter: > **60 Jahre**

**Ätiologie/Pathogenese** unbekannt

**Klinik**

Symptome
- Arteriitis temporalis Horton:
  - **plötzlich einsetzende Kopfschmerzen**
  - hervortretende, hart **tastbare Temporalarterie** *Pulslos*
  - **Claudicatio intermittens** von Zungen- und Kaumuskulatur
  - **Amaurosis fugax,** Visusverschlechterung bis hin zur Erblindung durch Verschluss der Arteria retinalis
- Polymyalgia rheumatica:
  - Allgemeinsymptome: Abgeschlagenheit, Fieber
  - **symmetrische Schmerzen im Schulter- und Nackenbereich** sowie Rücken bis zum Beckengürtel (CK normal)
  - druckschmerzhafte Oberarme
  - **Morgensteifigkeit**

Komplikationen
- **Erblindung**, wenn zu spät erkannt
- zerebraler Insult

**Diagnostik**
- tastbare, verhärtete Arteria temporalis
- Labor: **BSG** ↑↑, $\alpha_2$-Globulin-Fraktion ↑
- **Biopsie** aus der Tunica media der Arterienwand: vielkernige Riesenzellen, Leuko-Infiltration der Arterienwand, Intimafibrose mit Verschluss des Gefäßlumens. **Histologische Stadieneinteilung:**
  - Stadium I: proliferierendes Intimapolster, hyaline Wandverdickungen
  - Stadium II: florides Stadium, Nekrosen der Media
  - Stadium III: Ausheilung
- **Funduskopie:** Verschlüsse der Retinalarterienäste, Papillenödem
- bildgebende Verfahren: **Dopplersono**
- positiver Therapieversuch: sofortiges Ansprechen auf Kortikosteroide

Differentialdiagnose
Polymyositis, Dermatomyositis, RA

**Therapie**
**Steroide** über 1–2 Jahre, evtl. Kombination mit **Immunsuppressiva**

Prognose
- sehr gutes Ansprechen auf Steroidtherapie
- unbehandelt in 30 % der Fälle Erblindung
- **Rezidivgefahr** bei zu frühem Absetzen der Steroide

**Takayasu-Arteriitis**

> **Definition**
> **Klinik:** initiale inflammatorische Phase · durch Gefäßokklusion ausgelöste Symptomatik · kardiovaskuläre Komplikationen
> **Diagnostik:** Stenosegeräusche · fehlender Radialispuls · RR-Differenz · BSG ↑↑ · angiographischer Nachweis · Duplexsono
> **Therapie:** Steroide · Immunsuppressiva · Gefäßchirurgie

**Definition**
Die Takayasu-Arteriitis ist eine Riesenzellarteriitis, die zum Verschluss der vom Aortenbogen ausgehenden großen Arterien führt. Es handelt sich um die entzündliche Form des Aortenbogensyndroms.

| | |
|---|---|
| Epidemiologie | • meist junge Frauen asiatischer Herkunft<br>• am häufigsten **A. subclavia** betroffen |
| **Klinik**<br>Symptome | • **initiale inflammatorische Phase:**<br>  – Fieber, Gewichtsverlust<br>  – Myalgien, Arthralgien<br>  – Kopfschmerzen, Schwindel<br>• **durch Gefäßokklusion ausgelöste Symptomatik:**<br>  – Claudicatio intermittens (Schmerzen der Arme)<br>  – Pulslosigkeit der A. brachialis = „pulseless disease", Hypertonus |
| Komplikationen | • **kardiovaskulär:** Aortenklappeninsuffizienz, Aneurysmen, Herzinfarkt<br>• zerebraler Insult |
| **Diagnostik** | • **Stenosegeräusche** über den betroffenen Gefäßen, **fehlender Radialispuls, RR-Differenz** beider Arme > 20 mmHg<br>• Labor: **BSG** ↑↑, Anämie, Leukozytose, Hypergammaglobulinämie<br>• bildgebende Verfahren: **angiographischer Nachweis** der Gefäßveränderungen, **Duplexsono** |
| Differentialdiagnose | • **Arteriosklerose,** intrakranielle Gefäßverschlüsse<br>• Syphilis, Z.n. Thoraxtraumen |
| **Therapie**<br>konservativ | **Steroide** über 1–2 Jahre, evtl. **Immunsuppressiva** |
| operativ | rekonstruktive **Gefäßchirurgie** |
| Prognose | • 5-JÜR bei konsequenter Therapie 90 %<br>• ohne Therapie kardiovaskuläre Komplikationen und Tod |

## 10.4.4 Sonstige Vaskulitiden

### Thrombangitis obliterans
Synonym: M. Winiwarter-Buerger

> **Definition**
> **Ätiologie:** Rauchen · Kälteeinwirkung
> **Klinik:** Raynaud-Syndrom · Phlebitis migrans · Parästhesien · brennende Schmerzen · schubweiser Verlauf · Nekrose/Gangrän der Endglieder
> **Diagnostik:** Biopsien aus Muskulatur/Subkutis · Duplexsono · Angiographie
> **Therapie:** Rauchen einstellen · Prostaglandine · ASS

| | |
|---|---|
| **Definition** | Die Thrombangitis obliterans ist eine segmentale mulitlokuläre chron.-entzündliche Gefäßerkrankung kleiner und mittlerer Arterien und Venen der Extremitäten (distal von Knie oder Ellenbogen), die mit sekundärer Thrombosierung und Intimasklerose einhergeht. |
| Epidemiologie | • Geschlechterverteilung: meist **Männer**<br>• Prädispositionsalter: **20.–40. Lj.** |

**Ätiologie**
- vermutlich Autoimmunerkrankung
- **Rauchen** und **Kälteeinwirkung** beschleunigen den Verlauf

**Klinik**
Symptome
- sekundäres **Raynaud-Syndrom**
- **Phlebitis migrans**, Neigung zu peripheren Ödemen
- **Parästhesien, brennende Schmerzen**
- **schubweiser Verlauf,** segmentaler Befall

Komplikationen

**Nekrose** oder **Gangrän** der Endglieder

**Diagnostik**
- **Biopsien aus Muskulatur und Subkutis** aus Ischämiearealen
- bildgebende Verfahren: **Duplexsono, Angiographie**

Differentialdiagnose

chron. pAVK

**Therapie**
konservativ
- **Rauchen einstellen**
- **Prostaglandine** i.v., **ASS**

operativ

evtl. Sympathektomie

Prognose

nach Rauchstopp meistens Stillstand der Erkrankung

## Morbus Behçet

> **Definition**
> **Ätiologie:** Immunkomplexvaskulitis _Schleimhaut-befall_
> **Einteilung:** mukokutane/arthralgische/okuloneurale Verlaufsform
> **Klinik:** Hauptkriterium · orale Aphten/Ulzera · Nebenkriterien · genitale Ulzerationen · Uveitis · Hauteffloreszenzen · Organbeteiligung · Oligoarthritis · Arthralgien
> **Diagnostik:** Haupt- und 2 Nebenkriterien · Pathergie-Test · Entzündungsparameter · häufig HLA-B5 · Hautbiopsie
> **Therapie:** lokale Steroide · NSAR bei Arthritis · Rezidive

**Definition**

Es handelt sich um eine chron. remittierende, entzündliche, polytope Vaskulitis kleiner Gefäße mit bevorzugtem Befall der Schleimhäute.

Epidemiologie

meist Jugendliche oder Erwachsene aus dem **Mittelmeerraum** und Japan

**Ätiologie**
- unbekannt, vermutlich **Immunkomplexvaskulitis** oberflächlicher Gefäße
- aufgrund beschwerdefreier Intervalle V.a. auslösendes Virus

Einteilung
- **mukokutane, arthralgische** und **okuloneurale Verlaufsform**
- Symptomenkomplexe: Vaskulo-, Entero-, Neuro-Behçet

## Klinik

**Symptome**

- **Hauptkriterium:** rez. (> 3 x/Jahr) schmerzhafte **orale Aphten/Ulzera** (gegenüberstehende Ulzerationen = „kissing ulcer")
- **Nebenkriterien:**
  - **genitale Ulzerationen** von Vulva, Vagina, Skrotum und perianal
  - rez. **Uveitis**, Iritis oder Vaskulitis der Retina, Hypopyon
  - **Hauteffloreszenzen:** Erythema nodosum, Erythema exsudativum multiforme, Pyoderma, Pseudofollikulitis
- sekundäre **Organbeteiligung:**
  - Bewegungsapparat: rheumatoide Mono-, meist **Oligoarthritis** der unteren Extremität; **Arthralgien** von Ellenbogen, Knien und Sprunggelenken ohne eindeutig nachweisbare Entzündungszeichen wie Rötung und Erguss
  - weitere Organsysteme: ZNS (Meningoenzephalitis, Ependymitis), Herz (Myokarditis, Klappenvitien), Darmschleimhaut (Ulzera mit blutiger Diarrhoe), außerdem wandernde Thrombophlebitis, arterielle Aneurysmen, Epididydimitis

**Komplikationen**

Hypopyon-Iritis ⇒ Synechien ⇒ erhöhter Augeninnendruck ⇒ Glaukom ⇒ Erblindung

## Diagnostik

- **Anamnese** bezüglich Ulzera, Aphten und Augenbeteiligung
- zur Diagnosestellung müssen das **Hauptkriterium** und mindestens **2 Nebenkriterien** vorhanden sein
- **Pathergie-Test:** papulo-pustulöse Effloreszenz 24–48 h nach Nadelstich/i.c. NaCl-Injektion
- **Labor:** Entzündungsparameter, keine ANA, häufig HLA-B5, HLA-B12 bei mukokutaner und HLA-B27 bei arthralgischer Form
- **Rö** der betroffenen Gelenke
- **Hautbiopsie:** Intimaproliferation, Thrombosen und Immunglobulin-Ablagerung

**Differentialdiagnose**

Mundverletzung, Infekt, Allergie

## Therapie

- lokale Anwendung von **Steroiden** bei Ulzerationen, Immunsuppressiva
- **NSAR bei Arthritis**, ggf. Kolchizin
- bei schwerem Verlauf Basistherapie mit Cyclosporin A oder Cyclophosphamid-Stoß
- *!* Eine systemische Steroidgabe zeigt generell keine oder wenig Wirkung!

**Prognose**

- **Rezidive** auch nach lang anhaltender Remission möglich
- tödliche Verläufe durch Komplikationen mit Atem- und Schluckstörungen

# Infektionskrankheiten

## 11.1 Definitionen

bakterielle Infektionen
- **Bakterien:**
  - Einzeller ohne echten Zellkern
  - Kugel-, Stäbchen-, Schraubenform
  - aufgebaut aus Zellmembran, Zytoplasma, Zytoplasmamembran, Kernäquivalenten und teilweise Geißeln oder Kapseln
- **bakterielle Infekte:** führen zur Leukozytose, Linksverschiebung, toxischen Granulation der Neutrophilen, Erhöhung der Leukozyten-Phosphatase
- **Bakteriämie:** kurzfristige Anwesenheit von Bakterien im Blut ohne Vermehrung
- **Sepsis** (syn. Sektikämie, Blutvergiftung): schwere Allgemeininfektion infolge des konstanten oder periodischen Eindringens von Erregern in den Blutkreislauf
- **Hospitalismus:** Hauskeiminfektionen im Krankenhaus (z. B. Intensivstation) mit z. T. resistenten Keimen (z. B. ORSA)
- **Antibiotika:** Therapeutika mit bakterizider oder bakteriostatischer Wirkung zur Behandlung bakterieller Infektionen, Wirkprinzipien s. Abb. 11.1

virale Infektionen
- **Viren:**
  - besitzen nur DNA oder RNA, brauchen zum Wachstum Wirtszellen, auf die sie häufig pathogen wirken
  - Einteilung erfolgt z. B. nach Art der Nukleinsäure, Größe, Bauprinzip, Wirtsorganismus oder Organotropie
- **Virusinfektion:** nicht-eitrig, Lymphozytose, Serumreaktion, diphasisches Fieber, Erniedrigung der Leukozyten-Phosphatase, Organotropie
- **Virämie:** Vorhandensein von Viren im Blut. Nach Maturation und Freisetzung bzw. Knospung wird eine neue Generation von Viren aus der Wirtszelle in die Blutbahn abgegeben.

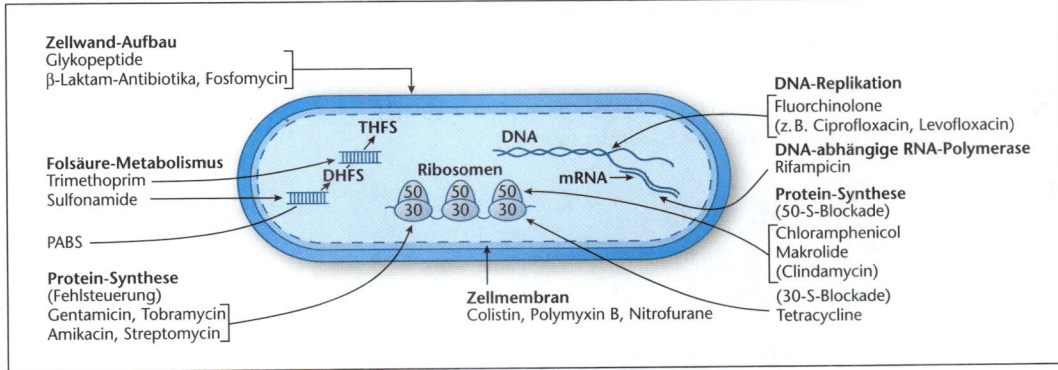

**Abb. 11.1:**   Angriffspunkte verschiedener Antibiotika [18]

- **Virostatika:** Wirkprinzipien
  - Verhinderung von Adsorption, Penetration und Uncoating
  - Verhinderung der Virusreplikation (Hemmung der DNA-Polymerase, der reversen Transkriptase und/oder der DNA/RNA-Synthese durch zytostatisch wirksame Antibiotika)
  - Verhinderung der Virusreifung und Ausschleusung

**Meldepflicht**

nach § 3 BSeuchG (Bundesseuchenschutzgesetz)

| **V (= Verdacht)** | Botulismus, Cholera, Enteritis infectiosa, Fleckfieber, Lebensmittelvergiftungen, Lepra, Milzbrand, Ornithose, Paratyphus, Typhus, Pest, Pocken, Polio, Rückfallfieber, Tollwut (auch Kontakt), Tularämie, virales hämorrhagisches Fieber |
|---|---|
| **E (= Erkrankung)** | angeborene CMV, Listeriose, Toxoplasmose, Lues, Röteln, Brucellose, Diphtherie, Enzephalitiden, Gasbrand, Tetanus, Gelbfieber, Leptospiren, Malaria, Meningitiden, Q-Fieber, Rotz, aktive Tbc, Trachom, Trichinose, Virushepatitis |
| **T (= Tod)** | Influenza, Masern, Scharlach, Pertussis, Puerperalsepsis |
| **A (= Ausscheider)** | Cholera, Salmonellen, Shigellen |

In manchen Bundesländern gelten noch zusätzliche Regelungen!

# 11.2 Klinik und Therapie bakterieller Infekte

Legionellen, Mykobakterien, Mykoplasmen und Coxiellen s. Kapitel 2

## 11.2.1 Aktinomykosen

Synonym: Strahlenpilzkrankheit

**Ätiologie:** Actinomyces israelii · über Verletzung · weltweit
**Klinik:** zervikofaziale/abdominale Aktinomykose · brettharte Infiltration · chron. Fisteln · Karies · Parodontitis
**Diagnostik:** verzweigte Filamente · grampositive Stäbchen
**Therapie:** Chirurgie · Penicilline · Mundhygiene

**Epidemiologie**

- Häufigkeit: 1:40 000–80 000/Jahr **weltweit**
- Geschlechtverhältnis: m:w = 5:1

**Ätiologie**

| **Erreger** | - **Actinomyces israelii** 90 %, A. naeslundii 7 % **(grampositive Stäbchen)** |
|---|---|
| **Übertragung** | - **über Verletzungen** z. B. durch Kauen von Ähren und Aufnahme über kariöse Zähne oder Schleimhaut-Mikrotraumen<br>- Normalflora der Mundschleimhäute |
| **Inkubationszeit und Infektiosität** | - nicht bekannt, mutmaßlich Wochen<br>- meist Mischinfektion |

| Klinik | • **zervikofaziale**, thorakale, **abdominale**, genitale Aktinomykose<br>• **brettharte Infiltration**, livide Verfärbung, oft **chron. Fisteln**, Kanalikulitis, **Karies**, **Parodontitis** |
|---|---|
| **Diagnostik** | **Mikroskopie** (typische Drusen mit verzweigten Filamenten) und **Anaerobier-Kultur** des Erregers aus Eiter und Gewebe (cave: Kontamination) |

**Therapie**

| Mittel 1. Wahl | • **Chirurgie**<br>• **Penicilline** (Erfassung der Begleitbakterien der Mischinfektion!) |
|---|---|
| Mittel 2. Wahl | Doxycyclin, Clindamycin, Polysulfonamide |
| Prophylaxe | **Mundhygiene**, da endogene Infektion |
| Meldepflicht | keine |
| Prognose | • meist gut<br>• bei Lungen- und Magen-Darm-Befall ungünstig, da Rückfälle |

# 11.2.2 Infektionen durch Borrelien

**Ätiologie:** Rückfallfieber · Flöhe/Zecken in Südamerika · Borreliose · Zeckenbiss · 10 % der Zecken sind infektiös
**Klinik:** nach 1 Woche wiederkehrendes Fieber · Erythema migrans · Arthritis · Lyme-Arthritis · Jarisch-Herxheimer-Reaktion
**Diagnostik:** direkter Erregernachweis · klinisch · Serologie
**Therapie:** Penicilline · lange Kleidung · ohne Therapie hohe Letalität · Doxycyclin, danach Penicillin G · kurative Behandlung

Epidemiologie

• Rückfallfieber: in Deutschland nur eingeschleppt.
• Borreliose: ca. **10 % der Zecken sind infektiös**
  nur etwa 1/3 der Infizierten entwickelt Symptome ⇒ nur 2 % aller Bisse werden symptomatisch

## Ätiologie

| Erkrankung | Erreger | Übertragung | Inkubationszeit |
|---|---|---|---|
| **Rückfallfieber**<br>(syn. Febris recurrens) | Borrelia recurrentis et duttoni | **Flöhe und Zecken in Südamerika**, Westen der USA, Südostasien | 3–10 Tage |
| **Borreliose** | Borrelia burgdorferi | **Zeckenbiss** in Endemiegebieten | 1–4 Wochen |

## Klinik
Symptome

**Rückfallfieber:**
• hohes Fieber, Kopf- und Muskelschmerzen, Erbrechen, Meningismus, Hepatosplenomegalie, Ikterus, Blutungen
• Abfall des Fiebers mit hypotoner Phase aufgrund Hypovolämie
• **nach 1 Woche wiederkehrendes Fieber**

**Borreliose:**
• Stadium I (bis 2 Monate): **Erythema migrans**, Lymphadenosis cutis, Fieber, Lymphadenitis, Arthritis
• Stadium II (bis 1 Jahr): Meningopolyneuritis, **Arthritiden**, Karditis

- Stadium III (> 1 Jahr): Akrodermatitis chronica atrophicans, Polyarthritis (**Lyme-Arthritis**), Enzephalomyelitis

**Komplikationen**

**!** **Jarisch-Herxheimer-Reaktion:** Fieberanstieg bei 1. Penicillin-Gabe aufgrund des Bakterienzerfalls und der Freisetzung von Toxinen

**Diagnostik**

- Spirochäten: **direkter Erregernachweis** aus Blut und Liquor (1. Woche) und Urin (ab 2. Woche) während der Fieberattacken
- Borreliose: im Frühstadium **klinisch**, **Serologie** (IgM- und IgG-Ak)

**Therapie**

| | Rückfallfieber | Borreliose |
|---|---|---|
| Mittel 1. Wahl | **Penicilline** | **Doxycyclin,** danach **Penicillin G** oder Ceftriaxon |
| Mittel 2. Wahl | Tetrazykline | Amoxicillin, Makrolide |
| Prophylaxe | lange Kleidung | lange Kleidung |
| Meldepflicht | V, E, T | V, E, T |
| Prognose | ohne Therapie hohe Letalität | kurative Behandlung in allen Stadien möglich, jedoch im Stadium III evtl. keine Restitutio ad integrum |

## 11.2.3 Brucellosen

Synonyme: Morbus Bang bzw. Maltafieber

**Ätiologie:** M. Bang · Maltafieber · Brucella abortus/melitensis · Schaf, Ziege · oral/perkutan · Milchprodukte · Mittelmeerländer
**Klinik:** undulierendes Fieber · Leber-/Milzschwellung · Osteomyelitis · Granulombildung · Arthritis · Epididymo-Orchitis
**Diagnostik:** Blutkultur · serologisch
**Therapie:** Tetrazykline und ggf. Aminoglykoside · günstiger Verlauf

**Epidemiologie**

Vorkommen v.a. in **Mittelmeerländern**, Lateinamerika, Asien

**Ätiologie**

| Erkrankung und Erreger | - **M. Bang** durch **Brucella abortus** (Rind) |
|---|---|
| | - **Maltafieber** durch **B. melitensis (Schaf, Ziege)** |
| | - B. suis (Schwein) selten |
| Übertragung | - **oral oder perkutan** über o.g. Tiere (Zoonose) bzw. deren **Milchprodukte** und Fleisch<br>- Berufskrankheit bei Landwirten |
| Inkubationszeit und Infektiosität | - 1-4 Wochen<br>- wird nicht von Mensch zu Mensch übertragen |

**Klinik**
**Symptome**

- Kopf-, Gliederschmerzen, Gastritis, Bronchitis, **undulierendes Fieber**, Lymphome, **Leber-, Milzschwellung**, polymorphes Exanthem, Serositis
- bei chron. Verlauf: Hepatosplenomegalie mit **Osteomyelitis**, **Granulombildung**, **Arthritis**, **Epididymo-Orchitis**, Meningitis

| | |
|---|---|
| Komplikationen | Osteomyelitis, Arthritis, granulomatöse Hepatitis |

**Diagnostik**
- **Kultur aus Blut** oder Biopsie, ab 2. Woche **serologisch**
- Kurzstäbchen, intrazelluläre Bakterien, Granulome

**Therapie**

| | |
|---|---|
| Mittel 1. Wahl | **Tetrazykline und ggf. Aminoglykoside** (Streptomycin, Gentamicin) für 3–4 Wochen |
| Mittel 2. Wahl | Cotrimoxazol, Rifampicin |
| Prophylaxe | Vermeiden von Tierkontakt oder Trinken roher Milch |
| Meldepflicht | E, T |
| Prognose | bei rechtzeitiger Therapie **günstiger Verlauf**, jedoch rez. Fieberschübe möglich |

## 11.2.4 Infektionen durch Campylobacter jejuni

**Ätiologie:** Campylobacter jejuni · oral · verschiedene Tiere
**Klinik:** selbstlimitierender Durchfall · Fieber · maximal 5 Tage · Enterotoxine · reaktive Arthritis · Erythema nodosum
**Diagnostik:** Stuhlkultur · Nachweis in der Blutkultur schwierig
**Therapie:** Selbstheilung · begrenzte Immunität

| | |
|---|---|
| Epidemiologie | weltweit |

**Ätiologie**

| | |
|---|---|
| **Erreger** | **Campylobacter jejuni**, C. coli |
| **Übertragung** | • **oral** <br> • durch **verschiedene Tierarten**, nicht von Mensch zu Mensch <br> • Keime dringen durch Dünndarm- und Kolonmukosa ein |
| **Inkubationszeit** | 2–5 Tage |

**Klinik**
Symptome
- nicht jeder Infizierte erkrankt
- **nahezu immer selbstlimitierender Durchfall** und **Fieber** (**maximal 5 Tage**) durch sezernierte **Enterotoxine**
- z. T. postinfektiöse **reaktive Arthritis** und **Erythema nodosum**

| | |
|---|---|
| Komplikationen | selten septische Verläufe bei Immunsupprimierten |

**Diagnostik**
- **Stuhlkultur** mit Selektivmedien
- **selten gelingt der Nachweis in der Blutkultur**

**Therapie**

| | |
|---|---|
| Mittel 1. Wahl | **Selbstheilung**, Bilanzierung |
| Mittel 2. Wahl | evtl. Gentamycin, Erythromycin bei Sepsis |
| Prophylaxe | keine |
| Meldepflicht | E, T |
| Prognose | nahezu immer Selbstheilung, vermutlich wird **begrenzte Immunität** erworben |

## 11.2.5 Infektionen durch Chlamydien

Chlamydia pneumoniae siehe Kapitel 2.2.1.3

**Ätiologie:** Ornithose · aerogen · Vögel · Trachom · Schmierinfektion · Geschlechtsverkehr · obligat intrazellulär
**Klinik:** grippaler Infekt · interstitielle Pneumonie · Keratokonjunktivitis · Erblindung · Urethritis · Papeln · Meningitis
**Diagnostik:** Serologie · Mikroskopie · Einschlusskörperchen · Anzucht nur auf lebenden Zellen
**Therapie:** Doxycyclin · Quarantäne der Vögel · selten letal · Rezidive möglich · Sulfonamide · Partnerbehandlung

**Ätiologie**

Chlamydien sind **obligat intrazelluläre** Erreger

| Erkrankung | Erreger | Übertragung | Inkubationszeit |
|---|---|---|---|
| **Ornithose** (syn. Psittakose) | Chlamydia psittaci | • **aerogen** über Kot infizierter **Vögel** • keine Übertragung von Mensch zu Mensch | 7–15 Tage |
| **Trachom,** Schwimmbadkonjunktivitis, Lymphogranuloma inguinale | Chl. trachomatis | • **Schmierinfektion** • **Geschlechtsverkehr** | 6–10 Tage 3–10 Tage |

**Klinik**

Symptome

- Ornithose: „**grippaler Infekt**" mit Fieber und Husten, **interstitielle Pneumonie**, Bronchitis
- Trachom, Schwimmbadkonjunktivitis: **Keratokonjunktivitis**, **Erblindung**, Pneumonie, Reiter-Syndrom
- Lymphogranuloma inguinale: **Urethritis**, **Papeln**, LK-Schwellung, Allgemeinsymptome

Komplikationen

- Ornithose: Pleuritis, **Meningitis**, Neuropathie, Myo-/Endokarditis
- Trachom: Erblindung, Salpingitis mit Infertilität

**Diagnostik**

- Ornithose: BSG ↑, **Serologie**
- Trachom: **Mikroskopie mit Nachweis von Einschlusskörperchen, Anzucht nur auf lebenden Zellen**, Serologie

**Therapie**

| | Chl. psittaci | Chl. trachomatis |
|---|---|---|
| Mittel der Wahl | **Doxycyclin,** Erythromycin | **Sulfonamide**, Tetracyclin, Erythromycin für 10 Tage |
| Prophylaxe | **Quarantäne der Vögel** | **Partnerbehandlung** |
| Meldepflicht | V, E, T | E, T |
| Prognose | • bei rechtzeitiger Therapie **selten letal** • bei zu kurzer Therapie **Rezidive möglich** | je früher die lokale Therapie, desto weniger Dauerschäden |

# 11.2.6 Cholera

> **Ätiologie:** Vibrio cholerae · oral durch Wasser · 12 h bis 5 Tage ·
> Südamerika, Asien, Afrika · Epidemien · Mensch als Reservoir
> **Klinik:** plötzliche Durchfälle · Erbrechen · Exsikkose · hypovolämischer Schock ·
> Nierenversagen · hohe Mortalität
> **Diagnostik:** Stuhlkultur · Mikroskopie
> **Therapie:** Volumen- und Elektrolytsubstitution · Hygiene · Impfung bietet nur
> begrenzten Schutz

**Epidemiologie**

- **Südamerika, Asien, Afrika** in **Epidemien**
- **Mensch als Reservoir**, aber wohl nicht Dauerausscheider
- mutmaßlich tierisches Reservoir (Muscheln, Krabben, Hummer)

**Ätiologie**

| | |
|---|---|
| **Erreger** | **Vibrio cholerae**, bildet Endo- und Exotoxine |
| **Übertragung** | **oral durch Wasser**, Meeresfrüchte, Lebensmittel |
| **Inkubationszeit** | **12 h bis 5 Tage** |

**Klinik**

**Symptome**

**plötzliche Durchfälle**, sog. Reiswasserstühle (bis zu 20 l/Tag!) ohne Fieber, **Erbrechen**, abdominale Koliken, **Exsikkose** durch isotonen Volumenverlust

**Komplikationen**

**hypovolämischer Schock** und **Nierenversagen** mit hoher Mortalität

**Diagnostik**

**Stuhlkultur, Dunkelfeld-Mikroskopie**

**Therapie**

| | |
|---|---|
| Mittel 1. Wahl | frühzeitige **Volumen- und Elektrolytsubstitution** |
| Mittel 2. Wahl | evtl. zusätzlich Tetrazykline, Ciprofloxacin führt zur Verkürzung der Krankheitsdauer |
| Prophylaxe | • **Hygiene**<br>• **Impfung bietet nur begrenzten Schutz,** verhindert nicht die Ausscheidung von Vibrionen |
| Meldepflicht | V, E, T, A |
| Prognose | bei Überleben lokale Immunantwort, die nur beim klassischen Biotyp protektiv ist, nicht bei „El Tor" |

# 11.2.7 Infektionen durch Clostridien

> **Ätiologie:** Botulismus · Tetanus · Gasbrand
> **Klinik:** Augenmuskelparesen · Schluck-/Atemlähmung · Trismus · Risus
> sardonicus · Opisthotonus · Krepitus-Zeichen · Myonekrose · Rhabdomyolyse ·
> Toxinämie · starke Schmerzen
> **Diagnostik:** Toxinnachweis · klinisch · Mikroskopie und Kultur
> **Therapie:** Botulismusserum · Kochen · Hyperimmunglobulin · Wundrevision
> Penicillin · Impfung · unbehandelt tödlich · Gasödemserum · hyperbare
> Oxygenierung · Wundversorgung

## Ätiologie

| Erkrankung | Erreger | Übertragung | Inkubationszeit |
|---|---|---|---|
| **Botulismus** | Clostridium botulinum | enteral über **verdorbene Konserven**, Gemüse | meist **12–36 h** (2 h bis 14 Tage) |
| **Tetanus** (syn. Wundstarrkrampf) | Cl. tetani | durch **erdverschmutzte Wunden** | 4–60 Tage |
| **Gasbrand** | Cl. perfringens, novyi, septicum, histolyticum | • Ubiquität in Erde und Fäzes<br>• **zerfetzte Wunden**, Erkrankung nur bei niedrigem Redoxpotential in der Wunde | **6–72 h** (1–5 Tage) |

**Pathogenese/ Epidemiologie**

- Botulismus: unter Luftabschluss wird ein hitzelabiles, enteral resorbierbares **Neurotoxin** produziert, **das Acetylcholin hemmt**
- Tetanus: ubiquitäre, über Jahre resistente Spore, ca. 1 Mio. Tote/Jahr; Exotoxin (**Tetanospasmin**) hemmt inhibitorische Neurone irrversibel
- Gasbrand: durch Kollagenasen, Proteinasen, DNAsen, Lecithinasen, Hyaluronidasen und Toxine Gewebszerstörung und Toxinanhäufung

**Klinik**

- **Botulismus:** Schwindel, Kopfschmerzen, Übelkeit, Erbrechen, Mundtrockenheit, **Augenmuskelparesen**, **Schlucklähmung**, Hypersalivation, **Atemlähmung**, Hypotonie bei vollem Bewusstsein
- **Tetanus:** Krampfanfälle der Muskulatur, an den Kaumuskeln beginnend (**Trismus**), grinsender Gesichtsausdruck (**Risus sardonicus**), später Hohlstreckhaltung der Nacken-Rücken-Muskulatur (**Opisthotonus**), auslösbar durch Geräusche
- **Gasbrand:**
  - auf Faszienloge beschränkt **Krepitus-Zeichen** (anaerobe Zellulitis)
  - bei Muskelinfektion **Myonekrose**, **Rhabdomyolyse** und **Toxinämie**, **starke Schmerzen**, Fieber, erhöhter Puls (Gasbrand/Gasödem)

**Diagnostik**

- Botulismus: **Toxinnachweis** in Nahrungsmittel, Erbrochenem, Blut
- Tetanus: **klinisch** und Toxinnachweis in Blut/Nahrung (Tierversuch)
- Gasbrand: **Mikroskopie und Kultur** des Erregers im Wundmaterial

## Therapie

| | Botulismus | Tetanus | Gasbrand |
|---|---|---|---|
| Mittel 1. Wahl | **Botulismusserum** langsam i.v., ggf. intrathekal, Darmentleerung, Schocktherapie | **Hyperimmunglobulin, Wundrevision, Penicillin** | **Gasödemserum, offene Wundrevision,** ggf. Amputation, **Penicillin,** Cephalosporin |
| Mittel 2. Wahl | zusätzliche Anwendung von Penicillin umstritten | Sedierung, Muskelrelaxans, Beatmung | **hyperbare Oxygenierung** |
| Prophylaxe | **gründliches Kochen** | **Impfung und Auffrischung** | Rasche **Wundversorgung** |
| Meldepflicht | V, E, T | V, E, T | V, E, T |
| Prognose | **unbehandelt Tod** nach 4–8 Tagen | **unbehandelt tödlich** | **Gasbrand häufig tödlich** |

## 11.2.8 Diphtherie

**Ätiologie:** Corynebakterium diphtheriae · Tröpfcheninfektion · durch aktive Impfung nahezu ausgerottet · $\frac{1}{4}$ der Infizierten erkrankt
**Klinik:** feste, weiß-gräuliche Membran · bei Ablösung Blutung · Organschäden · Myokarditis · toxisches Herz-Kreislauf-Versagen
**Diagnostik:** klinisches Bild · Abstrich · Kultur · Toxinnachweis
**Therapie:** Antitoxin · Penicillin G · Toxoid-Impfung · nicht selten letal

Epidemiologie/
Einteilung

- bis 1976/77 **durch aktive Impfung nahezu ausgerottet**, dann erneutes Aufflammen der primär toxischen oder malignen Form
- lokalisierte und progrediente Form
- nur $\frac{1}{4}$ **der Infizierten erkrankt**

**Ätiologie**

| Erreger | **Corynebakterium diphtheriae** (grampositives Stäbchen) |
|---|---|
| Übertragung | **Tröpfcheninfektion** (Nasen-, Rachensekret) von Mensch zu Mensch |
| Inkubationszeit und Infektiosität | 1–7 Tage, hohe Infektiosität bei Befall der Nasenschleimhaut |

**Klinik**
Symptome

- **feste, weiß-gräuliche Membran** auf die Tonsillen übergreifend, **bei Ablösung Blutung**, Angina mit süßlichem Geruch
- blutiger Schnupfen, Fieber, Erbrechen

Komplikationen

bei Lokalisation im Rachen- und Trachealraum Toxinresorption mit **Organschäden** wie **Myokarditis** (Blockbild, Rhythmusstörung), **toxischem Herz-Kreislauf-Versagen**, Polyneuropathie, Nierenschäden

**Diagnostik**

- **klinisches Bild**
- **Abstrich** von Tonsillen, Nase, Wunden, **Kultur**, **Toxinnachweis**

**Therapie**

| Mittel 1. Wahl | • **Antitoxin** (cave: Anaphylaxie, da Pferdeserum) <br> • **Penicillin G** oder Erythromycin |
|---|---|
| Mittel 2. Wahl | andere Corynebakterien: oft Vancomycin, Rifampicin, da Problemkeime |
| Prophylaxe | **Toxoid-Impfung**, Wiederauffrischung |
| Meldepflicht | E, T |
| Prognose | **nicht selten letal**, wegen Erstickungsgefahr und toxischer Wirkung |

## 11.2.9 Infektionen durch Escherichia coli

**Ätiologie:** EPEC · ETEC · EIEC · EHEC · Indikatorkeim für fäkale Verunreinigungen · hohe Kontagiosität
**Klinik:** Säuglingsdyspepsie · Reisediarrhö · Dysenterie · ulzerative Kolitis · hämolytisch-urämisches Syndrom · Moschkowitz-Syndrom
**Diagnostik:** Stuhlkultur · Abstrich · Toxinnachweis
**Therapie:** Volumenersatz · Cotrimoxazol/Chinolone · Antibiogramm · Hygieneregeln · abgekochtes Wasser

**Epidemiologie**

ETEC hohe Inzidenz

**Ätiologie**

| Erreger | • **EPEC** = enteropathogene E. coli<br>• **ETEC** = enterotoxigene E. coli<br>• **EIEC** = enteroinvasive E. coli<br>• **EHEC** = enterohämorrhagische E. coli<br>• **UPEC** = uropathogene E. coli |
|---|---|
| Übertragung | • ETEC: in Tropen und Subtropen endemisch<br>• E. coli ist **Indikatorkeim für fäkale Verunreinigungen** |
| Inkubationszeit und Infektiosität | • Inkubationszeit unbekannt<br>• ETEC **hohe Kontagiosität** |

**Klinik**
Symptome

- EPEC: Durchfallepisoden im Säuglingsalter (**Säuglingsdyspepsie**)
- ETEC: **Reisediarrhö** („Montezumas Rache")
- EIEC: bildet Zytotoxin = hämorrhagische Kolitis (**Dysenterie**)
- EHEC: **ulzerative Kolitis**, **hämolytisch-urämisches Syndrom** (Hämolyse, Nierenversagen, DIC), **Moschkowitz-Syndrom**
- UPEC: 70–80 % aller akuten HWI

Komplikationen

EHEC: hämolytisch-urämisches Syndrom

**Diagnostik**

**Stuhlkultur, Abstrich, Toxinnachweis** (nur bei EHEC)

**Therapie**

| | EPEC | ETEC | EIEC | EHEC |
|---|---|---|---|---|
| Mittel 1. Wahl | **Volumenersatz** | Volumenersatz, **Cotrimoxazol, Chinolone** | nach **Antibiogramm** | Chinolone, kein Cotrimoxazol |
| Mittel 2. Wahl | Cephalosporine 2., 3. Generation (Cefotiam, Ceftriaxon), Carbapeneme, Gyrasehemmer | | | |
| Prophylaxe | **Hygieneregeln** beachten, **abgekochtes Wasser** verwenden | | | |
| Meldepflicht | V, E, T, A | V, E, T, A | V, E, T, A | V, E, T, A |
| Prognose | | keine lokale Immunität | | |

## 11.2.10 Gonorrhoe

Synonym: Tripper

> **Ätiologie:** Neisseria gonorrhoeae · Geschlechtsverkehr
> **Klinik:** Urethritis mit Dysurie · Ausfluss · Zervizitis · Salpingitis ·
> Doppelinfektion · Sepsis · Endokarditis · Sterilität
> **Diagnostik:** Direktkultur · Mikroskopie
> **Therapie:** Penicillin G · Cephalosporine · Gyrasehemmer · Kondome ·
> namentliche Meldepflicht für Therapieverweigerer

**Epidemiologie** weltweit

**Ätiologie**

| Erreger | Neisseria gonorrhoeae |
|---|---|
| Übertragung | **Geschlechtsverkehr**, selten Schmierinfektion |
| Inkubationszeit | 3–5 Tage |

**Klinik**
Symptome

**Urethritis mit Dysurie**, grünlich gelber **Ausfluss**, Prostatitis, **Zervizitis** mit eitrigem Ausfluss, **Salpingitis**

Komplikationen

- **Doppelinfektion** mit Chlamydien
- bei Bakteriämie: **Sepsis, Endokarditis**, Arthritis, Meningitis
- narbige Ausheilung kann zur **Sterilität** führen

**Diagnostik**

- Sekret: **Direktkultur und Mikroskopie**
- Serologie nur bei disseminierter Infektion

**Therapie**

| Mittel 1. Wahl | **Penicillin G** |
|---|---|
| Mittel 2. Wahl | **Cephalosporine** wegen penicillinasefester Stämme, **Gyrasehemmer** (bei Chlamydien-Doppelinfektion) |
| Prophylaxe | **Kondome**, keine Impfung möglich |
| Meldepflicht | anonyme Meldung der Erkrankten, **namentliche Meldepflicht für Therapieverweigerer** |
| Prognose | kann unbehandelt ausheilen, Persistenz der Erreger in Prostata oder Zervixdrüsen möglich |

## 11.2.11 Keuchhusten

Synonym: Pertussis

> **Ätiologie:** Bordetella pertussis · Tröpfcheninfektion · Mensch
> einziges Reservoir · 10–14 Tage · infektiös im Stadium catarrhale · global
> **Klinik:** Stadium catarrhale/convulsivum/decrementi · nächtliche
> Hustenattacken · inspiratorisches Giemen
> **Diagnostik:** keine auffälligen Laborbefunde
> **Therapie:** Makrolide · Impfung · Re-Infektionen

Epidemiologie | **global**, Respirationstrakt des Menschen

**Ätiologie**

| Erreger | **Bordetella pertussis**, B. parapertussis, B. bronchiseptica (gramnegatives, unbewegliches, aerobes, ovoides Stäbchen) |
|---|---|
| Übertragung | • **Tröpfcheninfektion**<br>• aerogen von Mensch zu **Mensch (einziges Reservoir)** |
| Inkubationszeit und Infektiosität | 10–14 Tage, infektiös im Stadium catarrhale |

**Klinik**

Symptome
- **Stadium catarrhale:** 1–3 Wochen (uncharakteristische Symptome, Katarrh, Patient hochinfektiös)
- **Stadium convulsivum:** 2–4 Wochen (bellende, **nächtliche Hustenattacken** mit Würgereiz bis zum Erbrechen, zäher Schleim)
- **Stadium decrementi:** über 3–6 Wochen abnehmende Hustenanfälle

Komplikationen | Otitis media, Pneumonie selten geworden durch Anwendung von Antibiotika

**Diagnostik**
- **meist keine auffälligen Laborbefunde** (in $1/4$ absolute oder relative Leukozytose ab St. convulsivum)
- ggf. Erreger im Nasopharynx-Sekret oder Sputum (direkte Immunfluoreszenz, 3–4 Tage bebrüten), AK nach 2 Wochen

Differentialdiagnose | **Tbc**

**Therapie**

| Mittel 1. Wahl | **Makrolide** (Erythromycin) **im Stadium catarrhale** und frühen Stadium convulsivum |
|---|---|
| Mittel 2. Wahl | Doxycyclin beim Erwachsenen |
| Prophylaxe | **Impfung** |
| Meldepflicht | T (E bei Häufung in Anstalten) |
| Prognose | • Letalität im 1. Lj. 1–2 % durch Apnoen (kein Nestschutz!)<br>• keine lebenslange Immunität, **Re-Infektionen** im Erwachsenenalter möglich |

## 11.2.12 Leptospirose

Synonym: M. Weil

**Ätiologie:** Ratten-/Mäuseharn oder Wasser · Kanalarbeiter
**Klinik:** grippales Stadium · erneutes Fieber · Ikterus · Petechien · Nierenversagen · Blutungen · aseptische Meningitis
**Diagnostik:** Fluoreszenz-AK-Test · ELISA · Serologie
**Therapie:** Penicillin G · Meiden kontaminierter Gewässer · bis 10 % Letalität

Epidemiologie | Angler, Wassersportler, **Kanalarbeiter** (Berufskrankheit!)

**Ätiologie**

| Erreger | Leptospira interrogans, L. icterohaemorrhagiae |
|---|---|
| Übertragung | über Läsionen, Aerosole, v.a. durch **Ratten- und Mäuseharn oder Wasser** übertragen |
| Inkubationszeit | 2–20 Tage |

**Klinik**
Symptome

- nach Inkubationszeit 3–8 Tage dauerndes **grippales Stadium** (hohes Fieber, Kopf-, Gliederschmerzen, Konjunktivitis)
- **erneutes Fieber**, Hepatomegalie **(Ikterus)**, Nierenschäden (Proteinurie), (Schleim-)Hautblutungen **(Petechien)**, Iridozyklitis

Komplikationen

**Nierenversagen**, **Blutungen**, Anämie, **aseptische Meningitis**

**Diagnostik**

- ab 6. Tag **Fluoreszenz-AK-Test** oder ab 4. Tag **ELISA**
- in der 2. Phase **Serologie** im Blut/Liquor mit IgM- und IgG-Ak

**Therapie**

| Mittel 1. Wahl | **Penicillin G** hochdosiert innerhalb der ersten 5 Tage (cave: Jarisch-Herxheimer-Reaktion) |
|---|---|
| Mittel 2. Wahl | Tetrazykline |
| Prophylaxe | **Meiden kontaminierter Gewässer** |
| Meldepflicht | E, T |
| Prognose | **bis 10 % Letalität** |

# 11.2.13 Listeriose

**Ätiologie:** Listeria monocytogenes · Verzehr kontaminierter Milchprodukte · Fäzes vieler Tierarten · Vermehrung auch bei 4 °C
**Klinik:** meist keine Erkrankung · Grippe- oder Pyelonephritis-ähnlich · Abort · Frühgeburt · tödliche Sepsis
**Diagnostik:** Kultur · keine Serologie
**Therapie:** Penicillin G · Ampicillin · Aminoglykoside · kontaminierte Nahrungsmittel meiden

Epidemiologie

- in den **Fäzes vieler Tierarten** (auch 10 % der Menschen)
- **Vermehrung auch bei 4 °C** (Kühlschrank!) möglich

**Ätiologie**

| Erreger | Listeria monocytogenes |
|---|---|
| Übertragung | oral, **Verzehr von kontaminierter Milch und Milchprodukten (Rahm, Weichkäse)**, Rohkostsalat |
| Inkubationszeit | 3–90 Tage |

**Klinik**
Symptome

- je nach Virulenz des Erregers **meist keine Erkrankung**
- **postnatal meist Grippe- oder Pyelonephritis-ähnlich**
- sonst Sepsis, eitrige Meningitis, Angina mit LK-Schwellungen, Endokarditis

Komplikationen

**Abort, Frühgeburt, tödliche Neugeborenensepsis**

**Diagnostik**
- **Kultur** aus Blut, Liquor oder Punktate, Urin der Mutter post partum
- **keine Serologie**, da ohne Aussagekraft

**Therapie**

| Mittel 1. Wahl | **Penicillin G, Ampicillin,** in schweren Fällen **mit Aminoglykosiden kombiniert** |
|---|---|
| Mittel 2. Wahl | Erythromycin |
| Prophylaxe | **kontaminierte Nahrungsmittel meiden** |
| Meldepflicht | falls angeboren: E, T |
| Prognose | meist keine Erkrankung beim Erwachsenen |

## 11.2.14 Meningitis

**Ätiologie:** Meningokokken · Pneumokokken · Haemophilus influenzae B · HiB zwischen 6 Monaten und 4 Jahren
**Klinik:** Kopfschmerzen · Fieber · Erbrechen · Meningismus · Vigilanzstörung · fokale Krampfanfälle · Waterhouse-Friderichsen-Syndrom
**Diagnostik:** Lumbalpunktion · Ammenphänomen
**Therapie:** Penicillin G · HiB Ceftriaxon · Impfung · nach Splenektomie

**Epidemiologie**
- weitere häufige Meningitiserreger beim Erwachsenen: Listerien, Staphylococcus aureus, gramnegative Bakterien
- **HiB v.a. zwischen 6 Monaten und 4 Jahren** wegen fehlender AK-Bildung
- Meningokokken sind oft symptomlos, in Epidemiezeiten bis 80 %

**Ätiologie**

| Erreger | Übertragung | Inkubationszeit |
|---|---|---|
| **Meningokokken** (Neisseria meningitidis) | Tröpfchen Reservoir nur Mensch | wenige Tage |
| **Pneumokokken** (Streptococcus pneumoniae) | endogener Keim (Endotoxin) | |
| **Haemophilus influenzae B** (= HiB) | nur Mensch als Reservoir | |

**Klinik**
Symptome
- **Kopfschmerzen, Fieber, Erbrechen, Meningismus, Vigilanzstörung**
- Meningokokken: foudroyant verlaufende Sepsis mit eitriger Meningitis, Exanthem der Haut (50 %)

Komplikationen
- **fokale Krampfanfälle**, Hirnnervenbeteiligung, Abszesse
- **Waterhouse-Friderichsen-Syndrom:** foudroyant verlaufende Meningokokken-Sepsis mit DIC ohne meningitische Zeichen

**Diagnostik**
- **Lumbalpunktion:** Zellzahl, Gram-Färbung, Kultur
- **HiB:** Züchtung mit Staph. aureus (**Ammenphänomen**)

**Therapie**

| | |
|---|---|
| Mittel 1. Wahl | • Meningo-/Pneumokokken: **Penicillin G** hochdosiert, da beste Effektivität<br>• **HiB:** 20 % Penicillinasebildner, daher **Ceftriaxon**, alternativ Flurochinolone |
| Mittel 2. Wahl | Cephalosporin der 3. Generation, Chloramphenicol |
| Prophylaxe | **Impfung**<br>• gegen Meningokokken möglich<br>• gegen Pneumokokken **nach Splenektomie** indiziert<br>• gegen HiB empfohlen<br>Rifampicin als Prophylaxe für Kontaktpersonen < 15 Jahre |
| Meldepflicht | E, T |
| Prognose | • meist erworbene Immunität gegen Meningokokken<br>• **früher Therapiebeginn = weniger Folgeschäden**<br>• HiB unbehandelt 100 % Letalität |

## 11.2.15 Milzbrand

Synonym: Anthrax

**Ätiologie:** Bacillus anthracis · Inokulation · aerogene/orale Übertragung
**Klinik:** Hautmilzbrand · schmerzloses Ulkus · Lungenmilzbrand · keine chirurgischen Eingriffe · Milzbrandsepsis
**Diagnostik:** tiefer Abstrich · Mikroskopie
**Therapie:** Penicillin G · nach 1 Woche geheilt

**Epidemiologie**

Milzbrandsporen überleben teilweise Jahre auf Tierfellen

**Ätiologie**

| | |
|---|---|
| **Erreger** | **Bacillus anthracis** (grampositiver aerober Sporenbildner) |
| **Übertragung** | **Inokulation, aerogene oder orale Übertragung**<br>von tierischem Material, Erde (Zoonose) |
| **Inkubationszeit** | 2–3 Tage |

**Klinik**
Symptome

• **Hautmilzbrand** mit **schmerzlosem Ulkus** ohne Eiterbildung (Milzbrandkarbunkel)
• **Lungenmilzbrand** nach Inhalation: hochakutes, septisches Bild, verbreitertes Mediastinum und freie Lungen im Rö-Thorax
• Darmmilzbrand, Meningitis und Sepsis sind extrem selten

**Komplikationen**

! Produziert Exotoxine! **Keine chirurgischen Eingriffe!**
**Milzbrandsepsis**

**Diagnostik**

tiefer Abstrich, Mikroskopie

**Therapie**

| Mittel 1. Wahl | **Penicillin G**, Tetracyclin |
|---|---|
| Mittel 2. Wahl | auch Erythromycin, Doxycyclin, Chloramphenicol |
| Prophylaxe | Meiden kontaminierter Felle<br>aktive Impfung für Hochrisikogebiete möglich |
| Meldepflicht | **V, E, T**, Meldung an die Berufsgenossenschaft bei berufsbedingter Exposition |
| Prognose | Hautmilzbrand **nach 1 Woche** Therapie meist **geheilt** |

# 11.2.16 Fleckfieber

Synonym: Flecktyphus

> **Ätiologie:** Fleckfieber · Rickettsia prowazekii
> **Klinik:** hohes Fieber · Kopfschmerzen · Enzephalitis · Pneumonie · akutes Nierenversagen
> **Diagnostik:** Reise-Anamnese · Routinediagnostik nicht möglich
> **Therapie:** Doxycyclin · frühzeitige Antibiose, sonst häufig letal

**Epidemiologie**

epidemisch in Afrika, Anden, Irak

**Ätiologie**

| Erreger | **Rickettsia prowazekii** |
|---|---|
| **Übertragung** | Kleiderlaus, Mensch als einziges Reservoir |
| **Inkubationszeit** | 10–14 Tage |

**Klinik**
Symptome

**hohes Fieber, Kopfschmerzen**, Schluckbeschwerden, Übelkeit, Myalgien, makulo-papulöses Exanthem

Komplikationen

**Enzephalitis**, **Pneumonie**, **akutes Nierenversagen**, Perimyokarditis, DIC

**Diagnostik**

Reise-Anamnese, Routinediagnostik z.Zt. nicht möglich

**Therapie**

| Mittel 1. Wahl | **Doxycyclin**, keine Sulfonamide |
|---|---|
| Mittel 2. Wahl | Chloramphenicol |
| Prophylaxe | Parasitenbefall beseitigen |
| Meldepflicht | V, E, T |
| Prognose | **frühzeitige Antibiose, sonst häufig letal** |

# 11.2.17 Infektionen durch Salmonellen

Synonym: Salmonellen-Enteritis, Typhus abdominalis, Paratyphus

> **Ätiologie:** enterische/typhöse Salmonellen · kontaminierte Nahrung · fäkal-oral · Schmierinfektion
>
> **Klinik:** oft kein Fieber · kurzfristige Durchfälle · selbstlimitierend · Brechdurchfälle · treppenförmiger Fieberanstieg · Benommenheit · erbsbreiartiger Durchfall · ggf. Blutungen · Roseolen · Exsikkose · Darmblutungen/-perforation
>
> **Diagnostik:** Stuhlkultur · Stuhlpräparate · Gruber-Widal-AK-Test
>
> **Therapie:** symptomatisch · Loperamid · Cotrimoxazol · Expositions-/Dispositionsprophylaxe · Impfung · Exsikkose entscheidend

**Epidemiologie**  weltweit, je nach Zahl und Virulenz kommt es zur Infektion

## Ätiologie

| Einteilung | Erreger, Erkrankung | Übertragung | Inkubationszeit |
|---|---|---|---|
| **enterische Salmonellen** | Salmonella enterica, S. enteritidis (Salmonellen-Enteritis) | fäkal-oral, Tiere, Mensch, **kontaminierte Nahrung** | 1–2 Tage |
| **typhöse Salmonellen** | S. typhi (Typhus) | **fäkal-oral, Schmierinfektion,** Wasser, Lebensmittel, Kranke, Ausscheider | 1–3 Wochen |
| | S. paratyphi Typ A, B und C (Paratyphus) | | |

## Klinik

**Symptome**

– enterische Salmonellen
- **oft kein Fieber, kurzfristige Durchfälle, selbstlimitierend** nach 5 Tagen
- je nach Infektionsdosis: plötzliche akute, dünnflüssige **Brechdurchfälle** (cave: Exsikkose!), teilweise mit hohem Fieber

– typhöse Salmonellen
- **treppenförmiger Fieberanstieg**, dann Kontinua ohne Schüttelfrost, Kopfschmerzen, **Benommenheit**, Bradykardie, Leukopenie
- ab 2. Woche **erbsbreiartiger Durchfall im Wechsel mit Obstipation**
- ab 3. Woche Diarrhö **ggf. mit Blutungen** (Peyer-Plaques-Ulzera)
- nach lymphogener und hämatogener Streuung: **Roseolen** der Bauchhaut, Splenomegalie, grauweißer Zungenbelag

**Komplikationen**
- enteritische Salmonellen: **Exsikkose**, Sepsis, septische Metastasen in Knochen, Gelenken, Organen, postinfektiöse Arthritis
- Typhus: Meningitis, **Darmblutungen und -perforation**, Myokarditis, Abszesse, Arthritis

## Diagnostik
- enterische S.: **Stuhlkultur** (Blutkulturen bei Immunsupprimierten)
- typhöse S.: **Stuhlpräparate**, Erreger anfangs im Blut, dann in Stuhl (ab 2. Woche) und Urin nachweisbar, **Gruber-Widal-AK-Test**

**Therapie**

| | enterische Salmonellen | typhöse Salmonellen |
|---|---|---|
| Mittel 1. Wahl | symptomatisch: **Loperamid, Flüssigkeit, Elektrolyte** | symptomatisch: **Flüssigkeit, Elektrolyte** |
| Mittel 2. Wahl | bei Risikopatienten: Amoxicillin, **Cotrimoxazol**, Chinolone | Aminopenicilline, Chinolone, **Cotrimoxazol** |
| Prophylaxe | Expositionsprophylaxe: ausreichende Erhitzung bzw. Kühlung von Speisen | • **Expositionsprophylaxe**<br>• **Dispositionsprophylaxe** Reise in Endemiegebiet |
| Meldepflicht | V, E, T, A | V, E, T, A |
| Prognose | • **Exsikkose entscheidet** über Prognose<br>• Antibiose verlängert Ausscheidungsdauer | Letalität 1%, Dauerausscheider 2–5% |

# 11.2.18 Infektionen durch Shigellen

Synonyme: bakterielle Ruhr, Dysenterie, Shigellose, Shigellenruhr

**Ätiologie:** Shigella dysenteriae/sonnei · fäkal-oral · Wasser, Fliegen, Nahrungs-mittel · 2–7 Tage · geringe Erregermengen
**Klinik:** wässrige Durchfälle · Tenesmen · schleimig-blutig · reaktive Arthritis · Reiter-Syndrom
**Diagnostik:** Erreger im Stuhl oder Rektalabstrich
**Therapie:** Flüssigkeit, Elektrolyte · nach Antibiogramm · Speisen gut erhitzen · meist genügt Elektrolytsubstitution

**Epidemiologie**  weltweit

**Ätiologie**

| Erreger | • **Shigella dysenteriae**, S. boydii (unterentwickelte Länder)<br>• **S. sonnei**, S. flexneri (Europa) |
|---|---|
| Übertragung | • **fäkal-oral, Wasser, Fliegen, Nahrungsmittel**<br>• es reichen **geringe Erregermengen** aus |
| Inkubationszeit | **2–7 Tage** |

**Klinik**
Symptome

**wässrige Durchfälle** mit rechtsseitigen Bauchschmerzen (DD Appendizitis), später **Tenesmen** vor Defäkation, teils **schleimig-blutig**

Komplikationen

**reaktive Arthritis** oder **Reiter-Syndrom** als Spätkomplikation

**Diagnostik**

**Erreger im Stuhl** oder **Rektalabstrich**, Serovar mit Antiseren

**Therapie**

| Mittel 1. Wahl | symptomatisch: **Flüssigkeit, Elektrolyte** |
|---|---|
| Mittel 2. Wahl | bei Fieber, Tenesmen: Cotrimoxazol bei Kindern, Chinolone, Gyrasehemmer bei Erwachsenen, dann **nach Antibiogramm** anpassen |
| Prophylaxe | **Speisen gut erhitzen**, Hygiene |
| Meldepflicht | V, E, T, A |
| Prognose | **meist genügt Elektrolytsubstitution**, ansonsten Beachtung der Antibiotika-Resistenzen! |

## 11.2.19 Infektionen durch Staphylokokken

**Ätiologie:** septische Allgemeininfektionen · toxinvermittelte Durchfälle · Staphylococcus aureus · Verletzung · Nahrungsmittel · Inkubationszeit 2–3 h · Fremdkörper-assoziierte Infekte · HWI · Normalflora · Diabetiker · Drogenabhängige · Krankenhauspersonal
**Klinik:** Furunkel · Lymphangitis · toxische Enteritis · HWI · Toxic-shock-Syndrom · toxische Epidermolyse
**Diagnostik:** Abstrich · Kultur
**Therapie:** chirurgische Sanierung · Antibiogramm · penicillinasefeste Penicilline · Hygienerichtlinien · nosokomiale Infektion

**Epidemiologie**

besonders bei **Diabetikern, i.v.-Drogenabhängigen** und **Krankenhauspersonal** ist Staph. aureus auf der Haut nachzuweisen. Im Krankenhaus finden sich oft multiresistente Keime (MRSA).

### Ätiologie

| Erkrankung | Erreger | Übertragung | Inkubationszeit |
|---|---|---|---|
| septische Allgemeininfektionen, toxinvermittelte Durchfälle | **Staphylococcus aureus** | Haut-, Schleimhaut-**Verletzung**, i.v.-Drogenabusus, **Nahrungsmittel**, orale Aufnahme | **2–3, max. 6 h** |
| **Fremdkörper-assoziierte Infekte** | Staph. epidermidis | **Normalflora** der (Schleim-)Haut, endogen | unbekannt |
| **HWI** | Staph. saprophyticus | | |

### Klinik
Symptome

- lokale und septische Allgemeininfektionen: **Furunkel, Lymphangitis**
- spezifische toxinvermittelte Durchfälle: **toxische Enteritis**
- Staph. epidermidis: Fremdkörper-assoziierte Infekte (z.B. Katheter, Endoprothesen, Osteosynthesen, Schrittmacher)
- Staph. saprophyticus: 10–20% aller **HWI**, Dysurie, Urethritis

Komplikationen

Osteomyelitis, foudroyant verlaufende Sepsis, **Toxic-shock-Syndrom**, Lyell-Syndrom (**toxische Epidermolyse**), Exsikkose, Kreislaufkollaps

### Diagnostik

**Abstrich, Kultur**

**Therapie**

| | |
|---|---|
| Mittel 1. Wahl | • **chirurgische Sanierung** des Infektionsherdes<br>• bei Durchfällen: Flüssigkeit, Elektrolyte |
| Mittel 2. Wahl | • Ceftriaxon plus Aminoglykosid, Carbapenem<br>• bei leichteren Infektionen oder nach **Antibiogramm**<br>**penicillinasefeste Penicilline** oder Cephalosporine der<br>2. Generation (Cefotiam) oder Erythromycin |
| Prophylaxe | **Hygienerichtlinien** beachten |
| Meldepflicht | **nosokomiale Infektion** |
| Prognose | • bei frühzeitiger Erkennung, ggf. Intensivstation und Überwachung<br>je nach Erregerstamm gut<br>• bei Staph. epidermidis oft Multiresistenz |

## 11.2.20 Infektionen durch Streptokokken

Synonyme: Scharlach, Scarlets fever, Puerperalfieber, Str.-Angina

> **Ätiologie:** α-/β-/γ-hämolysierende Streptokokken · endogener Infekt ·
> Tröpfcheninfektion
> **Klinik:** Infekte des Respirationstraktes · Tonsillopharyngitis · lokale Hautinfekte ·
> Scharlach · Erysipel · nekrotisierende Fasziitis · Sepsis · Angina lacunaris ·
> Herzklappenfehler · rheumatisches Fieber
> **Diagnostik:** Abstrich · Kultur auf Blutagar
> **Therapie:** Penicillin G/Erythromycin · Pneumovax®-Impfstoff · antitoxische
> Immunität

**Epidemiologie**

• Prädispositionsalter: 3.–10. Lj.
• Endemien von Oktober–März

**Ätiologie**

man unterscheidet die Lancefield-Gruppen A–V (**Zellwand-Antigene**)

| Einteilung | Erreger | Übertragung | Inkubationszeit und Infektiosität |
|---|---|---|---|
| **α-hämolysierende Streptokokken** (grüne Zone um Kolonie = vergrünende Strept.) | Strept. pneumoniae | **endogener Infekt,** Schleimhaut des Respirationstraktes | unbekannt |
| **β-hämolysierende Streptokokken** (gelblicher Hämolysehof) | Strept. pyogenes, Strept. agalactiae | **Tröpfcheninfektion,** selten Eiter, infizierte Milch, kontaminierte Gegenstände | • 1-4 Tage<br>• Infektiosität endet 24 h nach Beginn der Antibiose |
| **γ-hämolysierende Streptokokken** (keine makroskopische Hämolyse) | Strept. bovis, Strept. salivarius, Strept. sanguis | endogener Infekt, Vorkommen in Mundhöhle | unbekannt |

## Klinik

Symptome

– α-hämolysierende Streptokokken

- **Infekte des Respirationstraktes:** Lobär-, Bronchopneumonie, Sinusitis, Otitis media, Meningitis, Ulcus corneae

– β-hämolysierende Streptokokken

- **Tonsillopharyngitis, lokale Hautinfekte** mit Tendenz zur Ausbreitung, **Erysipel, nekrotisierende Fasziitis**, Phlegmone, Wundinfektion mit **Sepsis**, septischer Schock, Impetigo und hämatogene Osteomyelitis
- **Angina lacunaris** (Streptokokken-Angina): Halsschmerzen, Husten, Erbrechen, Fieber, Angina tonsillaris, düsterroter Gaumen, Enanthem, Himbeerzunge (ab 4. Tag), Fieberröte der Wange mit perioraler Blässe
- **Scharlach:** stecknadelkopfgroßes Exanthem beginnend in Achseln und Leisten, dann Hals, nach 2–4 Wochen Hautschuppung und lamellöse Hautablösung an Handinnenflächen
- Puerperalfieber

– γ-hämolysierende Streptokokken

- Endokarditis, eitrige Abszesse, Karies

Komplikationen

- chron. Otitis media mit Schwerhörigkeit
- Endo-, Myokarditis mit **Herzklappenfehlern**
- Scharlachnephritis, akutes **rheumatisches Fieber**

## Diagnostik

Nasen-Rachen-Abstrich, Kultur auf Blutagar

Differentialdiagnose

Masern, Röteln, Arzneimittelexanthem, Nahrungsmittelallergie

## Therapie

| | |
|---|---|
| Mittel 1. Wahl | **Penicillin G oder Erythromycin** |
| Mittel 2. Wahl | orale Cephalosporine oder Makrolide |
| Prophylaxe | • keine<br>• **Pneumovax®-Impfstoff** gegen Pneumokokken |
| Meldepflicht | T |
| Prognose | nur **antitoxische Immunität** |

# 11.2.21 Infektionen durch Treponemen

**Ätiologie:** Lues · Treponema pallidum · meist Geschlechtsverkehr · Frambösie · Tropen · Angina Plaut-Vincent

**Klinik:** Stadium I · indolenter Primäraffekt · Leisten-LK · Stadium II · infektiöse Exantheme · Polyadenopathie · Stadium III · Syphilide, Gummen · Lues connata

**Diagnostik:** Dunkelfeld · VDRL · TPHA · FTA-Abs · TPI

**Therapie:** Penicillin G · Erythromycin · Expositionsprophylaxe · keine vollständige Immunität · Abort oder Frühgeburt

Epidemiologie

Syphilis: global, 10–30/100.000 Einwohner/Jahr

## Ätiologie

| Erkrankung | Erreger | Übertragung | Inkubationszeit |
|---|---|---|---|
| **Lues** (syn. Syphilis, harter Schanker) | **Treponema pallidum** | • nur beim Menschen vorkommend<br>• direkter Kontakt, **meist Geschlechtsverkehr** | 2–4 Wochen |
| **Frambösie** (engl. yaws, franz. pian) | Tr. pertenue | endemisch in den **Tropen** | 3–4 Wochen |
| **Angina Plaut-Vincent** | Fusobakterium in Symbiose mit Tr. vincentii | endogen, da Bakterien der normalen Mundflora | ? |

## Klinik
Symptome

- **Lues**
  - **Stadium I:** Ulcus durum (**indolenter Primäraffekt**), vergrößerte **Leisten-LK**
  - **Stadium II: infektiöse Exantheme** (Roseolen, Plaques muqueuses, Condylomata lata), Angina spezifica, Iritis, Hepatitis, Meningitis, Enantheme, **Polyadenopathie**
  - **Stadium III** (Lues latens): serpiginöse Haut/Schleimhaut-Veränderungen, tuberöse **Syphilide, Gummen** in allen Organen möglich, Aortenaneurysma, Tabes dorsalis, Argyll-Robertson-Phänomen, meningovaskuläre Neurosyphilis
- **Frambösie:** Epidermisproliferation und Ulzerationen
- **Angina Plaut-Vincent:** einseitige ulzerierende Angina, grau-grünliche Beläge, z. T. Nekrosen, Foetor ex ore, kein Fieber

Komplikationen

**Lues connata:** Übertragung von der Mutter auf den Fetus nach dem 4. Schwangerschaftsmonat

## Diagnostik

- Lues im Stadium I und II: **Dunkelfeld**, AK-Nachweis über **VDRL**-Flockungsreaktion (quantitativ), **TPHA** (Hämagglutination), **FTA-Abs** (indirekter Fluoreszenztest), **TPI** (Treponemen-Immobilisationstest)
- Frambösie: serologische Syphilisreaktionen positiv, Treponemennachweis in der Frühläsion
- Angina Plaut-Vincent: Mikroskopie vom Abstrich

## Therapie

| | |
|---|---|
| Mittel 1. Wahl | **Penicillin G** |
| Mittel 2. Wahl | Lues: **Erythromycin**, Doxycyclin, Cephalosporin |
| Prophylaxe | • **Expositionsprophylaxe:** Kontakt mit Effloreszenzen vermeiden<br>• keine Impfung möglich |
| Meldepflicht | Lues: E, T (namentliche Meldepflicht für Therapieverweigerer) |
| Prognose | • Verlaufskontrolle mit VDRL, **keine vollständige Immunität**<br>• Lues connata: **Abort oder Frühgeburt** eines schwer kranken Säuglings |

# 11.2.22 Yersiniosen

**Ätiologie:** Yersiniose · Pseudotuberkulose · Wasser, Milchprodukte, rohes Fleisch · Pest · Rattenflöhe · Endemiegebiete
**Klinik:** enterokolitischer/pseudoappendizitischer Verlauf · Lymphadenitis mesenterica · primäre Bubonenpest · LK-Einschmelzungen · primäre Lungenpest tödlich
**Diagnostik:** Klinik · Stuhlkultur · Serologie · LK-Aspirat
**Therapie:** Yersiniose meist Spontanheilung · Pest Doxycyclin · Hygiene · Rattenbekämpfung · Absonderungspflicht

Epidemiologie
- Yersiniose: ca. 2 % aller Durchfallerkrankungen
- Pest: **Endemiegebiete** in Süsostasien, Ostafrika, Amerika

## Ätiologie

| Erkrankung | Erreger | Übertragung | Inkubationszeit |
|---|---|---|---|
| **Yersiniose** | Yersinia enterocolitica | **Wasser, Milchprodukte, rohes Fleisch**, orale Aufnahme | 1–11 Tage |
| **Pseudotuberkulose** | Yersinia pseudotuberculosis | | |
| **Pest** | Y. pestis (gramneg. Stäbchen) | **Rattenflöhe** und Zecken, Flohbiss | 2–5 Tage |

## Klinik
Symptome
- **Yersiniose/Pseudotuberkulose**
  - **enterokolitischer Verlauf:** Durchfall, Bauchschmerzen, haupts. Befall des terminalen Ileums mit Ulzerationen, in schweren Fällen toxisches Megakolon
  - **pseudoappendizitischer Verlauf: Lymphadenitis mesenterica** (meist Kinder)
- **Pest**
  - **primäre Bubonenpest:** LK-Schwellungen und **LK-Einschmelzungen**, Sepsis, Fieber, Schwindel, Schüttelfrost, Endotoxine greifen Herz und Gefäße an
  - **primäre Lungenpest** nach Inhalation, innerhalb kurzer Zeit **tödlich**

Komplikationen
- Yersiniose: Pseudoappendizitis, Erythema nodosum, Arthritis
- Pest: Abszesse in vielen Organen bei Bakteriämie (hohe Mortalität!)

## Diagnostik
- **klinische Symptome, Stuhlkultur, Serologie**
- Pest: **LK-Aspirat**

## Therapie

| | Yersiniose/Pseudotuberkulose | Pest |
|---|---|---|
| Mittel 1. Wahl | • **meist Spontanheilung**<br>• **evtl. Doxycyclin,** Cotrimoxazol, Ciprofloxacin | **Doxycyclin,** Streptomycin |
| Mittel 2. Wahl | bei Sepsis zusätzlich Aminoglykoside | Chloramphenicol |
| Prophylaxe | **Hygiene** | **Hygiene, Rattenbekämpfung** |
| Meldepflicht | E, T | • V, E, T<br>• **Absonderungspflicht!** |
| Prognose | meist Spontanheilung | keine sichere Immunität |

# 11.3 Klinik und Therapie viraler Infekte

Virushepatitiden s. Kapitel 5.6

## 11.3.1 HIV-Infektion (AIDS)

**Ätiologie:** HIV 1/HIV 2 · 75% durch Geschlechtsverkehr
**Klinik:** Fieber · LK-Schwellungen · symptomfreies Intervall · Lymphadeno-
pathie-Syndrom · AIDS-related complex · opportunistische Keime/Krankheiten
**Diagnostik:** PCR · HIV-ELISA · LK-Histologie
**Therapie:** T-Helferzellen als Verlaufsparameter · antiretrovirale Therapie ·
Prävention sekundärer Komplikationen

**Epidemiologie**

Übertragungswege: **75% Geschlechtsverkehr**, 10% i.v.-Drogen, 5% Transfusion,
10% perinatal

**Ätiologie**

| Erreger | HIV 1 und HIV 2 |
|---|---|
| Übertragung | Geschlechtsverkehr, Blut und Blutprodukte, in utero/peripartal |
| Inkubationszeit | • 5–90 Tage, im Vollbild bis 15 Jahre<br>• HIV 2 > HIV 1 |

**Klinik**
Symptome

- 1. Phase: **Fieber, LK-Schwellungen**, Angina, Exantheme, Glieder-, Muskelschmerzen
- **symptomfreies Intervall,** dann
- 2. Phase: **Lymphadenopathie-Syndrom**, mindestens 2 extrainguinale > 1 cm große, schmerzlose LK
- 3. Phase = **AIDS-related complex:** LK-Schwellungen, subfebrile Temperaturen,
  Gewichtsverlust, Müdigkeit, Nachtschweiß, Durchfälle, Kopfschmerzen, unspezifische Hautefforeszenzen

**Komplikationen**

**opportunistische Keime/Krankheiten:** Candida, Mycobacterium avium/tuberculo-
sis, Pneumocystis carinii, Kryptokokken, Kaposi-Sarkom, Lymphome

**Diagnostik**

- direkte Methoden: **PCR**, HIV-p24-Antigentest
- indirekt: **HIV-ELISA** (Suchtest), Western-Blot zur Bestätigung
- **LK-Histologie** oder Zytologie

**Therapie**

| Mittel 1. Wahl | **T-Helferzellen als Verlaufsparameter,** Fortschreiten des Immun-defekts verhindern **(antiretrovirale Therapie)** |
|---|---|
| Mittel 2. Wahl | je nach opportunistischer Infektion |
| Prophylaxe | **Prävention sekundärer Komplikationen** (Antibiotika-Prophylaxe) |
| Meldepflicht | anonym E, T |
| Prognose | **vorschriftsmäßige Einnahme der Medikamente wegen Resistenz-Entwicklung** |

## 11.3.2 Infektionen durch Enteroviren

**Ätiologie:** Coxsackie-/Echo-/Polio-Viren · Schmier-/Tröpfcheninfektion · Stuhl · Ausscheidung über viele Monate

**Klinik:** Herpangina · Bornholm-Krankheit (Pleurodynie) · inapparent · Polio 90% asymptomatisch · 1% neurologische Symptome · symptomfreies Intervall · Ausheilung oder Kinderlähmung

**Diagnostik:** meist überflüssig · Serologie

**Therapie:** symptomatisch · Hygiene · Impfung · Ausfälle erst nach Monaten zu beurteilen

### Ätiologie

| Einteilung | Erreger | Übertragung | Inkubationszeit |
|---|---|---|---|
| **Coxsackie-Viren** | Coxsackie A<br>Coxsackie B | **Tröpfchen-, Schmierinfektion** | 2–8 Tage |
| **Echo-Viren** | v.a. Serotypen 68–70, 34 Serotypen | | ca. 5 Tage |
| **Polio-Viren** | Polio-Virus, 3 Typen:<br>• I „Brunhilde"<br>• II „Lansing"<br>• III „Leon" | • Tröpfcheninfektion, **Stuhl** (Wasser, Kontakt, Nahrung)<br>• **Ausscheidung im Stuhl über viele Monate** | meist 7–14 (3–35) Tage |

### Klinik

Symptome

- **Coxsackie A:** Hand-Fuß-Mundkrankheit, Konjunktivitis, **Herpangina**, Fieber, selten Enteritis, Hepatitis, Pankreatitis, Orchitis
- **Coxsackie B: Bornholm-Krankheit (Pleurodynie)**, Myokarditis, Perikarditis
- **Echo-Viren** (= enteric cytopathogenic human orphan): **meist inapparent**, selten Infektionen der oberen Atemwege, Exanthem, Enantheme, lymphozytäre Meningitis, exsudative Perikarditis, Myokarditis oder Hepatitis; cave: perinatale Infektionen
- **Polio-Viren:**
  - **90% asymptomatisch** oder banale Symptome (Übelkeit, Bauchschmerz, Durchfall)
  - **1% neurologische Symptome** mit anfangs **symptomfreiem Intervall**, dann Fieber, Muskelkrämpfe, -schmerzen, Nackensteife, Hyperästhesien, gesteigerte Muskeleigenreflexe, seröse Meningitis, **Ausheilung** entweder ohne Folgen **oder** foudroyante Ausbildung einer kompletten schlaffen Lähmung (**Kinderlähmung**), abortiv

Komplikationen

- aseptische Meningitis bei Coxsackie
- Enzephalitis mit Beteiligung des Atem- und Kreislaufzentrums bei Polio

### Diagnostik

**meist überflüssig, ggf. Serologie** (v.a. bei Meningitis) aus Rachenspülwasser und Stuhl, wegen multiplen Serotypen schwierig

**Therapie**

| | Coxsackie-/Echo-Viren | Polio |
|---|---|---|
| Mittel 1. Wahl | **symptomatisch** | **symptomatisch** |
| Mittel 2. Wahl | | Krankengymnastik, Intensivmedizin bei Enzephalitis |
| Prophylaxe | **Hygiene** | **Impfung mit inaktivierter Polio-Vakzine** (Salk), Schluckimpfung mit Lebendvakzine (Sabin) wegen Impf-Polio Risiko obsolet |
| Meldepflicht | V, E, T bei Meningitis | V, E, T |
| Prognose | kein Sport bei Herzbeteiligung; meist nach 1 Woche abgeklungen | Grad der **Ausfälle erst nach Monaten zu beurteilen** |

## 11.3.3 Erythema infectiosum

Synomym: Ringelröteln

> **Ätiologie:** Parvovirus B 19 · Tröpfcheninfektion · 6–18 Tage · wenig ansteckend · Schulalter
> **Klinik:** bei Gesunden asymptomatisch · girlandenförmiges Wangenerythem · in der Schwangerschaft Hydrops fetalis
> **Diagnostik:** EIA · IgG-/IgM-Klasse · Elektronenmikroskopie · PCR
> **Therapie:** symptomatisch · keine Prophylaxe· günstige Prognose

**Epidemiologie**

selten, hauptsächlich im **Schulalter**

**Ätiologie**

| Erreger | **Parvovirus B 19** |
|---|---|
| Übertragung | **Tröpfcheninfektion,** vermutlich auch parenteral |
| Inkubationszeit und Infektiosität | • **6–18 Tage**<br>• **wenig ansteckend** |

**Klinik**
Symptome

- **bei immunkompetenten Personen asymptomatisch**
- bei Kindern münzgroßes, flüchtiges, ring- bis **girlandenförmiges Wangenerythem**, periodisches Abblassen und Neuentstehen, meist nach 10–12 Tagen abklingend

Komplikationen

- aplastische Krisen bei chron. hämolytischer Anämie, da sich das Virus im Knochenmark repliziert
- **bei Schwangerschaft Hydrops fetalis und Tod** des Fetus (10 %)

**Diagnostik**

**EIA,** Nachweis von **AK** der IgG- und IgM-Klasse, **Elektronenmikroskopie** oder **PCR**

**Therapie**

| Mittel der Wahl | **symptomatische Therapie** |
|---|---|
| Prophylaxe | **keine** |
| Meldepflicht | nein |
| Prognose | **günstig** |

# 11.3.4 Infektionen durch Flaviviren

> **Ätiologie:** FSME · Zeckenbiss · Gelbfieber · Insektenstich · Denguefieber ·
> Mückenstich · 60 verschiedene Flaviviren · Endemiegebiete
> **Klinik:** 80–90 % inapparent · typisches biphasisches Fieber · Dengue-artiges
> Syndrom · grippeähnliche Symptome bei FSME · hämorrhagisches Fieber ·
> FSME in 10 % neurologische Symptome
> **Diagnostik:** Serologie mit IgM-Anstieg · Kreuzreaktionen
> **Therapie:** symptomatisch · Zecken entfernen · Impfung · Gelbfieber: z. T. hohe
> Letalität · Denguefieber meist Spontanheilung

**Epidemiologie**

- Es gibt über **60 verschiedene Flaviviren**, weniger als 50 % sind humanpathogen.
- Verbreitung der Flaviviren in **Endemiegebieten:**
  - FSME = Zentraleuropa und ehemalige westliche UDSSR
  - Gelbfieber = Zentralafrika, Amazonasgebiet
  - Denguefieber = Westafrika, Süd-, Südostasien, Neuguinea, pazifische Inseln, Karibik, nördliches Südamerika

## Ätiologie

| Erkrankung | Erreger | Übertragung | Inkubationszeit |
|---|---|---|---|
| **FSME** | FSME-Virus | **Zeckenbiss** | 7–14 Tage |
| **Gelbfieber** | Gelbfiebervirus (RNA-Virus) | **Insektenstich** | 3–6 Tage |
| **Denguefieber** | Dengueviren (4 Typen) | • **Mückenstich**<br>• Erregerreservoir Affe/Mensch | 5–8 Tage |

## Klinik
**Symptome**

- **in 80–90 % inapparenter** Verlauf
- für alle Flaviviren typischer Verlauf mit **biphasischem Fieber**
- 1. unspezifische Phase: mit hohem Fieber, Kopf- und Muskelschmerzen, Exanthem (**Dengue-artiges Syndrom**), **grippeähnliche Symptome bei FSME**
- ausgesprochene Virämie im Initialstadium, Remission der Infektion oder nach 1–3 Wochen Übergang in 2. Phase
  - bei Gelbfieber und Denguefieber: **Übergang in hämorrhagisches Fieber** mit Blutungen sowie intravasaler Gerinnung mit hoher Letalität
  - bei Gelbfieber auch Hepatitis mit Ikterus oder Nephritis mit Proteinurie möglich
  - bei **FSME: 10 % neurologische Symptome** mit seröser Meningitis, Enzephalitis, selten schlaffe Paresen bei Myelitis, selten tödlich, meist nach 2 Wochen Restitutio ad integrum, bei jedem 10. Restsymptome

**Komplikationen**

- schwere Verläufe des Denguefiebers: hämorrhagische Diathese, Schock
- schwere Verläufe des Gelbfiebers: in bis zu 50 % mit Leber-, Nierenversagen, hämorrhagischer Diathese, Schock

## Diagnostik

- Leukopenie, Thrombopenie, **Serologie mit IgM-Anstieg**
- Identifizierung wegen **Kreuzreaktionen** und labilen Viren schwer

**Therapie**

| | FSME | Gelbfieber | Denguefieber |
|---|---|---|---|
| Mittel 1. Wahl | **symptomatisch** | **symptomatisch** | **symptomatisch** |
| Mittel 2. Wahl | | Flüssigkeitsverlust ausgleichen | |
| Prophylaxe | • **Zecken entfernen**<br>• Impfung **(Totimpfstoff)** nur bei land- und forstwirtschaftlichen Arbeitern | **Lebendvakzine** mit Schutz für 10 Jahre | keine, ggf. Kontrolle des Vektors |
| Meldepflicht | E, T | E, T | keine |
| Prognose | keine Therapie der neurologischen Symptome möglich | nach Übergang **in 2. Phase hohe Letalität** | **meist Spontanheilung nach 10 Tagen** |

## 11.3.5 Hämorrhagisches Fieber

> **Ätiologie:** Bunyaviren · Hantaviren · fäkal-oral · Filoviren · Marburg-/Ebola-Virus · Affe nur Zwischenwirt
> **Klinik:** häufig asymptomatisch · hämorrhagische Diathese, Fieber, Proteinurie · Durchfall · Leber-/Nieren-/ZNS-Beteiligung · hypovolämischer Schock
> **Diagnostik:** Serologie · Elektronenmikroskopie
> **Therapie:** symptomatisch · Volumensubstitution · keine Impfung möglich · Expositionsprophylaxe · 50–90 % Letalität

Epidemiologie      weltweit, teils endemisch

**Ätiologie**

| Einteilung | Erreger | Übertragung | Inkubationszeit |
|---|---|---|---|
| **Bunyaviren** | **Hantaviren**<br>La-Crosse-Virus | • **fäkal-oral,** aerogen?<br>• Nager als Reservoir | 7–14 Tage |
| **Filoviren** | **Marburg-Virus**<br>**Ebola-Virus** | • fäkal-oral<br>• Reservoir? **Affe nur Zwischenwirt** | |

**Klinik**
Symptome
- Hantaviren: **häufig asymptomatisch**, sonst **hämorrhagische Diathese, Fieber, Proteinurie**
- Marburg-/Ebola-Virus: zusätzlich Konjuktivitis und **Durchfall, Leber-, Nieren-, ZNS-Beteiligung**, Verbrauchskoagulopathie mit Schock

Komplikationen      Nierenversagen, **hypovolämischer Schock**, Pneumonie

**Diagnostik**      **Serologie, Elektronenmikroskopie**

**Therapie**

| Mittel der Wahl | **symptomatisch (Volumensubstitution)** |
|---|---|
| Prophylaxe | meist **keine Impfung möglich** (außer Rift-Valley-Virus), **Expositionsprophylaxe** |
| Meldepflicht | E, T |
| Prognose | **50–90 %** der Patienten mit Marburg-/Ebola-Infektion **versterben** |

# 11.3.6 Herpesviren

**Ätiologie:** Herpes-simplex-/Varicella-Zoster-/Zytomegalie-Virus · infektiöse Mononukleose · Persistenz bei 60 % in Ganglienzellen

**Klinik:** Erstinfektion meist asymptomatisch · Durchseuchungsgrad 90 % · periorale Bläschen · Exanthema subitum · fast immer harmlos · Varizellen · starker Juckzeiz · Sternkartenbild · Zytomegalie · meist inapparent · Mononukleose · entzündete Tonsillen · Meningitis · Enzephalitis · Pneumonie · intrauterine Infektion mit CMV

**Diagnostik:** klinisches Bild · Serologie · IgM

**Therapie:** Aciclovir · VZV-Impfung; bei Immunsupprimierten VZV- und CMV-Hyperimmunglobulin-Gabe · Reaktivierung

Epidemiologie
- weltweit, Mensch als Erregerreservoir
- **Persistenz bei 60 % der Infizierten in Ganglienzellen** am ursprünglichen Infektionsort. Oft monatelange Ausscheidung über Speichel und Urin.

## Ätiologie

| Erkrankung | Erreger | Übertragung | Inkubationszeit und Infektiosität |
|---|---|---|---|
| Herpes labialis | **Herpes-simplex-Virus** (HSV) **Typ 1** | oral durch Tröpfcheninfektion | 2–7 (12) Tage |
| Herpes genitalis | HSV Typ 2 | sexuell und perinatal | 2–12 Tage |
| Exanthema subitum (syn. Dreitagefieber) | humanes Herpesvirus (HHV) Typ 6 | Speichel der Mutter | 5–15 Tage, 90 % Durchseuchung |
| **Varizellen** (syn. Windpocken), Zoster (syn. Gürtelrose) | Varicella-Zoster-Virus (VZV) | hochkontagiös, aerogene Tröpfcheninfektion | 10–23 Tage, infektiös bis Abfall der Krusten |
| **Zytomegalie** | Zytomegalie-Virus (CMV) | Kontakt- oder Schmierinfektion | 3–6 Wochen |
| **Infektiöse Mononukleose** (syn. kissing disease, Pfeiffer-Drüsenfieber) | Epstein-Barr-Virus (EBV) | Speichelkontakt | (10–14–50) 28–70 Tage |

## Klinik

Symptome
- **Erstinfektion meist asymptomatisch**, **Durchseuchungsgrad 90 %** (HSV, VZV, CMV), 95 % bei EBV
- **Herpes labialis:** Gingivostomatitis herpetica mit **perioralen Bläschen**, die verschorfen und folgenlos abheilen
- Herpes genitalis bei Erstinfektion mit HSV 2: perigenitale, perianale Bläschen und Ulzerationen, leichtes Fieber, LK-Schwellungen
- **Exanthema subitum:** feinfleckig, diskrete Rötung, sehr flüchtig, Auftreten nach 3 Tagen hohen Fiebers, **fast immer harmlos**
- **Varizellen:** bei 30 % inapparent, kleinfleckiges Exanthem mit **starkem Juckzeiz**, Bläschen, **Sternkartenbild** (verschiedene Stadien gleichzeitig) mit Roseolen, Papeln, Krusten, obligates Exanthem, späte Leukozytose
- **Zytomegalie:** Erstinfektion **meist inapparent**, zervikale LK-Schwellungen, selten Hepatitis, Polyneuritis
- **infektiöse Mononukleose:** Exanthem masern- oder rötelnähnlich, Fieber, Pharyngitis, zervikale LK-Schwellungen, Kopfschmerzen, weißliche Beläge auf **entzündeten Tonsillen**, Hepatosplenomegalie

Komplikationen

- **Meningitis** (HSV 2) heilt meist spontan aus
- **Enzephalitis** (HSV 1) als Erstinfektion im Erwachsenenalter mit sehr schlechter Prognose
- bei Erkrankung Erwachsener mit VZV: **Pneumonie** mit persistierenden Infiltraten und Komplikationen wie Enzephalitis, Arthritis oder Hepatitis
- CMV bei Immunsupprimierten: schwere **Pneumonien**, CMV-Kolitis, Chorioretinitis bei AIDS
- **intrauterine Infektion mit CMV:** bei 10 % erst spät erkennbare Missbildungen von GIT, kardiovaskulärem System, Muskeln, Skelett
- EBV: extrem selten Milzruptur, lymphozytäre Meningitis

> Bei infektiöser Mononukleose keine β-Lactam-Antibiotika geben, da Arzneimittelexantheme bis hin zum Lyell-Syndrom (allergisch-toxische Reaktion) auftreten.

**Diagnostik**

**klinisches Bild, Serologie** (**IgM**, wegen langer Ausscheidung)

**Therapie**

| Mittel 1. Wahl | in schweren Fällen **Aciclovir** |
|---|---|
| Mittel 2. Wahl | Ganciclovir, Foscarnet |
| Prophylaxe | • keine für HHV, HSV und EBV<br>• **VZV-Impfung; bei Immunsupprimierten VZV- und CMV-Hyperimmunglobulin-Gabe** möglich |
| Meldepflicht | • Zytomegalie (falls angeboren)<br>• E, T bei Meningitis und Enzephalitis |
| Prognose | • meist gut, da überwiegend inapparent<br>• VZV gute Immunität, **bei Immunsuppression Reaktivierung** oft tödlich |

# 11.3.7 Influenza

Synonym: echte Grippe

> **Ätiologie:** Myxovirus influenza · Tröpfcheninfektion · Stunden bis 3 Tage · alle 10–20 Jahre Pandemien · Typ A
> **Klinik:** hohes Fieber · starkes Krankheitsgefühl · Kopf-, Gliederschmerzen · atypische Viruspneumonie · bakterielle Superinfektion
> **Diagnostik:** Hämagglutinationstest · KBR · ELISA
> **Therapie:** symptomatisch · Antibiose bei Superinfektion · Impfung mit kurz andauernder Immunität

Epidemiologie

- alle 2–4 Jahre Epidemien, **alle 10–20 Jahre Pandemien** v.a. durch **Typ A**, seltener Typ B (v.a. örtlich begrenzte Grippe)
- Typ C verursacht meist nur milde respiratorische Infekte

**Ätiologie**

| Erreger | **Myxovirus influenza** A, B, C (RNA-Virus) |
|---|---|
| Übertragung | **Tröpfcheninfektion** |
| Inkubationszeit und Infektiosität | • einige **Stunden bis 3 Tage**<br>• wenige Tage vor bis 1 Woche nach Erkrankung infektiös |

**Klinik**

Symptome
- ohne Prodromi **hohes Fieber** (eingipflig, 2–3 Tage)
- **starkes Krankheitsgefühl, Kopf-, Gliederschmerzen**
- Reizhusten, Rhinitis, Bronchitis
- abdominelle Beschwerden
- Nasenbluten, Konjunktivitis, Rezidive eines Herpes labialis

Komplikationen
- Peri-, Myokarditis, Enzephalitis oder **atypische Viruspneumonie**
- **bakterielle Superinfektionen** (Sinusitis, Otitis, Grippekrupp)

**Diagnostik**
**Hämagglutinationstest** (Hirst-Test), **Komplementbindungsreaktion** (KBR) oder **ELISA**

Differentialdiagnose
Rhino-, Adeno-, RS-, Parainfluenza-, Coxsackie-, ECHO-, Corona-Viren

**Therapie**

| Mittel 1. Wahl | **symptomatisch**, ggf. Neuraminidasehemmer |
| Mittel 2. Wahl | **Antibiose bei Superinfektionen** |
| Prophylaxe | **Impfung mit kurz andauernder Immunität** (wegen Antigenshift) |
| Meldepflicht | T, (E bei positiven Laborbefunden) |
| Prognose | • Typ A zeitlich begrenzte Immunität<br>• Peri-/Myokarditis und Pneumonie häufig letal |

## 11.3.8 Masern

Synonym: Morbilli

**Ätiologie:** Morbilli-Virus · Tröpfcheninfektion · hochkontagiös
**Klinik:** Fieber · trockener Husten · Enanthem (Koplik-Flecken) · konfluierendes Exanthem · Enzephalomyelitis · SSPE nach 7–10 Jahren
**Diagnostik:** Klinik · Serologie
**Therapie:** symptomatisch · Antibiose bei Superinfektion · Impfung · mit zunehmendem Alter Verlauf schwerer

Epidemiologie
weltweit, vor Impfung 90 % Durchseuchung bis 10. Lj.

**Ätiologie**

| Erreger | **Morbilli-Virus** (RNA-Virus) |
| Übertragung | • **Tröpfcheninfektion, hochkontagiös**<br>• Mensch einziges Reservoir |
| Inkubationszeit und Infektiosität | • 8–14 Tage<br>• schon 4–5 Tage vor Exanthemausbruch infektiös |

**Klinik**

Symptome
- **zweigipflige Fieberkurve**, Kopf-, Muskelschmerzen, dann Konjunktivitis (Lichtscheu, Tränenfluss), **trockener Husten**, Schnupfen
- **Enanthem** mit Petechien am harten und weichen Gaumen und weißen Flecken an der Wangenschleimhaut (**Koplik-Flecken**)
- dann obligates großfleckiges, **konfluierendes**, leicht erhabenes **Exanthem** (beginnt hinter den Ohren), später feine Schuppung

Komplikationen
- **Enzephalomyelitis** (1:1000) mit 20–30 % Letalität
- Otitis media und Pneumonie bei bakterieller Superinfektion
- **SSPE** (subakute sklerosierende Panenzephalitis) **7–10 Jahre danach** bei nicht erfolgter Viruselimination; Symptome: psychische Veränderungen, Myoklonien, epileptische Anfälle

**Diagnostik**  **Klinik, Serologie**, Leukopenie mit Lymphozytose

Differentialdiagnose  Scharlach, Varizellen, Röteln

**Therapie**

| | |
|---|---|
| Mittel 1. Wahl | **symptomatisch** (Antipyretika, Antitussiva) |
| Mittel 2. Wahl | **Antibiose bei bakterieller Superinfektion** |
| Prophylaxe | **Impfung**, auch am 1. und 2. Tag nach Inkubation möglich, bis 4. Tag Abschwächung des Verlaufs |
| Meldepflicht | T |
| Prognose | • **mit zunehmendem Alter Verlauf schwerer**<br>• lebenslange Immunität, 95 % Schutz nach Impfung |

## 11.3.9 Mumps

Synonym: Parotitis epidemica, Ziegenpeter

**Ätiologie:** Rubulavirus · Tröpfcheninfektion · hochkontagiös
**Klinik:** einseitige Parotitis · ansteigendes Fieber · nach 2–3 Tagen Parotitis der Gegenseite · Meningitis · Orchitis nach Pubertät
**Diagnostik:** Klinik · Serologie · eitrige Parotitis · EBV-Infektion
**Therapie:** symptomatisch · Antipyretika · Impfung · lebenslange Immunität

Epidemiologie
- weltweit, Durchseuchung bei 70–90 % der Erwachsenen
- Prädispositionsalter: 4.–15. Lj.

**Ätiologie**

| | |
|---|---|
| Erreger | **Mumps-Virus** (RNA-Virus) |
| Übertragung | • **Tröpfcheninfektion**<br>• Mensch einziges Reservoir |
| Inkubationszeit und Infektiosität | • 14–24 Tage<br>• 6 Tage vor bis 14 Tage nach Erkrankungsbeginn **hochkontagiös** |

**Klinik**
Symptome
- meist **einseitige Parotitis**, langsam **ansteigendes Fieber**, ohne Schüttelfrost, **nach 2–3 Tagen Parotitis der Gegenseite**, 20 % Befall der Speicheldrüsen
- bei Erwachsenen Fieber bis 41 °C, ausgeprägter Organbefall

Komplikationen
- in 10 % klinisch manifeste seröse Pankreatitis
- in 50 % meningeale Reizung, in **1–2 % apparente Meningitis** (Koma, Krämpfe, Paresen, Hirnnervenbefall, evtl. bleibende Taubheit), selten Enzephalitis
- in 25 % **Orchitis** bei Erkrankung **nach der Pubertät**
- Arthritis

| Diagnostik | **Klinik, Serologie** aus Speichel, Urin, Liquor |

**Differentialdiagnose** **eitrige Parotitis**, Parotistumoren, **EBV-Infektion**

**Therapie**

| Mittel 1. Wahl | **symptomatisch, Antipyretika** |
|---|---|
| Mittel 2. Wahl | ggf. Kortikosteroide bei schwerer Orchitis und Meningitis |
| Prophylaxe | **Impfung**, bei Jungen kurz vor der Pubertät, da kurz anhaltend |
| Meldepflicht | keine |
| Prognose | **lebenslange Immunität**, 96 % Schutz durch Impfung |

# 11.3.10 Pockenviren

**Ätiologie:** Variola-/Vaccinia-/Kuhpocken-Virus · Ortho-/Parapoxviren · aerogen · Kontaktinfektion
**Klinik:** Variola maior Bläschenbildung · alle im gleichen Stadium · 40 % tödliche Bronchopneumonie · Vaccinia-Virus pustelartiges Exanthem · Enzephalitis bei Vaccinia-Virus
**Diagnostik:** elektronenmikroskopisch
**Therapie:** symptomatisch · Expositionsprophylaxe

**Epidemiologie**
- vermehren sich als einzige DNA-Viren im Zytoplasma der Wirtszelle und sind gerade noch lichtmikroskopisch zu erkennen
- Variola maior durch WHO-Impfkampagne nicht mehr natürlich vorkommend, Parapoxviren bei Wiederkäuern vorkommend

**Ätiologie**

| Erkrankung | Erreger |
|---|---|
| **Orthopoxviren** | |
| **Variola maior** (syn. echte Pocken, Blattern) | **Variola-Virus** |
| | **Vaccinia-Virus** (Pocken-Impfvirus) |
| Kuhpocken beim Rind, beim Menschen Melkerknoten | **Kuhpocken-Virus** |
| **Parapoxviren** | |
| Melkerknoten | Melkerknoten-Virus |
| Ecthyma contagiosum | Orf-Virus |
| Molluscum contagiosum (syn. Dellwarze) | Paravaccinia-Virus |

- Übertragung erfolgt **aerogen** oder als **Kontaktinfektion**
- Inkubationszeit 7–11 Tage

**Klinik**
**Symptome**
- Variola maior: typische **Bläschenbildung (alle im gleichen Stadium)**, auch Befall des Respirations- und Intestinaltraktes, in bis zu **40 % tödliche Bronchopneumonie**
- **Vaccinia-Virus: pustelartiges Exanthem** an der Kontaktstelle

- Parapoxviren: lokale Läsion an der Kontaktstelle, lokale Lymphadenitis, fast immer harmlos
- Molluscum contagiosum: epidermale, gutartige Tumoren

**Komplikationen**  **Enzephalitis bei Vaccinia-Virus**

**Diagnostik**
- **Ortho- und Parapoxviren elektronenmikroskopisch**
- Molluscum contagiosum: klinisch, ggf. histologisch

**Therapie**

| Mittel der Wahl | **symptomatisch** |
|---|---|
| Prophylaxe | **Expositionsprophylaxe** |
| Meldepflicht | keine, da Pocken ausgerottet und übrige harmlos |
| Prognose | Molluscum contagiosum hinterlässt keine Immunität |

## 11.3.11 Röteln

Synonym: Rubella, Rubeola

> **Ätiologie:** Rubivirus · Tröpfcheninfektion · plazentagängig · Gipfel 5.–14. Lj. · 80–90 % der Erwachsenen haben AK
> **Klinik:** klinisch stumm · nicht konfluierendes, stecknadelkopfgroßes Exanthem · schmerzhafte LK-Schwellung okzipital · Embryopathie
> **Diagnostik:** Klinik · IgM · Leukopenie · relative Lymphozytose
> **Therapie:** meist harmlos, keine Therapie · Impfung, passiv auch in Frühgravidität

**Epidemiologie**
- weltweit, **80–90 % der Erwachsenen weisen AK auf**
- Prädispositionsalter: 5.–14. Lj.

**Ätiologie**

| Erreger | **Rubivirus** (RNA-Virus der Togaviren) |
|---|---|
| **Übertragung** | • **Tröpfcheninfektion**, selten Schmierinfektion<br>• **plazentagängig**, Mensch einziges Reservoir |
| **Inkubationszeit und Infektiosität** | • 14–21 Tage<br>• 1 Woche bis 10 Tage nach Exanthemausbruch infektiös |

**Klinik**
**Symptome**
- Die Hälfte aller Infektionen verläuft **klinisch stumm**.
- katarrhalische Prodromi, mittelfleckiges, **nicht konfluierendes, stecknadelkopfgroßes Exanthem**, beginnt im Gesicht (hinter den Ohren, dann Hals, Rumpf und Extremitäten), **schmerzhafte, vergrößerte LK zervikal und okzipital**

**Komplikationen**
- **Embryopathie** (> 30 % Missbildungen an Auge, Herz, Knochen, ZNS)
- thrombozytopenische Purpura, Arthralgien bei Erwachsenen, Enzephalitis (1:6000 Erkrankten)

**Diagnostik**  **Klinik, Serologie** (IgM), **Leukopenie, relative Lymphozytose**

**Differentialdiagnose**  Mononukleose, Zytomegalie, Adeno- und ECHO-Viren

**Therapie**

| Mittel der Wahl | **selten** symptomatische **Therapie erforderlich** |
|---|---|
| Prophylaxe | **Impfung, passiv auch in Frühgravidität** bei Seronegativen am 1./2. Tag nach Exposition |
| Meldepflicht | kongenitale Röteln, Embryopathie: E, T |
| Prognose | • **meist harmlos**, 99 % Impfschutz<br>• hohe Durchseuchung |

## 11.3.12 Tollwut

Synonym: Rabies, Lyssa

> **Ätiologie:** Rabiesvirus · Biss eines tollwütigen (Wild-)Tieres · Speichel · Kontakt · je größer Verletzung, desto kürzer Inkubationszeit
> **Klinik:** Prodromalstadium · Empfindlichkeit der Bissstelle · Reizbarkeit · Erregungsphase · Hydrophobie · meist Tod am 3.–4. Tag
> **Diagnostik:** Tier auf Tollwutsymptome beobachten · Kornealtest
> **Therapie:** Wundtoilette · passive und aktive Immunisierung · unbehandelt in 100 % letale Enzephalitis

**Epidemiologie**

• Erregerreservoir:
  – in Europa v.a. Wildtiere (Fuchs, Raubwild, Reh) in Endemiegebieten
  – seltener Haustiere (Katze, Rind, Hund), v.a. in tropischen Gebieten
• Die Tiere sterben an Tollwut.

**Ätiologie**

| Erreger | **Rabiesvirus** (RNA-Myxovirus) |
|---|---|
| **Übertragung** | • überwiegend durch **Biss eines tollwütigen (Wild-)Tieres**<br>• **Speichel** ist kontagiös, **Kontakt** reicht aus |
| **Inkubationszeit und Infektiosität** | • 21–84 Tage (10 Tage bis 8 Monate)<br>• **je größer die Verletzung, desto kürzer die Inkubation** |

**Klinik**

• **Prodromalstadium:** Kopfschmerz, Depression, Nervosität, wundes, raues Gefühl in Mund und Kehle, **Empfindlichkeit der Bissstelle**, **Reizbarkeit**, Muskeleigenreflexe gesteigert
• **Erregungsphase:** Unruhe, spastische Kontraktionen der Schluckmuskulatur beim Anblick von Flüssigkeit (**Hydrophobie**), Exsikkose, Tremor, Krämpfe, hochgradige Erregung mit Perioden voller Orientierung, **meist Tod am 3.–4. Tag** der Erregungsphase
• wenn diese Phase überlebt wird: **paralytische Phase** mit Augenmuskel-, Halbseitenlähmung der gebissenen Seite, Tod durch Atemlähmung

**Diagnostik**

• Symptome, **Tier auf Tollwutsymptome beobachten**
• fluoreszenzserologischer Nachweis des Erregers in Epithelzellen der Hornhaut (**Kornealtest**), post mortem am Hirnpräparat

**Therapie**

| Mittel 1. Wahl | bei Kontakt: **Wundtoilette**<br>**passive und aktive Immunisierung** |
|---|---|
| Mittel 2. Wahl | bei Ausbruch: symptomatisch, Linderung der Schmerz- und Angstzustände, da bei vollem Bewusstsein |
| Prophylaxe | bei Personen mit erhöhtem Tollwutrisiko prä-, sonst wegen langer Inkubationszeit postexpositionelle Impfprophylaxe mit HDCV (human diploid cell strain vaccine) |
| Meldepflicht | V, E, T sowie Berührung von oder Verletzung durch verdächtiges Tier |
| Prognose | **unbehandelt in 100 % letale Enzephalitis** |

# 11.4 Pilze

Im folgenden Teil wird lediglich auf die wichtigsten humanpathogenen Pilze eingegangen. Für weiterführende Informationen seien die einschlägigen Mikrobiologie-Bücher empfohlen.

## 11.4.1 Candidiasis

Synonym: Soor

> **Ätiologie:** Candidia albicans · endogene Infektion · Diabetes · Schwangerschaft · Antibiotika-/Zytostatika-/Kortikoid-Therapie
> **Klinik:** bei Immunsupprimierten · Schleimhäute · weiße, festhaftende Beläge · Soor-Sepsis
> **Diagnostik:** Klinik · Mikroskopie · Blutkultur · Augenhintergrund
> **Therapie:** Nystatin, Amphotericin B · Prophylaxe nicht möglich

**Epidemiologie**

Kommensale auf der Schleimhaut von Mensch und Tier

**Ätiologie**

| Erreger | **Candidia albicans**, C. parapsilosis, C. tropicalis, C. guilliermondii, C. kruzei (Hefepilze) |
|---|---|
| Übertragung | **endogene Infektion** |
| Inkubationszeit | ? |

**erhöhtes Risiko** für Candidiasis durch **Diabetes, Schwangerschaft**, Progesterongabe, Niereninsuffizienz, maligne Lymphome und intensive **Antibiotika-, Zytostatika- und Kortikoid-Therapie** (normale Flora zerstört oder supprimiert)

**Klinik**
Symptome

- oft **bei Immunsupprimierten**
- meist **Schleimhäute** betroffen: Soor = **weiße, festhaftende Beläge** auf Wangenschleimhaut und Zunge
- seltener Hautbefall: chron. mukokutane Candidose als Folge der Schädigung zellulärer Immunität
- sekundärer Befall innerer Organe (z. B. Lunge, Niere) möglich: **Soor-Sepsis**

| Komplikationen | Candida-Endokarditis und Endopthalmitis bei Drogensüchtigen |
|---|---|

**Diagnostik**

- **Klinik**, ggf. **Mikroskopie** nach Gram-Färbung
- bei systemischer Candidiasis **Blutkultur**
- **Augenhintergrund** spiegeln

**Therapie**

| Mittel 1. Wahl | **Nystatin, Amphotericin B** |
|---|---|
| Mittel 2. Wahl | Amphotericin B, Flucytosin oder Azolderivate bei systemischer Candidose |
| Prophylaxe | **nicht möglich,** da endogene Infektion |
| Meldepflicht | keine |
| Prognose | je nach Ausmaß und Dauer der Immunsuppression |

## 11.4.2 Aspergillose

allergische bronchopulmonale Aspergillose s. unter 4.5.3 Exogen allergische Alveolitis und 4.3.3 Asthma bronchiale

> **Ätiologie:** Aspergillus fumigatus · Inhalation · faulende Pflanzen
> **Klinik:** Infektionen der Mundhöhle · Pneumonie · bei Immunsuppression invasive Form · Aspergillome
> **Diagnostik:** kultureller (ggf. wiederholter) Nachweis · AK-Nachweis
> **Therapie:** Amphotericin B · Chirurgie bei Aspergillom

**Epidemiologie**

ubiquitär, v.a. auf **faulenden Pflanzen** (Blumenerde)

**Ätiologie**

| Erreger | **Aspergillus fumigatus,** A. flavus, A. niger, A. nidulans (Schimmelpilze) |
|---|---|
| **Übertragung** | **Inhalation** |
| **Inkubationszeit** | 2–3 Wochen |

**Klinik**
Symptome

- **Infektionen der Mundhöhle** und der Atemwege (v.a. Lunge, aber auch NNH) mit **Pneumonie**
- Otitis externa
- Endophthalmitis: 2–3 Wochen nach OP oder Verletzung mit Verlust des Auges
- disseminierte septische Aspergillose: kann Lunge, Niere, Herz und ZNS befallen

Komplikationen

- **bei Immunsuppression invasive Form** (cave: Leukämie, AIDS)
- Pilzknoten können sich in Bronchiektasen oder tuberkulösen Kavernen entwickeln (**Aspergillome**)

**Diagnostik**

- **kultureller Nachweis** (z.B. in Bronchiallavage), **AK-Nachweis bei systemischer Aspergillose**
- **oft wiederholter Nachweis nötig**, da Aspergillen das Untersuchungsmaterial kontaminieren können

**Therapie**

| Mittel 1. Wahl | **Amphotericin B, Chirurgie bei Aspergillom** |
| Mittel 2. Wahl | Itraconazol |
| Prophylaxe | ggf. Topfpflanzen entfernen |
| Meldepflicht | keine |
| Prognose | • je nach Ausmaß und Dauer der Immunsuppression<br>• medikamentös nur Suppression, keine Ausheilung |

# 11.5 Parasiten

Im folgenden Teil wird lediglich auf die wichtigsten Parasiten eingegangen. Für weiterführende Informationen seien die einschlägigen Mikrobiologie-Bücher empfohlen.

## 11.5.1 Amöbiasis

> **Ätiologie:** Entamoeba histolytica · fäkal-oral · Zysten 10 Tage infektiös · Tropen und Subtropen
> **Klinik:** 90 % inapparent · zunehmend dünnflüssigere Stühle mit Tenesmen · Sepsis · Darmwandamöbom · Leberabszess
> **Diagnostik:** Reiseanamnese · Stuhl · Serologie · Sono
> **Therapie:** Metronidazol bei invasiven Formen · Hygienemaßnahmen · extraintestinale Amöbiasis ist ein Notfall

**Epidemiologie**

**Tropen** und **Subtropen**

**Ätiologie**

| Erreger | **Entamoeba histolytica** |
| Übertragung | **fäkal-oral**, Wasser, Nahrungsmittel, von Mensch zu Mensch |
| Inkubationszeit und Infektiosität | ausgeschiedene **Zysten 10 Tage infektiös** |

**Klinik**
Symptome

• in **90 % inapparent**
• sonst ein bis mehrere Wochen nach Infektion langsam **zunehmend dünnflüssigere,** teils blutig-schleimige **Stühle mit Tenesmen** (Amöbenruhr), **Sepsis**

Komplikationen

Darmblutung, **Darmwandamöbom** mit Stenosen, **Leberabszess** (Erschütterungsschmerz im rechten Oberbauch), selten Perforation in Pleura, Perikard oder Bauchhöhle

**Diagnostik**

**Reiseanamnese, Stuhl, Serologie, Sono**

**Therapie**

| Mittel 1. Wahl | Nitroimidazole (z. B. Metronidazol), Diloxanid (= Kontaktamöbizid zur Abtötung von Zysten) |
|---|---|
| Mittel 2. Wahl | **Metronidazol, falls invasive Formen** |
| Prophylaxe | **Hygienemaßnahmen** |
| Meldepflicht | E, T |
| Prognose | • **extraintestinale Amöbiasis ist ein Notfall!**<br>• Therapie: Nitroimidazole zur Entfieberung und Ausheilung |

## 11.5.2 Helminthosen

**Ätiologie:** Schistosomen · langsam fließende Gewässer · Bandwurm · rohes Fleisch · Hunde-/Fuchsbandwurm · Echinococcus
**Klinik:** Schistosomiasis · Diarrhoe · Blasen-Ca. · unbehandelt Leber-/Lungenfibrose · Echinokokkus > 30 % asymptomatisch · Zystenruptur, anaphylaktischer Schock
**Diagnostik:** Serologie · Mikroskopie von Stuhl/Urin · Blasen-/Darmbiopsie · bildgebende Verfahren bei Zestoden
**Therapie:** Ecchinococcus granluosus Radikal-OP · Expositionsprophylaxe · Fuchsbandwurm Letalität sehr hoch

**Epidemiologie**

- Schistosomiasis: Tropen und Subtropen (Afrika, Asien und Amerika)
- Hunde- und Rinderbandwurm weltweit, Fuchsbandwurm nördliche Hemisphäre

**Ätiologie**

| Erreger/Parasit | Übertragung | Inkubationszeit |
|---|---|---|
| Saugwurm (**Schistosoma** mansoni) Pärchenegel (Schistosoma haematobium) | Wasserschnecken in stehenden/**langsam fließenden Gewässern** | 3–7 Wochen nach Infektion |
| **Rinderbandwurm** (Taenia saginata) **Schweinebandwurm** (**Taenia solium**) | Infektion mit Finnen durch **rohes Fleisch** | |
| **Hundebandwurm** (**Echinococcus** granulosus) Fuchsbandwurm (**Echinococcus multilocularis**) | Eier werden aufgenommen, Larven durchdringen Darmwand und gelangen in Leber | |

**Klinik**
Symptome
– Schistosomen

**Schistosomiasis** (= Bilharziose):
- Katayama-Syndrom nach 3–10 Wochen: Fieber wegen zytotoxischer Wirkung
- Darmbilharziose: mit **Diarrhoe** (evtl. blutig), Wandverdickung im Kolon
- Urogenital-Bilharziose: Hämaturie, Stenosen, Fisteln, **Blasen-Ca.**
- Leber-Milzbilharziose: mit Hepatosplenomegalie
- **unbehandelt** Spätfolgen wie **Leberfibrose** mit portaler Hypertension oder pulmonale Hypertonie durch **Lungenfibrose**

– Bandwürmer

- Schweinebandwurm: bei Aufnahme von Eiern Zystizerkose mit Finnenbildung
- **Echinokokkus:** > **30 % asymptomatisch**, ggf. kleine, verkalkte Zysten, Symptome durch raumforderndes Wachstum in der Leber

Komplikationen

**Zystenruptur und anaphylaktischer Schock**

**Diagnostik**

- **Serologie, Mikroskopie von Stuhl/Urin, Blasen-/Darmbiopsie**
- Eier im Stuhl, **bildgebende Verfahren bei Zestoden** (= Bandwürmer)

**Therapie**

| Mittel 1. Wahl | <ul><li>Schistosomen: Praziquantel (Einmalbehandlung)</li><li>**Bandwürmer: Niclosamid, Praziquantel**</li><li>**Ecchinococcus granulosus: Radikal-OP**, Albendazol, Mebendazol</li></ul> |
|---|---|
| Prophylaxe | **Expositionsprophylaxe:** kein Kontakt mit stehendem/langsam fließendem Süßwasser oder Kot |
| Meldepflicht | keine |
| Prognose | <ul><li>Hundebandwurm: Letalität 2–4%</li><li>**Fuchsbandwurm: Letalität sehr hoch**, unter Therapie 10–14% wegen schlechter Operabilität</li></ul> |

## 11.5.3 Leishmaniosen

**Ätiologie:** Leishmania donovani · Sandmücke · Erregerreservoir Hunde · 2–4 Monate · Mittelmeerraum · Afrika · Asien
**Klinik:** viszerale Leishmaniose · oft symptomarm · kutane Leishmaniose · Papel, Knoten · Blutungen, Sekundärinfektionen
**Diagnostik:** Erregernachweis im Sternalmark/Leber-/Milzpunktat · tiefe Stanzbiopsie · Serologie
**Therapie:** Pentostam · Moskitonetz · Kala-Azar unbehandelt in bis zu 75% tödlich · Orientbeule heilt spontan ab über Monate

**Epidemiologie**

Südeuropa (**Mittelmeerraum**), **Afrika, Asien**, Zentral-/Südamerika

**Ätiologie**

| Erreger | **Leishmania donovani**, L. tropica, L. major |
|---|---|
| Übertragung | **Sandmücke, Erregerreservoir Hunde** |
| Inkubationszeit und Infektiosität | meist **2–4 Monate** nach dem Stich (frühestens 10 Tage, maximal Jahre) |

**Klinik**

**Symptome**

- **viszerale Leishmaniose** (Kala-Azar): **oft symptomarm**, sonst Fieber, starkes Schwitzen, Gewichtsverlust, Husten und/oder Durchfall, Hepatosplenomegalie, LK-Schwellung, Ikterus
- **kutane Leishmaniose** (Orientbeule): **Papel, Knoten**
- mukokutane Leishmaniose: Haut und Schleimhäute betroffen

**Komplikationen**

**Blutungen und Sekundärinfektionen** bei Kala-Azar

**Diagnostik**

- direkter **Erregernachweis im Sternalmark, Leber-, Milzpunktat**
- **tiefe Stanzbiopsie eines Knotens bei Orientbeule**
- **Serologie**

**Therapie**

| Mittel 1. Wahl | Antimongluconat (z.B. **Pentostam®**), bei Orientbeule evtl. lokal plus Antihistaminikum, da Antimonpräparat toxisch |
|---|---|
| Mittel 2. Wahl | Amphotericin B oder γ-Interferon bei Resistenz |
| Prophylaxe | Hunde (Reservoir) kontrollieren, **Moskitonetz** |
| Meldepflicht | keine |
| Prognose | • **Kala-Azar: unbehandelt in bis zu 75 % tödlich** durch zusätzliche Infektionen<br>• **Orientbeule: spontane Abheilung über Monate** mit Narben |

# 11.5.4 Malaria

**Ätiologie:** Plasmodien · Anopheles-Mücke · 1–3 Wochen · Afrika · Asien · Mittel- und Südamerika
**Klinik:** „grippeähnliche" Symptome · Malaria tertiana: jeden 2. Tag Fieber · Rezidive · Malaria quartana: jeden 3. Tag Fieber · nephrotisches Syndrom · Malaria tropica: foudroyant ohne typischen Fieberverlauf · Nierenversagen · Koma · Schock
**Diagnostik:** Linksverschiebung · „dicker Tropfen"
**Therapie:** Chloroquin · Mefloquin · Halofantrin · Chinin · Schutz vor Mückenstich · medikamentöse Malariaprophylaxe · Mortalität 1–10 %

**Epidemiologie**   Afrika, Asien, Mittel- und Südamerika

**Ätiologie**

| Erreger | **Plasmodium** vivax, P. ovale, P. malariae, P. falciparum (Erregerzyklus s. Abb. 11.2) |
|---|---|
| **Übertragung** | über Speichel der **Anopheles-Mücken** |
| **Inkubationszeit** | **1–3 Wochen** |

**Klinik**
Symptome
• erst unspezifische, **„grippeähnliche" Symptome** wie Kopfschmerzen, Mattigkeit, Übelkeit, Fieber
• P. vivax/ovale ⇒ **Malaria tertiana: jeden 2. Tag Fieber, Rezidive**
• P. malariae ⇒ **Malaria quartana: jeden 3. Tag Fieber, nephrotisches Syndrom**
• P. falciparum ⇒ **Malaria tropica: foudroyant ohne typischen Fieberverlauf** mit **Nierenversagen, Koma, Schock**, Lungenödem

**Komplikationen**   v.a. bei Malaria tropica ZNS-Komplikationen, Mischinfektionen

**Diagnostik**
• Leukozytopenie mit **Linksverschiebung**, Thrombozytopenie
• Blutausstrich: **„dicker Tropfen"**

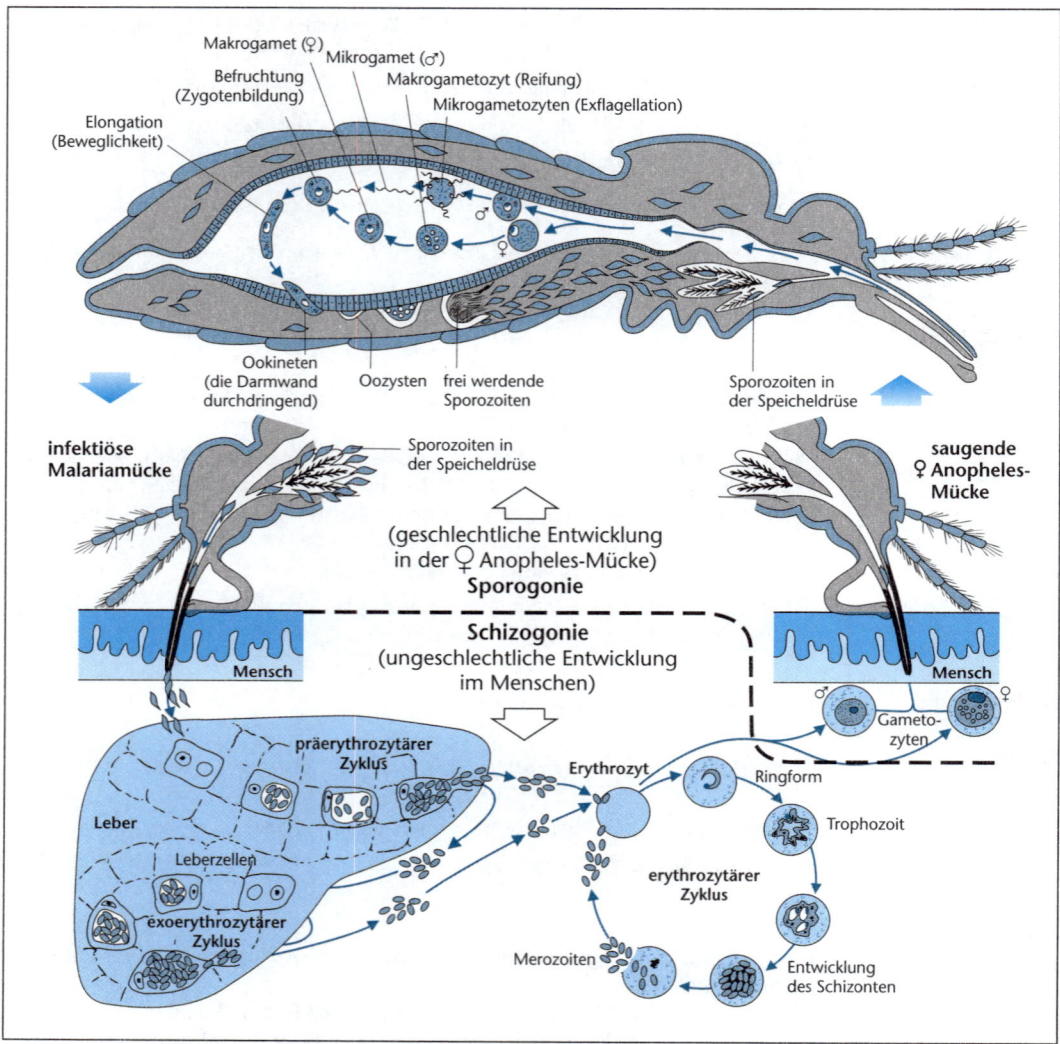

**Abb. 11.2:**  Malariazyklus [10]

**Therapie**

| Mittel 1. Wahl | • **Malaria tertiana/quartana: Chloroquin**, Rezidivprophylaxe mit Primaquin <br> • M. tropica: Therapieversuch mit Chloroquin |
|---|---|
| Mittel 2. Wahl | **Mefloquin, Halofantrin, Chinin** |
| Prophylaxe | **Schutz vor Mückenstich** wichtiger als **medikamentöse Malaria- prophylaxe** mit Chloroquin, Proguanil (Mefloquin bei Multiresis- tenz) |
| Meldepflicht | Ersterkrankung und Rückfall, E, T |
| Prognose | **Mortalität** je nach Erreger, Immunität und medizinischer Versorgung **1–10 %** |

# 11.5.5 Toxoplasmose

**Ätiologie:** Toxoplasma gondii · Endwirt Katze · Fehlwirt Mensch · rohes Fleisch/Katzenkot/ungewaschener Salat
**Klinik:** bei Immunkompetenten meist asymptomatisch · konnatale Infektion · 10 % gravierende Schäden · Immunsuppression · interstitielle Pneumonie · hohe Letalität · AIDS
**Diagnostik:** Serologie
**Therapie:** keine Therapie bei Immunkompetenten · gut erhitztes Fleisch · Katzenkontakt meiden

**Epidemiologie**

- hohe Prävalenz, bis > 80 % je nach Region und Alter
- geringe Wirtsspezifität, daher Infektion vieler verschiedener Vertebraten

**Ätiologie**

| Erreger | Toxoplasma gondii (intrazellulär wachsendes Protozoon) |
|---|---|
| Übertragung | • **Endwirt: Katze**<br>• Zwischenwirt: Schwein, Maus, Schaf, Rind<br>• **Fehlwirt: Mensch**<br>• Infektion über **rohes Fleisch, Katzenkot, ungewaschenen Salat** |
| Inkubationszeit | Tage bis Wochen |

**Klinik**
Symptome

- **bei Immunkompetenten: meist asymptomatisch**, ansonsten LK-Schwellung nuchal und zervikal, Kopfschmerzen, Fieber, Uveitis
- bei Erstinfektion der Mutter in der Schwangerschaft **konnatale Infektion:**
  - **10 %** der Kinder haben **gravierende Schäden:** 85 % ZNS, 15 % perinataler Tod
  - 15 % milde Symptomatik: 99 % Chorioretinitis, 1 % Gehirnschädigung
  - 75 % subklinische Fälle: 15 % keine Schäden, 85 % Chorioretinitis
- **bei Immunsuppression:** generalisierte Lymphadenitis, nekrotisierende **interstitielle Pneumonie**, Hepatosplenomegalie, Ikterus, Myokarditis, Enzephalitis, Augenschäden, **hohe Letalität**

Komplikationen

Reaktivierung der Toxoplasmose bei 40 % der **AIDS**-Patienten

**Diagnostik**

**Serologie** (IgG und IgM)

**Therapie**

| Mittel 1. Wahl | bei **Immunkompetenten keine Therapie** |
|---|---|
| Mittel 2. Wahl | **bei konnataler Infektion:** bis zur 16. Schwangerschaftswoche Spiramycin, danach Sulfonamid, Pyrimethamin (plus Folsäure) über 4 Wochen |
| Prophylaxe | nur **gut erhitztes** oder zuvor tiefgefrorenes **Fleisch** essen, **Kontakt mit Katzen (v.a. Kot!) meiden** |
| Meldepflicht | falls angeboren: E, T |
| Prognose | Limitierung der Endozoiten-Vermehrung durch AK-Bildung, jedoch nach Bildung von Zysten erfolgt die Abwehr hauptsächlich auf zellulärer Ebene |

# 11.6 Impfstoffe und Schutzimpfungen

> **Definitionen:** aktive/passive Immunisierung · Kombinationsimpfstoff ·
> Schutzimpfung · Simultanimpfung · Impfungen in der Schwangerschaft ·
> Titerbestimmung

**Definitionen**

- **aktive Immunisierung:**
  - mit **vermehrungsfähigen, abgeschwächten Impfkeimen** (= Lebendimpfstoff): z. B. Masern, Mumps, Röteln, Varizellen, Polio-Sabin, Gelbfieber, Tbc, Typhus abdominalis
  - mit **nicht vermehrungsfähigen**, bakteriellen oder viralen **Antigenen** (= Totimpfstoff): z. B. Pertussis, Tollwut, FSME, Polio-Salk, Cholera, Pest
  - mit **inaktivierten Toxinen** giftbildender Bakterien (= Toxoidimpfstoff): z. B. Diphtherie, Tetanus
- **passive Immunisierung:** Übertragung von AK-Serum aktiv immunisierter Menschen bzw. Tiere oder Immunglobulinpräparate zur Vorbeugung oder Behandlung von Infektionen. Der sofortige Schutz hält ca. 3 Wochen an.
- **Kombinationsimpfstoff** (Mehrfachimpfstoff): ermöglicht gleichzeitige Impfung gegen mehrere Krankheiten und/oder Toxine
- **Schutzimpfung:** Erzeugung von Immunität zur individuellen und kollektiven Vorbeugung durch aktive Immunisierung. Erfolgt durch Grundimmunisierung und Auffrischimpfungen in definierten Abständen.
- **Simultanimpfung:** Gleichzeitige Impfung gegen mehrere Krankheiten bzw. Toxine oder gleichzeitige aktive und passive Impfung (Antigen + Antikörper) zur Überbrückung der schutzlosen Phase bis zur körpereigenen Antikörper-Bildung.
- **Impfungen in der Schwangerschaft:**
  - keine Lebendimpfstoffe, außer Polio (bis 8. Monat) und Gelbfieber bei Bedarf
  - Totimpfstoffe/Proteine/Toxoide unbedenklich, bei Bedarf indiziert
- **Titerbestimmung:** dient der Überprüfung des Impfschutzes

# Abbildungsliste

[1] Renz-Polster, H./Braun, J: Basislehrbuch Innere Medizin. Urban & Fischer, 2. Auflage 2001

[2] Bob, A./ Bob, K.: Duale Reihe Innere Medizin. Hippokrates, 1999

[3] Braun, J./Dormann, A.: Klinikleitfaden Innere Medizin. Urban & Fischer, 9. Auflage 2003

[4] Justine Warzok

[5] Franziska Kästner

[6] Keck, E.W./Hausdorf, G.: Pädiatrische Kardiologie. Urban & Fischer, 5. Auflage 2002

[7] Lohr, M./Keppler, B.: Innere Medizin. Urban & Fischer, 3. Auflage 2000

[8] Classen, M./Diehl, V./Kochsiek, K.: Innere Medizin. Urban & Fischer, 5. Auflage 2003

[9] Hasse, F.-M./Nürnberger, H.: Klinikleitfaden Chirurgie. Urban & Fischer, 3. Auflage 2003

[10] Roche Lexikon, Urban & Fischer, 5. Auflage 2003

[11] Pschyrembel, Klinisches Wörterbuch, de Gruyter, 257. Auflage 1994

[12] Schölmerich/Straub/Elsner/Krämer: Hexal memo Med, Innere Medizin. Urban & Fischer, 1999

[13] Abdolvahab-Emminger, H.: Physikum Exakt. Thieme, 1997

[14] Dellas, C.: Crashkurs Pharmakologie. Urban & Fischer, 2003

[15] Deetjen, P./Speckmann, E.-J.: Physiologie. Urban & Fischer, 3. Auflage 1999

[16] Christian Zechmann

[17] Thurn, P./Bücheler, E./Lackner, K.-J.: Einführung in die radiologische Diagnostik. Thieme, 9. Auflage 1992

[18] Forth, W./Henschler, D./Rummel, W.: Allgemeine und spezielle Pharmakologie und Toxikologie. Urban & Fischer, 8. Auflage 2001

# Register